ALERGIA ALIMENTAR
Alimentação, nutrição e terapia nutricional

ORGANIZADORAS
Glauce Hiromi Yonamine
Renata Pinotti

ALERGIA ALIMENTAR
Alimentação, nutrição e terapia nutricional

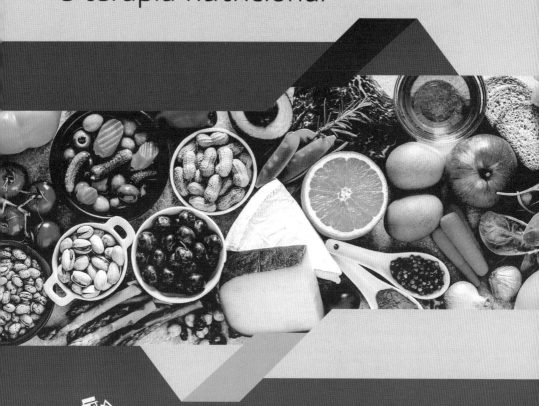

MANOLE

Copyright © Editora Manole Ltda., 2021, por meio de contrato com as editoras.

Editor gestor: Walter Luiz Coutinho
Editora responsável: Ana Maria da Silva Hosaka
Produção editorial: Ana Cristina Garcia
Capa: Ricardo Yoshiaki Nitta Rodrigues
Imagem de capa: iStock
Diagramação: Markelangelo Design
Revisão: Amélia Kassis Ward

CIP-BRASIL. CATALOGAÇÃO NA PUBLICAÇÃO
SINDICATO NACIONAL DOS EDITORES DE LIVROS, RJ

Y55a

Yonamine, Glauce H.
Alergia alimentar : alimentação, nutrição e terapia nutricional / Glauce H. Yonamine, Renata Pinotti. - 1. ed. - Barueri [SP] : Manole, 2021.

Inclui bibliografia e índice
ISBN 9786555761795
1. Alérgenos. 2. Alergia a alimentos. I. Pinotti, Renata. II. Título.

20-66585   CDD: 616.975
                  CDU: 616-022:613.2

Camila Donis Hartmann - Bibliotecária - CRB-7/6472

Todos os direitos reservados.
Nenhuma parte deste livro poderá ser reproduzida, por qualquer processo, sem a permissão expressa dos editores.
É proibida a reprodução por xerox.

A Editora Manole é filiada à ABDR – Associação Brasileira de Direitos Reprográficos.

Editora Manole Ltda.
Avenida Ceci, 672 – Tamboré
06460-120 – Barueri – SP – Brasil
Tel.: (11) 4196-6000
www.manole.com.br
https://atendimento.manole.com.br/

Impresso no Brasil | *Printed in Brazil*

Durante o processo de edição desta obra, foram tomados todos os cuidados para assegurar a publicação de informações técnicas, precisas e atualizadas conforme lei, normas e regras de órgãos de classe aplicáveis à matéria, incluindo códigos de ética, bem como sobre práticas geralmente aceitas pela comunidade acadêmica e/ou técnica, segundo a experiência do autor da obra, pesquisa científica e dados existentes até a data da publicação. As linhas de pesquisa ou de argumentação do autor, assim como suas opiniões, não são necessariamente as da Editora, de modo que esta não pode ser responsabilizada por quaisquer erros ou omissões desta obra que sirvam de apoio à prática profissional do leitor.

Do mesmo modo, foram empregados todos os esforços para garantir a proteção dos direitos de autor envolvidos na obra, inclusive quanto às obras de terceiros e imagens e ilustrações aqui reproduzidas. Caso algum autor se sinta prejudicado, favor entrar em contato com a Editora.

Finalmente, cabe orientar o leitor que a citação de passagens da obra com o objetivo de debate ou exemplificação ou ainda a reprodução de pequenos trechos da obra para uso privado, sem intuito comercial e desde que não prejudique a normal exploração da obra, são, por um lado, permitidas pela Lei de Direitos Autorais, art. 46, incisos II e III. Por outro, a mesma Lei de Direitos Autorais, no art. 29, incisos I, VI e VII, proíbe a reprodução parcial ou integral desta obra, sem prévia autorização, para uso coletivo, bem como o compartilhamento indiscriminado de cópias não autorizadas, inclusive em grupos de grande audiência em redes sociais e aplicativos de mensagens instantâneas. Essa prática prejudica a normal exploração da obra pelo seu autor, ameaçando a edição técnica e universitária de livros científicos e didáticos e a produção de novas obras de qualquer autor.

Sobre as Organizadoras

Glauce Hiromi Yonamine

Nutricionista das Unidades de Alergia e Imunologia e Gastroenterologia do Instituto da Criança do Hospital das Clínicas da Faculdade de Medicina da Universidade de São Paulo (ICr-HCFMUSP). Especialista em Saúde, Nutrição e Alimentação Infantil pela Universidade Federal de São Paulo (Unifesp). Mestre em Ciências e Doutoranda pela Faculdade de Medicina da Universidade de São Paulo (FMUSP).

Renata Pinotti

Nutricionista. Especialista em Nutrição Hospitalar pelo ICHC-FMUSP. Mestre em Nutrição Humana Aplicada pelo PRONUT-USP. Pós-graduada em Constelação Familiar pela Hellinger Schule/Faculdade Innovare. Tutora estadual do método Canguru – Ministério da Saúde. Fundadora do Instituto Alegria Alimentar.

Sobre os Autores

Alice Bastos Garcia Teixeira

Graduada em Nutrição pela Universidade de Fortaleza (Unifor). Especialista em Nutrição Materno-infantil e em Nutrição e Estética pelo Instituto de Pesquisas, Ensino e Gestão (IPEGS) e em Nutrição Clínica e Funcional pelo Instituto VP Consultoria.

Amanda Guimarães

Graduada em Nutrição pela Universidade Federal de Pernambuco (UFPE). Especialista em Nutrição Clínica pelo Programa de Residência em Nutrição Clínica do IMIP/PE. Mestre em Saúde da Criança e do Adolescente pela UFPE. Nutricionista infantil. Professora de Pós-graduação na área de Nutrição.

Ana Carolina Terrazan

Graduada em Nutrição pela Universidade Franciscana, Santa Maria, RS. Especialista em Nutrição Materno-infantil pelo Instituto de Educação e Pesquisa – Hospital Moinhos de Vento (RS). Especialista em Nutrição Clínica dos Adultos pela Unisinos (RS). Mestre em Saúde da Criança e do Adolescente pela Universidade Federal do Rio Grande do Sul (UFRGS). Professora Adjunta do Curso de Nutrição da Faculdade Cenecista de Bento Gonçalves.

Ana Paula Beltran Moschione Castro

Mestre e Doutora em Ciências pela Faculdade de Medicina da Universidade de São Paulo (FMUSP). Médica Assistente da Unidade de Alergia e Imunologia do Instituto da Criança HCFMUSP. Especialista em Alergia e Imunologia.

Antonio Carlos Pastorino

Mestre e Doutor em Ciências pela Faculdade de Medicina da USP (FMUSP). Chefe da Unidade de Alergia e Imunologia, Departamento de Pediatria, do Instituto da Criança e do Adolescente da Faculdade de Medicina da Universidade de São Paulo (FMUSP).

Ariana Campos Yang

Graduada em Medicina pela Faculdade de Ciências Médicas de Santos. Médica Assistente do Hospital das Clínicas da Faculdade de Medicina da Universidade de São Paulo (HCFMUSP), Responsável pelos Ambulatórios de Alergia Alimentar e Dermatite Atópica.

Bruna Pultrini Aquilante

Graduada em Medicina pela Pontifícia Universidade Católica de Campinas. Residência Médica em Pediatria pela Faculdade de Medicina da Universidade de São Paulo (FMUSP). Residência em Alergia e Imunologia pela FMUSP. Médica Colaboradora do Ambulatório de Alergia Alimentar e Esofagite Eosinofílica do ICr-HCFMUSP. Doutoranda em Alergia Alimentar pelo Instituto da Criança do Hospital das Clínicas da Faculdade de Medicina da USP.

Camila da Silva Pereira

Graduada em Nutrição pelo Bom Jesus/IELUSC. Especialista em Nutrição Clínica Funcional e Fitoterapia pela PUC-PR e em Pediatria pelo IPGS. Consultora em Amamentação pelo Instituto Mame Bem. Professora na Unicesumar – Curitiba.

Carla Maia

Cozinheira profissional. Consultora em Inclusão Alimentar e Pós--graduada em Responsabilidade Social pela PUC-Minas.

Dyandra Loureiro Caron dos Santos

Graduada em Nutrição pelo Centro Universitário São Camilo. Pós--graduada em Nutrição Pediátrica, Escolar e na Adolescência pela Estácio de Sá. Nutricionista do Centro de Excelência do Hospital Infantil Sabará (dez./2013 a jun./2019). Responsável pelo Setor de Nutrição do Instituto de Desenvolvimento Infantil (SP).

Elaine Cristina de Almeida Kotchetkoff

Graduada em Nutrição pelo Centro Universitário das Faculdades Metropolitanas Unidas (UniFMU). Mestre em Ciências aplicadas à Pediatria pela Escola Paulista de Medicina da Universidade Federal de São Paulo (EPM/Unifesp).

Gabriel Nuncio Benevides

Médico Gastroenterologista e Hepatologista Pediátrico. Graduado em Medicina pela Faculdade de Ciências Médicas da Santa Casa de São Paulo. Pediatra pelo Instituto da Criança do Hospital das Clínicas da Faculdade de Medicina da Universidade de São Paulo (HCFMUSP). Formado em Gastroenterologia, Hepatologia e Nutrologia Pediátrica no Instituto da Criança do Hospital das Clínicas da Faculdade de Medicina da Universidade de São Paulo. Médico Voluntário do Ambulatório de Hepatologia Pediátrica da Escola Paulista de Medicina (EPM). Coordenador da Gastroenterologia e Hepatologia Pediátrica do Hospital Samaritano de São Paulo. Médico Hepatologista Pediátrico do Hospital da Luz, em São Paulo. Membro da Sociedade Americana para Estudo do Fígado (AASLD) e da Sociedade Brasileira de Pediatria (SBP).

Ivie Reis Maneschy

Graduada em Nutrição, Especialista em Nutrição Clínica e Pediátrica pela Universidade Gama Filho (UGF). Mestre em Ciências Médicas pela Faculdade de Medicina da Universidade de São Paulo (FMUSP). Professora Titular da Universidade da Amazônia (Unama).

Juliana Alves de Oliveira Marçal

Graduada em Nutrição pela Universidade Federal do Rio de Janeiro. Especialista em Atenção Integral à Saúde Materno-infantil pela Maternidade Escola da Universidade Federal do Rio de Janeiro (UFRJ).

Juliana de Araújo Silva Queiroz

Graduada em Nutrição pela Universidade de Fortaleza (Unifor) e em Pedagogia pela Universidade Vale do Acaraú (UVA). Especialista em Nutrição Materno-infantil pelo Instituto de Pesquisas, Ensino e Gestão (IPGS). Especialista em Nutrição Clínica e Funcional pelo Instituto VP Consultoria.

Juliana Fernandez Santana e Meneses

Graduada em Nutrição pela Pontifícia Universidade Católica de Campinas. Mestre e Doutora em Ciências aplicadas à Pediatria pela Universidade Federal de São Paulo (Unifesp). Nutricionista do Ambulatório de Alergia da Disciplina de Alergia, Imunologia Clínica e Reumatologia do Departamento de Pediatria da Unifesp.

Juliana Guimarães de Mendonça

Graduada em Medicina pela Universidade Federal de Pernambuco (UFPE). Especialista em Alergia e Imunologia pelo Instituto da Criança da Faculdade de Medicina da Universidade de São Paulo (ICr/FMUSP). Mestre em Cuidados Intensivos pelo Instituto de Medicina Integral Professor Fernando Figueira (Imip).

Karine Nunes Costa Durães

Nutricionista Especialista em Pediatria pelo Instituto da Criança da Faculdade de Medicina da Universidade de São Paulo (ICr/FMUSP). Pós-graduada em Fitoterapia Integrativa e em Neurologia e Comportamento pela PUC. Professora Convidada da Faculdade de

Saúde Pública da USP em 2018/2019/2020. Professora na Pós-
-graduação de Cursos de Nutrição Materno-infantil. Membro do Grupo
Gerar e Coidealizadora do Grupo Multiplicar de Nutrição Materno-
-infantil.

Katia Maria Cili

Graduada em Nutrição pela PUC-PR. Pós-graduada em Saúde Materno-
-infantil, em Qualidade em Serviços de Alimentação e Nutrição e em
Nutrição Clínica Funcional. Membro do Comitê de Aleitamento Materno
de Maringá-PR. Membro da Academia Brasileira de Nutrição Funcional.
Coordenadora da Pós-graduação em Nutrição Materno-infantil na
Prática Clínica pela Plenitude. Cofundadora do Instituto BeLive de
Desenvolvimento e Autonomia Infantil.

Liana Barbosa Macêdo Almeida

Graduada em Nutrição pela Universidade Estadual do Ceará (UECE).
Mestre em Ciências da Saúde pela Universidade Federal de Roraima
(UFRR). Especialista em Processos Educacionais em Saúde (IEP/HSL) e
em Terapia Nutricional em Cuidados Intensivos (GANEP). Nutricionista
hospitalar.

Luzia Patrícia Gil

Graduada em Nutrição pela Universidade Metodista de Piracicaba
(Unimep). Supervisora da Seção Lactário do Instituto da Criança e do
Adolescente do HCFMUSP. Especialista em Nutrição Clínica Enteral e
Parenteral pelo Ganep e em Vigilância Sanitária pela Faculdade de Saúde
Pública da USP.

Mariana Costa Claudino

Graduada em Nutrição pelo Instituto Brasileiro de Medicina e Reabilitação
(IBMR). Pós-graduada em Comportamento Alimentar pelo IPGS e em
Nutrição Clínica na Obstetrícia, Pediatria e Adolescência pela Nutmed.

Graduada em Comunicação Social (Jornalismo) pelas Faculdades Integradas Hélio Alonso (FACHA). Membro da Aliança pela Alimentação Adequada e Saudável e Cofundadora do Movimento Põe no Rótulo.

Mariana Del Bosco

Graduada em Nutrição pelo Centro Universitário São Camilo. Especialista em Fisiologia do Exercício pela Universidade Federal de São Paulo (Unifesp). Mestre em Ciências pela Faculdade de Medicina da Universidade de São Paulo (FMUSP). Professora do Curso de Pós--graduação em Nutrição Clínica do Centro Universitário Senac. Membro do INDANA – International Network for Diet and Nutrition in Allergy.

Mariele Morandin Lopes

Graduada em Medicina pela Faculdade de Medicina de Catanduva. Especialista em Alergia e Imunologia Clínica pela Universidade de São Paulo (USP).

Mário César Vieira

Chefe do Serviço de Gastroenterologia Pediátrica e Endoscopia Digestiva do Hospital Pequeno Príncipe (Curitiba-PR). Professor Adjunto da Escola de Medicina da PUC-PR. Mestre e Doutorando em Medicina Interna pela Universidade Federal do Paraná (UFPR). Especialista em Gastroenterologia Pediátrica pelo St. Bartholomew's Hospital Medical College – Universidade de Londres. Membro do Departamento Científico de Gastroenterologia da Sociedade Brasileira de Pediatria (SBP).

Mayra de Barros Dorna

Médica Assistente da Unidade de Alergia e Imunologia do Instituto da Criança da Faculdade de Medicina da USP (ICr-FMUSP). Mestre em Ciências pela FMUSP.

Patrícia da Graça Leite Speridião

Professora Associada do Departamento de Saúde, Educação e Sociedade e Docente do Curso de Nutrição da Universidade Federal de São Paulo (Unifesp) – *campus* Baixada Santista (Santos-SP). Vice--coordenadora do Curso de Especialização em Gastroenterologia Pediátrica para Nutricionistas da Escola Paulista de Medicina (EPM) da Unifesp. Nutricionista da Disciplina de Gastroenterologia Pediátrica da (EPM/Unifesp).

Priscilla Neiva Tavares Ribeiro

Graduada em Nutrição pelo Centro Universitário de Brasília (UniCeub). Pós-graduada em Nutrição Clínica Funcional pela Universidade Cruzeiro do Sul em parceria com a VP Centro de Nutrição Funcional. Graduada em Administração de Empresas pela Universidade de Brasília (UnB). Mestre em Gestão Social e Trabalho pela Universidade de Brasília (UnB). Formação em Gestão pela École des Hautes Études Commerciales (HEC/Université de Montréal/Canadá). Cofundadora do Movimento Põe no Rótulo.

Raquel Bicudo Mendonça

Graduada em Nutrição pela Universidade Estadual Paulista (Unesp). Mestre e Doutora em Ciências Aplicadas à Pediatria pela Universidade Federal de São Paulo (Unifesp). Pesquisadora Associada à Disciplina de Alergia, Imunologia Clínica e Reumatologia do Departamento de Pediatria da Unifesp.

Renata Magalhães Boaventura

Graduada em Nutrição pelas Faculdades Metropolitanas Unidas (FMU). Mestre em Ciências aplicadas à Pediatria pela Universidade Federal de São Paulo (Unifesp).

Renata Vanz

Graduada em Nutrição pela Universidade Federal de Pelotas. Mestre em Nutrição pela Universidade Federal de Santa Catarina (UFSC). Título de Especialista em Nutrição Parenteral e Enteral pela Braspen. Pós--graduada em Nutrição Clínica Funcional pela Universidade Cruzeiro do Sul/VP. Pós-graduada em Nutrição Clínica Funcional da Concepção à Adolescência pela Universidade Cruzeiro do Sul/VP.

Ricardo Katsuya Toma

Mestre e Doutor em Medicina pela Universidade Federal de São Paulo (Unifesp). Assistente Doutor e Coordenador da Unidade de Gastroenterologia Pediátrica do Instituto da Criança e do Adolescente da Faculdade de Medicina da Universidade de São Paulo (ICr-FMUSP). Médico Pesquisador do Laboratório de Cirurgia Experimental do Departamento de Cirurgia da Universidade Federal de São Paulo (USP). Gastroenterologista Pediátrico da Clínica de Especialidades Pediátricas do Hospital Israelita Albert Einstein.

Roseli Oselka Saccardo Sarni

Professora Titular da Disciplina de Clínica Pediátrica no Centro Universitário Saúde ABC (FMABC). Pesquisadora Associada da Disciplina de Alergia, Imunologia Clínica e Reumatologia do Departamento de Pediatria da Universidade Federal de São Paulo (Unifesp).

Tâmara Hamburger Tambelini

Graduada em Nutrição pela Faculdade de Medicina de Ribeirão Preto/ USP. Formação em Prática Clínica Materno-infantil pelo Grupo Gerar. Pós-graduada em Nutrição Funcional da Concepção à Adolescência pela VP.

Vanessa Cristina de Castro Rodrigues

Graduada em Nutrição pela Faculdade de Saúde Pública da Universidade de São Paulo (FSP/USP). Mestre em Ciências pelo Programa de Pós--graduação em Nutrição pela Universidade Federal de São Paulo (Unifesp). Doutoranda pelo Programa de Pós-graduação em Nutrição da Unifesp. Vice-presidente do Instituto Ceto João e Maria.

Vivian Zollar

Nutricionista e Técnica em Nutrição. Especialização em Adolescência para Equipes Multidisciplinares pela Universidade Federal de São Paulo (Unifesp). Mestre em Ensino em Ciências da Saúde pela Unifesp.

Sumário

Prefácio..XXI

Introdução..XXIII

Parte 1
CONCEITOS

Capítulo 1. Reações adversas a alimentos.....................................2
Elaine Cristina de Almeida Kotchetkoff, Glauce Hiromi Yonamine

Capítulo 2. Alergia alimentar...16
Antonio Carlos Pastorino

Capítulo 3. Manifestações clínicas..25
Ana Paula Beltran Moschione Castro, Mário César Vieira, Gabriel Nuncio Benevides, Ricardo Katsuya Toma

Parte 2
ALÉRGENOS ALIMENTARES

Capítulo 4. Leite...42
Patrícia da Graça Leite Speridião

Capítulo 5. Ovo..55
Mariana Del Bosco

Capítulo 6. Soja...63
Alice Bastos Garcia Teixeira, Juliana de Araújo Silva Queiroz

Capítulo 7. Trigo.. 69
Renata Vanz

Capítulo 8. Amendoim... 86
Liana Barbosa Macêdo Almeida

Capítulo 9. Frutas oleaginosas 94
Ivie Reis Maneschy

Capítulo 10 Peixes.. 104
Tâmara Hamburger Tambelini

Capítulo 11. Frutos do mar 112
Renata Magalhães Boaventura, Raquel Bicudo Mendonça

Capítulo 12. Milho 118
Amanda Guimarães

Capítulo 13. Frutas e hortaliças....................................... 127
Mariele Morandin Lopes

Capítulo 14. Efeitos do processamento de alimentos e alergenicidade..134
Renata Vanz, Glauce Hiromi Yonamine

Parte 3
DIAGNÓSTICO DA ALERGIA ALIMENTAR

Capítulo 15. História clínica..146
Renata Pinotti, Glauce Hiromi Yonamine, Mayra de Barros Dorna

Capítulo 16. Exames laboratoriais 170
Ana Paula Beltran Moschione Castro, Bruna Pultrini Aquilante

Capítulo 17. Dieta 184
Renata Pinotti

Capítulo 18. Teste de provocação oral 193

Raquel Bicudo Mendonça, Renata Magalhães Boaventura, Elaine Cristina de Almeida Kotchetkoff

Parte 4

TRATAMENTO DA ALERGIA ALIMENTAR

Capítulo 19. Planejamento da intervenção nutricional 220

Glauce Hiromi Yonamine, Renata Pinotti

Capítulo 20. Avaliação, necessidades e recomendações nutricionais 231

Juliana Fernandez Santana e Meneses, Glauce Hiromi Yonamine

Capítulo 21. Aleitamento materno e dieta materna 242

Renata Pinotti, Mariana Del Bosco

Capítulo 22. Fórmulas para necessidades dietoterápicas ...262

Juliana Fernandez Santana e Meneses, Glauce Hiromi Yonamine

Capítulo 23. Introdução de alimentação complementar.....274

Renata Pinotti, Karine Nunes Costa Durães, Katia Maria Cili

Capítulo 24. Cuidados na seleção e manipulação de alimentos 301

Glauce Hiromi Yonamine, Renata Pinotti, Raquel Bicudo Mendonça, Ana Paula Beltran Moschione Castro, Mariana Costa Claudino, Ricardo Katsuya Toma, Mário César Vieira

Capítulo 25. Alergia a múltiplos alimentos 315

Glauce Hiromi Yonamine, Renata Pinotti, Raquel Bicudo Mendonça, Vanessa Cristina de Castro Rodrigues, Ana Paula Beltran Moschione Castro, Ricardo Katsuya Toma

Capítulo 26. Bebidas vegetais 332

Elaine Cristina de Almeida Kotchetkoff

Capítulo 27. Suplementação nutricional.....................................344

Juliana Fernandez Santana e Meneses, Roseli Oselka Saccardo Sarni

Capítulo 28. Rotulagem de produtos industrializados..........355
Mariana Costa Claudino, Priscilla Neiva Tavares Ribeiro

Capítulo 29. Cozinha inclusiva..362
Elaine Cristina de Almeida Kotchetkoff, Carla Maia

Capítulo 30. Inclusão da criança na escola 376
Juliana Alves de Oliveira Marçal, Vivian Zollar

Capítulo 31. Atenção nutricional à criança hospitalizada... 388
Luzia Patrícia Gil, Glauce Hiromi Yonamine

Capítulo 32. Qualidade de vida e impacto psicossocial.......399
Raquel Bicudo Mendonça

Capítulo 33. Tolerância 411
Raquel Bicudo Mendonça, Elaine Cristina de Almeida Kotchetkoff, Renata Magalhães Boaventura

Capítulo 34. Dessensibilização 426
Ariana Campos Yang, Juliana Guimarães de Mendonça

Capítulo 35. Dificuldades alimentares...441
Renata Pinotti, Dyandra Loureiro Caron dos Santos

Parte 5
PREVENÇÃO

Capítulo 36. Prevenção da alergia alimentar...............................466
Ana Carolina Terrazzan, Camila da Silva Pereira

Índice remissivo..475

Prefácio

À semelhança do que a história nos conta, a progressão da vida humana é caracterizada por adaptações ao "novo". A célere velocidade com que os avanços tecnológicos são incorporados induz a transformações constantes, incessantes e tenazes.

Há poucas décadas as infecções eram as maiores responsáveis pela mortalidade infantil. Tal realidade foi tangencialmente substituída por doenças que acometem o sistema imunológico e refletem as alterações de comportamento, estilos de vida e adaptações do meio ambiente. Em poucas gerações observa-se mudança drástica dos motivos que levam famílias aos consultórios médicos e serviços de emergência. As Alergias Alimentares ocupam lugar de destaque entre as "doenças da vida moderna".

Enquanto novas e definitivas soluções não estejam disponíveis, o conhecimento acerca da nova realidade é o melhor instrumento que se tem em mãos. O que é, como se manifesta, até quando vai perdurar? Por que apareceu na minha família? Como lidar com acidentes de ingestão, como tornar a vida social possível, como substituir?

A riqueza deste trabalho não se concentra apenas nas respostas de alguns dos mais reconhecidos profissionais do assunto. A obra prima pelo olhar de que a saúde vai além da ausência da doença. Informa e cuida. Preocupa-se. Zela. Atenta para o ser emocional, o ser de relações pessoais e sociais.

"Quando é óbvio que os objetivos não podem ser alcançados, não ajuste as metas, mas sim as etapas da ação" (Confúcio).

Boa leitura!
Renata Rodrigues Cocco

Introdução

Glauce Hiromi Yonamine
Renata Pinotti

Alergia alimentar (AA) pode ser definida como uma resposta imunológica adversa reprodutível que ocorre à exposição de determinado alimento. Ela é distinta de outras RAA, como intolerância alimentar, reações farmacológicas e reações mediadas por toxinas.[1,2] Os alimentos mais associados à AA são: amendoim, castanhas, peixes, frutos do mar, ovos, leite, trigo e soja.[1]

Atualmente afeta até 10% das crianças em idade pré-escolar e continua a aumentar em prevalência em muitos países. É considerada um problema de saúde pública, com implicações práticas para a indústria de alimentos, estabelecimentos educacionais e sistemas de saúde.[1,4,5]

A patogênese da alergia alimentar é multifatorial. Os fatores genéticos ainda são determinantes (60%), porém estudos demonstram que os fatores ambientais têm exercido influência direta no aumento da sua prevalência. Por serem passíveis de modificações, o foco de estudo atualmente está nas causas ambientais, como: alterações na microbiota intestinal devido ao uso excessivo de antibióticos, medicamentos inibidores de ácido gástrico e aumento dos nascimentos por cesariana; exposição a alimentos processados, ultraprocessados e transgênicos; exposição a antígenos; baixos índices de aleitamento materno e oferta tardia dos alimentos sólidos às crianças.[5]

O aumento no número de casos de crianças com alergia alimentar nas últimas duas a três décadas trouxe repercussões diretas no estilo de vida das famílias, na atuação dos profissionais de saúde, na indústria de alimentos, nas escolas e no governo.[5,6]

Tais mobilizações ampliaram a consciência da população brasileira sobre o tema, porém migramos de um extremo em que poucos profissionais associavam os sintomas apresentados pelo indivíduo com a AA para outro, em que pessoas são submetidas à dieta isenta de alérgenos na vigência de qualquer sinal sugestivo, sem a confirmação do diagnóstico. Considerando que o subdiagnóstico é tão prejudicial quanto o superdiagnóstico, a necessidade de distinguir a AA das demais reações adversas a alimentos, assim como a sensibilização de alérgenos alimentares da verdadeira reatividade clínica, continua sendo crucial no diagnóstico, a fim de evitar restrições alimentares desnecessárias.[2,4]

O diagnóstico da alergia alimentar é complexo. Os exames não confirmam nem descartam o diagnóstico isoladamente. A investigação da história clínica requer conhecimento minucioso sobre os hábitos alimentares da família; a composição, seleção e modo de preparo dos alimentos consumidos.[3,4,7,8]

O tratamento da alergia alimentar é amplo e vai além da retirada do alérgeno. A orientação nutricional precisa contemplar alimentos, ingredientes e preparações que não podem ser consumidos, assim como os alimentos que fazem reatividade cruzada ao alérgeno; substituições saudáveis, práticas e saborosas que garantam a boa nutrição da mãe que amamenta e da criança, de forma que assegure seu crescimento e desenvolvimento biopsicossocial e afetivo. Como a mudança da dieta influencia a rotina de toda a família, é importante ajudá-la a adequar seu estilo de vida com qualidade, favorecer a inclusão social da criança e sua adaptação ao ambiente escolar.[2-10]

O risco iminente de uma reação é um medo que ronda as famílias de crianças com alergia alimentar. Esse medo, quando exacerbado, pode acarretar restrições excessivas e desnecessárias na dieta, no preparo e na seleção dos alimentos por receio de contato cruzado, atraso na introdução da alimentação complementar e isolamento social da família. Crianças que apresentaram reações graves também podem apresentar medo de comer. Esses comportamentos têm sido associados à má nutrição e a dificuldades alimentares em crianças maiores.[2,11]

A capacitação e a atuação do nutricionista na área de alergia alimentar é de indispensável importância no acompanhamento dessas famílias, junto à equipe médica, em todas as áreas de abrangência, como: hospitais, ambulatórios, consultórios, indústrias e serviços que preparam e distribuem alimentos, escolas, programas e políticas públicas.

Foi com base nessa consciência, responsabilidade e apreço que este livro foi cuidadosamente desenhado e escrito. Ele está dividido em cinco partes: conceitos, alérgenos alimentares, diagnóstico, tratamento e prevenção. Conta com a participação de nutricionistas de todo o Brasil, com experiência em alergia alimentar, além de médicos renomados.

A sequência dos capítulos conduz o leitor na construção da linha de raciocínio para atender a esse público com segurança, responsabilidade e carinho. Que este livro possa ajudá-lo a encontrar seu caminho de atuação na área de alergia alimentar.

Referências

1. Solé D, Silva LR, Cocco RR, et al. Consenso Brasileiro sobre Alergia Alimentar: 2018, Parte 1 – Etiopatogenia, clínica e diagnóstico. Documento conjunto elaborado pela Sociedade Brasileira de Pediatria e Associação Brasileira de Alergia e Imunologia. Arq Asma, Alerg e Imunol. 2018;2(1):7-38.
2. Boyce JA, Assa'ad A, Burks AW, Jones SM, Sampson HA, Wood RA, et al. Guidelines for the diagnosis and management of food allergy in the United States: report of the NIAID-sponsored expert panel. J Allergy Clin Immunol. 2010;126(6 Suppl.):S1e58.3.
3. Solé D, Rodrigues Silva L, Cocco RR, Ferreira CT, Sarni RO, Oliveira LC, et al. Consenso Brasileiro sobre Alergia Alimentar: 2018, Parte 2 – Diagnóstico, tratamento e prevenção. Documento conjunto elaborado pela Sociedade Brasileira de Pediatria e Associação Brasileira de Alergia e Imunologia. Arq Asma Alerg Imunol. 2018;2(1):39-82.
4. Sicherer SH, Sampson HA. Food allergy: A review and update on epidemiology, pathogenesis, diagnosis, prevention, and management. J Allergy Clin Immunol. 2018;141(1):41-58.
5. Turner PJ, Boyle RJ. Food allergy in children: what is new? Current Opinion in Clinical Nutrition & Metabolic Care. 2014;17(3):285-93.
6. Luyt D, Ball H, Makwana N, Green K, Brasvin S, Nasser SM, et al. BSACI guideline for the diagnosis and management of cow's milk allergy. Clin Exp Allergy. 2014;44(5):642-72.
7. Koletzko S, Niggemann B, Arato A, Dias JA, Heuschkel R, Husby S, et al. Diagnostic Approach and Management of Cow's-Milk Protein Allergy in Infants and Children. J Pediatr Gastroenterol Nutr. 2012;55(2):221-9.
8. Fiocchi A, Brozek J, Schünemann H, Bahna SL, Berg A Von, Beyer K, et al. World allergy organization (WAO) diagnosis and rationale for action against cow's milk allergy (DRACMA) guidelines. Pediatr Allergy Immunol. 2010;21(Suppl. 21):1-125.
9. Kulis M, Wright BL, Jones SM, Burks AW. Diagnosis, Management, and Investigational Therapies for Food Allergies. Gastroenterology. 2015; 148(6):1132-42.
10. Mazzocchi, Venter, Maslin e Agostoni. Review The Role of Nutritional Aspects in Food Allergy: Prevention and Management. Nutrients 2017, 9, 850.
11. Pinotti R. Guia do bebê e da criança com alergia ao leite de vaca. Rio de Janeiro: Gen. Ac Farmacêutica, 2013. 164p.

Parte 1

Conceitos

Capítulo 1

Reações adversas a alimentos

Elaine Cristina de Almeida Kotchetkoff
Glauce Hiromi Yonamine

Introdução

Reações adversas a alimentos (RAA) é o termo aplicado para todas as reações que ocorrem após a exposição a um alimento. Essas reações podem ser divididas em tóxicas e não tóxicas. As reações tóxicas ocorrem em qualquer indivíduo exposto, desde que a dose seja suficientemente alta. As reações não tóxicas dependem da suscetibilidade individual e são classificadas de acordo com o envolvimento ou não do sistema imune (Figura 1).[1-3]

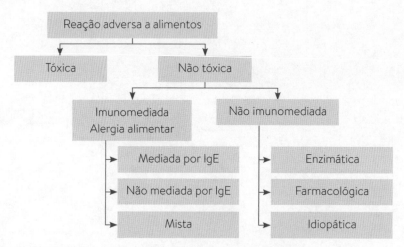

Figura 1 Classificação das reações adversas a alimentos.
Fonte: Bruijnzeel-Koomen, 1995[1]; Muraro et al., 2014[32] (adaptada).

O entendimento do conceito de RAA é essencial para que possamos diferenciar o que é alergia alimentar (AA) do que não é. Por definição, a AA corresponde às RAA, reprodutíveis e com envolvimento do sistema imune.[3] Destaca-se que reprodutibilidade significa que, se o paciente consumir o mesmo alimento (na mesma quantidade e com a mesma forma de preparo), sempre será desencadeada a reação alérgica.

A AA é dividida em 3 categorias de acordo com o mecanismo imunológico envolvido: imunoglobulina E mediada por IgE, não mediada por IgE e mista.[2] Os Capítulos 2 e 3 abordarão mais detalhadamente a AA e suas manifestações clínicas.

As RAA que não envolvem o sistema imunológico podem ser enzimáticas, farmacológicas ou ter mecanismos não definidos (Quadro 1).

Quadro 1 Exemplos de manifestações clínicas de RAA não imunológicas

RAA não imunológica	Exemplos
Enzimática	Lactose
Farmacológica	Cafeína, histamina, tiramina
Outras/idiopáticas/não definidas	Aditivos alimentares (corantes artificiais, conservantes)

Fonte: Bruijnzeel-Koomen et al., 1995[1]; Boyce et al., 2010.[3]

Em alguns casos, essas reações podem mimetizar sintomas típicos de uma resposta imunológica.[3] Portanto, é fundamental levar esses mecanismos em consideração para o diagnóstico diferencial das alergias alimentares. Além disso, fatores de confusão em relação aos alimentos mais alergênicos podem ocorrer, p. ex.: consumo de peixe ou camarão estragado pode ser confundido com alergia ao peixe ou ao camarão; ou consumo de ovo contaminado com *Salmonella* pode ser confundido com alergia ao ovo.

Reações adversas não imunomediadas

Em contraste com as alergias alimentares, raramente ocorrem reações graves generalizadas nas reações adversas não imunológicas.[4]

As manifestações clínicas se sobrepõem àquelas encontradas em muitas outras condições, como enxaquecas, condições comportamentais e psiquiátricas (decorrentes de fadiga, instabilidade de humor, mudanças comportamentais), assim como sintomas gastrointestinais (distensão abdominal, dor abdominal, cólicas e diarreia).[4,5]

Em geral, o diagnóstico é clínico, sem necessidade de exames laboratoriais. Aqueles que percebem a melhora dos sintomas com restrição dietética devem apenas continuar a controlar sua exposição ao alimento relacionado.[5]

Os sintomas geralmente são dependentes da quantidade consumida do alimento desencadeante. Isso significa que pequenas quantidades podem ser toleradas, mas a dosagem exata é diferente para cada paciente e deve ser determinada individualmente.[4]

Abordaremos, a seguir, algumas condições clínicas presentes na atuação da nutrição em AA e que podem estar rodeadas de mitos. Embora esse não seja o foco deste livro, o intuito dessa abordagem é desmitificar esses mitos e auxiliar a diferenciá-los das alergias alimentares.

Intolerância à lactose

A intolerância à lactose é uma das intolerâncias mais frequentes e muito confundida com a alergia à proteína do leite de vaca. É comum ouvirmos o termo "alergia à lactose", o que está completamente errado, já que a lactose não desencadeia uma reação alérgica, pois o desenvolvimento dos sintomas da intolerância à lactose não envolve o sistema imunológico.

A lactose é um dissacarídeo encontrado no leite de mamíferos e derivados, que é hidrolisada em dois monossacarídeos – glicose e galactose – pela enzima lactase encontrada principalmente na mucosa jejunal.[5]

Em pacientes com intolerância à lactose, esta não é adequadamente digerida e desencadeia sintomas típicos, como dor abdominal, cólica, flatulência e diarreia, que geralmente ocorrem algumas horas após sua ingestão.[5]

Os dois principais tipos de intolerância à lactose são a hipolactasia do tipo adulto (com diminuição dos níveis de lactase ao longo da vida) e a intolerância à lactose secundária (em decorrência de lesão intestinal e atrofia vilositária, com diminuição da expressão da enzima).[6]

O tratamento envolve a redução da ingestão de lactose, fato que difere completamente do tratamento da alergia à proteína do leite de vaca. Os produtos lácteos comerciais isentos de lactose (leites, queijos, iogurtes, entre outros derivados) são à base de proteína do leite de vaca e acrescidos de enzima lactase na produção industrial, sendo bem tolerados. Entretanto, nunca devem ser utilizados no tratamento da alergia à proteína do leite de vaca.

É fundamental ressaltar a diferença entre a alergia à proteína do leite de vaca e a intolerância à lactose para os pacientes, para que o tratamento adequado seja instituído.

Vale destacar, contudo, que as manifestações de alergia ao leite de vaca e a intolerância à lactose podem se sobrepor em casos particulares, nos quais há sintomas de enteropatia pelo leite de vaca, com intolerância secundária à lactose (Figura 2). Nesses casos, a lactose pode ser cuidadosamente reintroduzida após 1 a 2 meses, assim que os sintomas estiverem resolvidos e a atividade intestinal da lactose tiver sido restabelecida.[6]

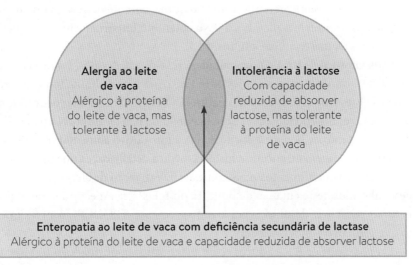

Figura 2 Sobreposição de sintomas clínicos de alergia ao leite de vaca e intolerância à lactose.
Fonte: Heine et al., 2017.[6]

Reação adversa a aditivos alimentares

Aditivos alimentares são substâncias acrescentadas intencionalmente aos alimentos que não têm o propósito de nutrir, mas sim o de mudar as características químicas, físicas, biológicas ou sensoriais desses alimentos durante a fabricação, o processamento, a manipulação, o tratamento, a embalagem, o acondicionamento, o transporte ou o armazenamento.[7,8]

As reações adversas (RA) aos aditivos são raras (tanto as mediadas por mecanismos imunológicos como as não mediadas). Assim como acontece com a AA, a prevalência por autorrelato é maior do que a real, confirmada por diagnóstico. Aparentemente, as crianças atópicas são mais suscetíveis às RA aos aditivos alimentares, se comparadas com as não atópicas. Isso ocorre, possivelmente, devido à liberação de histamina após o consumo de determinados alimentos. Mesmo assim, a prevalência confirmada por teste de provocação oral duplo-cego placebo controlado (TPODCPC) de RA a aditivos em crianças atópicas é de 2%.[9]

Nos últimos anos, a preocupação com uma alimentação mais natural fez com que a indústria alimentícia começasse a utilizar mais corantes naturais. Curiosamente, encontramos alguns relatos de reações alérgicas (com envolvimento do sistema imunológico) relacionado ao consumo de corante vermelho de cochonilha. Isso, provavelmente, se deve ao fato de que corantes naturais podem reter fragmentos de proteínas na extração. No entanto, é importante ressaltar que foram apenas alguns casos em adultos.[10,11]

O diagnóstico de RA a aditivos alimentares é difícil, devido à carência de exames cientificamente validados. Testes *in vivo* e *in vitro* são limitados, com exceção dos testes para alguns corantes naturais. O TPODCPC, apesar de ser padrão ouro, deve ser interpretado com cautela por ainda não ter protocolo padronizado.[12] No entanto, se houver suspeita de RA a um aditivo alimentar[7] propõe-se a seguinte abordagem diagnóstica: história médica detalhada, exame físico, exclusão de alergia aos alimentos mais comuns, investigação de alergia a alimentos desconhecidos, teste cutâneo de puntura ou IgE sérica específica para aditivos naturais, dieta livre de aditivos por algumas semanas, TPODCPC com o alimento que contém o aditivo suspeito.

Para os casos de RA a aditivos com diagnóstico confirmado, o tratamento proposto é a exclusão do alimento (ou dos alimentos) que contém o aditivo. Nos rótulos de produtos industrializados, todos os aditivos alimentares estão identificados com a letra "E", que significa aprovação da União Europeia, seguida de um número, que indica sua função. Apesar de existirem muitos aditivos alimentares, apenas alguns deles estão relacionados com RA (Tabela 1).[9,13]

Até o momento existem poucos estudos que demonstram a eficácia de uma dieta de exclusão de alimentos que contêm aditivos alimentares na faixa etária pediátrica. Entretanto, a exclusão desses alimentos não deveria levar a nenhuma consequência nutricional negativa. Além disso, evitar o consumo de aditivos alimentares está em consonância com o Guia Alimentar para a População Brasileira, com a preconização de limitar o consumo de processados e de evitar o consumo de ultraprocessados. Independentemente de qualquer condição de saúde, essa deve ser a recomendação a ser seguida.

Capítulo 1 - Reações adversas a alimentos   7

Tabela 1 Principais aditivos alimentares que podem implicar reação adversa

Tipo de aditivo	Substância/ Cor	Referência União Europeia/ Sinônimo	Função	Alimentos que usualmente contêm o aditivo
Corantes	Tartrazina, laca de alumínio	E102, amarelo de tartrazina	Corante alimentar laranja	Cereais, conservas de peixe, doces, geleias, refrigerantes coloridos, salgadinhos e sopas embaladas
	Amarelo crepúsculo, laca de alumínio	E110	Corante alimentar amarelo	Cereais, doces, medicamentos, produtos de panificação, refrigerantes, salgadinhos e sorvetes
	Annatto	E160b, laranja n. 4	Corante alimentar amarelo de origem natural	Cereais, manteiga, margarina, queijo colorido, salgadinhos
	Vermelho de cochonilha	E120, carmim de cochonilha, carmim	Corante alimentar vermelho de origem natural	Bebidas alcoólicas, bebidas de frutas, biscoitos, carne, geleia, marinadas, produtos avícolas processados, recheios de torta, algumas variedades de queijo cheddar, molhos e doces, salsichas. Às vezes, também é usado em cosméticos
	Amaranto, laca de alumínio	E123, Bordeau S	Corante alimentar vermelho de origem natural	Cristais de gelatina, misturas para bolo, recheios com sabor de frutas

(continua)

8   Parte 1 - Conceitos

Tabela 1   Principais aditivos alimentares que podem implicar reação adversa
(continuação)

Tipo de aditivo	Substância/ Cor	Referência União Europeia/ Sinônimo	Função	Alimentos que usualmente contêm o aditivo
Conservantes	Sulfitos	E220-228	Conserva e previne o escurecimento	Cerveja, cidra, frutas secas, hambúrgueres de carne bovina, legumes secos, lima e sumo de limão, produtos de batata congelada, refrigerantes, salsichas, vinho
	Benzoatos	E210-219	Previne o crescimento de mofos e fungos em alimentos ácidos	Compotas, molhos de salada, picles e produtos à base de frutas. Encontrados naturalmente em alguns alimentos, como canela, cravo, framboesas, oxicocos e ameixas, refrigerantes (especialmente variedades de laranja)
Outros	Glutamato monossódico	E621	Realçador de sabor	Comida chinesa, massas secas (tipo noodles), molhos, produtos de carne, refeições prontas, sopas

Fonte: Ministério da Saúde, 1997[8]; Skypala, 2009[13] (adaptado).

Reação adversa a aminas vasoativas e salicilatos

Aminas vasoativas (ou biogênicas) são substâncias químicas produzidas por bactérias durante o processo de fermentação, armazenamento ou decomposição do alimento.[14] Abordaremos, a seguir, as aminas vasoativas que podem estar mais envolvidas nas RA.

- **Histaminas:** consoante a similaridade dos sintomas, as RA a histaminas podem ser confundidas e indevidamente diagnosticadas como AA mediada por IgE. As RA às histaminas parecem ser dose-dependentes e podem ocorrer quando existe um desequilíbrio entre a histamina acumulada no organismo e sua capacidade de degradação, que ocorre pela atuação da enzima diamina oxidase.[15,16]

Os sintomas variam de leve a grave, sendo o grave relacionado à ingestão de alguns peixes (p. ex., atum e cavalinha) com altos níveis de histidina, que se converte em histamina por bactérias marinhas, mais conhecida por toxina escombroide.[17] Alguns estudos realizados com adultos sugerem que uma dieta livre de alimentos com histamina pode ajudar no tratamento da urticária crônica.[15,18]

A quantidade de histamina encontrada nos alimentos pode variar de acordo com o tipo de bactéria, a composição e as condições de fermentação do alimento. Embora vários alimentos sejam considerados ricos em aminas vasoativas (histamina, tiramina e feniletilamina) (Tabela 2), os alimentos comumente aceitos como ricos em histamina são: alguns queijos (parmesão, azul e roquefor), vinho tinto (Chianti e Burgundy), espinafre, berinjela, extrato de levedura e peixes contaminados pela toxina escombroide. Existem, ainda, alimentos que não contêm histamina, mas podem liberá-la e desencadear a degranulação de mastócitos (Tabela 2).[13]

- **Tiramina e feniletilamina:** essas aminas vasoativas pertencem ao grupo das monoaminas, e a enzima monoamina oxidase (MAO) é a responsável por suas degradações. Pessoas com variação genética do subtipo MAO ou que utilizam medicamentos com ativo inibidor da MAO podem apresentar sintomas de RA ao consumir alimentos ricos nessas substâncias.[19]

Os alimentos/preparações com maior teor de tiramina são: queijos (a maioria), chocolate, carnes (fermentada, de coelho, linguiça seca, presunto cru), peixes (defumados, enlatados – sardinha e atum, camarão e produtos de anchova), hortaliças (espinafre, repolho fermentado e berinjela), bebida alcoólica (cerveja e vinho) e alimentos fermentados (molho de soja, levedo de cerveja, *trassi* e *tempeh**).[20]

---

* *Trassi*: pasta de peixe ou camarões consumida na Indonéisa; *tempeh*: fermentado típico da Indonésia, à base de soja ou de outras leguminosas.

Tabela 2 Alimentos ricos em aminas vasoativas e salicilatos

Grupo de alimentos	Alimentos ricos em aminas vasoativas	Alimentos ricos em salicilatos	Alimentos com capacidade de liberação de histamina
Carnes, peixes e ovos	Todo tipo de carne curada, especialmente, carne de porco fresca e seus derivados (p. ex., presunto, salame, calabresa, *bacon*, salsichas), atum fresco ou enlatado, sardinhas enlatadas, anchovas, cavalinha, salmão, arenque, produtos de pesca processados (pastas de peixe, peixe defumado, seco ou em conserva), caviar, camarão, siri, caranguejo, lagosta, amêijoas, mexilhões, vieiras, molho de peixe, clara de ovo	_____	Peixe, porco, crustáceos, clara de ovo
Queijos	Queijo azul, parmesão, brie, camembert, emmenthal, gouda, cheddar e outros queijos duros e maturados	_____	_____
Frutas	Laranja, banana, tangerina, abacaxi, uva, morango, abacate, frutas cítricas, figo	Maçã, cereja, morango, groselha, uva passa, kiwi, melão, pêssego, nectarina e framboesa	Frutas cítricas, mamão papaia, morango e abacaxi
Vegetais, oleaginosas, sementes e aperitivos salgados	Repolho em conserva, berinjela, tomate, espinafre, favas, amendoim, castanha e nozes	Aspargo, milho, tomate cru, purê de tomate	Tomate, amendoim, oleaginosas, espinafre

(continua)

Capítulo 1 - Reações adversas a alimentos · 11

Tabela 2 Alimentos ricos em aminas vasoativas e salicilatos *(continuação)*

Grupo de alimentos	Alimentos ricos em aminas vasoativas	Alimentos ricos em salicilatos	Alimentos com capacidade de liberação de histamina
Condimentos e miscelâneas	Produtos de soja fermentada, incluindo *missô* e *tempeh*, chocolate, cacau, extrato de levedura	Gengibre, ervas aromáticas, mostarda, orégano, caril em pó, pimenta-do--reino, vagens de cardamomo, canela, cominho, feno-grego, hortelã, noz-moscada, páprica, alecrim, tomilho, açafrão, alcaçuz, hortelã--pimenta, molho inglês, mel, catchup	Alcaçuz, aditivos, especiarias, chocolate
Bebidas	Chá-verde, champagne, café, vinho, cerveja, vinagre de vinho tinto e bebidas à base de cola	Café, sidra, licor beneditino, chá de limão, chá-preto, suco de maçã, suco de oxicoco, suco de laranja, suco de tomate, suco de abacaxi, refrigerantes, licor Drambuie, vinho, rum	Álcool

Fonte: Heide et al., 2005[20]; Skypala, 2009[13]; Skypala et al., 2015.[21]

- **Salicilato:** o salicilato faz parte das substâncias relacionadas às RA não imunológicas farmacológicas. É uma molécula de sinalização encontrada em plantas com várias atuações, dentre elas a ação anti-inflamatória. Está presente em vários alimentos em sua forma natural e também na forma sintética, como ácido salicílico, de onde se origina o ácido acetilsalicílico (a Aspirina®, um anti-inflamatório não esteroidal – AINE).[22]

Sabe-se que os AINE são comumente relacionados a reações medicamentosas e que os indivíduos asmáticos parecem ser os mais suscetíveis.[23] Nesses indivíduos pode ocorrer a tríade da Aspirina® (asma grave, polipose nasal e RA ao ácido salicílico). No entanto, não se sabe se a forma presente nos alimentos poderia provocar neles algum tipo de reação.[13]

A lista de alimentos com alto teor de salicilato é grande (Tabela 2), e envolve alimentos importantes, como frutas e legumes. No entanto, essa lista é baseada em um estudo publicado há mais de 3 décadas.[24] Pesquisas mais recentes mostraram resultados diferentes para os mesmos alimentos,[25,26] demonstrando uma grande variabilidade entre eles. Os resultados mais consistentes entre os estudos foram os que envolviam algumas ervas, especiarias e chás a granel. Outros alimentos considerados ricos em salicilato são: óleo de gaultéria, café, vinho, mirtilo, groselha, uva, pêssego, morango, tomate e goma de mascar.[13] Dentre todos os alimentos, o *curry* é universalmente aceito como rico em salicilato.[27] Outra questão em que não há concordância é quanto à biodisponibilidade. Enquanto para Jansen e cols.[28] o salicilato apresenta baixa biodisponibilidade nos alimentos, para Lawrence e cols. ocorre o contrário.[29]

Até o momento, não existem exames cientificamente validados para diagnosticar as RA ao salicilato, assim como não há nenhum estudo que demonstre a eficácia da dieta de exclusão de salicilato. Também não é do nosso conhecimento a existência de estudos prospectivos controlados e randomizados com crianças que estabeleçam a ligação do consumo de salicilato às RAA.

Apesar da escassez de estudos sobre a eficácia de dieta de exclusão em crianças das substâncias aqui apresentadas como possíveis causadoras de RA não imunológicas (aditivos alimentares, aminas vasoativas e salicilatos), as dietas isentas dessas substâncias têm sido usadas com dietas de exclusão de alimentos considerados mais alergênicos (leite de vaca, ovo, trigo e soja), com o intuito de melhorar os sintomas gastrointestinais, de dermatite atópica e de hiperatividade. No entanto, é importante ressaltar que não há evidências que corroborem essa prática. Em contrapartida, a exclusão dietética desnecessária pode ter desfechos indesejáveis, como deficiências nutricionais, aversão a alguns alimentos e transtornos alimentares.[30] Além disso, a perda da janela de oportunidades, que ocorre durante a primeira infância, pode levar a dificuldades alimentares posteriormente.[31]

Considerações finais

É importante o conhecimento dos diferentes tipos de reações adversas aos alimentos, já que nem todos os sintomas após a ingestão deles são decorrentes de alergias alimentares. Entender os conceitos abordados neste capítulo auxilia a prevenir restrições desnecessárias e a conduzir o tratamento adequado para aqueles que apresentam algum sintoma relacionado a alimentos, mas que não seja por alergia.

Referências

1. Bruijnzeel-Koomen C, Ortolani C, Aas K, Bindslev-Jensen C, Björkstén B, Moneret--Vautrin D, et al. Adverse reactions to food. European Academy of Allergology and Clinical Immunology Subcommittee. Allergy 1995;50(8):623-35.
2. Solé D, Silva LR, Cocco RR, Ferreira CT, Sarni ROS, Oliveira LC. Consenso Brasileiro sobre Alergia Alimentar: 2018 – Parte 1 – Etiopatogenia, clínica e diagnóstico. Documento conjunto elaborado pela Sociedade Brasileira de Pediatria e Associação Brasileira de Alergia e Imunologia Arq Asma Alerg Imunol 2018;2(1):7-38.
3. Boyce JA, Assa'ad A, Burks AW, et al. Guidelines for the Diagnosis and Management of Food Allergy in the United States: Report of the NIAID-Sponsored Expert Panel. J Allergy Clin Immunol 2010;126(6 Suppl): S1-58.
4. Afify SM, Pali-Schöll I. Adverse reactions to food: The female dominance – A secondary publication and update. World Allergy Organ J 2017;10(1):1-8.
5. Manuyakorn W, Tanpowpong P. Cow milk protein allergy and other common food allergies and intolerances. Paediatr Int Child Health 2018;17:1-9.
6. Heine RG, Alrefaee F, Bachina P, De Leon JC, Geng L, Gong S, et al. Lactose intolerance and gastrointestinal cow's milk allergy in infants and children – Common misconceptions revisited. World Allergy Organ J. 2017;10(1):1-8.
7. Randhawa S, Bahna SL. Hypersensitivity reactions to food additives. Curr Opin Allergy Clin Immunol 2009;9(3):278-83.
8. Ministério da Saúde. Secretaria de Vigilância Sanitária. Portaria n. 540 – SVS/MS, de 27 de outubro de 1997. Aprova o Regulamento Técnico: aditivos alimentares – definições, classificação, emprego. D.O.U. – Diário Oficial da União; Poder Executivo, de 28 de outubro de 1997.
9. Feketea G, Tsabouri S. Common food colorants and allergic reactions in children: Myth or reality? Food Chem 2017;230:578-88.

10. Wüthrich B, Kägi MK, Stücker W. Anaphylactic reactions to ingested carmine (E120). Allergy Eur J Allergy Clin Immunol 1997;52(11):1133-7.
11. Chung K, Baker JR, Baldwin JL, Chou A. Identification of carmine allergens among three carmine allergy patients. Allergy Eur J Allergy Clin Immunol 2001;56(1):73-7.
12. Sicherer SH, Sampson HA. Food allergy. J Allergy Clin Immunol 2010;125(2):S116-25.
13. Skypala I. Other causes of food hypersensitivity. In: Skypala I, Venter C. Food Hypersensitivity: Diagnosing and managing food allergies and intolerance. 1.ed. Oxford: Wiley-Blackwell; 2009. p.210-40.
14. San Mauro Martin I, Brachero S, Garicano Vilar E. Histamine intolerance and dietary management: A complete review. Allergol Immunopathol 2016;44(5):475-83.
15. Son JH, Chung BY, Kim HO, Park CW. A histamine-free diet is helpful for treatment of adult patients with chronic spontaneous urticaria. Ann Dermatol 2018;30(2):164-172.
16. Maintz L, Novak N. Histamine and histamine intolerance. Am J Clin Nutr 2007;85(5):1185-96.
17. Attaran RR, Probst F. Histamine fish poisoning: a common but frequently misdiagnosed condition. Emerg Med J 2002;19(5):474-5.
18. Guida B, De Martino C, De Martino S, Tritto G, Patella V, Trio R, et al. Histamine plasma levels and elimination diet in chronic idiopathic urticaria. Eur J Clin Nutr 2000;54(2):155-8.
19. Fogel WA, Lewinski A, Jochem J. Histamine in food: is there anything to worry about? Biochem Soc Trans 2007;35(Pt 2):349-52.
20. Vlieg-Boerstra Bj, van der Heide S, Oude Elberink JN, Kluin=Nelemans JC, Dubois AE. Mastocytosis and adverse reactions to biogenic amines and histamine-releasing foods : what is the evidence? Neth J Med 2005;63(7):244-9.
21. Skypala IJ, Williams M, Reeves L, Meyer R, Venter C. Sensitivity to food additives, vaso-active amines and salicylates: A review of the evidence. Clin Transl Allergy 2015;5(1):1-11.
22. Wu K. Salicylates and their Spectrum of Activity. Antiinflamm Antiallergy Agents Med Chem. 2007;6(4):278-92. Disponível em: http://www.eurekaselect.com/openurl/content.php?genre=article&issn=1871-5230&volume=6&issue=4&spage=278.
23. Nizankowska-Mogilnicka E, Bochenek G, Mastalerz L, Świerczyńska M, Picado C, Scadding G, et al. EAACI/GA2LEN guideline: Aspirin provocation tests for diagnosis of aspirin hypersensitivity. Allergy Eur J Allergy Clin Immunol 2007;62(10):1111-8.
24. Swain AR, Dutton SP, Truswell AS. Salicylates in foods. J Am Diet Assoc 1985;85(8):950-60.
25. Venema DP, Hollman PCH, Janssen KPLTM, Katan MB. Determination of acetylsalicylic acid and salicylic acid in foods, using HPLC with fluorescence detection. J Agric Food Chem 1996;44(7):1762-7.
26. Venema DP, Hollman PCH, Janssen KPLTM, Katan MB, Rekha D, Suvardhan K, et al. A systematic review of salicylates in foods: Estimated daily intake of a Scottish population. Food Chem 2007;105(7):273-9.
27. Paterson JR, Srivastava R, Baxter GJ, Graham AB, Lawrence JR. Salicylic acid content of spices and its implications. J Agric Food Chem 2006;54(8):2891-6.

28. Janssen PLTMK, Hollman PCH, Reichman E, Venema DP, Van Staveren WA, Katan MB. Urinary salicylate excretion in subjects eating a variety of diets shows that amounts of bioavailable salicylates in foods are low. Am J Clin Nutr 1996;64(5):743-7.
29. Lawrence JR, Peter R, Baxter GJ, Robson J, Graham AB, Paterson JR. Urinary excretion of salicyluric and salicylic acids by non-vegetarians, vegetarians, and patients taking low dose aspirin. J Clin Pathol 2003;56(9):651-3.
30. Gray PEA, Mehr S, Katelaris CH, Wainstein BK, Star A, Campbell D, et al. Salicylate elimination diets in children: Is food restriction supported by the evidence? Med J Aust 2013;198(11):600-2.
31. Ventura AK, Worobey J. Early influences on the development of food preferences. Curr Biol 2013;23(9):R401-8.
32. Muraro A, Werfel T, Hoffmann-Sommergruber K, Roberts G, Beyer K, Bindslev-Jensen C, EAACI Food Allergy and Anaphylaxis Guidelines. Diagnosis and management of food allergy. Allergy 2014;69:1008-25.

Capítulo 2

Alergia alimentar

Antonio Carlos Pastorino

Introdução

A alergia alimentar (AA) pode ser considerada uma epidemia na atualidade, por sua alta prevalência em vários países, onde seus valores atingem até 10% da população. A despeito das dificuldades em se verificar a real situação epidemiológica por causa das diferentes metodologias empregadas em sua definição, estudos sequenciais com os mesmos critérios apontam para um aumento nessa prevalência.

As crianças apresentam as maiores prevalências de AA. Muitas delas podem não se tornar tolerantes e persistir com a alergia até a idade adulta e, mesmo adultas, desenvolver alergias a diferentes alimentos. Neste capítulo serão abordados aspectos da prevalência, as características que tornam determinados alimentos mais alergênicos e, especialmente, os mecanismos de proteção do sistema digestivo que levam à tolerância ou as mudanças ocorridas nesse sistema que evoluem para a AA.[1]

Prevalência

A maior dificuldade em estabelecer prevalências reais em AA se deve, entre outros fatores, às diferentes metodologias empregadas, com definições variadas, foco em alimentos específicos, faixas etárias muito restritas ou muito amplas.

Grandes estudos de coorte populacionais empregando provocações orais seriam os mais consistentes, porém, mais difíceis de conduzir e de custo mais elevado. A utilização de questionários nos quais os familiares e/ou os pacientes se autodefinem como alérgicos é o método mais fácil e menos preciso para a obtenção da prevalência de AA.[1,2]

Apenas a utilização da história clínica, com ou sem exames laboratoriais, como os IgE específicos, para determinados alimentos ou o emprego de diferentes formas de preparo de outros para a provocação podem apresentar resultados bastante amplos e inconsistentes. Boyce et al. encontraram prevalências de 13% de AA em adultos quando utilizaram questionários e apenas de 3% quando estes foram submetidos ao teste de provocação oral duplo-cego placebo controlado (TPODCPC).[3] Nwaru et al. analisaram a prevalência de 8 alimentos em revisões sistemáticas (50 estudos) e metanálise (42 estudos) sobre AA na Europa, em diferentes faixas etárias (<1; 2-5; 6-17; >18a) e encontraram as maiores prevalências em crianças se comparadas com as detectadas em adolescentes e adultos, mas com grandes diferenças entre a autodefinição em questionários e a utilização de provocação oral aberta ou TPODCPC. Para o leite de vaca e o ovo em crianças, essa diferença atingia 10 vezes menos com as provocações; em adolescentes os valores diferiam ainda mais.[4]

Além disso, as reações não imunológicas, como as intolerâncias alimentares e mesmo as reações alérgicas não mediadas por IgE, podem ser confundidas com as alergias mediadas por IgE e aumentar os percentuais de resposta positiva em inquéritos epidemiológicos. Prescott S et al.[5] analisou os dados sobre a prevalência de AA em crianças maiores de 5 anos entre os 89 países-membros da Organização Mundial de Alergia (WAO), incluindo o Brasil, e mostrou que 58% deles não conheciam esses dados, 26% apresentavam dados baseados em inquéritos e apenas 10% baseavam as prevalências de AA em provocações orais. Concluindo, as prevalências de AA são pouco conhecidas e sua análise merece maior cuidado, sempre referindo o local onde foram obtidos os dados, os hábitos alimentares da população analisada, a faixa etária envolvida, o alimento em questão e o tipo de metodologia empregada para ter condições de comparação com outros países e locais analisados.

Principais alérgenos alimentares e suas características

Alérgenos alimentares são definidos como porções específicas de certos alimentos ou mesmo de algum ingrediente de um alimento que são capazes de provocar determinada reação após seu reconhecimento e sua interação com as células apresentadoras de antígenos (APC) e demais células imunológicas, provocando sintomas característicos. Em sua grande maioria, são proteínas ou glicoproteínas solúveis em água com peso molecular de 10 a 70 kDa, relativamente estáveis ao calor, aos ácidos e às proteases.

Alguns alérgenos (em especial, as frutas e os vegetais) causam reações alérgicas, principalmente se ingeridos crus. A maioria dos alérgenos alimentares pode causar reações mesmo depois de cozidos ou submetidos à digestão no estômago e nos intestinos. O processamento doméstico e/ou industrial dos alimentos pode alterar suas propriedades estruturais e químicas. O método utilizado nesse processamento pode ser térmico (pasteurização, esterilização, secagem e torrefação) ou não térmico (alta pressão, campo elétrico, irradiação ou aplicações de plasma frio).[6,7] As proteínas desnaturam, agregam, ligam-se às estruturas lipídicas e sofrem glicosilação e/ou glicação em uma reação conhecida como reação de Maillard. Essa reação contribui para mudanças estruturais e químicas no gosto, no odor e na cor de muitos produtos, as quais podem influenciar a alergenicidade e a imunogenicidade dos alimentos.[8]

Os alimentos de maior potencial alergênico no homem são restritos a 8 tipos: leite de vaca, ovos de galinha, amendoim, frutas oleaginosas, soja, trigo, frutos do mar e peixe. Recentemente, essa lista foi ampliada com cereais (p. ex., glúten), aipo, mostarda, gergelim e tremoço. Na prática, qualquer alimento com características e situações de preparo específicas pode desencadear sensibilização e mesmo alergia em determinados indivíduos.[9]

Um aspecto muitas vezes esquecido é que a sensibilização alérgica a alimentos ocorre preferencialmente por via oral, mas pode ocorrer também pela inalação ou pelo contato do alimento com a pele lesada, como ocorre, p. ex., na dermatite atópica.

Também devemos lembrar que podem ocorrer reações cruzadas entre alérgenos semelhantes, em que diferentes alérgenos alimentares compartilham uma similaridade estrutural ou sequencial com um alérgeno alimentar ou um aeroalérgeno diferente, o que pode desencadear uma reação similar àquela causada pelo alérgeno alimentar original. É o que pode ocorrer entre diferentes crustáceos, diferentes tipos de castanhas e mesmo entre polens, frutas e vegetais.[9]

Mecanismos imunológicos das alergias alimentares

O termo "hipersensibilidade" se refere às respostas exageradas do sistema imunológico aos antígenos, no caso das AA, que provocam reações inflamatórias com consequente lesão tecidual. São classificadas em 4 grandes grupos – I,

II, III e IV – e subdivididas em I, IIa, IIb, IIc, IIIa, IIIb, IVa, IVb, IVc e IVd, que se diferenciam pelo mecanismo imunológico envolvido.[10]

AA é definida como uma reação adversa a um alimento mediada imunologicamente e pode incluir reações mediadas pela imunoglobulina E – Tipo I (com respostas imediatas, como anafilaxia, urticárias e angioedema), reações não mediadas por IgE (sinais e sintomas mais tardios e reações mediadas por células imunes ou tipo IV, como enterocolite induzida por proteínas alimentares – FPIES ou proctocolite/proctite induzida por proteínas alimentares, doença celíaca) e doenças nas quais os dois mecanismos podem estar envolvidos (dermatite atópica na sua fase crônica, esofagite, gastroenterite e colites eosinofílicas). Qualquer que seja a natureza da resposta imune, para ocorrer uma AA, deve haver quebra dos mecanismos de homeostase intestinal que levariam à tolerância. A maior parte do conhecimento sobre a imunologia das alergias alimentares se concentra nos mecanismos mediados por IgE com maior produção de IgE e ação das células imune inatas ILC2 e linfócitos do tipo Th2, que induzem a liberação de interleucinas que favorecem sua produção. Os mecanismos não mediados por IgE que envolvem mecanismos celulares são pouco entendidos e sua fisiopatologia não será abordada neste capítulo.[11]

Mecanismos fisiopatológicos e de tolerância oral

Devemos, antes de tudo, entender os mecanismos fisiológicos normais presentes no trato digestivo que impedem o desencadeamento de uma sensibilização e favorecem a tolerância oral.

A tolerância oral pode ser expressa como o estado de inibição ativa da resposta imune a antígenos, pela exposição prévia desse antígeno por via oral. Outra definição seria a ausência de resposta imunológica sistêmica pela ingestão de antígenos alimentares. Essas definições expressam nada mais do que os mecanismos imunológicos envolvidos nessa condição do trato digestivo, os quais impedem que a maioria dos indivíduos apresente um processo inflamatório basal contra a própria flora intestinal e contra as dezenas de antígenos alimentares que ingerem ao longo da vida, sem os quais poderiam desencadear sinais e sintomas característicos dos diferentes tipos de AA.[12] Esses mecanismos de defesa podem ser classificados como inespecíficos e específicos.

Entre os mecanismos de defesa inespecíficos estão incluídos a barreira mecânica constituída pelo epitélio intestinal e pela junção firme entre suas células epiteliais (promovida por *tight junctions*, desmossomos, entre outros), a flora intestinal, o ácido gástrico, as secreções biliares e pancreáticas e a própria motilidade intestinal.[12,13] Para manter a integridade da barreira epitelial, é necessária a regulação precisa de sua estrutura e de sua função de modo a promover um balanço entre os mecanismos pró e anti-inflamatórios que ocorrem no TGI.[12,13]

O epitélio intestinal é renovado a cada semana, mantendo sua função de barreira e, ao mesmo tempo, sua capacidade absortiva, além da renovação de células de Goblet produtoras de muco, das células enteroendócrinas e das células de Paneth produtoras de peptídeos antimicrobianos. Outra célula epitelial bem diferenciada é conhecida como célula M, que não apresenta microvilos ou camada de muco em sua superfície.[12,13]

Os alimentos ingeridos sofrem um processo enzimático desde sua introdução oral, passando pelo estômago e pelo duodeno, onde as enzimas proteolíticas e a própria acidez do suco gástrico poderão reduzir ou mesmo eliminar seu potencial alergênico. A presença de uma barreira mucosa íntegra, por si só, pode evitar a penetração de muitos antígenos ingeridos. Essa barreira contém muco, no qual estão presentes anticorpos (maior quantidade de IgA e menor quantidade de IgG) que neutralizam esses antígenos e, muitas vezes, impedem sua penetração através das mucosas. Isso reduz as outras etapas de ativação dos mecanismos imunes das mucosas. A anatomia das mucosas do trato digestivo reduz essa penetração graças à presença de ligações fortes entre as células epiteliais dessas mucosas, as chamadas *tight junctions*. Além disso, o peristaltismo intestinal pode ser considerado um mecanismo de defesa, reduzindo o tempo de contato entre os alérgenos e a mucosa. A passagem dos antígenos alimentares pela mucosa se dá através do epitélio, pela presença de verdadeiros receptáculos para o direcionamento dos antígenos na mucosa no cólon, conhecidos como Placas de Peyer (PP), sobre as quais se localizam as células M, sem muco ou microvilos. Evidentemente, a mucosa intestinal não é totalmente impenetrável, pois sua função também é a de absorver nutrientes, mas esse fino equilíbrio entre a entrada e o bloqueio de antígenos é extremamente rigoroso e qualquer quebra nesse balanço pode desencadear processos inflamatórios.[12-14]

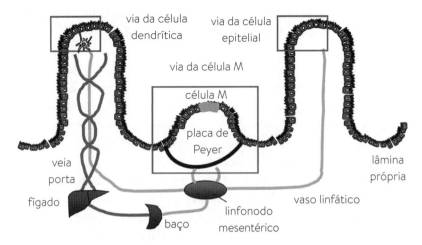

Figura 1 Barreira intestinal.

Entre os mecanismos de defesa específicos se destacam os relacionados à defesa imunológica do trato gastrointestinal (TGI), que podem ser encontrados em três níveis, a saber:

1. Barreira epitelial intestinal;
2. Lâmina própria; e
3. Sistema imunológico do trato gastrointestinal (GALT – *gut-associated lymphoid tissue*).

O GALT faz parte de um grande sistema imune de mucosas (MALT – *mucosa-associated lymphoid tissue*), que entra em contato com o meio externo. O GALT, por sua vez, também apresenta uma organização dos tecidos linfoides, que incluem: as PP, os folículos linfoides isolados (FLI) e os linfonodos mesentéricos (LNM).[15]

Os diferentes tipos celulares presentes logo abaixo da mucosa, na lâmina própria, nas placas de Peyer e mesmo os espalhados entre as células do epitélio mucoso desempenham um papel importante nesse mecanismo de homeostase. Na lâmina própria está localizada a maioria das células imunológicas, que incluem as que já entraram em contato com antígenos (linfócitos T e B de memória), sendo, em grande parte, linfócitos do tipo CD4+. Além disso, estão presentes CD8+, CD4+CD25[hi] (conhecidos como linfócitos T reguladores – Treg) e outras células imunes, como as células dendríticas (CD), que funcionam como células apresentadoras de antígenos (APC), macrófagos, mastócitos, eosinófilos e células linfoides inatas (CLI).

Os antígenos alimentares podem penetrar e atingir o sistema imunológico da mucosa intestinal de diversas formas: através das próprias células epiteliais e entre as *tight junctions*, podem ser recolhidas pelos pseudópodes de células dendríticas apresentadoras de antígenos (CD - APC), que emitem seus prolongamentos para a luz intestinal por entre as células epiteliais; ou através de uma célula especializada presente no topo das placas de Peyer, conhecida como células M. Essas vias de penetração têm a finalidade primordial de induzir a tolerância oral. A presença de diferentes tipos celulares em um ambiente de mucosa, submucosa e linfonodos contendo interleucinas e outros mediadores vai direcionar a resposta imune, preferencialmente para a tolerância, com maior envolvimento das células Treg, que produzem TGF-b (principal mediador da produção de IgA) e IL-10 (inibidor da resposta Th2 que induziria alergia).[15]

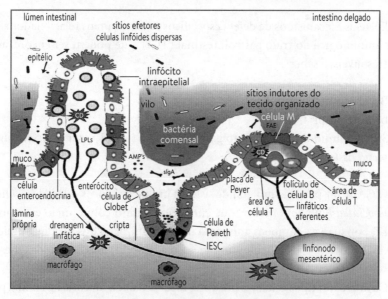

Figura 2 Mecanismos de defesa do trato gastrintestinal.
AMP's: peptídeos antimicrobianos; CD: célula dendrítica; FAE: epitélio associado ao folículo; IESC: célula intestinal pluripotente (célula-tronco); LPLs: linfócitos de lâmina própria; SED: dome subepitelial; sIgA: imunoglobulina A secretora.

Vários aspectos podem favorecer ou não a tolerância, entre eles: a idade da introdução do alimento, as doses usadas, a natureza dos antígenos e a presença de uma flora intestinal mais equilibrada. Estudos em cobaias mostraram que a introdução de antígenos alimentares na fase intrauterina e nos primeiros dias de vida induzia a sensibilização àqueles antígenos, a qual desaparecia após a segunda semana de vida. Esse conhecimento promoveu, na literatura, a busca da melhor época para a introdução de alimentos alergênicos e a utilização dessa possível "janela imunológica" em crianças. Até o momento não se conhece a idade adequada para essa introdução, mas a recomendação de introduções tardias (próximo ao final do primeiro ano de vida) tem sido revista e a tendência é a da introdução desses alimentos aliada ao aleitamento materno, pelas propriedades simbióticas do leite humano, que favoreceriam a indução da tolerância. As causas para a ocorrência da menor ativação das células Treg em indivíduos alérgicos ainda são desconhecidas, e a atuação dos demais fatores presentes no intestino, como a microflora intestinal, sobre o sistema imunológico ainda necessita de mais estudos para ser compreendido.[16,17]

Considerações finais

Para o desenvolvimento de AA é necessário um conjunto de situações, que podem ser resumidas a: predisposição genética; ingestão de dieta à base de proteínas com alta capacidade alergênica; e quebra dos diferentes mecanismos de defesa do trato gastrointestinal, o que levaria à incapacidade de desenvolver tolerância oral. Fatores ambientais e epigenéticos devem ser considerados para explicar a recente "epidemia" de AA, já que os fatores genéticos isolados não seriam suficientes para justificá-la.

Referências

1. National Academies of Sciences, Engineering, and Medicine. Finding a path to safety in food allergy: Assessment of the global burden, causes, prevention, management, and public policy. Washington, DC: The National Academies Press; 2017.
2. Loh W, Tang MLK. The epidemiology of food allergy in the global context. Int J Environ Res Public Health 2018;15(9).
3. Boyce JA, Assa'ad A, Burks WA, Jones SM, Sampson HA, Wood RA, et al. Guidelines for the diagnosis and management of food allergy in the United States: Report of the NIAID-sponsored expert panel. J Allergy Clin Immunol 2010;126(6 Suppl):S1-S58.

4. Nwaru BI, Hickstein L, Panesar SS, Roberts G, Muraro A, Sheikh A. Prevalence of common food allergies in Europe: a systematic review and meta-analysis. Allergy 2014;992-1007.
5. Prescott SL, Pawankar R, Allen KJ, Campbell DE, Sinn JKH, Fiocchi A, et al. A global survey of changing patterns of food allergy burden in children. World Allergy Organ J 2013;6:21.
6. Verhoeckx KCM, Vissers YM, Baumert JL, Faludi R, Feys M, Flanagan S, et al. Food processing and allergenicity. Food Chem Toxicol 2015;80:223-240.
7. Jiménez-Saiz R, Benedé S, Molina E, López-Expósito I. Effect of processing technologies on the allergenicity of food products. Crit Rev Food Sci Nutr 2015;55(13):1902-17.
8. Teodorowicz M, van Neerven J, Savelkoul H. Food processing: The influence of the Maillard Reaction on immunogenicity and allergenicity of food proteins. Nutrients 2017;9(8).
9. Werfel T, Asero R, Ballmer-Weber BK, Beyer K, Enrique E, Knulst AC, et al. Position paper of the EAACI: food allergy due to immunological cross-reactions with common inhalant allergens. Allergy 2015;70(9):1079-90.
10. Toledo Barros MAM, Grecco O. Reações de hipersensibilidade. In: Pastorino AC, Castro APBM, Carneiro Sampaio M, ed. Alergia e imunologia para o pediatra. 3. ed. Barueri: Manole; 2018.
11. Sicherer SH, Sampson HA. Food allergy: A review and update on epidemiology, pathogenesis, diagnosis, prevention, and management. J Allergy Clin Immunol 2018;141(1):41-58.
12. Nowak-Węgrzyn A, Chatchatee P. Mechanisms of tolerance induction. Ann Nutr Metab 2017;70(suppl 2):7-24.
13. Choi W, Yeruva S, Turner JR. Contributions of intestinal epithelial barriers to health and disease. Exp Cell Res 2017;358(1):71-7.
14. Tordesillas L, Berin MC, Sampson HA. Immunology of food allergy. Immunity 2017;47(1):32-50.
15. Ahluwalia B, Magnusson MK, Öhman L. Mucosal immune system of the gastrointestinal tract: maintaining balance between the good and the bad. Scand J Gastroenterol 2017;52(11):1185-93.
16. Salzman NH. The role of the microbiome in immune cell development. Ann Allergy Asthma Immunol 2014;113:593-8.
17. Munblit D, Verhasselt V. Allergy prevention by breastfeeding: Possible mechanisms and evidence from human cohorts. Curr Opin Allergy Clin Immunol 2016;16:427-33.

Capítulo 3

Manifestações clínicas

Ana Paula Beltran Moschione Castro
Mário César Vieira
Gabriel Nuncio Benevides
Ricardo Katsuya Toma

Introdução

Entender as manifestações clínicas, que ocorrem em pacientes com alergia alimentar, é fundamental para que o correto diagnóstico seja feito. Entretanto, há desafios na definição das diferentes apresentações de alergia alimentar; e o primeiro deles é entender que nenhum sintoma é exclusivo dessa doença. Qualquer que seja o sintoma apresentado, há que se ponderar por meio de uma anamnese cuidadosa se ele de fato pode ter sido desencadeado por um alimento e se esse sintoma manifestado apresenta uma base imunológica. Vale ressaltar que alergia alimentar é apenas parte de um grande grupo de reações adversas a alimentos, no qual também se incluem as intolerâncias, intoxicações e defeitos enzimáticos.[1]

A grande variedade de sintomas atribuídos à alergia alimentar e sua pouca especificidade faz com que se avalie, além do sintoma apresentado, a possibilidade de sua correlação com o alimento e, nesse cenário, considera-se o mecanismo imunológico envolvido, o que permite concluir se o alimento de fato pode ser responsável pelo sintoma. Como exemplo tem-se as alergias mediadas por IgE, cujas manifestações ocorrem até duas horas após a ingestão do alimento, portanto, não se pode culpar o peixe, como alérgeno, caso o paciente relate sintomas de urticária após oito horas da refeição.[1,2] Por outro lado, de nada adianta dosar a IgE específica, qualquer que seja o resultado, se o paciente apresenta sangramento nas fezes, claramente uma possibilidade de alergia não IgE mediada. Por todas essas considerações é importante conhecer os sintomas e estabele-

Parte 1 - Conceitos

cer as correlações.[1,2] O Quadro 1 apresenta as manifestações de alergia alimentar segundo o mecanismo imunológico envolvido.

Quadro 1 Manifestações de alergia alimentar segundo o mecanismo imunológico envolvido

	Mediada por IgE	Mediada por IgE e célula (misto)	Não mediada por IgE
Pele	Urticária, angioedema, *rash* eritematoso morbiliforme	Dermatite atópica	Dermatite herpetiforme Dermatite de contato
Respiratório	Rinoconjuntivite alérgica Broncoespasmo agudo	Asma	Hemossiderose induzida por alimento (síndrome de Heiner)
Gastrintestinal	Síndrome de alergia oral Espasmo intestinal agudo	Esofagite eosinofílica (EoE) Gastrite eosinofílica Gastroenterite eosinofílica	Síndrome da enterocolite induzida por proteína alimentar (FPIES) Síndrome da proctocolite induzida por proteína alimentar (FPIAP) Síndrome de enteropatia induzida por proteína alimentar
Cardiovascular	Tontura e desmaio		
Miscelânea	Cólicas e contrações uterinas Sentimento de "morte iminente"		
Sistêmicas	Anafilaxia Anafilaxia por exercício dependente de alimento		

Fonte: Solé et al., 2018.[1]

Alergia não IgE mediada

A alergia alimentar causada por mecanismo celular e não mediado por imunoglobulinas do tipo E é chamada de alergia não IgE mediada (ou alergia não mediada por IgE). Essa forma de alergia alimentar foi por muitos anos tida como rara. Entretanto, com o avanço dos anos e do esclarecimento sobre o diagnóstico, sua prevalência está aumentando. Qualquer alimento também pode levar a esse tipo de alergia, mas em geral são os mesmos alimentos que mais comumente causam alergias IgE mediadas. O início dos sintomas da reação alérgica celular pode demorar de horas a dias após a exposição. Logo, o estabelecimento da relação causal ou temporal entre a exposição ao alérgeno e o aparecimento dos sintomas é muito mais difícil e complexo. Além disso, os sintomas na maioria das vezes não se manifestam na pele ou no trato respiratório, como nas alergias IgE mediadas, mas sim no trato gastrintestinal, que é o mais comumente afetado.[1,2]

Fisiopatologia

É no trato gastrintestinal que se localiza a maior quantidade de células imunes do corpo. No processo de digestão e absorção há intensa participação do sistema imune para identificar quais substâncias devemos tolerar e quais devemos reagir contra. Para garantir um balanço adequado entre os alimentos/microbiota presente na luz intestinal não só é necessário um sistema imune saudável, como também uma integridade dos outros componentes da barreira intestinal; o que inclui uma microbiota saudável, camada de muco adequada e enterócitos íntegros com a sua junção intercelular adequada. Por exemplo, quando há quebra da integridade da barreira intestinal, com espaçamento das junções intercelulares dos enterócitos, temos uma situação que se chama *leaky gut*, em que o intestino pode ficar permeável a partículas maiores que deveriam ser digeridas na luz intestinal antes de adentrar o corpo humano.[3]

Na alergia alimentar não IgE mediada (celular) o alérgeno adentra o organismo pelo trato gastrintestinal. Ele é captado pelas células apresentadoras de antígenos (APC), que contêm seus epítopos a linfócitos T e que podem reconhecer o alérgeno como um "vilão", organizando, assim, uma resposta imune contra esse alérgeno. Como tal alérgeno está presente no intestino, a ativação do sistema imune poderá levar a um dano intestinal e, por isso, a manifestação mais comum da alergia não IgE mediada se dá por meio de sintomas do trato gastrintestinal.[1]

28   Parte 1 - Conceitos

A depender de onde está localizada a inflamação, podem ocorrer sintomas específicos. Por exemplo, inflamação em reto e sigmoide, chamada de proctocolite, leva a sangramento nas fezes. Já uma inflamação no intestino delgado, denominada enterite ou enteropatia, pode levar a diarreia e perda de peso.

Manifestações clínicas de alergia não IgE mediada

Refluxo gastroesofágico induzido por proteína alimentar

O retorno de conteúdo gástrico para o esôfago é denominado refluxo gastroesofágico (RGE). Quando o RGE retorna até a boca e é exteriorizado chama-se regurgitação. O RGE é um sintoma comum no lactente, presente em algum momento na vida em praticamente todas as crianças. Há diversos motivos para que o RGE ocorra mais frequentemente em menores de um ano, incluindo a angulação do estômago/esôfago, que é mais propícia para refluxo; o esôfago ser mais curto; a maior frequência e duração de episódios de relaxamento transitório do esfíncter esofágico inferior; e a consistência líquida das refeições (leite). Sabe-se que a frequência dos episódios de RGE fisiológico tende a diminuir com 3-4 meses de vida.[1,4,5]

A doença do refluxo gastroesofágico (DRGE) ocorre quando há sintomas que afetam a qualidade de vida da criança ou dos pais ou há alguma complicação pelo refluxo (perda de peso e pneumonia aspirativa). O primeiro passo para tratamento é identificar se há algum sinal de alarme que sugira a presença de possível doença mais grave que leve à DRGE. Se descartados os sinais ou sintomas de alarme, deve-se orientar e acolher os pais, fracionar mamadas, evitar ingestão de volumes excessivos de leite e considerar o uso de fórmulas espessadas (fórmula antirregurgitação – AR). Caso após essas medidas iniciais não haja melhora e haja outras manifestações de alergia, pode ser indicado investigar uma possível DRGE induzida por proteína alimentar.[4]

Enteropatia (enterite) induzida por proteína alimentar

A enteropatia (enterite) induzida por proteína alimentar é uma manifestação rara e grave da alergia alimentar e de difícil reconhecimento. Essa doença é mais comum em lactentes nos primeiros meses de vida. Nessa enfermidade, o intestino delgado é acometido e pode ocorrer má absorção de nutrientes. É importante lembrar que a consistência das fezes normais do lactente nos primeiros meses de vida varia entre aquosa e pastosa. Portanto, fezes líquidas em um bebê que está bem e está ganhando peso adequadamente não é indicativo de enteropatia induzida por proteína alimentar. No entanto, em um lactente que está com fezes líquidas e não está ganhando peso adequadamente, que apresente anemia e outros sinais de déficits nutricionais (p. ex., hipoalbuminemia e edema), devemos suspeitar dessa entidade.[1]

Proctocolite induzida por proteína alimentar

A proctocolite induzida por proteína alimentar, também denominada proctocolite (colite) alérgica, é a manifestação mais comum de alergia alimentar, mas sua real prevalência é desconhecida. Geralmente, acomete crianças com menos de 6 meses de vida. A inflamação acontece no final do trato gastrintestinal, sigmoide e reto, mas pode acometer outras regiões do intestino grosso. Essa é uma região muito irrigada, mas com pouca importância para absorção de nutrientes. Por isso, a manifestação clássica é a evacuação de fezes com sangue vivo. O sangue geralmente está presente ao final da evacuação, e a criança se encontra bem, sem alteração na consistência das fezes e com bom ganho de peso. Em 50% dos casos pode haver eosinofilia periférica. Na maioria das ocorrências, o diagnóstico é clínico e não há necessidade de colonoscopia com biópsia.[1]

Deve-se ter muito cuidado na avaliação de crianças com menos de 6 meses e sangue na evacuação. Há diversas outras causas para sangue nas evacuações além da alergia alimentar, tais como: infecção viral, intussuscepção intestinal, vacinação rotavírus, pólipo intestinal, fissura mamária e imunodeficiências.[6,7]

Síndrome da enterocolite induzida por proteína alimentar

Na síndrome da enterocolite induzida por proteína alimentar (sigla FPIES, em inglês) ocorre ativação imune difusa do trato gastrintestinal. Esse estímulo imunológico leva a uma "tempestade" de interleucinas que acarreta sintomas sistêmicos, hipotensão e instabilidade hemodinâmica em 15% dos casos. Geralmente, após a exposição ao alérgeno, a criança apresenta vômitos após 1-4 horas que podem evoluir para letargia e diarreia. Casos graves podem apresentar hipotermia, meta-hemoglobinemia, acidemia e hipotensão (semelhante a sepse). Se a exposição ao alérgeno for esporádica, os sintomas serão como o descrito anteriormente. Caso a exposição seja em pequenas doses, quase que diariamente, pode ocorrer FPIES crônica, em que o quadro não é tão exuberante, mas pode-se ter vômitos, diarreia e déficit de crescimento.[1,8,9]

30 Parte 1 - Conceitos

Cólica e choro excessivo

É muito discutido se cólica e choro excessivo do lactente pode ser sintoma de alergia alimentar. Segundo os critérios de Roma IV, a cólica é definida quando ocorrem períodos recorrentes e prolongados de choro, agitação e irritabilidade relatados pelos cuidadores sem causa óbvia, em criança menor de 5 meses de vida que está crescendo bem e sem outros sinais de doença, que não podem ser prevenidos ou resolvidos pelos cuidadores. Atualmente, não há uma recomendação para indicar a restrição alimentar da mãe ou da criança, a fim de se testar uma hipótese de alergia alimentar, se o sintoma for apenas cólica ou choro excessivo.[1,10-12]

Constipação intestinal

Assim como ocorre com a cólica, há um debate na literatura se a constipação intestinal pode ser uma manifestação de alergia alimentar. Em crianças menores de um ano é importante considerar a presença de disquezia do lactente. Esse quadro é definido, pelos critérios do Roma IV, quando há pelo menos 10 minutos de esforço ou choro antes da evacuação em uma criança com menos de 9 meses de vida e que está crescendo bem sem outros sinais de doença. Nesse caso o único tratamento necessário é o acolhimento e orientação dos pais.[12]

Há três fatores que podem predispor à constipação intestinal na infância, incluindo a introdução da alimentação complementar, a troca da fórmula infantil ou leite materno pelo leite de vaca (já que os dois anteriores têm fibras/prebiótico) e a época do desfralde. Quando a criança cresce adequadamente e não tem sinais de doença, mas tem um padrão evacuatório de fezes ressecadas e/ou dificuldade para evacuar, com impacto na qualidade de vida, faz-se o diagnóstico de constipação funcional. Nesse caso, o primeiro tratamento é com medicação laxativa, adequação da ingestão de fibras e água, rotina e posição para evacuar. Se após tratamento medicamentoso otimizado a criança continuar constipada e houver manifestações clínicas adicionais de alergia, pode-se considerar a possibilidade de constipação induzida por alergia alimentar.[5,13]

Exames complementares

Poucos exames podem ajudar na investigação de alergia alimentar não IgE mediada. Os testes para alergia IgE mediada não têm utilidade, já que o anticorpo IgE não faz parte da fisiopatologia desse tipo de doença. Logo, dosagem sérica de IgE específica e o *prick test* não auxiliam na investigação diagnóstica e podem até confundir. O *patch test* também não é indicado por ter pouca evidência de correlação clínica entre o resultado e a alergia propriamente dita.[14]

Alguns exames podem ajudar a identificar a gravidade da alergia, como a presença de anemia no hemograma em paciente com proctocolite alérgica, ou de hipoalbuminemia em uma paciente com enteropatia alérgica.

Exames mais invasivos como endoscopia e colonoscopia podem ser úteis na dúvida diagnóstica, mas são utilizados em casos mais graves em que há necessidade de descartar outras doenças.[1,15]

Diagnóstico

O primeiro passo na suspeita da alergia alimentar é restringir o alimento suspeito por 2-4 semanas, seguido de teste de provocação oral para confirmação diagnóstica. Ver detalhes no Capítulo 17.

Não há consenso se o TPO para manifestações não IgE mediadas deve ser realizado em ambiente hospitalar se a manifestação for branda, por exemplo, a proctocolite. O TPO para FPIES deve ser sempre realizado em ambiente hospitalar.[1,8,16]

Tratamento

O tratamento da alergia alimentar não IgE mediada é feito por meio da restrição do alérgeno. O tempo de restrição até a próxima exposição, para que se possa avaliar se houve desenvolvimento de tolerância, é muito variável e depende da idade do paciente e do tipo de manifestação. Nos bebês menores de 6 meses de vida, com proctocolite alérgica, a maioria estará tolerante aos 12 meses. Nas outras manifestações clínicas, espera-se entre 6-12 meses da última exposição com sintomas ao alérgeno para realizar um novo TPO, a fim de avaliar o desenvolvimento de tolerância.

Alergias mediadas por IgE

Essa classificação reflete o mecanismo fisiopatológico pelo qual o sistema imunológico desencadeia as reações que vão culminar com os sintomas de alergia alimentar. Nas alergias mediadas por IgE, o desencadeamento do sintoma se dá pela ligação da imunoglobulina E (IgE) específica no mastócito e a consequente liberação de histamina, seu principal mediador. A histamina é uma amina vasoativa que causa vasodilatação, alteração da permeabilidade e coceira. A intensidade da liberação de histamina se relaciona com a intensidade e gravidade dos sintomas.[1,2,16]

Alergias alimentares mediadas por IgE apresentam algumas marcas em comum: as reações são rápidas, em geral até duas horas após a ingestão do alimento, e os sintomas cutâneos são os mais frequentes. Entretanto, nenhum desses sintomas é patognomônico, portanto, o diagnóstico diferencial com outras etiologias sempre deve ser considerado.[17]

Manifestações clínicas de alergia IgE mediada

Urticária e angioedema

A urticária e o angioedema estão entre as principais manifestações cutâneas. Urticárias são placas ou pápulas, também denominadas urticas, eritematosas, pruriginosas de caráter evanescente. Nessa condição as lesões não são fixas, tendem a mudar de lugar e se espalharem pelo corpo. São resultado direto da liberação de histamina nas camadas mais superficiais da pele. O angioedema respeita o mesmo mecanismo de liberação de histamina, mas como ocorre em camadas mais profundas da pele é o inchaço que prepondera. As urticárias mais relacionadas a alergia alimentar são as urticárias agudas, que ocorrem com no máximo 6 semanas de duração. Mas a experiência clínica nos mostra que pacientes com desencadeamento de crises de urticária por alergia alimentar mais rapidamente procuram serviço médico para a resolução do sintoma. A urticária crônica, assim denominada por apresentar lesões por um tempo superior a seis semanas, raramente se relaciona com alergia alimentar, então não se recomenda investigação focada em alimentos nesses pacientes. É relevante destacar que cerca de 30% das urticárias agudas são desencadeadas por alimentos, portanto, é sempre necessário considerar outros diagnósticos possíveis, como infecções ou alergia a medicamentos. Rashes cutâneos ou eritemas também podem ser atribuídos a alergia alimentar mediada por IgE, mas de maneira menos frequente.[1,16,18]

Sintomas respiratórios

O desencadeamento de sintomas exclusivamente respiratórios nas alergias alimentares é raro, mesmo nas alergias mediadas por IgE. Vale lembrar mais uma vez que os sintomas devem se iniciar em até duas horas após a ingestão do alimento. Entre as manifestações respiratórias mais frequentes destacam-se o broncoespasmo e os sintomas de rinite, sendo este último especialmente observado nos pacientes com alergia alimentar durante os testes de provocação. Sibilância recorrente e asma raramente se relacionam com alergia alimentar.[1,16,18]

Sintomas gastrintestinais agudos

Manifestações gastrintestinais ocorrem bem mais frequentemente nos pacientes com alergias não mediadas por IgE, porém existem relatos de dor abdominal, diarreia e vômito que surgem imediatamente após a ingestão do alimento. São diagnósticos difíceis, pois há que se considerar a possibilidade de intoxicação alimentar ou mesmo a FPIES aguda que se caracteriza por vômitos em grande quantidade em um período cerca de 2-4 horas após a ingestão do alérgeno, mas que pode fazer interface com a alergia IgE mediada. Em algumas classificações, a síndrome da alergia oral, angioedema e urticária nos lábios após a ingestão de frutas ou verduras, foi colocada como manifestação gastrintestinal, mas se trata essencialmente de um angioedema que se inicia com o contato do alimento com a mucosa oral e, raras vezes, leva a manifestações sistêmicas como a anafilaxia.[1,16,18]

Anafilaxia

A principal causa de morte em alergia alimentar deve ser reconhecida e prontamente tratada. Além disso, estratégias de pronto reconhecimento e, sobretudo, de prevenção devem ser exaustivamente discutidas com pais e pacientes. O diagnóstico de anafilaxia é essencialmente clínico e não se restringe apenas ao choque hipovolêmico ou ao edema de laringe. Desde 2006, critérios para o diagnóstico de anafilaxia foram estabelecidos (Quadro 2) e pode-se perceber ao olhá-los com cuidado que há situações em que vômitos imediatos e tosse caracterizam a anafilaxia. Há uma doença mais rara denominada anafilaxia induzida por exercício mediada por alimento. Nesse estado os pacientes apresentam anafilaxia apenas se combinam a prática de exercícios à ingestão do alimento em um intervalo de duas horas. Os mecanismos fisiopatológicos ainda não estão totalmente esclarecidos, mas é importante que se conheça essa variante de alergia alimentar.

As alergias alimentares por mecanismo IgE mediado apresentam muitas vezes uma história natural de anos de sensibilização. Somente 20% dos pacientes com alergia a amendoim e castanhas podem se tornar tolerantes ao longo da vida, mas um número muito maior de pacientes alérgicos a leite e a ovo poderão ingerir esses alimentos sem riscos ao longo da vida.[1,16,18]

34   Parte 1 - Conceitos

Quadro 2   Critérios clínicos para o diagnóstico de anafilaxia

Anafilaxia é altamente provável quando qualquer um dos 3 critérios forem preenchidos
1. Início agudo (minutos a horas) de envolvimento da pele, mucosas ou ambos (urticária generalizada, prurido, *flushing*, edema de lábios, úvula e língua) e pelo menos um dos seguintes:
A. Comprometimento respiratório (dispneia, sibilos, estridor, hipoxemia)
B. Diminuição da PA ou sintomas associados com disfunção de órgão-alvo (hipotonia, síncope, incontinência)
2. Dois ou mais dos seguintes que ocorrem rapidamente após a exposição a um alérgeno provável (minutos a horas)
A. Envolvimento de pele e mucosas
B. Comprometimento respiratório (dispneia, sibilos, estridor, hipoxemia)
C. Diminuição da PA ou sintomas associados com disfunção de órgão-alvo (hipotonia, síncope, incontinência)
D. Sintomas gastrintestinais (cólicas, vômitos)
3. Redução da PA após exposição a alérgeno conhecido para o paciente (minutos a horas)
A. Lactentes e crianças – PA sistólica baixa para a idade ou queda >30% da PA sistólica
B. Adultos – PA sistólica abaixo de 90 mmHg ou queda >30% do basal pessoal

PA: pressão arterial.
Fonte: Adaptado de Sampson et al. J Allergy Clin Immunol. 2006;117(2):391-7.[19]

Alergias alimentares por mecanismos mistos (associação entre mecanismos mediados por IgE e infiltrado de células)

O entendimento das alergias alimentares denominadas mistas ainda é motivo de grande discussão, mas é inegável que esse grupo de doenças sofre influência da ingestão de alimentos. Talvez seja esse o detalhe básico das alergias mistas, sua fisiopatologia transcende a ingestão de alimentos. Ao compararmos alergias mediadas por IgE com as alergias de mecanismo misto, pode-se observar que um paciente com anafilaxia a camarão, quando ingere o alimento, corre inclusive risco de vida, tamanha a intensidade da resposta alérgica, mas quando não está em contato com o alimento ele se apresenta clinicamente normal. Por outro lado, pacientes com manifestações de alergia alimentar por mecanismos mistos até apresentam piora significativa dos sintomas, mas na ausência do alimento nem sempre pode-se dizer que o paciente está sem nenhuma alteração histológica. Entre as alergias mistas (Quadro 1), pode-se encontrar doenças extremamente frequentes como a dermatite atópica, doenças emergentes como a esofagite eosinofílica ou doenças bem mais raras como as enteropatias eosinofílicas.

Nesse contexto de tanta diversidade, pode-se dizer que cada doença tem um comportamento diferente mediante a possibilidade de uma exclusão alimentar. A alergia alimentar de mecanismo misto mais frequente é a dermatite atópica.

Manifestações clínicas de alergias de mecanismo misto
Dermatite atópica

A dermatite atópica acomete até 15% da população pediátrica, trata-se de um quadro eczematoso, pruriginoso e que apresenta distribuição característica nas diversas faixas etárias ao longo da vida. Nos lactentes acomete mais a face e a região extensora de braços e pernas; nas crianças as regiões flexoras que são mais acometidas, mas pescoço e face também podem estar afetados. Em adolescentes e adultos as mãos podem ser o foco da doença. Trata-se de uma doença de causas múltiplas, a barreira da pele é afetada, tornando-a mais frágil, seca e inflamada e, por isso, fatores irritantes como suor, banhos quentes e substâncias abrasivas pioram o quadro. Hidratar a pele é uma obrigação. Por outro lado, há um comprometimento do sistema imunológico que, por estar desregulado, produz citocinas em excesso, como IL-4, IL-5 e IL-13; e nas fases mais crônicas interferon gama, uma profusão de mediadores inflamatórios que faz com que o controle da dermatite também contemple a modulação dessa inflamação. Aeroalérgenos, como ácaros e bactérias, bem como estafilococos, também fazem parte da fisiopatologia da doença, revelando sua complexidade. Portanto, pensar em alergia alimentar em dermatite atópica é necessário, mas ela não é sinônimo de alergia alimentar, o que representa um grande desafio. Estima-se que 30% das dermatites atópicas moderadas ou graves cursem com alergia alimentar, especialmente as de início precoce, o que significa que a maior parte dos pacientes com dermatite atópica, ainda que grave, não apresentam piora do quadro por conta da ingestão de alimentos. Por outro lado, a desregulação imunológica, que é a base fisiopatológica da dermatite atópica, faz com que os exames de IgE específica apresentem-se alterados, mas muitos deles falsos-positivos. Por conta dessa discrepância, na dermatite atópica a suspeita e confirmação da alergia alimentar passa pela anamnese, que, nesse caso, vem distorcida pela percepção dos pais pois muitas vezes atribuem sintomas à ingestão de alimentos pela dificuldade de entender – e de fato é mesmo difícil – os demais desencadeantes da doença. Especial atenção deve ser dedicada a esse cenário. Os exames laboratoriais não ajudam muito, mas sabe-se que, se negativos, a chance de alergia alimentar é bastante reduzida. A grande arma diagnóstica é mesmo a retirada do(s) alimento(s) suspeito(s) e posterior reintrodução em cerca de 4-6 semanas para avaliação dos resultados, sendo importante documentar a variação dos escores de gravidade (p. ex., o SCORAD – *scoring atopic dermatitis*), variações para mais ou para menos desse escore se relacionam a mudanças significativas e, consequentemente, será possível estabelecer uma certa causalidade entre a doença e o alimento suspeito.[1,17]

Esofagite eosinofílica[21]

Um grande desafio para todos que lidam com alergia alimentar é a suspeição clínica da esofagite eosinofílica. Descrita no início da década de 1980, inicialmente como um diagnóstico diferencial das doenças do refluxo de difícil controle, a esofagite eosinofílica (EoE) foi crescendo em prevalência e complexidade, tornando-se hoje a principal causa de impactação em esôfago e grande responsável pelo desenvolvimento de disfagia. A fisiopatologia é complexa, mas, à semelhança da dermatite atópica, há uma desregulação do sistema imunológico, predomínio de células T do tipo TH2, que são responsáveis pela produção de citocinas que estimulam a migração de eosinófilos para essa região do trato gastrintestinal.[21]

Eosinófilos são células que apresentam grânulos que contêm enzimas com elevado poder de destruição, danificando os tecidos adjacentes. É importante ressaltar que esôfagos saudáveis não apresentam eosinófilos em nenhuma parte de sua estrutura anatômica, portanto, a presença de eosinófilos é sempre vista como um sinal de alerta para uma série de doenças, entre elas a EoE. Além do comprometimento imunológico, parece haver uma disfunção na barreira epitelial desse órgão, que acaba funcionando como um agente deflagrador da inflamação.[21]

O diagnóstico de EoE parte de uma suspeita médica, de sua busca ativa, uma vez que os sintomas podem se confundir com dificuldades alimentares, ou mesmo passarem desapercebidos. Pacientes com EoE podem apresentar recusa alimentar, dificuldade de ingerir alimentos sólidos, necessidade de ingerir líquidos durante as refeições e, nos casos mais graves, disfagia e impactação. Este último sintoma pode levar à sensação de falta de ar e dificuldade para respirar que pode ser confundida com reações alérgicas imediatas. O diagnóstico definitivo é realizado quando se junta aos sintomas clínicos a avaliação histológica do esôfago.

Pacientes com suspeita de EoE devem ser submetidos a endoscopia para a análise macroscópica e realização de biopsias de pelo menos duas regiões do esôfago, proximal e distal, com um mínimo de 4 fragmentos. Contagens superiores a 15 eosinófilos por campo de grande aumento são consideradas fortemente sugestivas de EoE, mas vale ressaltar uma vez mais que somente com a presença de sintomas é que esse diagnóstico se faz definitivo.[21]

O papel dos alimentos na gênese dos sintomas data de estudos que ocorreram quase imediatamente após a descrição da doença. A utilização de dietas bastante restritivas, com fórmulas elementares, mostrava melhora dos sintomas e remissão histológica, mas ainda assim havia retorno dos sintomas com a reintrodução do alimento.[21]

De fato, hoje se sabe que a exclusão dietética é uma opção terapêutica nos pacientes com EoE, entretanto, há controvérsias com relação à melhor dieta a ser adotada para que se possa garantir adequada nutrição ao paciente e pouco comprometimento da qualidade de vida. Inicialmente, pelo menos três esquemas terapêuticos foram propostos: dieta elementar, dieta restritiva baseada nos testes de hipersensibilidade (teste de puntura ou teste de contato) e dieta isenta dos alérgenos.[21] Detalhes sobre o tratamento dietético estão descritos no Capítulo 25.

A possibilidade de combinação de dietas restritivas advindas de diferentes escolas também pode ocorrer na prática de tratamento. A restrição do alérgeno não é a única estratégia terapêutica possível. Uso de inibidor de bomba de prótons ou corticoterapia inalatória são tratamentos farmacológicos que frequentemente são utilizados no cuidado desses pacientes.[21]

A grande dificuldade na EoE é a avaliação da eficácia do tratamento, pois a diminuição dos sintomas pode não se correlacionar com a melhora histológica dos pacientes, sendo necessárias endoscopias recorrentes no acompanhamento dos pacientes.[1,20,21]

Outras manifestações de alergia alimentar de mecanismo misto

Infiltrados eosinofílicos em outras porções do trato gastrintestinal também podem estar relacionados a doenças alérgicas, destacando-se gastrite eosinofílica, enterocolite eosinofílica ou colite eosinofílica. São doenças mais raras e, portanto, mais desconhecidas. Muitas vezes a dieta isenta do alérgeno é insuficiente para controlar sintomas e alguns tratamentos medicamentosos devem ser adotados ao longo da evolução.[21]

Considerações finais

Como pode ser observado, os sintomas são diversos, espalham-se por muitos sistemas e podem colocar o paciente em risco de vida ou risco nutricional. Cabe ao nutricionista a parceria multidisciplinar para que se garanta a personalização no cuidado. Para muitos tipos de alergia alimentar a restrição pode não demandar a rigidez da exclusão de traços. Nos casos de alergia não IgE mediada, as orientações podem variar se a abordagem for para diagnóstico ou tratamento. Também é necessário reconhecer que muitas das manifestações tendem à tolerância, portanto, as orientações são dinâmicas; e a introdução paulatina dos alimentos, respeitando-se o grau de processamento, pode ocorrer em pacientes com alergia a alimentos como leite e ovo. Um olhar atento ajudará na melhor tomada de decisão.

Referências

1. Solé D, Silva LR, Cocco RR, et al. Consenso Brasileiro sobre Alergia Alimentar: 2018 – Parte 1 – Etiopatogenia, clínica e diagnóstico. Documento conjunto elaborado pela Sociedade Brasileira de Pediatria e Associação Brasileira de Alergia e Imunologia. Arq Asma, Alerg e Imunol. 2018;2(1):7-38. doi:10.5935/2526-5393.20180004.
2. Fenton M. Guidelines for the diagnosis and management of food allergy in the United States. Clin Transl Allergy. 2011;1(S1):S10. doi:10.1186/2045-7022-1-S1-S10.
3. Ahluwalia B, Magnusson MK, Öhman L. Mucosal immune system of the gastrointestinal tract: maintaining balance between the good and the bad. Scand J Gastroenterol. 2017;52(11):1185-93. doi:10.1080/00365521.2017.1349173.
4. Rosen R, Vandenplas Y, Singendonk M, et al. Pediatric Gastroesophageal Reflux Clinical Practice Guidelines. J Pediatr Gastroenterol Nutr. 2018;66(3):516-54. doi:10.1097/MPG.0000000000001889.
5. Bergmann MM, Caubet JC, Mclin V, Belli DC, Schäppi MG, Eigenmann PA. Common colic, gastroesophageal reflux and constipation in infants under 6 months of age do not necessitate an allergy work-up. Pediatr Allergy Immunol. 2014;25(4):410-2. doi:10.1111/pai.12199.
6. Reiter O, Morag I, Mazkereth R, Strauss T, Maayan-Metzger A. Neonatal isolated rectal bleeding and the risk of hypersensitivity syndromes. J Perinatol. 2014;34(1):39-42. doi:10.1038/jp.2013.129.
7. Arvola T. Rectal bleeding in infancy: clinical, allergological, and microbiological examination. Pediatrics. 2006;117(4):e760-e768. doi:10.1542/peds.2005-1069.
8. Nowak-Węgrzyn A, Chehade M, Groetch ME, et al. International consensus guidelines for the diagnosis and management of food protein–induced enterocolitis syndrome: Executive summary—Workgroup Report of the Adverse Reactions to Foods

Committee, American Academy of Allergy, Asthma & Immunology. J Allergy Clin Immunol. 2017;139(4):1111-26.e4. doi:10.1016/j.jaci.2016.12.966.

9. Fiocchi A, Claps A, Dahdah L, Brindisi G, Dionisi-Vici C, Martelli A. Differential diagnosis of food protein-induced enterocolitis syndrome. Curr Opin Allergy Clin Immunol. 2014;14(3):246-54. doi:10.1097/ACI.0000000000000057.

10. Gordon M, Biagioli E, Sorrenti M, et al. Dietary modifications for infantile colic. Cochrane database Syst Rev. 2018;10(10):CD011029. doi:10.1002/14651858.CD011029.pub2.

11. Sarasu JM, Narang M, Shah D. Infantile colic: an update. Indian Pediatr. 2018;55(11):979-87. doi:10.1007/s13312-018-1423-0.

12. Benninga MA, Nurko S, Faure C, Hyman PE, St James Roberts I, Schechter NL. Childhood functional gastrointestinal disorders: Neonate/toddler. Gastroenterology. 2016;150(6):1443-55.e2. doi:10.1053/j.gastro.2016.02.016.

13. Tabbers MM, Dilorenzo C, Berger MY, et al. Evaluation and treatment of functional constipation in infants and children: evidence-based recommendations from ESPGHAN and NASPGHAN. J Pediatr Gastroenterol Nutr. 2014;58(2):265-81. doi:10.1097/MPG.0000000000000266.

14. Lock RJ, Unsworth DJ. Food allergy: which tests are worth doing and which are not? Ann Clin Biochem. 2011;48(Pt 4):300-9. doi:10.1258/acb.2011.011011.

15. Levine A, Koletzko S, Turner D, et al. ESPGHAN revised porto criteria for the diagnosis of inflammatory bowel disease in children and adolescents. J Pediatr Gastroenterol Nutr. 2014;58(6):795-806. doi:10.1097/MPG.0000000000000239.

16. Solé D, Silva LR, Cocco RR, et al. Consenso Brasileiro sobre Alergia Alimentar: 2018 – Parte 2 – Diagnóstico, tratamento e prevenção. Documento conjunto elaborado pela Sociedade Brasileira de Pediatria e Associação Brasileira de Alergia e Imunologia. Arq Asma, Alerg e Imunol. 2018;2(1):16-23. doi:10.5935/2526-5393.20180005

17. Sampson HA. Food allergy: past, present and future. Allergol Int. 2016;65(4):363-9.

18. Tordesillas L, Berin MC, Sampson HA. Immunology of food allergy. Immunity. 2017;47(1):32-50.

19. Sampson HA, Muñoz-Furlong A, Campbell RL, et al. Second symposium on the definition and management of anaphylaxis: summary report – Second National Institute of Allergy and Infectious Disease/Food Allergy and Anaphylaxis Network symposium. J Allergy Clin Immunol. 2006;117(2):391-7. doi:10.1016/j.jaci.2005.12.130.

20. Boyce JA, Assa'ad A, Burks AW, Jones SM, Sampson HA, Wood RA, et al. Guidelines for the diagnosis and management of food allergy in the United States: report of the NIAID-sponsored expert panel. J Allergy Clin Immunol. 2010;126(6 Suppl.):S1e58.3

21. Gomez Torrijos E, Gonzalez-Mendiola R, Alvarado M, Avila R, Prieto-Garcia A, Valbuena T, et al. Eosinophilic Esophagitis: Review and update. Front Med (Lausanne). 2018 Oct 9;5:247. doi: 10.3389/fmed.2018.00247. PMID: 30364207; PMCID: PMC6192373.

Parte 2

Alérgenos alimentares

Capítulo 4

Leite

Patrícia da Graça Leite Speridião

Introdução

Os alérgenos alimentares são glicoproteínas hidrossolúveis de peso molecular elevado, em torno de 10-60 KD.[1] Em teoria, todas as proteínas alimentares podem desencadear alergia alimentar. A alergia às proteínas do leite de vaca (APLV) é a alergia alimentar mais comum nos primeiros anos de vida, atingindo prevalência de 5,4% e incidência de 2,2% na população pediátrica brasileira.[2,3] A APLV é considerada um agravo à saúde, pois seu mecanismo envolve resposta imune específica em função da exposição às proteínas encontradas no leite de vaca.[4,5]

Características do alérgeno

O leite de vaca contém aproximadamente 30-35 g de proteína por litro e esse conteúdo proteico é classificado em 2 frações: o soro, que reúne aproximadamente 20% das proteínas do leite, e o coágulo, que contém aproximadamente 80% das proteínas na forma de caseínas.[6,7] O soro do leite contém, essencialmente, proteínas globulares.[7,8] No coágulo, a caseína consiste em 4 proteínas maiores: aS1-caseína, aS2-caseína, β-caseína e κ-caseína (*Bos d* 8). No soro do leite destacam-se a α-lactalbumina (*Bos d* 4), β-lactoglobulina (*Bos d* 5), albumina sérica bovina (*Bos d* 6), imunoglobulinas (*Bos d* 7) e lactoferrina. *Bos d* é abreviação de *bos domesticus* (boi doméstico), nome taxonômico do animal em questão, de acordo com o código internacional de classificação das proteínas alergênicas do leite.[6] O Quadro 1 apresenta a composição das frações proteicas do leite de vaca e seus alérgenos.

Em relação ao conteúdo proteico, as proteínas do leite de vaca podem atuar como antígenos alimentares na espécie humana.[7] Essas são glicoproteínas hidrossolúveis, termoestáveis, resistentes às proteases e com peso molecular entre 10-70 kDa.[9] Quando comparado ao leite humano, o leite de vaca apresenta maior teor de compostos nitrogenados, principalmente em razão do seu maior conteúdo de caseína, β-lactoglobulina e albumina bovina sérica, proteínas ausentes no leite humano. No leite de vaca, as caseínas e as proteínas do soro são consideradas as principais responsáveis pelo desencadeamento da resposta alérgica.[8]

Quadro 1 Composição das frações proteicas alergênicas do leite de vaca

Fração	Proteína	Nome do alérgeno
Caseínas	αs1 - caseína	Bos d 8
	αs2 - caseína	
	β - caseína	
	ϒ1 - caseína	
	ϒ2 - caseína	
	ϒ3 - caseína	
	κ - caseína	
Proteínas do soro	α - lactalbumina	Bos d 4
	β - lactoglobulina	Bos d 5
	Albumina bovina sérica	Bos d 6
	Imunoglobulinas	Bos d 7
	Lactoferrina	

Fonte: Tsabouri, Douros, Priftis, 2014.[6]

Reatividade cruzada

Outro aspecto importante a ser discutido na alergia alimentar é a reatividade cruzada entre os alimentos. Trata-se da reação cruzada que ocorre quando duas proteínas alimentares fazem compartilhamento de parte de uma sequência de aminoácidos que contém determinado epítopo alergênico. Isso acontece em razão de alguns alérgenos serem, amplamente, distribuídos em diversas espécies, sendo denominados pan-alérgenos (tropomiosina do camarão e profilinas de plantas).[5] Trata-se de uma resposta imune adaptativa para um antígeno em particular que causa reatividade a outro antígeno estruturalmente semelhante. A reatividade cruzada é um fenômeno no qual as manifestações clínicas estão associadas a dois ou mais alérgenos.[10] De acordo com as diretrizes de predição de alergenicidade específica de proteínas, a reatividade cruzada pode ser considerada quando um alérgeno compartilha pelo menos 35% de similaridade da sequência, em um fragmento de 80 aminoácidos, ou, ainda, completa identidade com um peptídio de 6-8 aminoácidos de outro alérgeno.[11]

No mundo todo, o leite de vaca é considerado um dos principais alérgenos alimentares, e os pacientes com alergia às suas proteínas apresentam elevada reatividade a leite de outros mamíferos.[5] Proteínas iguais ou estreitamente homólogas, com os mesmos atributos estuturais, funcionais e biológicos, também estão presentes no leite de outras espécies ruminantes.[6] Uma parcela expressiva de pacientes com APLV apresenta reatividade elevada aos leites de cabra, ovelha e búfala, tanto *in vivo* como *in vitro*, entretanto, os leites de camela e jumenta não apresentam reatividade, nem *in vivo*, nem *in vitro*.[5,10]

Alimentos e ingredientes que contêm leite de vaca e derivados e que precisam ser evitados na dieta

No manejo da alergia alimentar é importante ressaltar que o tratamento se baseia na retirada do alérgeno alimentar da dieta. Na conduta dietética da APLV, é importante considerar a presença de leite e seus derivados em outros alimentos que não os lácteos, haja vista que pode perpetuar o quadro alérgico.[12,13]

Não só os alimentos lácteos e seus produtos derivados contam com a presença de proteínas alergênicas. Alimentos industrializados, cosméticos e medicamentos também podem conter proteínas do leite, de forma oculta.[14] É importante ressaltar que leite de outros mamíferos como a cabra, ovelha, búfala, entre outros, não podem ser consumidos na APLV, uma vez que suas proteínas são semelhantes às do leite de vaca. Leites e queijos sem lactose também devem ser retirados da dieta isenta de LV e derivados, pois contêm as proteínas do leite de vaca. Os alimentos industrializados e ingredientes que indicam a presença das proteínas do leite de vaca e derivados são apresentados no Quadro 2.

Quadro 2 Alimentos e ingredientes que contêm proteínas do leite de vaca

Alimentos	Ingredientes
Leite de vaca (todos os tipos: integral, evaporado, fluido, pó, desnatado, semidesnatado, condensado, maltado, com e sem lactose)	Soro de leite, sólidos do leite, sólidos de leite azedo
Leite e queijo de cabra, ovelha, búfala	Hidrolisado do soro de leite, hidrolisado de caseína, hidrolisado de proteína do leite
Leite e queijo de todos os tipos, inclusive sem lactose	Soro isento de lactose, proteína do soro, todos os tipos de *whey protein*
Requeijão, *cream cheese*, cottage	Caseína, caseína de coalho
Nata, coalho, soro de leite	Caseinato (todos os tipos: amônio, cálcio, magnésio, potássio e sódio)
Creme de leite, molho branco, creme azedo	Estabilizantes com caseinato de sódio
Coalhada, iogurte, leite fermentado, *petit-suisse*	Fermento lácteo, lactoalbumina e lactoglobulina
Bebida láctea	Fosfato de lactoalbumina, lactoferrina
Margarinas com 50% leite e 50% gordura vegetal, manteiga, *ghee* (manteiga clarificada)	Composto lácteo, mistura láctea
	Proteína láctea do soro do leite microparticulada (substituto de gordura)
Doce de leite, cremes doces, produtos de confeitaria do tipo bolos, tortas, e doces em geral, pudim, quindim	Lactose, lactulona, lactulose
	Diacetil
Alimentos *Kosher* (laticínios e "pareve")	Gordura de manteiga, óleo de manteiga, éster de manteiga
Hambúrguer, salame e demais embutidos, quibe, almôndegas, carnes empanadas, outros pratos prontos	Cultura inicial de ácido láctico fermentado em leite ou soro de leite

Fonte: Morais, Speridião, 2011[14]; Pinotti, 2013[15]; FARE.[16]

Em aditivos alimentares, traços de leite também podem estar presentes. Assim, é aconselhável consultar o fabricante de determinado alimento que contém esses aditivos para certificar-se da presença dos traços de leite.[14,15] Outro ponto importante é o fato de que, desde 2015, a legislação brasileira conta com a RDC n. 26, que determina que os rótulos de alimentos industrializados apresentem a inscrição "pode conter" para os alérgenos alimentares mais comuns. Assim sendo, quando um determinado alimento industrializado apresentar em sua rotulagem a expressão "pode conter leite", significa que os traços de leite também podem estar presentes.[16] O Quadro 3 elenca os aditivos alimentares que podem conter traços de leite.

Quadro 3   Aditivos alimentares que podem conter traços de leite

Corante, aroma ou sabor natural de manteiga, margarina, leite, queijo, caramelo, creme de coco, creme de baunilha, iogurte, doce de leite e outros derivados do leite

Fonte: Pinotti, 2013[15]; FARE.[16]

Entretanto, os ingredientes que não contêm proteínas do leite, são erroneamente confundidos com aqueles que contêm proteínas do leite, em razão da sua nomenclatura ter alguma semelhança ao leite.[14] Alérgicos ao leite podem consumir alimentos que contêm os ingredientes que são apresentados no Quadro 4.

Quadro 4   Ingredientes que não contêm proteínas do leite

Ácido láctico; lactato de sódio ou lactato de cálcio; estearoil lactil lactato de cálcio ou de sódio; conservador propionato de cálcio; leite de coco; manteiga de cacau; gordura vegetal hidrogenada; cremor de tártaro

Fonte: Pinotti, 2013;[15] FARE.[16]

Características nutricionais do leite de vaca

O leite da vaca doméstica *(Bos taurus)* é uma solução aquosa composta de proteínas, lactose, minerais e certas vitaminas que comportam glóbulos de gordura emulsificada e micelas de caseína na forma coloidal, consistindo em proteína com fosfato, citrato e cálcio.[17]

Leite e seus derivados são fontes importantes de macro e micronutrientes na dieta e contribuem para a saúde óssea, especialmente pelo seu conteúdo de cálcio[18] (Quadro 5). Para otimizar o metabolismo ósseo, é fundamental atentar-se para as recomendações de cálcio, fósforo, magnésio e vitamina D, de acordo com as *Dietary Reference Intakes* – DRI, a necessidade de fósforo e magnésio devem ter como base a RDA/AI,[19] e os valores de cálcio e vitamina D com base na RDA[20] de acordo com a faixa etária, conforme apresentado no Quadro 6.

Quadro 5 Nutrientes presentes no leite de vaca e fontes alternativas

Nutriente	Fontes dietéticas alternativas
Cálcio	Bebidas alternativas fortificadas, sardinha, feijão, vegetais verde-escuros
Vitamina D	Bebidas alternativas fortificadas, óleo de peixe, salmão e outros peixes gordurosos
Vitamina B12	Carne vermelha, peixe, aves, ovos, bebidas alternativas fortificadas
Vitamina A	Fígado, gema de ovo, verduras verde-escuras, frutas e vegetais alaranjados
Ácido pantotênico	Carnes, vegetais, ovos, grãos integrais, leguminosas, peixes
Riboflavina	Leite, verduras verde-escuras, produtos de cereais integrais alternativos enriquecidos
Magnésio	Vegetais folhosos, leguminosas, frutas oleaginosas, grãos integrais
Proteína	Carnes, peixes, aves, ovos, leguminosas, frutas oleaginosas e sementes
Gorduras	Óleos vegetais, abacate, carnes, peixes, aves, amendoim, frutas oleaginosas e sementes

Fonte: Adaptado de Groetch e Nowak-Wegrzyn, 2013[21] e IOM, 1997.[19]

Quadro 6 Recomendações nutricionais de cálcio, fósforo, vitamina D e magnésio

Faixa etária	Cálcio (mg/dia)	Fósforo (mg/dia)	Vitamina D (UI/dia)	Magnésio (mg/dia)
1-3 anos	700	460	600	80
4-8 anos	1000	500	600	130
9-13 anos	1300	1250	600	240

Fonte: IOM, 1997[19]; IOM, 2010.[20]

Funções tecnológicas do leite de vaca nas preparações culinárias

Tanto na indústria alimentícia como na produção caseira de alimentos, as proteínas do leite são utilizadas de forma bastante ampla, em detrimento de suas características tecnofuncionais, sendo empregadas na panificação, preparação final, conferindo melhor aparência e propriedades sensoriais, em razão de características como a solubilidade, dispersibilidade, opacidade, ligação e retenção de gordura, emulsificação, viscosidade, estabilidade térmica, geleificação e formação de filmes.[21]

O soro do leite tem ação na formação de gel, espumas e emulsificantes. As proteínas do soro do leite têm alto teor de aminoácidos essenciais, com destaque para os aminoácidos de cadeia ramificada (leucina, isoleucina e valina) e, portanto, podem ser utilizadas como suplementos alimentares, nas formas íntegra e hidrolisada.[6,8] A caseína é fundamental na fabricação de queijos e iogurtes, mas também é utilizada no processo de clarificação do vinho, produtos cárneos e farmacêuticos. As caseínas/caseinatos, gordura vegetal e xarope de milho, constituem os principais ingredientes na fabricação de produtos de baixo custo, substitutos ou análogos ao leite.[22] Na indústria alimentícia, os caseinatos são amplamente utilizados como emulsionantes.[21] O Quadro 7 apresenta alguns alimentos industrializados que utilizam proteínas do leite em sua composição.

Quadro 7 Alguns alimentos industrializados que geralmente contêm proteínas do leite na sua composição

Proteínas lácteas	Alimentos industrializados
Caseínas/caseinatos Proteínas do soro	Cereais matinais, biscoitos ao leite
	Pães e biscoitos enriquecidos com proteínas
	Bolos prontos e cookies congelados
	Salgadinhos, snacks
	Creme para café, bebidas lácteas
	Bebidas lácteas fermentadas
	Chocolates, achocolatados
	Bebidas achocolatadas, drinques efervescentes
	Licores cremosos, sucos de frutas, refrigerantes, bebidas esportivas, vinhos e cervejas
	Coberturas comestíveis, sorvetes, sobremesas
	Produtos cárneos, pizza, lasanha
	Molho de queijo, cobertura de queijo, dips
	Hambúrguer, milk-shakes, massas em geral
	Balas toffee, caramelos, marshmallow, nougat
	Salsichas

Fonte: Elaborado pela autora.

Na culinária doméstica, o leite é empregado em diversas preparações, como bolos, pães e vitaminados.

No preparo de vitaminados, o leite sofre coagulação em razão da acidez das frutas, formando coágulos de consistência macia e que são dissolvidos facilmente. No preparo do pão, o leite contribui para a formação do glúten, da crosta crocante e do miolo macio. Quanto ao preparo de bolos, o leite tem papel na textura e maciez da massa. Já o leite em pó melhora as características sensoriais das preparações do tipo molhos e pudins, e também favorece a dissolução de substâncias emulsificantes na água.[23]

Apesar das importantes funções tecnológicas do leite nas preparações culinárias, quando se trata de alergia ao leite de vaca, é necessária a substituição do leite e seus derivados nessas preparações. Para tanto, no Quadro 8 encontram-se algumas substituições de alimentos lácteos em preparações culinárias.

Quadro 8 Substitutos do leite de vaca em preparações

Alimentos à base de leite	Substitutos
Leite de vaca, fórmula infantil à base de leite de vaca	Bebidas vegetais (soja, arroz, aveia, etc.) Leite de coco Fórmulas à base de soja, fórmulas extensamente hidrolisadas e fórmulas de aminoácidos
Iogurtes	Iogurtes vegetais
Queijos	Tofu, queijos vegetais
Manteiga, margarina mista (50% leite e 50% vegetal)	Margarina vegetal ou creme vegetal sem leite
Sorvetes à base de leite	Sorvetes à base de suco de frutas
Chocolate, achocolatado	Cacau em pó
Bolos confeccionados com leite e manteiga	Bolos confeccionados com suco de frutas, água, margarina vegetal ou creme vegetal sem leite
Vitaminados (batida de leite com frutas)	Batida de frutas
Purê confeccionado com leite e manteiga	Purê confeccionado sem leite, com margarina ou creme vegetal sem leite
Legumes *sauté* (refogados e passados na manteiga)	Legumes refogados e passados na margarina vegetal ou creme vegetal sem leite

Fonte: Elaborado pela autora.

Reintrodução alimentar de leite e derivados após o TPO negativo

Essencialmente, o diagnóstico da alergia ao leite de vaca não mediada por IgE baseia-se na resposta clínica durante a vigência da dieta de exclusão de leite de vaca e derivados, além do teste de desencadeamento ou teste de provocação oral (TPO), realizado após a recuperação clínica[14]. Considera-se que o TPO é bastante fidedigno e padrão-ouro para estabelecer o diagnóstico ou para excluir do diagnóstico de alergia alimentar.[24,25] Esse tipo de procedimento permite que o paciente consuma porção do alérgeno alimentar a fim de verificar a ocorrência de reações reproduzíveis, mediadas pelo sistema imunológico, sob supervisão.[24] Entretanto, vale lembrar que o desencadeamento ou TPO não deve ser realizado quando existe risco de reação anafilática grave.[26]

A reintrodução do alimento alergênico na dieta da criança deve ser planejada e discutida, juntamente com os pais antes mesmo do desencadeamento ou teste de provocação oral, pois é a principal meta para a condução da criança com alergia alimentar.[27] Após o TPO é aconselhável a realização de um cronograma de reintrodução do alimento, com a inclusão de informações sobre como o paciente vai consumir esse alimento no curso dos primeiros dias, até que ele se sinta confiante e consiga consumir a porção usual. Caso o paciente apresente sintomatologia atribuível à ingestão do alimento alergênico, é necessário contatar a equipe do serviço médico que o acompanha para discutir se essa introdução deve ser continuada ou cessada. É também importante a avaliação periódica da ingestão alimentar.[28,29]

Uma alternativa para essa abordagem se baseia na introdução de proteínas alimentares modificadas por temperatura e por interação com a matriz do trigo, por exemplo, nos casos de APLV.[30] Interação das proteínas com outros componentes alimentares, como os carboidratos e as gorduras, durante o aquecimento, pode promover diminuição da alergenicidade.[31] Na APLV, após a fase inicial da reintrodução do alérgeno alimentar, deverá haver aumento gradativo da oferta da proteína do leite, pois nem todas as crianças retomarão a ingestão normal dos produtos lácteos.[32]

A reintrodução domiciliar do leite na dieta das crianças APLV não mediada por IgE tem como base o fato de as proteínas do leite de vaca incluírem as frações caseínas e soro do leite, e estas, por sua vez, contêm epítopos sequenciais e conformacionais. Assim sendo, o processamento térmico vai promover alterações nas estruturas conformacionais da proteína (principalmente soro de leite), podendo diminuir a alergenicidade dos alimentos que contêm leite de vaca. Esse procedimento é conhecido por *milk ladder*.[31] Além disso, a inclusão do leite aquecido/cozido na dieta dessas crianças pode acelerar o desenvolvimento da tolerância oral.[31,32] A oferta dos alimentos da *milk ladder* conta com dois a três dias de intervalo de tempo entre os passos, devendo ser acompanhada e/ou supervisionada por profissionais. A Figura 1 apresenta os passos da *milk ladder* a serem respeitados na reintrodução de leite e derivados na dieta da criança.

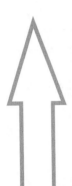

Passo 6
Leite e fórmula infantil – misture 100 mL de leite pasteurizado com 100 mL de fórmula substituta. Se bem tolerado, oferecer somente o leite pasteurizado ou fórmula adequada para a idade.

Uma vez que a criança tolere iogurte, manteiga e queijos, podem ser introduzidos queijos mais macios como *cream cheese*, *camembert* e *brie*, pasteurizados

Passo 5
Iogurte – 125 mL.

Passo 4
Queijos – 15 g de queijos duros (p. ex., parmesão). Pode ser introduzido em pizzas ou em outra preparação.

Passo 3
Panqueca – ½ unidade, podendo oferecer até 1 unidade.

Passo 2
Bolinho – ½ unidade, podendo oferecer até 1 unidade.

Passo 1
Biscoito – 1 unidade, podendo oferecer até 3 unidades.

Figura 1 Passos da *milk ladder*.
Fonte: Adaptada de iMAP, 2016.[28]

Considerações finais

Apesar de o leite de vaca ser um alimento importante na alimentação infantil, seu conteúdo proteico, de alto valor biológico, é também bastante antigênico, o que pode desencadear reações alérgicas importantes em lactentes e crianças maiores, predispostas a alergia às proteínas do leite de vaca (APLV). Nesses casos, a substituição adequada do leite de vaca e seus derivados na alimentação da criança é extremamente importante e deve ser realizada com apoio de equipe interdisciplinar que inclua a assistência de nutricionista, considerando-se a complexidade do problema.

No seguimento da APLV é necessário garantir a segurança nutricional e alimentar da criança, promovendo crescimento e desenvolvimento adequados.

Referências

1. Sicherer SH. Food allergy. Lancet. 2002;360(9334):701-10.
2. Koletzko S, Niggemann B, Arató A, Dias J, Heuschkel R, Husby S, et al. Diagnostic approach and management of cow's-milk protein allergy in infants and children: ESPGHAN GI Committee practical guidelines. J Pediatr Gastroenterol Nutr. 2012;55(2):221-9.
3. Vieira MC, Morais MB, Spolidoro JV, Toporovski MS, Cardoso AL, Araujo GT, et al. A survey on clinical presentation and nutritional status of infants with suspected cow'milk allergy. BMC Pediatr. 2010;10(1):25.
4. Vandenplas Y. Prevention and management of cow's milk allergy in non-exclusively breastfed infants. Nutrients. 2017;9(7):731.
5. Solé D, Silva L, Rodrigues Cocco R, Targa Ferreira C, Oselka Sarni R, Camargo Oliveira L, et al. Consenso Brasileiro sobre Alergia Alimentar: 2018 – Parte 1 – Etiopatogenia, clínica e diagnóstico. Documento conjunto elaborado pela Sociedade Brasileira de Pediatria e Associação Brasileira de Alergia e Imunologia. Vol. 2.
6. Tsabouri S, Douros K, Priftis K. Cow's milk allergenicity. Endocrine, Metabolic & Immune Disorders – Drug Targets. 2014;14:16-26.
7. Coultate TP. Alimentos. A química de seus componentes. São Paulo: Editora Artmed, 2004.
8. Hernández NG, Robles GAL. Alergia a la proteína de leche de vaca. Acta Pediátrica Hondureña. 2016;7(1):587-96.
9. Villas Boas MB, Coelho HDS, Bueno MB, Oliveira RCA, Netto FM. Alergia alimentar: uma abordagem sobre as proteínas lácteas e os principais tratamentos físico-químicos e enzimáticos aplicados para reduzir a antigenicidade: revisão da literatura. J Health Sci Inst. 2014;32(3):308-13.
10. Jacob CMA, Gushken AKF, Castro APBM. Alergia ao leite de vaca. In: Castro FFM, Jacob CMA, Castro APBM, Yang AC. Alergia alimentar. Baureri, SP: Manole, 2010.
11. García BE, Lizaso MT. Cross-reactivity syndromes in food allergy. J Investig Allergol Clin Immunol. 2011;21(3):162-70.
12. OMS [WHO]. Codex ad Hoc Intergovernamental Task Force on Foods Derived from Biotecnology. Joint FAO/WHO Food Standards Program. Yokohama: World Health Organization, 2003.

13. Speridião PGL, Morais MB. Alergia à proteína do leite de vaca. In: Palma D, Escrivão MAMS, Oliveira FLC. Guias de Medicina Ambulatorial e Hospitalar da Unifesp-EPM. Nutrição Clínica na infância e adolescência. 1.ed. Barueri, SP: Manole, 2009, pp.463-75.
14. Morais MB, Speridião PGL. Alergia à proteína do leite de vaca. In: Hessel G, Ribeiro AF. Gastroenterologia e Hepatologia Pediátrica – Diagnóstico, tratamento e casos clínicos. 1.ed. São Paulo: Sarvier, 2011, pp.223-37.
15. Pinotti R. In: Guia do bebê e da criança com alergia ao leite de vaca. 1.ed. Rio de Janeiro: AC Farmacêutica, 2013.
16. FARE – Food Allergy Research & Education. Disponível em: www.foodallergy.org/common-allergens/milk. Acesso em: 19 nov 2018.
17. Brasil. Resolução RDC n. 26, de 02 de julho de 2015. Dispõe sobre os requisitos para rotulagem obrigatória dos principais alimentos que causam alergias alimentares. Diário Oficial da União 02 jul. 2015.
18. Coultate TP. Alimentos. A química de seus componentes. São Paulo: Editora Artmed, 2004.
19. Obelar MS, Pires MMS, Wayhs MLC. Nutrição nas fases pré-escolar e escolar. In: Weffort VR, Lamounier JA. Nutrição em Pediatria. Da neonatologia à adolescência. Barueri, SP: Manole, 2009.
20. IOM – Institute of Medicine. Food and Nutrition Board. Dietary reference intakes for calcium, phosphorous, magnesium, vitamin D and fluoride, 1997.
21. IOM – Institute of Medicine. Food and Nutrition Board. Dietary reference intakes for calcium and vitamin D, 2010.
22. Groetch M, Nowak-Wegrzyn A. Practical approach to nutrition and dietary intervention in pediatric food allergy. Pediatr Allergy Immunol. 2013 May;24(3):212-21.
23. Proteínas do leite. Caseinato de cálcio e sódio e sua utilização na indústria de alimentos. Disponível em: http://revista-fi.com.br/upload_arquivos/201611/2016110941056001479901831.pdf. Acesso em: 24 nov 2018.
24. As proteínas lácteas. Disponível em: http://docentes.esalq.usp.br/luagallo/proteinas2.pdf. Acesso em: 24 nov 2018.
25. Araujo WMC, Montebello NP, Botelho RBA, Borgo LA. Alquimia dos alimentos. Brasília: Editora Senac, 2013.
26. Feeney M, Marrs T, Lack G, Du Toit G. Oral food challenges: the design must reflect the clinical question. Curr Allergy Asthma Rep. 2015;15(8):549.
27. Mendonça RB, Cocco RR, Sarni ROS, Solé D. Teste de provocação oral aberto na confirmação de alergia ao leite de vaca mediada por IgE: qual seu valor na prática clínica? Rev Paul Pediatr. 2011;29(3):415-22.
28. The iMAP Milk Ladder, 2016. Disponível em: https://www.allergyuk.org/assets/000/001/297/iMAP_Final_Ladder-May_2017_original.pdf?1502804928. Acesso em: 5 fev 2019.
29. Beigelman A. To eat or not to eat? Introduction of food after negative oral food challenge. J Allergy Clin Immunol Pract. 2017;5(2):477-8.
30. van Maaren, Dubois AEJ. Dutch guideline on food allergy. The Netherlands Journal of Medicine. 2016;74(9):376-82.

31. Semic-Jusufagic A, Chetcuti P, Gillies D, Dewitt B. Diagnostic oral food challenges in the tertiary paedriatric allergy clinic in the UK. Central Eur J Paed. 2017;13(2):147-56.
32. Nicolaou N, Tsabouri S, Priftis KN. Reintroduction of cow's milk in milk-allergic Children. Endocrine, Metabolic & Immune Disorders – Drug Targets. 2014;14(1):54-62.
33. Venter C, Brown T, Shah N, Walsh J, Fox AT. Diagnosis and management of non-IgE-mediated cow's Milk allergy in infancy – a UK primary care practical guide. Clinical and Translational Allergy. 2013;3:1-11.
34. Dupont C. How to reintroduce cow's milk? PAI. 2013;24(7):627-32.

Capítulo 5

Ovo

Mariana Del Bosco

Introdução

Há vários tipos de ovos comestíveis entre aves e répteis. O ovo da galinha doméstica (*Gallus domesticus*) é a versão do ovo mais amplamente consumida, seguida dos ovos de codorna e de pata.[1]

O ovo se forma no órgão reprodutor da galinha. É uma importante fonte de proteína de alto valor biológico e é capaz de engrossar, arear e emulsificar preparações.[2]

Sua casca é composta de carbonato de cálcio e a coloração, de branca a marrom, indica a raça da galinha, sem interferência no seu sabor, qualidade ou valor nutricional. A gema é uma importante fonte de gordura e lecitina, fundamentais para emulsificação. A coloração da gema pode variar de acordo com a alimentação da galinha. A clara constitui dois terços do ovo e é composta por água e proteína. Já o cordão do ovo é composto por albumina e fibras e tem a função de manter a gema presa à clara.[3]

Característica do alérgeno

A clara do ovo é considerada mais alergênica do que a gema. Representada pela albumina, a clara contém mais de 20 proteínas e glicoproteínas. As mais relacionadas a alergia alimentar são ovomucoide, ovoalbumina, ovotransferrina e lisozima (Tabela 1).[4]

A ovomucoide perfaz 11% do total de proteínas da clara e tem como característica a estabilidade ao calor. Essa informação é bastante importante porque os sensibilizados para essa fração são menos elegíveis para tolerar "os assados", conforme abordaremos a seguir.[4]

As proteínas da gema relacionadas com a alergia alimentar são alfa-livetina (Gal d 5), que está envolvida na síndrome ave-ovo, e as apovitelinas.[4]

Tabela 1 Principais alérgenos do ovo

Nome	Alérgeno	Alergenicidade	Estabilidade ao calor
Ovomucoide	Gal d 1	+++	Estável
Ovoalbumina	Gal d 2	++	Instável
Ovotransferrina	Gal d 3	+	Instável
Lisozima	Gal d 4	++	Instável

Fonte: Adaptado de Urisu (2015).[4]

Prevalência de alergia a ovo

O ovo é um alimento amplamente consumido ao redor do mundo, e a alergia ao ovo é uma das mais prevalentes. Estima-se que cerca de 1-2,5% dos lactentes e crianças apresentam reação a esse alimento.[5]

Estudos observacionais também apontam que a prevalência de alergia ao ovo em adultos deve aumentar ao longo do tempo. Atualmente, estima-se que 0,2% dos adultos sejam alérgicos ao ovo.[6]

Para a manifestação de dermatite atópica e para as manifestações de esofagite eosinofílica, o ovo é um dos alimentos mais frequentemente associado.[5]

Metade dos lactentes diagnosticados com alergia ao ovo desenvolverá tolerância antes dos 2 anos. Nos casos em que há envolvimento da IgE, a persistência relaciona-se diretamente com seus níveis séricos. Em um estudo que avaliou essa relação, os autores demonstraram que, se os níveis séricos de IgE forem menores do que 2 kU/L (ImmunoCAP®), a tolerância chega logo e espontaneamente. Entretanto, segundo os mesmos autores, nos casos em que níveis de IgE atingem 50 kU/L, a probabilidade de resolução é baixa.[5]

Reatividade cruzada

O risco de reatividade cruzada entre as proteínas do ovo de galinha e de outras aves (codorna, pata, perua, gansa, etc.) é alto. Portanto, é preciso retirar da dieta todos os tipos de ovos.[7]

Alimentos e ingredientes que contêm ovo e precisam ser evitados na dieta

Na alergia alimentar, orientações precisas quanto aos alimentos e ingredientes que devem ser evitados são fundamentais para minimizar o risco de reações.[8]

Não há dúvida de que a alergia ao ovo tem um grande impacto na qualidade de vida de seus portadores e de seus familiares. As reações podem ser graves e, além disso, por haver uma ampla gama de alimentos, preparações culinárias e produtos alimentícios que contêm ovo em sua composição, é preciso estar frequentemente em alerta para evitar o consumo acidental.[9]

Parece fácil evitar o ovo, entretanto, muitas receitas culinárias os contêm e é importante que os pacientes saibam reconhecê-las. Muitos alimentos ultraprocessados contêm ovo em sua composição. Alguns nomes que indicam a sua presença também não são facilmente reconhecidos, conforme ilustrado no Quadro 1.[10]

Quadro 1 Alimentos e ingredientes com as proteínas do ovo

Alimentos	Ingredientes
Ovo de galinha, pata, gansa, perua, codorna, etc.	Albumina
Ovo cru, cozido, frito, *poché*, omelete	Clara de ovo liofilizada
Clara de ovos	Globulina
Gema de ovos	Lisozima
Gemada	Ovo em pó
Kani kama	Ovalbumina
Paes, massas e macarrão com ovos	Ovoglicoproteína
Maionese	Ovomucina flavoproteína
Marshmallow	Lecitina
Marzipan	Livetina
Merengue	Vitelina
Molho holandês	
Suspiro	
Torrone	
Chocolate tipo *nougat*	
Sorvete	
Embutidos tipo salsicha e hambúrguer	
Espumas de cafés ou bebidas	

Fonte: Adaptado de FARE, 2018.[10]

A lisozima merece especial atenção porque é comumente utilizada como um conservante por sua atividade antibacteriana em alguns colírios e em alguns alimentos, como no queijo.[4]

Protocolo para introdução de alimentos assados contendo ovo

A princípio, recomendamos a retirada absoluta do alérgeno da dieta, mas a possibilidade de liberar alimentos que contêm pequenas quantidades de ovo em assados poderia reduzir a ansiedade frente a ingestões acidentais e, principalmente, poderia alterar a história natural da alergia, acelerando a cura.[11]

Modelos animais demonstram que a exposição ao ovo em alimentos assados trouxe um impacto positivo na proteção contra reações anafiláticas, com mudanças imunológicas importantes. Da mesma forma, estudos em humanos apontam maior resolução da alergia nos protocolos em que se apresentam preparações assadas contendo ovo, ao se comparar com abordagens tradicionais.[12]

A ideia é que a resolução da alergia ao ovo possa ocorrer em estágios, iniciando-se com a tolerância às formas assadas em alta temperatura (p. ex., como em um bolo), depois levemente cozidos (panqueca) e, finalmente, cru (mousse).[13]

Há uma grande variabilidade individual para se determinar o momento certo da reintrodução do ovo nas diferentes formas. Alguns estudos tentam estabelecer um ponto de corte ideal para os marcadores. Mas, em linhas gerais, as reações podem ser imprevisíveis e, eventualmente, graves. Sendo assim, a reintrodução é sempre guiada e monitorada pelo médico que faz o acompanhamento. Somente após o teste de provocação oral negativo, ou seja, confirmando-se a ausência de sintomas, é que esses alimentos poderão ser liberados na dieta.[11,12]

Para termos um escalonamento com relação ao grau de cocção do ovo em preparações, utilizaremos a referência do IFAN (Irish Food Allergy Network).[14]

O escalonamento possui três grandes passos, que devem ser seguidos na sequência. Cada grande passo tem vários pequenos passos que, preferencialmente, também devem ser seguidos na sequência (ver Figura 1). O tempo de permanência em cada um dos passos é discutido caso a caso com a equipe, podendo ser 1 dia, 1 mês ou vários meses. Da mesma forma, a quantidade a ser consumida deve ser discutida com a equipe. Caso haja reação ao longo do processo, a orientação é contatar o médico que faz o acompanhamento e voltar para o passo anterior.[14]

O capítulo de tolerância (ver Capítulo 33) descreve outra referência de escalonamento do ovo, ambos são recomendados e cabe a cada profissional e serviço de alergia alimentar verificar qual é o mais adequado para cada caso.

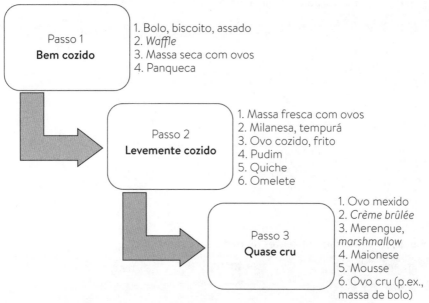

Figura 1 Escalonamento do grau de cocção do ovo.
Fonte: Adaptado de IFAN (2019).[14]

Vacinas

Outro ponto importante a ser considerado é que as vacinas da gripe e da febre amarela contêm ovo em quantidades mensuráveis. Nos casos em que as reações podem ser graves, um alergologista deve avaliar o risco *versus* benefício da administração, que deve ser feita em ambiente hospitalar.[13]

Característica nutricional do alimento

Em linhas gerais, a retirada do ovo da dieta não deve causar prejuízos nutricionais. Entretanto, caso haja risco nutricional por alergia a outros alimentos ou qualquer outro tipo de restrição alimentar, é preciso fazer uma criteriosa avaliação do estado nutricional e do consumo de nutrientes. Cada caso pode ser avaliado individualmente para uso de fontes proteicas alternativas e para suplementação.[13]

O ovo é um alimento com alta densidade nutricional, *vide* composição centesimal na Tabela 2. Entretanto, há outros alimentos capazes de substituí-lo à altura com relação aos nutrientes majoritariamente presentes, conforme apresentado na Tabela 3.

Tabela 2 Composição centesimal do ovo (100g = 2 unidades médias)

Calorias	163 kcal
Proteínas	12,9 g
Lipídios	11,5 g
Cálcio	54 mg
Fósforo	205 mg
Ferro	2,3 mg
Sódio	122 mg
Potássio	129 mg
Vitamina A	1180 UI

Fonte: Adaptado de Conti, 1994.[1]

Tabela 3 Principais nutrientes do ovo e seus substitutos

Nutriente	Substituto
Proteína	Outros alimentos de origem animal (lácteos, carnes) Leguminosas
Ácidos graxos essenciais – w3	Óleos vegetais (soja e canola) Semente de linhaça e óleo de linhaça Cereais (arroz e aveia) Folhas verde-escuras
Betacaroteno Luteína e zeaxantina	Milho Abacate Páprica Cenoura Folhas verde-escuras

Fonte: Adaptado de McGee, 2004.[3]

Funçoes tecnológicas do alimento em preparações

Para dar leveza a um merengue ou densidade a um creme, o ovo é fundamental na estruturação de uma série de receitas na cozinha. Extremamente versátil, o ovo pode misturar o óleo à água para dar corpo a um molho, pode refinar a textura de sorvetes, pode dar cor às casquinhas dos produtos de panificação e clarificar consomês e vinhos, além, é claro, de enriquecer receitas com seus nutrientes.[2]

O ovo cru contém muita água e proteínas dispersas. Com o calor, as moléculas movimentam-se, as proteínas agrupam-se e o ovo solidifica-se. Aliás, o segredo para que o ovo não fique borrachudo e coagule demais é cozinhar no ponto certo.[3]

A adição de ingredientes também altera a estrutura do ovo, interfere na coagulação proteica e, consequentemente, impacta a consistência da preparação. Um único ovo em uma mistura de líquidos, açúcar e gordura faz uma emulsão com coagulação delicada, encorpando a receita.[3]

Ao bater as claras em neve, as proteínas se unem em volta de bolhas de ar e formam a espuma. A globulina e a ovotransferrina tendem a unir-se e separam as porções imersas no líquido das porções cheias de ar que formam bolhas. Já a ovoalbumina não interfere muito na estrutura da espuma, porém, ao ser submetida ao calor, ela se modifica, duplica o seu tamanho e reforça a parede das bolhas. Ao mesmo tempo, a água livre evapora e a espuma se solidifica.[3]

Como vemos, o ovo é extremamente versátil e suas funções químicas na culinária são bastante complexas. Nesse cenário, é difícil pensar em um substituto que supra tantas demandas. Mas há algumas alternativas. No mercado americano encontramos *eggs replacement* formulados à base de óleos vegetais, gomas e, algumas vezes, derivados de leite. No Brasil, atualmente, existem substitutos de ovos veganos, à base de ervilha ou grão-de-bico e linhaça.

Algumas misturas caseiras para substituir o ovo em preparações podem ser úteis para garantir consistência, espessura e textura similares às receitas originais.

Para receitas, é possível utilizar alguns substitutos do ovo. Alternativas estão descritas na Tabela 4.

Tabela 4 Alternativas para substituir 1 ovo em preparações

Para encorpar e umidificar	½ banana amassada ½ xícara de purê de maçã 1/3 de xícara de purê de inhame
Para ajudar no crescimento da massa	1 colher de sopa de vinagre + 1 colher de sobremesa de fermento químico
Para dar liga	Mistura de 1 colher de sopa de chia + 3 colheres de sopa de água Mistura de 1 colher de sopa de linhaça com 3 colheres de sopa de água Mistura de 1 colher de sopa de ágar-ágar com 4 colheres de sopa de água (descansar as misturas por 30 minutos para formar gel)
Para emulsionar	1 colher de sopa de lecitina de soja

Fonte: Elaborada pela autora.

Considerações finais

A alergia ao ovo pode estar associada a alergia a outros alimentos, o que implica um maior risco nutricional.

O manejo dietético da alergia ao ovo já foi baseado na exclusão total do alérgeno. Atualmente, sabemos que formas processadas podem ser toleradas e pode haver liberação da dieta, desde que o paciente tenha passado no teste de provocação oral, seguido pelo escalonamento do grau de cocção.

Além de orientar a eliminação do(s) alérgeno(s) que deflagra(m) a alergia alimentar, o nutricionista deve sugerir a inclusão de alternativas saudáveis, seguras, que supram as demandas nutricionais e sejam eficazes em receitas alternativas.

Referências

1. Conti, L. Almanaque de cozinha. São Paulo: Editora Nova Cultural, 1994.
2. Kovesi B, Siffert C, Crema C, Martinoli G. 400g técnicas de cozinha. 3.ed. São Paulo: Editora Companhia Editora Nacional, 2009.
3. McGee H. On food and cooking. The Science and lore of the kitchen. New York: Scribner, 2004.
4. Urisu A, Kondo Y, Tsuge I. Hen's egg allergy. Chem Immunol Allergy. 2015;101:124-30.
5. Savage JH, Matsui EC, Skripak JM, Wood RA. The natural history of egg allergy. J Allergy Clin Immunol. 2007;120(6):1413-7.
6. Sicherer SH, Wood AW, Vickery BP, et al. The natural history of egg allergy in an observational cohort. J Allergy Clin Immunol. 2014;133(2):492-9.
7. Sampson HA, et al. Food Allergy: a practice parameter update. J. Allergy Clin. Immunol. 2014;135(5):1016-25.
8. Boyce JA, Assa'ad A, Burks QW, et al. Guidelines for the diagnosis and management of food allergy in the United States: report of the NIAID-sponsored expert panel. J. Allergy Clin Immunol. 2010;126(6 Suppl):S1-58.
9. Graham F, Tardio N, Paradis L, Des Roches A, Bégin P. Update on oral immunotherapy for egg allergy. Hum Vaccin Immunother. 2017;13(10):2452-61.
10. FARE – Food Allergy Research and education. Egg allergy. Disponível em: https://www.foodallergy.org. Acesso em: 10 dez. 2018.
11. Turner PJ, Mehr S, Joshi P, Tan J, Wong M, Kakakios A, et al. Safety of food challenges to extensively heated egg in egg-allergic children: a prospective cohort study. Pediatr Allergy Immunol. 2013;24(5):450-5.
12. Upton J, Nowak-Wegrzyn A. The impact of baked egg and baked milk diets on IgE and Non-IgE mediated allergy. Clin Rev All and Immunol. 2018;55(2):118-38.
13. Clark I, et al. British Society for Allergy and Clinical Immunology guidelines for the management of egg allergy. Clinical & Experimental Allergy. 2010;40:1116-29.
14. IFAN – Irish Food Allergy Network. Egg ladder. Disponível em: http://ifan.ie/ifans-egg-ladder-has-been-updated/. Acesso em: 20 fev. 2019.

Capítulo 6

Soja

Alice Bastos Garcia Teixeira
Juliana de Araújo Silva Queiroz

Introdução

A soja, cujo nome científico é *Glycine max*, teve origem na China e no Japão, sendo pertencente à família Fabaceae, que compreende também plantas como o feijão, a lentilha e a ervilha.

Prevalência de alergia à soja

Em geral, a alergia à soja não é tão comum quanto a alergia ao leite de vaca, mesmo em crianças que apresentam atopia. Contudo, cerca de 10 a 14% dos pacientes com alergia ao leite de vaca também apresentam alergia à soja.[1,2] Bruno et al.[3] encontraram uma prevalência de 1,2% em uma coorte de 505 crianças portadoras de doenças alérgicas e de 0,4% em 243 crianças que receberam fórmula de proteína de soja nos primeiros 6 meses de vida. Segundo Nwaru et al.[4], a estimativa da prevalência de alergia a soja na Europa, confirmada por teste de provocação oral, é de 0,3%.

Características do alérgeno

Como qualquer proteína de alto peso molecular, a proteína de soja é um antígeno potencial. Resultados de estudos para avaliar a hipersensibilidade medida por IgE à proteína de soja mostram que fórmulas à base de soja só devem ser utilizadas no tratamento de alergia ao leite de vaca, após a certificação de que o paciente não apresenta alergia à soja. A taxa de positividade à soja em crianças com alergia ao leite de vaca é de aproximadamente 10% em testes cutâneos.[5] Os alérgenos da soja têm especificidade variável e complexa. Das proteínas da soja que são capazes de se ligar à IgE em pacientes alérgicos, cerca de 28 foram reconhecidas.[6,7]

Na maioria das pessoas, a tolerância à soja aparece com o tempo. Em estudo com 133 pacientes alérgicos à soja, 50% superaram a alergia aos 7 anos e 69% aos 10 anos.[8] A prevalência de sensibilização à soja aumentou progressivamente com a idade, passando de 2% aos 2 anos a 7% aos 10 anos de acordo com o Estudo Alemão de Alergia Multicêntrico, que acompanhou 1314 crianças desde o nascimento até os 13 anos de idade.

Reatividade cruzada

Pelo fato de a soja fazer parte do grupo das leguminosas, sua reatividade cruzada com o amendoim também foi observada em um estudo com 140 pacientes alérgicos a amendoim, sendo 7% destes alérgicos também à soja.[9]

A reatividade clínica entre as leguminosas é de 5%, portanto, a maioria dos pacientes com alergia à soja não apresenta reatividade clínica a outras leguminosas (amendoim, feijão, ervilha, lentilha, grão-de-bico), sendo, de modo geral, desnecessária a restrição desses alimentos. A restrição das demais leguminosas só deverá ser orientada se houver sintomas após o consumo.[10]

Alimentos e ingredientes que contêm soja e precisam ser evitados na dieta

Apesar de não fazer parte do hábito alimentar comum da população brasileira, a soja é amplamente utilizada como ingrediente em inúmeros produtos industrializados, como bebidas, iogurtes, chocolate, sorvetes, produtos de panificação, biscoitos, bolachas, cereais, conservas de atum, fórmulas infantis, carnes processadas, molhos, sopas, caldos enlatados, entre outros (Quadro 1). Portanto, pessoas com alergia à soja devem estar sempre atentas aos rótulos e ingredientes dos produtos a serem consumidos.[11]

Vários estudos indicam que a lecitina de soja e o óleo de soja altamente refinados são frequentemente tolerados por indivíduos alérgicos à soja, visto que a chance de esses produtos conterem proteínas da soja é mínima. Por essa razão, a Administração de Alimentos e Medicamentos dos Estados Unidos (FDA) não os rotula como alérgenos e eles são liberados na dieta de crianças alérgicas à soja.

Entretanto, a decisão de liberar ou não esses alimentos deve ser individualizada e determinada pelos profissionais que acompanham a criança.

Quadro 1 Alimentos e ingredientes a evitar

Bebida de soro de soja	Molho de soja (*shoyo*)
Brotos de soja	Pasta de soja fermentada
Coalhos de soja	Proteína texturizada de soja
Concentrados de proteína de soja	Proteína vegetal texturizada
Farinha de soja	Semente de soja
Feijões de soja	*Shakes* de proteína de soja
Granulado de soja	*Sufu*
Hidrolisado de soja	*Tao-cho*
Isolados de proteína de soja	*Tao-si*
Leite de soja	*Taotjo*
Missô	*Tempeh*
Nattô	*Tofu*
Amido vegetal	Caldo vegetal
Goma vegetal	Proteína de planta hidrolisada
Proteína de soja hidrolisada	

Fonte: Savage et al., 2010.[12]

Características nutricionais da soja

A soja é rica em proteínas, saponinas, fitatos, inibidores de protease, fitosteróis, peptídeos com baixo peso molecular, oligossacarídeos e ácidos graxos poli-insaturados.[13] Também constitui boa fonte de minerais, como ferro, potássio, magnésio, zinco, cobre, fósforo, manganês e vitaminas do complexo B (Tabela 1). Entretanto, o baixo conteúdo de metionina limita seu valor nutricional, o qual é inferior ao da proteína do leite de vaca.[14]

Tabela 1 Nutrientes presentes na soja e fontes alternativas

Nutriente	Fontes dietéticas alternativas
Proteínas	Amendoim, feijão preto, grão-de-bico, lentilha, semente de gergelim, carne, leite, ovo
Isoflavonas	Brotos de alfafa, trevo-vermelho, gérmen de trigo, aveia, linhaça

(continua)

Tabela 1 Nutrientes presentes na soja e fontes alternativas *(continuação)*

Nutriente	Fontes dietéticas alternativas
Ácidos graxos poli-insaturados	Castanha-do-brasil, amendoim torrado, semente de gergelim, semente de linhaça, noz crua
Minerais (zinco, ferro e magnésio)	Quinoa, aveia, brócolis, espinafre, couve, feijão, carne vermelha, semente de girassol, frango
Vitaminas do complexo B	Gema do ovo, cereais integrais, frutas, legumes e leguminosas
Fibras	Grãos, cereais integrais, talos de vegetais, frutas

Fonte: Tabela Brasileira de Composição dos Alimentos - TACO, 2011.[15]

Substituição da soja na dieta

A soja não é um alimento habitualmente utilizado em preparações culinárias, portanto, uma dieta isenta de soja não implica a busca de alternativas para suas funções tecnológicas em receitas. O maior impacto da dieta isenta de soja ocorre quando há alergia concomitante ao leite de vaca, impedindo que os produtos à base de soja sejam utilizados como alternativa. Nesses casos, de acordo com a idade da criança, podem ser utilizadas fórmulas infantis especiais isentas de leite de vaca e de leite de soja (ver Capítulo 22) para menores de 2 anos e bebidas vegetais alternativas para maiores de 2 anos (ver Capítulo 26).

As bebidas vegetais, em substituição às bebidas à base de soja, estão em constante crescimento no mercado. Seu consumo aumentou em 9% em 2015, chegando a 138 variações apenas na Europa.[16] As bebidas vegetais comumente consumidas são aquelas à base de aveia, amêndoa, coco, arroz e quinoa. No entanto, é preciso ter certa cautela ao consumir esses tipos de bebida, pois elas podem apresentar baixo teor de proteínas e de cálcio, principalmente para crianças menores.[17] Entretanto, se forem formulados em produtos apetecíveis e nutricionalmente adequados, os substitutos à base de plantas podem oferecer uma alternativa sustentável aos produtos à base de soja.[17] Hojsak et al.[18] alertam para o cuidado com bebidas à base de arroz para bebês e crianças pequenas, devido a seu alto teor de arsênico.

Considerações finais

Mesmo não sendo o tipo de hipersensibilidade alimentar mais comum, a alergia à soja está presente na população brasileira. Isso aumenta a importância de se orientar e buscar estratégias nutricionais adequadas para tratar os pacientes portadores dessa alergia, visto que essa planta faz parte da composição de muitos produtos de consumo diário. É importante ter particular atenção ao seu aporte energético e a alguns de seus nutrientes, como proteínas, ácidos graxos essenciais, cálcio, ferro, zinco e vitaminas do complexo B, para que não ocorra nenhum déficit na saúde do paciente.

Referências

1. Moro GE, Warm A, Arslanoglu S, Miniello V. Management of bovine protein allergy: new perspectives and nutritional aspects. Ann Allergy Asthma Immunol 2002;89(6 Suppl 1):91-6.
2. Turk D. Soy protein for infant feeding: what do we know? Curr Opin Clin Nutr Metab Care 2007;10:360-5.
3. Bruno G, Giampietro PG, Del Guercio MJ, et al. Alergia à soja não é comum em crianças atópicas: um estudo multicêntrico. Pediatr Allergy Immunol. 1997; 8 (4): 190-3.
4. Nwaru BI, Hickestein L, Panesar SS, Roberts G, Muraro A, Sheikh A, et al. Prevalence of common food allergies in Europe – Systematic review and meta-analysis. Allergy 2014;69(8):992-1007.
5. Osborn DA, Sinn J. Soy formula for prevention of allergy and food intolerance in infants. Cochrane Database Syst Rev 2006(4): CD003741.
6. Shibasaki M, Suzuki S, Tajima S, et al. Alergenicidade das principais proteínas componentes da soja. Int Arch Allergy Appl Immunol 1980;61(4):441-8.
7. Awazuhara H, Kawai H, Maruchi N. Major allergens in soybean and clinical significance of IgG4 antibodies investigated by IgE- and IgG4-immunoblotting with sera from soybean-sensitive patients. Clin Exp Allergy. 1997;27(3):325–332.
8. Savage JH, Kaeding AJ, Matsui EC, Wood RA. The natural history of soy allergy. J Allergy Clin Immunol 2010 Mar;125(3):683-6.
9. Green TD, LaBelle VS, Steele PH, Kim EH, Lee LA, Mankad VS, et al. Clinical characteristics of peanut-allergic children: Recent changes. Pediatrics 2007;120(6):1304-10.
10. Solé D, Rodrigues Silva L, Cocco RR, Ferreira CT, Sarni RO, Oliveira LC, et al. Consenso Brasileiro sobre Alergia Alimentar: 2018 -Parte 2 - Diagnóstico, tratamento e prevenção. Documento conjunto elaborado pela Sociedade Brasileira de Pediatria e Associação Brasileira de Alergia e Imunologia. Arq Asma Alerg Imunol. 2018;2(1):39–82.
11. Food Allergy Research e Education (FARE). Disponível em: www.foodallergy.org. Acesso em: 31 ago. 2018.

Parte 2 - Alérgenos alimentares

12. Savage JH, Wood RA. The natural history of soy allergy. J Allergy Clin Immunol 2010;125(3):683-6.
13. Bhatia J, Greer F, Academia Americana de Pediatria, Comitê de Nutrição. Uso de fórmulas à base de proteína de soja na alimentação infantil. Pediatria 2008;121(5):1062-8.
14. Zeiger RS, Sampson HA, Bock SA, et al. Alergia à soja em bebês e crianças com alergia ao leite de vaca associada à IgE. J Pediatr 1999;134(5):614-22.
15. Tabela Brasileira de Composição de Alimentos/NEPA – Unicamp. 4. ed. rev. e ampl. Campinas: NEPA/ Unicamp, 2011.
16. Mintel Group Ltd. Non-dairy Milk US 2016. Disponível em: http://www.mintel. com/press-centre/food-and-drink/us-sales-of-dairy-milk-turn-sour-as-non-dairy--milk-sales-grow-9-in-2015. Acesso em: 9 maio 2016.
17. Mäkinen OE, Wanhalinna V, Zannini E, Arendt EK. Foods for special dietary needs: Non-dairy plant-based milk substitutes and fermented dairy-type products. Crit Rev Food Sci Nutr 2016;56(3):339-49.
18. Hojsak I, Braegger C, Bronsky J, Campoy C, Colomb V, Decsi T, et al. Arsenic in rice: a cause for concern. J Pediatr Gastroenterol Nutr 2015;60(1):142-5.

Capítulo 7

Trigo

Renata Vanz

Introdução

Estima-se que 20% das calorias consumidas mundialmente provêm do trigo (*Triticum aestivum*), o cereal mais popular na Europa e nas Américas. O trigo é considerado a matéria-prima alimentar mais importante em todo o mundo e seu comércio é maior que o de todas as outras culturas combinadas, seguido do milho e do arroz.[1-3]

O trigo compõe o grupo dos oito alimentos mais alergênicos. A alergia ao trigo (AT) é menos frequente quando comparada às outras alergias alimentares: sua prevalência é estimada em menos de 0,5% na população em geral. É mais comum que a alergia a outros cereais (cevada, centeio, aveia e arroz) e não tão comum quanto a alergia ao leite de vaca e ao ovo.[4]

Na maioria dos casos, a AT acomete crianças com histórico familiar de atopia e que, geralmente, também têm diagnóstico de alergia a outros alimentos. Estima-se que a maioria delas supere a alergia por volta dos 6 anos de idade.[5,6]

Na Europa, estudos de prevalência de AT apresentam resultados variáveis de acordo com o critério diagnóstico. Quando autorreferida, a AT apresenta prevalência de 3,6%. Empregando-se o teste de provocação oral como critério diagnóstico, os índices apresentam mudança substancial: 0,1%.[7,8] Nos Estados Unidos, os estudos epidemiológicos apontam prevalência em crianças de cerca de 0,4%.[9]

No Brasil, dispomos de poucos dados sobre a prevalência de alergia alimentar. A maioria dos estudos é limitada a grupos populacionais, dificultando uma avaliação mais próxima da realidade.[7]

Características do alérgeno

O trigo é considerado um dos alimentos mais relacionados a desordens gastrointestinais e extraintestinais. Mais especificamente, o papel do glúten como causa de sintomas em outras condições que não apenas a doença celíaca (DC) tem despertado maior interesse dos profissionais de saúde.[1,10-12]

Glúten é o nome dado ao conjunto de centenas de proteínas de reserva encontrado no endosperma das sementes de cereais como o trigo, o centeio e a cevada.[10-13]

As proteínas presentes no glúten podem ser subdivididas em duas frações principais, de acordo com sua solubilidade em álcool: as gliadinas (solúveis) e as gluteninas (insolúveis) (Quadro 1). Coletivamente, as gliadinas e as gluteninas são denominadas prolaminas, sendo caracterizadas por elevados teores de glutamina e prolina.[10-13]

As prolaminas recebem nomenclaturas distintas de acordo com o alimento em que se encontram: gliadina (trigo), hordeína (cevada), secalina (centeio) e avenina aveia.[11,13,14]

Quadro 1 Composição proteica do trigo (*Triticum aestivum*)

Albuminas (solúveis em água) e globulinas (solúveis em solução salina)	Glúten (insolúvel em água)

- β-amilase
- Inibidores da α-amilase/tripsina
- Proteína transportadora de lipídeos (PTL)
- Puroindolinas
	- Gliadinas (solúveis em álcool):
	  α, β, γ, ω gliadinas
	- Gluteninas (insolúveis em álcool):
	  Glutenina de alto peso molecular
	  Glutenina de baixo peso molecular

Fonte: Mäkelä M, 2016;[2] Burkhardt JG, Chapa-Rodriguez A, Bahna SL, 2018;[4] Solé D, Silva LR, Cocco RR, Ferreira CT, Sarni RO, Oliveira LC et al., 2018;[7] Mäkelä MJ, Eriksson C, Kotaniemi-Syrjänen A, Palosuo K, Marsh J, Borres M, et al., 2014.[15]

Desordens relacionadas ao glúten

O glúten é o gatilho de um conjunto heterogêneo de patologias, incluindo a DC, a sensibilidade ao glúten não celíaca (SGNC) e a AT, que, combinadas, afetam cerca de 10% da população em geral (Figura 1).[16]

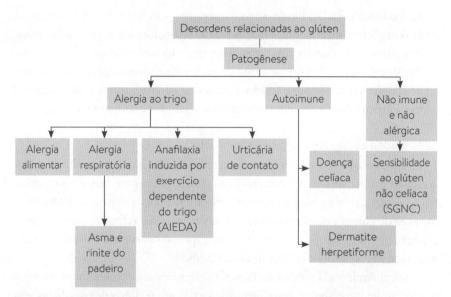

Figura 1 Patogênese das desordens relacionadas ao glúten (adaptado).
Fonte: Mäkelä M, 2016;[2] Sapone A, Bai JC, Ciacci C, Dolinsek J, Green PH, Hadjivassiliou M et al., 2012.[17]

Doença celíaca (DC)

Dentro do espectro dos distúrbios relacionados à ingestão do glúten, a DC é a mais estudada. Afeta cerca de 1% da população ocidental e é caracterizada como distúrbio sistêmico autoimune desencadeado pelas prolaminas presentes no trigo, na cevada, no centeio e na aveia (no caso desta última, em menor ocorrência). Derivados desses grãos, como o triticale, o malte e outras variedades de trigo ancestral (espelta e *kamut*), também contêm glúten com potencial para desencadear a DC.[4,11,14]

A DC caracteriza-se por uma enteropatia inflamatória não mediada por IgE, resultando em atrofia das vilosidades do intestino delgado, aumento da permeabilidade intestinal e uma ampla variedade de queixas gastrointestinais e/ou sistêmicas, de gravidade variável.[4,11,12]

O diagnóstico da DC é baseado na história clínica, nos testes sorológicos (presença de autoanticorpos específicos para a doença celíaca) e na biópsia de intestino delgado.[12,14,18] Os testes genéticos (presença dos haplótipos do antígeno leucocitário humano HLA-DQ2 e/ou HLA-DQ8) podem auxiliar na confirmação diagnóstica.[18]

O tratamento da DC baseia-se na dieta estrita sem trigo, centeio e cevada. A aveia sem glúten, geralmente, é bem tolerada e considerada segura, adicionando benefícios nutricionais. Em raros casos, pode haver intolerância.[4]

No Brasil, a liberação do consumo da aveia é controversa, devido ao alto risco de contato cruzado com o trigo, o centeio e a cevada durante a produção e o processamento. Assim, os casos devem ser avaliados individualmente.

Sensibilidade ao glúten não celíaca (SGNC)

Enquanto a DC é uma entidade bem estabelecida, ainda há muitos debates acerca da SGNC, forma de intolerância ao glúten que se caracteriza pela combinação variável de sintomas intestinais e extraintestinais que surgem logo após a ingestão de glúten e desaparecem rapidamente após sua retirada. É uma patologia de natureza não alérgica e não autoimune que ocorre em indivíduos nos quais os diagnósticos de DC e AT foram descartados.[12,14]

Sua epidemiologia ainda não está bem estabelecida, especialmente porque muitos indivíduos fazem o autodiagnóstico e retiram o glúten de suas dietas sem aconselhamento médico ou nutricional e porque ainda não existem biomarcadores específicos da doença disponíveis para o diagnóstico.[12,19]

Alergia ao trigo (AT)

A AT é definida como uma reação de hipersensibilidade às proteínas do trigo mediada por mecanismos imunológicos. É caracterizada pela ativação de linfócitos T *helper* tipo 2 (Th2), com predominância de expressão de citocinas (interleucinas IL4, IL5 e IL13), levando as células a produzirem anticorpos IgE específicos (reação mediada por IgE) ou causando inflamação celular crônica, caracterizada pela presença de linfócitos e eosinófilos (reação não mediada por IgE) ou, ainda, pela combinação de ambas (reação mista).[10,12,20]

A resposta alérgica ao trigo se manifesta por meio de uma variedade de sintomas que surgem, geralmente, alguns minutos ou horas após o contato ou a ingestão de trigo, afetando a pele, o trato gastrointestinal e/ou o trato respiratório do paciente.[10]

Os sintomas incluem urticária, angioedema, eritema, prurido, vômito, dor abdominal, tosse persistente, voz rouca, sibilos, estridor, desconforto respiratório, congestão nasal e, nos casos graves, anafilaxia. Também podem estar associados a sintomas tardios, que incluem o agravamento das dermatites atópicas e problemas gastrointestinais, como dor de estômago e diarreia.[2,10,17]

Com relação às manifestações respiratórias, destacam-se a asma e a rinite do padeiro , doenças ocupacionais comuns em trabalhadores com exposição repetitiva à farinha de trigo. Os inibidores da α-amilase/tripsina têm sido apontados como os alérgenos do trigo mais comuns nessas reações. Eles estão presentes no trigo cru e no trigo cozido e parecem ser resistentes ao calor.[10,21]

O trigo também é o precipitante mais comum da AIEDA, mais especificamente sua fração proteica contida no glúten, a ω-5-gliadina.[5,22] Essa condição caracteriza-se clinicamente por reações anafiláticas (urticária, edema e choque), que ocorrem cerca de 10 a 60 minutos após o exercício físico que foi precedido da ingestão de alimentos com trigo (aproximadamente 10 minutos a 4 horas antes do exercício). Pode acometer indivíduos de qualquer idade, principalmente adolescentes e adultos sem história prévia de alergia alimentar.[5,22-24]

O diagnóstico da AT mediada por IgE baseia-se na história clínica, na detecção no sangue de IgE específica para as proteínas do trigo, no teste cutâneo e no teste de provocação oral (padrão-ouro).[2,4,10]

O trigo também parece ser um gatilho importante na esofagite eosinofílica (sintomas de refluxo gastroesofágico, disfagia, vômito e dor abdominal refratários ao uso de inibidores da bomba de prótons) e na gastrite eosinofílica (sintomas de dor e inchaço abdominal). Ambas são classificadas como reações mistas caracterizadas por inflamação crônica eosinofílica.[7,25]

O tratamento de todas as formas de AT consiste, essencialmente, na exclusão total do alérgeno.[10] Em um futuro próximo, a imunoterapia também pode representar um método válido de tratamento da AT mediada por IgE.[2,10]

Reatividade cruzada

Embora pouco frequente, pode ocorrer reatividade cruzada entre o trigo, o centeio e a cevada, pelo fato de apresentarem grande similaridade de sequências proteicas.[2,7] Tal similaridade se dá pela relação taxonômica entre esses cereais (todos pertencem à tribo *Triticeae*, subfamília *Pooidae*, família das gramíneas), diferentemente da aveia, que pertence à tribo *Avenae* e possui composição proteica mais distinta.[4,26]

O centeio, a cevada e a aveia, contudo, parecem ser bem tolerados pela maioria dos pacientes com AT, não devendo ser eliminados de sua dieta, salvo se houver sintomas clínicos associados à sua ingestão. Por fim, acredita-se que diferentes espécies de trigo tenham a mesma alergenicidade, sendo desaconselhável seu consumo pelos pacientes com AT.[5]

Em indivíduos atópicos também foi relatada coexistência de alergia ao pólen de gramíneas com alergia alimentar ao trigo, porém, com menor relevância clínica.[4,27]

Alimentos e ingredientes que contêm trigo e precisam ser evitados na dieta

A dieta isenta de trigo representa uma tarefa difícil, dada a diversidade de produtos que contêm trigo em sua composição, a falta de conhecimento sobre como substituí-lo nas receitas e também o elevado custo dos produtos prontos para o consumo.[28]

O trigo possui altas palatabilidade e versatilidade, além de contribuir com o espessamento e o aumento do prazo de validade dos produtos. Por isso, é amplamente empregado na panificação e no processamento de diversos alimentos, seja na indústria, em restaurantes, em serviços de alimentação, seja em nível domiciliar. Sua farinha e seu farelo são utilizados na produção de pães, bolos, biscoitos, *muesli*, cereais matinais, massas, *bulgur* (ou triguilho), sêmola e cuscuz. Ele pode estar presente também em cafés instantâneos, achocolatados em pó, molhos, temperos e sopas prontas, maioneses, cremes, iogurtes, sorvetes, doces, embutidos, entre outros.[1,5,10,28]

Por ser um importante agente aglutinante, o trigo é utilizado na indústria química, na indústria de papéis, na indústria cosmética e na indústria farmacêutica (como excipiente de cápsulas, comprimidos e suspensões orais).[5]

É possível, também, que haja traços de trigo em outros alimentos por contato cruzado durante o processamento, pela presença de resíduos no ambiente, em equipamentos, utensílios e óleos para fritura.[28]

O trigo é um dos 17 ingredientes cuja presença deve ser obrigatoriamente informada na rotulagem dos produtos comercializados (Resolução – RDC n. 26, de 02/06/2015).[29] Entretanto, visto que há possibilidade de ocorrerem problemas relacionados à rotulagem dos alimentos, tornam-se imprescindíveis a leitura atenta da lista de ingredientes e o contato com o serviço de atendimento ao consumidor, em caso de dúvidas.[28,30]

Os pacientes e familiares devem ter acesso a orientações a respeito de como evitar o trigo nas refeições ou de como substituí-lo nas preparações, bem como dispor de listas de alimentos que podem conter trigo em sua composição, a exemplo do Quadro 2.

Quadro 2 Alimentos/ingredientes que contêm trigo

Para uma dieta isenta de trigo, deve-se evitar os seguintes alimentos/ingredientes	O trigo pode estar presente nos seguintes alimentos/ingredientes
Amido de trigo	Amido (amido gelatinizado, amido modificado, amido vegetal)
Brotos de trigo	
Cerveja de trigo (*Weiss* ou *Weizenbier*)	Aveia
Cuscuz	Balas
Extrato de cereais	Carnes processadas
Farelo de trigo hidrolisado	*Catchup*
Farinha de rosca	Cereais matinais
Farinha de *matzá (ou matza, matzo, matsah, matze)*	Embutidos
	Maionese
Farinha de trigo enriquecida com ferro e ácido fólico para todo uso (pão, macarrão, bolo, biscoito, torta)	Molho de soja
	Molho marinara
	Molhos para salada
Farinha de trigo integral, flocos, farelo, gérmen de trigo	Mostarda
	Surimi (produto à base de carne de peixe processada, por exemplo, *kani-kama*)
Glúten de trigo	
Grama de trigo (erva de trigo, capim de trigo, *Wheatgrass*, clorofila)	
	Sopas prontas
Grãos integrais de trigo	Sorvetes
Macarrão *grano duro*	Temperos industrializados
Óleo de gérmen de trigo	Xarope de glicose
Quibe	
Seitan (carne de glúten)	
Seitan hidrolisado	
Semolina de trigo	
Proteína isolada de trigo	
Proteína hidrolisada de trigo	
Trigo *grano duro* (*Triticum durum*)	
Trigo *einkorn, emmer* e *kamut*	
Triguilho (espelta , *bulgur* ou *burghul*)	
Triticale	

Fonte: Food Allergy Research & Education (FARE).[30]

Características nutricionais do trigo

O grão do trigo compreende três componentes principais: amido, proteínas e polissacarídeos (cerca de 90% do seu peso seco), além de componentes menores, como lipídeos, vitaminas (complexo B, vitamina E), minerais (ferro, magnésio, fósforo, selênio, zinco e manganês), terpenoides e compostos fenólicos.[31-33]

O trigo integral contém maior teor de fibras e fitoquímicos (alquilresorcinóis, ácidos fenólicos, fitosteróis e tocóis), geralmente mais concentrados no farelo e no gérmen do que no endosperma. Esses compostos são removidos durante o processo de refino.[31,33]

Com relação ao seu conteúdo proteico, o trigo é composto de 8 a 15% de proteína, das quais 10 a 15% são albuminas e globulinas e 85 a 90% são glúten.[11]

Devido à ampla presença do trigo nas dietas, sua contribuição como fonte proteica deve ser considerada ao serem feitas as substituições alimentares. A necessidade de suplementação de vitaminas, especialmente do complexo B, e minerais, entre outros, deve ser avaliada, especialmente em casos de alergia a múltiplos alimentos.[32]

A Tabela 1 ilustra os principais nutrientes presentes no trigo e as possíveis substituições para suprir sua ausência na dieta.

Tabela 1 Nutrientes presentes no trigo e fontes alternativas

Nutriente	Fontes dietéticas alternativas
Ácido fólico	Produtos de cereais integrais alternativos enriquecidos, fígado bovino, espinafre, leguminosas (especialmente lentilha), abacate, laranja
Carboidratos	Frutas, vegetais, leguminosas, produtos preparados com farinhas alternativas, como arroz, aveia, milho, batata, tapioca, amaranto, quinoa
Ferro*	– Ferro heme: carnes, peixes, crustáceos, aves – Não heme**: produtos de cereais integrais alternativos enriquecidos, leguminosas, frutas secas
Fibras	Frutas, vegetais, cereais integrais alternativos
Niacina	Carnes, aves, atum, salmão, fígado, amendoim, sementes, leguminosas, produtos de cereais integrais alternativos enriquecidos
Riboflavina	Leite, verduras verde-escuras, produtos de cereais integrais alternativos enriquecidos
Tiamina	Fígado, carne de porco, outras carnes, semente de girassol, produtos de cereais integrais alternativos enriquecidos, frutas oleaginosas e leguminosas

* Considera-se o trigo uma fonte de ferro devido à fortificação obrigatória das farinhas com ferro e ácido fólico no Brasil.
** O ferro não heme é mais bem absorvido quando consumido com alimentos que constituem fontes de vitamina C.
Fonte: Groetch M, Nowak-Wegrzyn A, 2013.[34]

Funções tecnológicas do trigo

Além de seu valor nutricional, as proteínas do glúten desempenham um papel fundamental na determinação da qualidade única de seu cozimento: a glutenina e a gliadina conferem às massas capacidade de absorção de água, coesão, viscosidade e elasticidade (o que resulta nas propriedades viscoelásticas). Adicionalmente, favorecem o crescimento das massas assadas por sua capacidade de reter os gases produzidos pelas leveduras durante a fermentação.[13,35,36]

A procura por produtos isentos de glúten, não apenas por indivíduos com desordens relacionadas a essa matéria-prima, mas também pela população em geral, tem aumentado significativamente nos últimos anos. Diante dessa procura, a formulação de pães e massas sem glúten tem se tornado uma importante área de Ciência e Tecnologia de Alimentos, visando melhorar a qualidade nutricional e sensorial desses produtos.[28,37,38]

Os alimentos sem glúten disponíveis no mercado, em sua maioria, têm custo relativamente mais elevado, são feitos com farinhas não enriquecidas (principalmente de arroz), contêm menos proteínas, fibras, vitaminas e ferro, além de, geralmente, apresentarem maior índice glicêmico, maior teor de sódio, açúcares e gorduras quando comparados aos produtos convencionais.[37-40]

Com relação ao aspecto sensorial, as massas produzidas sem glúten apresentam propriedades reológicas pobres, afetando a qualidade final (aparência, sabor, aroma e textura) do produto. Para melhorar esses aspectos, são agregados às receitas ingredientes específicos, como amidos, proteínas, enzimas e hidrocoloides (goma guar, goma xantana, pectina).[36,41]

Os amidos desempenham um papel importante nos processos de panificação de produtos isentos de glúten. No momento em que o pão é assado, os grânulos de amido também se gelatinizam e conseguem reter o ar. Os amidos de milho, de batata, de araruta, de arroz e de mandioca são considerados alternativas viáveis para a substituição do glúten, por contemplarem as características de gomosidade e elasticidade. A combinação desses amidos com outros ingredientes (ovos, gorduras) e técnicas de preparo melhora as propriedades físico-químicas, a palatabilidade, a aceitação e a durabilidade dos pães e massas.[35,36,42]

Com a finalidade de melhorar o conteúdo proteico, de fibras, vitaminas e minerais dos produtos isentos de glúten, outros ingredientes podem ser adicionados aos amidos. Destacam-se entre esses ingredientes os pseudocereais (amaranto, quinoa, trigo sarraceno e sorgo), as sementes (papoula, linhaça, chia, abóbora, girassol), leguminosas (ervilha, soja, grão-de-bico), as farinhas de olea-

78   Parte 2 - Alérgenos alimentares

ginosas (castanha-de-caju, amêndoas, nozes) e partes de frutas (farinha de coco, polpas de banana-verde e de maçã), entretanto, estes não apresentam as mesmas propriedades tecnológicas do glúten, sendo necessária sua combinação com outros ingredientes.[36,37,42,43]

O Quadro 3 ilustra os ingredientes que podem ser usados para substituir o trigo em preparações e suas características/funções na receita.

Quadro 3   Ingredientes usados nas preparações sem trigo

Alimento	Características/funções na receita	Preparações
Amaranto*[37,44]	Melhora a qualidade nutricional (proteínas, vitaminas e minerais). Contribui com volume e textura.	Pães, biscoitos, bolos, massas, macarrão, barras de cereais.
Araruta[45,46,47]	Contribui com volume e viscosidade. Atua como espessante. Seu amido possui textura fina, conferindo leveza e alta digestibilidade.	Biscoitos, bolos, rocamboles, sequilhos, mingaus, molhos e cremes.
Arroz*[28,48,49]	Apresenta baixa alergenicidade. Possui sabor neutro. Contribui com volume, textura, elasticidade e gomosidade.	Pães, biscoitos, bolos, massas, macarrão, espessante de molhos, sopas, pudins e alimentos infantis.
Banana-verde [28,50]	Melhora a qualidade nutricional (fibras, vitaminas e minerais). Possui amido de forma similar ao milho e a batata. Atua como espessante, contribui com volume e textura.	Biscoitos, bolos, massas, macarrão, molhos, sopas, produtos dietéticos, pudins e alimentos infantis.
Batata-inglesa [28,47]	Amido: cozido, atua como espessante, confere maciez e sabor. Fécula: retém a umidade, confere leveza.	Biscoitos, bolos, rocamboles, molhos, sopas.
Farinha de coco[51]	Melhora a qualidade nutricional (fibras, vitaminas e minerais). Contribui com volume e sabor. Retém a umidade.	Pães, biscoitos, bolos.

(continua)

Capítulo 7 - Trigo **79**

Quadro 3 Ingredientes usados nas preparações sem trigo *(continuação)*

Alimento	Características/funções na receita	Preparações
Grão-de-bico*[52]	Melhora a qualidade nutricional (proteínas e minerais). Contribui com volume, textura e sabor.	Pães, biscoitos, bolos, massas, tortas, panquecas, pizzas.
Linhaça e chia*[37,53]	Melhoram a qualidade nutricional (fibras, vitaminas e minerais). Tanto o grão quanto a farinha absorvem a água, conferindo gelatinização, elasticidade e viscosidade. Contribuem para a redução do índice glicêmico.	Pães, biscoitos, bolos, massas.
Mandioca[28,47,48]	Fécula: confere gelatinização, atua como espessante.	Biscoitos, bolos.
	Amido: confere elasticidade, gomosidade, volume e textura.	Biscoitos, bolos, mingaus.
	Farinha: aspecto granuloso, confere textura.	Empanados, salgados.
	Farinha de tapioca: atua como espessante. Confere textura, elasticidade e gomosidade.	Mingaus, roscas, bolos, pudins, sorvetes.
	Polvilho doce e polvilho azedo: atua como espessante. Confere textura, elasticidade e gomosidade.	Pães, biscoitos, bolos, mingaus.
Milho[28,47,48]	Amido: confere estrutura, gelatinização. Contribui com volume e textura.	Biscoitos, bolos, rocamboles, molhos, mingaus, sopas, pudins.
	Farinha: confere estrutura e volume. Por sua diferente granulometria, equilibra a elasticidade e a gomosidade de ingredientes como o polvilho.	Pães, biscoitos, bolos, empanados.

(continua)

80   Parte 2 - Alérgenos alimentares

Quadro 3   Ingredientes usados nas preparações sem trigo *(continuação)*

Alimento	Características/funções na receita	Preparações
Quinoa*[54,55]	Melhora a qualidade nutricional (proteínas, fibras, vitaminas e minerais). Contribui com volume, textura e gelatinização.	Pães, biscoitos, bolos, massas, macarrão, tabule, panquecas, pizzas.
Soja[41,48]	Melhora a qualidade nutricional (proteínas, vitaminas e minerais). Pela presença de lecitina, confere elasticidade, sabor, volume e textura. Misturada com amido de milho, farinha de arroz e amido de mandioca, confere estabilidade à receita, reduz o endurecimento.	Pães, biscoitos, bolos, panquecas, pizzas.
Sorgo*[28,55,56]	Melhora a qualidade nutricional (fibras, vitaminas e minerais). Confere estrutura, coloração e textura. Sua farinha quando em grânulos mais finos confere gelatinização.	Pães, biscoitos, bolos, massas, macarrão, panquecas, pizzas.
Teff*[55]	Melhora a qualidade nutricional (proteínas, fibras, minerais e antioxidantes). Contribui com volume e textura.	Pães, biscoitos, bolos, macarrão, panquecas.
Trigo-sarraceno (ou mourisco)[55]	Melhora a qualidade nutricional (proteínas, fibras, minerais e antioxidantes). Alto teor de amido, conferindo gelatinização e elasticidade.	Pães, biscoitos, bolos, massas, macarrão, panquecas.

* Melhor efeito quando em associação com outras farinhas, ovos, gorduras e hidrocoloides.
Fonte: Atzingen MCBCV, Silva MEMP, 2015;[28] Regula J, Cerba A, Suliburska J, Tinkov AA, 2018;[37] Marco C, Rosell CM, 2008;[41] Martinez CS, Ribotta PD, Añón MC, León AE, 2014;[44] Leonel M, Cereda MP, 2002;[45] Neves MCP, Coelho IS, Almeida DL, 2005;[46] Atzingen MCV, Silva MEMP, 2005;[47] Schamne C, Dutcosky SD, Demiate IM, 2010;[48] Clerici MTPS, El-Dash AA, 2008;[49] Borges, AM, Pereira J, Lucena EMP, 2009;[50] Queiroz AM, Rocha, Rocha RFJR, Garruti DS, Silva APV, Araújo IMS, 2017;[51] Santos FG, Fratelli C, Muniz DG, Capriles VD, 2018;[52] Levent H., 2017;[53] Föste M, Jekle M, Becker T, 2017;[54] Hager AS, Wolter A, Jacob F, Zannini E, Arendt EK, 2012;[55] Trappey EF, Khouryieh H, Aramouni F, Herald T, 2015.[56]

Outros ingredientes, embora não sejam considerados substitutos do trigo em receitas, são utilizados em combinação com os alimentos listados no Quadro 3 com o objetivo de melhorar as características sensoriais do produto final.

A clara do ovo confere volume e crescimento às massas, pois, quando batida, permite expansão por incorporação de ar pela albumina distendida e desnaturada. A gema, por sua vez, atua como emulsificante e espessante, além de conferir textura e sabor.[28,41]

O leite atua como emulsificante e espessante e melhora a qualidade nutricional da receita, fornecendo proteínas e minerais. Suas proteínas absorvem e retêm a umidade. Sua gordura contribui para a maciez, a umidade, a textura e o sabor das preparações.[28,37,41]

Os hidrocoloides (goma guar, goma xantana, pectina, hidroxipropilmetilcelulose e carboximetilcelulose) são amplamente utilizados como aditivos para melhorar a qualidade dos produtos sem glúten. Eles atuam como espessantes e conferem gelatinização, volume, viscosidade, retenção de ar, umidade e maciez à preparação. Outro aspecto relevante é que contribuem para a redução do índice glicêmico do produto.[57]

Considerações finais

Sabe-se que a incidência das alergias alimentares vem aumentando significativamente. Embora os exames para auxiliar no diagnóstico estejam mais acessíveis, o padrão ouro continua sendo o teste de provocação oral, devendo-se também descartar a hipótese de outras desordens relacionadas ao trigo. Nesse contexto, a atuação de uma equipe multidisciplinar é de extrema importância.

Como o grão do trigo compreende centenas de proteínas, os estudos moleculares são necessários e também promissores para nortear o diagnóstico e uma orientação dietética mais específica.

O tratamento recomendado para a alergia ao trigo continua sendo a exclusão total do alérgeno. Pouco se sabe com relação às alterações na alergenicidade causadas por suas proteínas quando submetidas a processamento térmico.

Dadas a importância nutricional do trigo e sua presença diária na alimentação da maioria da população, o papel do nutricionista torna-se de extrema relevância no sentido de orientar as famílias, bem como de elaborar um plano alimentar equilibrado, respeitando os aspectos biológicos, culturais e sociais do paciente com AT.

Referências

1. Fasano A, Sapone A, Zevallos V, Schuppan D. Nonceliac gluten sensitivity. Gastroenterology 2015;148(6):1195-204.
2. Mäkelä M. Wheat allergy. In: Matricardi PM, Kleine-Tebbe J, Hoffmann H, Rudolf V, Ollert M. EAACI Molecular Allergology User's Guide. 1. ed. Viena: European Academy of Allergy and Clinical Immunology; 2016. p.213-23.
3. Urade R, Sato N, Sugiyama M. Gliadins from wheat grain: An overview, from primary structure to nanostructures of aggregates. Biophys Rev 2018;10(2):435-43.
4. Burkhardt JG, Chapa-Rodriguez A, Bahna SL. Gluten sensitivities and the allergist: Threshing the grain from the husks. Allergy 2018;73(7):135968.
5. Czaja-Bulsa G, Bulsa M. What Do we know now about IgE-mediated wheat allergy in children? Nutrients 2017;9(1):35.
6. Kucek LK, Veenstra LD, Amnuaycheewa P, Sorrells ME. A grounded guide to gluten: how modern genotypes and processing impact wheat sensitivity. Compr. Rev. Food Sci. Food Saf 2015;14:285-302.
7. Solé D, Silva LR, Cocco RR, Ferreira CT, Sarni RO, Oliveira LC, et al. Consenso Brasileiro sobre Alergia Alimenta: 2018 – Parte 1. Arq Asma Alerg Imunol 2018;2(1):7-38.
8. Nwaru BI, Hickstein L, Panesar SS, Roberts G, Muraro A, Sheikh A, et al. Prevalence of common food allergies in Europe: a systematic review and meta-analysis. Allergy 2014;69(8):992-1007.
9. Zuidmeer L, Goldhahn K, Rona RJ, Gislason D, Madsen C, Summers C, et al. The prevalence of plant food allergies: A systematic review. J Allergy Clin Immunol 2008;121(5):1210-8.
10. Cianferoni A. Wheat allergy: diagnosis and management. J Asthma Allergy 2016;29(9):13-25.
11. Biesiekierski JR. What is gluten? J Gastroenterol Hepatol 2017; 32(Suppl 1):78-81.
12. Hill ID, Fasano A, Guandalini S, Hoffenberg E, Levy J, Reilly N, Verma R. NASPGHAN Clinical Report on the Diagnosis and Treatment of Gluten-related Disorders. J Pediatr Gastroenterol Nutr 2016;63(1):156-65.
13. Wieser H. Chemistry of gluten proteins. Food Microbiol 2007;24(2):115-9.
14. Elli L, Villalta D, Roncoroni L, Barisani D, Ferrero S, Pellegrini N, et al. Nomenclature and diagnosis of gluten-related disorders: A position statement by the Italian Association of Hospital Gastroenterologists and Endoscopists (AIGO). Dig Liver Dis 2017; 49(2):138-46.
15. Mäkelä MJ, Eriksson C, Kotaniemi-Syrjänen A, Palosuo K, Marsh J, Borres M, et al. Wheat allergy in children – new tools for diagnostics. Clin Exp Allergy 2014; 44(11):1420-30.
16. Sapone A, Lammers KM, Mazzarella G, Mikhailenko I, Cartenì M, Casolaro V, et al. Differential mucosal IL-17 expression in two gliadin-induced disorders: Gluten sensitivity and the autoimmune enteropathy celiac disease. Int Arch Allergy Immunol 2010;152(1):75-80.

17. Sapone A, Bai JC, Ciacci C, Dolinsek J, Green PH, Hadjivassiliou M et al. Spectrum of gluten-related disorders: consensus on new nomenclature and classification. BMC Med 2012;10:13.

18. Husby S, Koletzko S, Korponay-Szabó IR, Mearin ML, Phillips A, Shamir R, et al. ESPGHAN Working Group on Coeliac Disease Diagnosis; ESPGHAN Gastroenterology Committee; European Society for Pediatric Gastroenterology, Hepatology, and Nutrition. European Society for Pediatric Gastroenterology, Hepatology, and Nutrition guidelines for the diagnosis of coeliac disease. J Pediatr Gastroenterol Nutr 2012;54(1):136-60.

19. Ribeiro PVM, Santos AP, Andreoli, CS, Ribeiro SMR, Jorge MP, Moreira AVB . Nutritional status variation and intestinal and extra intestinal symptomatology in patients with celiac disease and non-celiac gluten sensitivity given specialized dietary advice. Rev Nutr 2017;30(1):1-12.

20. Ludvigsson JF, Leffler DA, Bai JC, Biagi F, Fasano A, Green PH, et al. The Oslo definitions for coeliac disease and related terms. Gut 2013; 62(1):43-52.

21. Raulf M, Quirce S, Vandenplas O. Addressing molecular diagnosis of occupational allergies. Curr Allergy Asthma Rep 2018;18(6):1-13.

22. Feldweg AM. Food-dependent, exercise-induced anaphylaxis: diagnosis and management in the outpatient setting. J Allergy Clin Immunol Pract 2017;5(2):283-8.

23. Du Toit G. Food-dependent exercise-induced anaphylaxis in childhood. Pediatr llergy Immunol 2007;18(5):455-63.

24. Pravettoni V, Incorvaia C. Diagnosis of exercise-induced anaphylaxis: current insights. J Asthma Allergy 2016;9:191-8.

25. DeBrosse CW, Rothenberg ME. Allergy and eosinophil-associated gastrointestinal disorders (EGID). Curr Opin Immunol 2008;20(6):703-8.

26. Tatham AS, Shewry PR. Allergens to wheat and related cereals. Clin Exp Allergy 2008;38(11):1712-26.

27. Venter C, Maslin K, Arshad SH, Patil V, Grundy J, Glasbey G, et al. Very low prevalence of IgE mediated wheat allergy and high levels of cross-sensitisation between grass and wheat in a UK birth cohort. Clin Transl Allergy 2016;6(22):1-7.

28. Atzingen MCBCV, Silva MEMP. Dietas isentas de glúten. In: Silva MEMP, Yonamine GH, Campos, MCB, Atzingen, MCBCV. Técnica dietética aplicada à dietoterapia. 1. ed.São Paulo: Manole; 2015; p.1-17.

29. Anvisa. Resolução da Diretoria Colegiada RDC n. 26, de 02/072015. Dispõe sobre os requisitos para rotulagem obrigatória dos principais alimentos que causam alergias alimentares. Diário Oficial da União, n. 125, de 03/07/2015.

30. Food Allergy Research & Education (FARE) [homepage na Internet]. Tips for avoiding your allergen. acesso em 24 jun. 2018]. Disponível em: https://www.foodallergy.org/common-allergens/wheat. Acesso em 24 jun. 2018.

31. Chen CY, Kamil A, Blumberg JB. Phytochemical composition and antioxidant capacity of whole wheat products. Int J Food Sci Nutr 2015;66(1):63-70.

32. Skypala IJ, McKenzie R. Nutritional issues in food allergy. Clin Rev Allergy Immunol 2019;57(2):166-178.

33. Shewry PR, Hawkesford MJ, Piironen V, Lampi AM, Gebruers K, Boros D, et al. Natural variation in grain composition of wheat and related cereals. J Agric Food Chem 2013; 61(35):8295-303.
34. Groetch M, Nowak-Wegrzyn A. Practical approach to nutrition and dietary intervention in pediatric food allergy. Pediatr Allergy Immunol 2013;24(3):212-21.
35. Lamacchia C, Camarca A, Picascia S, Di Luccia A, Gianfrani C. Cereal-based gluten-free food: How to reconcile nutritional and technological properties of wheat proteins with safety for celiac disease patients. Nutrients 2014;6(2):575-90.
36. Wang K, Li Z, Zhao L, Han, C. Recent developments in gluten-free bread baking approaches: a review. Food Sci Technol 2017;37(1):1-9.
37. Regula J, Cerba A, Suliburska J, Tinkov AA. In vitro bioavailability of calcium, magnesium, iron, zinc, and copper from gluten-free breads supplemented with natural additives. Biol Trace Elem Res 2018;182(1):140-6.
38. Pellegrini N, Agostoni C. Nutritional aspects of gluten-free products. J Sci Food Agric 2015;95(12):2380-5.
39. Nascimento AB, Fiates GMR, Anjos A, Teixeira E. Availability, cost and nutritional composition of gluten-free products. Br Food J 2014;116(12):1842-52.
40. Stantiall SE, Serventi L. Nutritional and sensory challenges of gluten-free bakery products: a review. Int J Food Sci Nutr 2018;69(4):427-36.
41. Marco C, Rosell CM. Effect of different protein isolates and transglutaminase on rice flour properties. J Food Eng 2008;84(1):132-9.
42. Horstmann SW, Lynch KM, Arendt EK. Starch characteristics linked to gluten-free products. Foods 2017;6(4):1-21.
43. Rahaie S, Gharibzahedi SM, Razavi SH, Jafari SM. Recent developments on new formulations based on nutrient-dense ingredients for the production of healthy-functional bread: A review. J Food Sci Technol 2014;51(11): 2896-906.
44. Martinez CS, Ribotta PD, Añón MC, León AE. Effect of amaranth flour (Amaranthus mantegazzianus) on the technological and sensory quality of bread wheat pasta. Food Sci Technol Int 2014;20(2):127-35.
45. Leonel M, Cereda MP. Processamento de araruta (Maranta arundinacea) para extração e caracterização da fração amilácea. Braz J Food Technol 2002;5:151-5.
46. Neves MCP, Coelho IS, Almeida DL. Araruta: resgate de um cultivo tradicional. Folhetos Embrapa, Comunicado Técnico, 79. Embrapa Agrobiologia, 4; 2005. Disponível em: https://ainfo.cnptia.embrapa.br/digital/bitstream/CNPAB-2010/33053/1/cot079.pdf.
47. Atzingen MCV, Silva MEMP. Evaluación de la textura y color de almidones y harinas en preparaciones sin gluten. Cienc Tecnol Aliment 2005;4(5):319-23.
48. Schamne C, Dutcosky SD, Demiate IM. Obtention and characterization of gluten-free baked products. Cienc Tecnol Aliment 2010;30:741-75.
49. Clerici MTPS, El-Dash AA. Características tecnológicas de farinhas de arroz pré-gelatinizadas obtidas por extrusão termoplástica. Cienc Agrotec 2008;32(5):1543-50.
50. Borges, AM, Pereira J, Lucena EMP. Caracterização da farinha de banana-verde. Cienc Tecnol Aliment 2009;29(2):333-9.

51. Queiroz AM, Rocha, Rocha RFJR, Garruti DS, Silva APV, Araújo IMS. Elaboração e caracterização de cookies sem glúten enriquecidos com farinha de coco: uma alternativa para celíacos. Braz J Food Technol 2017;20: e2016097.
52. Santos FG, Fratelli C, Muniz DG, Capriles VD. Mixture design applied to the development of chickpea-based gluten-free bread with attractive technological, sensory, and nutritional quality. J Food Sci 2018;83(1):188-97.
53. Levent H. Effect of partial substitution of gluten-free flour mixtures with chia (Salvia hispanica L.) flour on quality of gluten-free noodles. J Food Sci Technol 2017;54(7):1971-8.
54. Föste M, Jekle M, Becker T. Structure stabilization in starch-quinoa bran doughs: The role of water availability and gelatinization. Carbohydr Polym 2017;174:1018-25.
55. Hager AS, Wolter A, Jacob F, Zannini E, Arendt EK. Nutritional properties and ultra-structure of commercial gluten free flours from different botanical sources compared to wheat flours. J Cereal Sci 2012;56(2):239-47.
56. Trappey EF, Khouryieh H, Aramouni F, Herald T. Effect of sorghum flour composition and particle size on quality properties of gluten-free bread. Food Sci Technol Int 2015;21(3):188-202.
57. Liu X, Mu T, Sun H, Zhang M, Chen J, Fauconnier ML. Influence of different hydrocolloids on dough thermo-mechanical properties and in vitro starch digestibility of gluten-free steamed bread based on potato flour. Food Chem 2018;(239):1064-74.

Capítulo 8

Amendoim

Liana Barbosa Macêdo Almeida

Introdução

O amendoim (*Arachis hypogaea L.*) é uma leguminosa originária da América do Sul. O seu cultivo, pela população nativa, data de antes da chegada dos europeus (no século XV).[1] A parte comestível é a semente da leguminosa.[2]

Características do alérgeno

O amendoim possui dezesseis componentes de alérgenos registrados no banco de dados oficial de nomenclatura de alérgeno (www.allergen.org). Fazem parte da família da cupina (Ara h 1 e Ara h 3), prolamina (Ara h 2, Ara h 6, Ara h 7), profilina (Ara h 5), PR-10 (Ara h 8), proteína de transferência de lipídios não específica – nsLTP (Ara h 9, Ara h 16 e Ara h 17), oleosina (Ara h 10, Ara h 11, Ara h 14 e Ara h 15), e defensina (Ara h 12 e Ara h 13).[3,4] Todos são estáveis ao calor, exceto Ara h 5 e Ara h 8[4] (Figura 1).

Ara h 2 é descrito como o principal alérgeno do amendoim e foi identificado como preditor de reatividade clínica. Pacientes monossensibilizados para Ara h 2, o que é relativamente raro,[5] têm escore de gravidade dos sintomas mais baixo do que indivíduos polissensibilizados e com baixo nível de IgE específica para extrato de amendoim e Ara h 2.[6] Polissensibilização para Ara h 2 e Ara h 1 e/ou Ara h 3 parece ser preditora de reações mais graves.[7-9]

Sensibilização para Ara h 8, um homólogo do principal alérgeno do pólen de bétula (Bet v 1) e para Ara h 5, uma profilina, estão especialmente relacionados a reatividade cruzada a pólens. Já Ara h 9, uma nsLTP, é considerada um alérgeno secundário, particularmente nos países do Mediterrâneo, especialmente em virtude da reatividade cruzada com pêssego e avelã.[10-12]

Como as oleosinas estão pouco presentes ou ausentes nos extratos aquosos de amendoim, é difícil determinar a prevalência de sensibilização a esses componentes.[4]

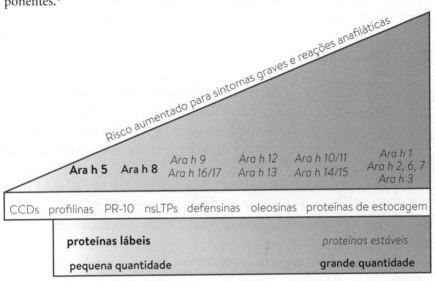

Figura 1 Rampa de risco para alérgenos do amendoim: risco aumentado para sintomas graves e reações anafiláticas da esquerda para a direita. Destaque *itálico*: alérgenos altamente relacionados com reatividade cruzada a pólens. Destaque **negrito**: alérgenos alimentares com estabilidade térmica e resistência digestiva aumentadas.
CCDs: *cross-reactive carbohydrate determinants*; PR-10: *pathogenesis related protein family 10*; nsLTP: proteína de transferência de lipídios não específica.
Fonte: Matricardi et al., 2016.[4]

Prevalência de alergia ao amendoim

Nos EUA, as alergias alimentares afetam 8% das crianças e constituem uma condição de importância em saúde pública, sendo o amendoim responsável por cerca de 1/3 das alergias e o alimento responsável pela maioria dos casos de anafilaxia com risco de morte.[3] As alergias ao amendoim tendem a ser duradouras, mas cerca de 20% das crianças com esse tipo de alergia acabam por superá-las por volta dos 4 anos de idade. Irmãos mais jovens de crianças que são alérgicas a amendoim têm maior risco de desenvolver a alergia.[14] Na Europa, a prevalência varia entre 0,5-2,5%, na Austrália, 3% de crianças de 12 meses de idade tiveram diagnóstico de alergia a amendoim confirmado após teste de provocação oral.[15-18,20] O Canadá também mostrou uma alta prevalência de alergia ao amendoim em crianças em idade escolar.[14] No Brasil, um estudo pesquisou a sensibilização para amendoim, encontrando 14,7% em indivíduos atópicos e 4,8% no grupo controle, com maior relevância em crianças entre 5-12 anos.[21]

Reatividade cruzada

O alérgico a amendoim tem uma chance 25-40% maior de também ser alérgico a oleaginosas[14] e de se sensibilizar com gergelim.[22] Quando comparado a outras leguminosas, o risco de reatividade cai para 5%. Além disso, pode haver contato cruzado no processo de fabricação de produtos com amendoim e frutas oleaginosas.[3]

É imporante ressaltar que, se a criança já está consumindo alimentos que apresentam chance de reatividade cruzada com o amendoim, sem apresentar reação, esses alimentos não precisam ser excluídos da dieta e nenhuma investigação é necessária.[23]

A Tabela 1 ilustra a reatividade cruzada dos componentes de alérgenos do amendoim.

Tabela 1 Componentes de alérgenos do amendoim

Superfamília de proteína	Família da proteína	Alérgeno	Considerações clínicas	Reatividade cruzada
Cupina	Vicilina ou 7S globulina	Ara h 1	Alérgeno maior, sensibilização genuína	Outras leguminosas, oleaginosas vicilinas, Ara h 2 e Ara h 3
Cupina	Legumina ou 11S globulina	Ara h 3	Alérgeno maior, sensibilização genuína	Outras leguminosas, oleaginosas leguminas, Ara h 1, 2 e 6
Prolamina	2S albumina	Ara h 2	Alérgeno maior, sensibilização genuína, melhor preditor de reatividade clínica	2S albumina de amêndoa e castanha do Brasil, e Ara h 1, 3 e 6

(continua)

Tabela 1 Componentes de alérgenos do amendoim *(continuação)*

Superfamília de proteína	Família da proteína	Alérgeno	Considerações clínicas	Reatividade cruzada
Prolamina	2S albumina	Ara h 6	Sensibilização genuína	Ara h 1, 2 e 3
Prolaminas	2S albumina	Ara h 7	Da família das prolaminas, como Ara h 2 e Ara h 6	Desconhecida
Prolamina	nsLTP (proteína de transferência de lipídio – não específica)	Ara h 9	Sensibilização primária por pêssego	Pêssego e avelã nsLTP
PR-10 (Bet v 1-like)	Bet v 1	Ara h 8	Sensibilização primária por bétula, termolábil	Bet v 1 e outras proteínas PR-10, p. ex.: soja e lentilha
Profilina	Profilina	Ara H 5	Sensibilização primária por bétula, termolábil	Outras profilinas, p. ex.: Bet v 2 e Phl p 12
Glicosil-transferase GT-C	Oleosinas	Ara h 10	Pouco conhecida, está presente em leguminosas, oleaginosas e sementes	Oleosinas de soja e trigo sarraceno
Glicosil-transferase GT-C	Oleosinas	Ara h 11	Pouco conhecida, está presente em leguminosas, oleaginosas e sementes	Oleosinas de soja e trigo sarraceno
Knottin – semelhante à toxina do escorpião	Defensinas	Ara h 12	Desconhecida	Desconhecida
Knottin – semelhante à toxina do escorpião	Defensinas	Ara h 13	Desconhecida	Desconhecida

Fonte: Bublin e Breiteneder, 2014.[3]

Alimentos e ingredientes que contêm amendoim e precisam ser evitados na dieta

A retirada do alimento e de preparações que o contenham é necessária para o sucesso do tratamento. Além do óleo, o amendoim é amplamente utilizado para a produção de manteiga de amendoim, confeitos, amendoim torrado, salgadinhos, formulação de produtos à base de carne, sopas e sobremesas. Os ingredientes que contêm ou podem conter amendoim em sua composição constam na Tabela 2.

Tabela 2 Alimentos a serem evitados por conterem amendoim na sua composição ou por haver possibilidade de conter

Alimentos que contêm amendoim
Óleo de amendoim prensado a frio
Óleo de *Arachis* (outro nome para óleo de amendoim)
Nozes artificiais
Tremoço (substituto de farinha sem glúten)
Mix de castanhas
Manteiga de amendoim
Hidrolisado de proteína do amendoim
Farinha de amendoim
Mandelonas (amendoim embebido em aroma de amêndoa)

Fonte: Food Allergy and Anaphylaxis Research, 2018.[14]

O óleo de amendoim altamente refinado não é rotulado como um alérgeno. Estudos mostram que a maioria das pessoas com alergia ao amendoim pode consumir com segurança esse tipo de óleo. O óleo de amendoim prensado a frio não é seguro e deve ser evitado por aumentar o risco de reações alérgicas.[3]

O amendoim também pode estar presente em pratos da culinária africana, asiática (tailandesa, indonésia, indiana, chinesa e vietnamita) e mexicana. Em muitos restaurantes pelo mundo há a possibilidade de substituir amendoim e seus derivados por manteiga de soja ou de semente de girassol, porém, muitas vezes são produzidas por equipamentos compartilhados com oleaginosas ou mesmo amendoim. Pode estar presente ainda em doces (com e sem chocolate), pimentas, sorvetes, marzipã, torrone, molhos diversos (pesto, de carne, de salada). Sementes de girassol podem ser utilizadas em equipamentos compartilhados com amendoim, assim como produtos alimentares vegetarianos, entre eles os substitutos de carne. Cascas de amendoim também podem ser usadas como fertilizantes, que podem, consequentemente, levar frações proteicas do alérgeno aos alimentos cultivados.[3]

Característica nutricional do amendoim

O amendoim é fonte de energia, proteínas, gorduras saudáveis, vitaminas do complexo B (ácido fólico, tiamina, niacina), vitamina E e minerais, como cobre, magnésio, ferro, manganês e fósforo, além de fibras.[2,24] É um alimento altamente energético, que apresenta mais de 550 calorias em cada 100g.

Substituição do amendoim na dieta

O amendoim pode ser substituído por leguminosas como feijão e lentilha, que apresentam baixo risco de reatividade cruzada. Quanto às oleaginosas, aquelas que não causam alergia podem ser usadas, sendo necessário buscar aconselhamento profissional a fim de estabelecer quais são seguras. Indivíduos com síndrome da alergia oral (sensíveis a Ara h 8) geralmente toleram nozes quando assadas. Gorduras saudáveis podem ser obtidas do abacate e de óleos vegetais, com exceção do óleo de palma. Alimentação rica em vegetais irá fornecer variedade de vitaminas e minerais.[25]

Considerações finais

A alergia a amendoim é uma das mais estudadas no mundo por sua frequência e gravidade, sendo considerada um problema de saúde pública em países como os EUA e o Reino Unido.

Apesar de ser do grupo das leguminosas, o risco de reatividade cruzada é considerado baixo. Alérgicos a amendoim têm risco maior de apresentar reações alérgicas a oleaginosas.

Embora suas características nutricionais sejam vantajosas, sobretudo no que diz respeito ao seu perfil lipídico e de vitaminas e minerais, outros alimentos de origem vegetal, com características semelhantes, podem ser usados como substitutos.

Referências

1. Bertioli DJ, Seijo G, Freitas FO, Valls JFM, Bertioli SCML, Moretzsohn MC. An overview of peanut and its wild relatives. Plant Genetic Resources: characterization and utilization. 2011;9(1):134-49.

2. Arya SS, Salve AR, Chauhan S. Peanuts as functional food: a rewiew. J Food Sci Technol. 2015 set; 53(1):31-41.
3. Bublin M, Breiteneder H. Cross-reactivity of penauty allergens. Curr Allergy Asthma Rep. 2014 fev;14(4):426.
4. Matricardi PM, Kleine-Tebbe J, Hoffmann HJ, Valenta R, Hilger C, Hofmaier S, et al. EAACI Molecular Allergology User's Guide. Pediatr Allergy Immunol. 2016;27(suppl23):1-250.
5. Shreffler WG, Beyer K, Chu TH, Burks AW, Sampson HA. Microarray immunoassay: association of clinical history, in vitro IgE function, and heterogeneity of allergenic peanut epitopes. J Allergy Clin Immunol. 2004 abr;113(4):776-82.
6. Astier C, Morisset M, Roitel O, Codreanu F, Jacquenet S, Franck P, et al. Predictive value of skin prick tests using recombinant allergens for diagnosis of peanut allergy. J Allergy Clin Immunol. 2006 jul;118(1):250-6.
7. Asarnoj A, Moverare R, Ostblom E, Poorafshar M, Lilja G, Hedlin G, et al. IgE to peanut allergen components: relation to peanut symptoms and pollen sensitization in 8-year-olds. Allergy. 2010 set;65(9):1189-95.
8. Flinterman AE, Knol EF, Lencer DA, Bardina L, den Hartog Jager CF, Lin J, et al. Peanut epitopes for IgE and IgG4 in peanut sensitized children in relation to severity of peanut allergy. J Allergy Clin Immunol. 2008 mar;121(3):737-43.
9. Peeters KA, Koppelman SJ, van Hoffen E, van der Tas CW, den Hartog Jager CF, Penninks AH, et al. Does skin prick test reactivity to purified allergens correlate with clinical severity of peanut allergy? Clin Exp Allergy. 2007 jan;37(1):108-15.
10. Lin J, Bruni FM, Fu ZY, Maloney J, Bardina L, Boner AL, et al. A bioinformatics approach to identify patients with symptomatic peanut allergy using peptide microarray immunoassay. J Allergy Clin Immunol. 2012 mai;129(5):1321-8.
11. Nicolaou N, Murray C, Belgrave D, Poorafshar M, Simpson A, Custovic A. Quantification of specific IgE to whole peanut extract and peanut components in prediction of peanut allergy. J Allergy Clin Immunol. 2011 mar;127(3):684-5.
12. Nicolaou N, Poorafshar M, Murray C, Simpson A, Winell H, Kerry G, et al. Allergy or tolerance in children sensitized to peanut: prevalence and differentiation using component-resolved diagnostics. J Allergy Clin Immunol. 2010 jan;125(1):191-7.
13. Dyer AA, Rivkina V, Perumal D, Smeltzer BM, Smith BM, Gupta RS. Epidemiology of childhood peanut allergy. Allergy Asthma Proc. 2015 jan-fev;36(1):58-64.
14. Food Allergy Research & Education. Peanuty Allergy [internet]. 2018. Disponível em: https://www.foodallergy.org/common-allergens/peanut-allergy. Acesso em: 15 jan 2019.
15. Venter C, Hasan AS, Grundy J, et al. Time trends in the prevalence of peanut allergy: three cohorts of children from the same geographical location in the UK. Allergy. 2010 jan;65(1):103-8.
16. Pereira B, Venter C, Grundy J, Clayton CB, Arshad SH, Dean T. Prevalence of sensitization to food allergens, reported adverse reaction to foods, food avoidance, and food hypersensitivity among teenagers. J Allergy Clin Immunol. 2005 out;116(4):884-92.
17. Hourihane JO, Aiken R, Briggs R, et al. The impact of government advice to pregnant mothers regarding peanut avoidance on the prevalence of peanut allergy in United Kingdom children at school entry. J Allergy Clin Immunol. 2007 mai;119(5):1197-1202.

18. Du TG, Katz Y, Sasieni P, et al. Early consumption of peanuts in infancy is associated with a low prevalence of peanut allergy. J Allergy Clin Immunol. 2008 nov;122(5):984-91.
19. Rona RJ, Keil T, Summers C, et al. The prevalence of food allergy: a meta-analysis. J Allergy Clin Immunol. 2007 set;120(3):638-46.
20. Osborne NJ, Koplin JJ, Martin PE, et al. Prevalence of challenge-proven IgE-mediated food allergy using population-based sampling and predetermined challenge criteria in infants. J Allergy Clin Immunol. 2011 mar;127(3):668-76.
21. Naspitz CK, Solé D, Jacob CA, Sarinho E, Soares FJP, Dantas V, et al. Sensitization to inhalant and food allergens in Brazilian atopic children by in vitro total and specific IgE assay. Allergy ProjectPROAL. J Pediatr. 2004;80(3):203-10.
22. Stutius L, Sheehan WJ, Rangsithienchai P, Bharmanee A, Scott JE, Young MC, et al. Characterizing the relationship between sesame, coconut, and nut allergy in children. Pediatr Allergy Immunol. 2010 dez;21(8):1114-8.
23. Oliveira LCL, Solé D. Alergia ao amendoim: revisão. Rev. Bras Alerg Imunopatol. 2012;35(1):3-8.
24. Suchoszek-Lukaniuk K, Jaromin A, Korycinska M, Kozubek A. Health benefits of peanut (Arachis hypogaea L.) seeds and peanut oil consumption. Nuts and seeds in health and disease prevention. 2011;873-80.
25. Skypala IJ, McKenzie R. Nutritional issues in food allergy. Clin Rev Allergy Imunol. 2019 out;57(2):166-78.

Capítulo 9

Frutas oleaginosas

Ivie Reis Maneschy

Introdução

As oleaginosas são uma boa fonte de alérgenos que podem causar reações alérgicas graves. As oleaginosas com maior probabilidade de resultar em alergia são: amêndoa, castanha-de-caju, castanha-do-pará, avelã, pistache, macadâmia, noz e noz-pecã.[1-2]

Características dos alérgenos

Grande parte das proteínas envolvidas nas alergias às oleaginosas são das famílias de proteínas albumina 2s, vicilinas, leguminosinas, oleosinas.[3] A albumina 2s faz parte da superfamília das prolaminas, que são codificadas por uma família multigênica e contêm um número elevado de aminoácidos ricos em enxofre. Sua estrutura é compacta e possui alta resistência a tratamentos térmicos e enzimáticos. Já as vicilinas (globulina 7s) e as leguminosinas (globulina 11s) têm estabilidade intermediária ao tratamento térmico e enzimático, o que permite que a reação alérgica aconteça mesmo após a cocção do alimento. Por fim, as oleosinas estão em grande maioria nas sementes oleagionosas. Além de atuarem como proteínas estruturais, elas também podem ajudar na biossíntese e mobilização dos óleos.[4,5]

A Tabela 1 ilustra os principais componentes (proteínas de estocagem) das frutas oleaginosas relacionados com reatividade clínica, incluindo as reações sistêmicas graves.

Tabela 1 Componentes proteicos das frutas oleaginosas relacionados a reatividade clínica

Fruta oleaginosa	Componente	Tipo de proteína	Relevância clínica
Avelã	Cor a 9	11S globulina	Reações sistêmicas
	Cor a 11	7S globulina	
	Cor a 14	2S albumina	Reações sistêmicas
Castanha-de-caju	Ana o 1	7S globulina	
	Ana o 2	11S globulina	
	Ana o 3	2S albumina	Reações sistêmicas
Pistache	Pis v 1	2S albumina	Homologia com Ana o 3, reações sistêmicas
	Pis v 2	11S globulina	Homologia com Ana o 2, reações sistêmicas
	Pis v 3	7S globulina	
	Pis v 5	11S globulina	Homologia com Ana o 1
Noz	Jug r 1	2S albumina	Reações sistêmicas
	Jug r 2	7S globulina	Reações sistêmicas
	Jug r 4	11S globulina	Reações sistêmicas
Noz-pecã	Car i 1	2S albumina	Homologia com Jug r 1
	Car i 2	7S globulina	Reações sistêmicas
	Car i 4	11S globulina	Homologia com Jug r 4
Amêndoa	Pru du 6	11S globulina	
Pinhão	Pin p 1	2S albumina	Reações sistêmicas
Castanha-do-pará	Ber e 1	2S albumina	Reações sistêmicas
	Ber e 2	11S globulina	

Fonte: Weinberger e Sicherer.[1]

Prevalência de alergia a oleaginosas

A alergia às oleaginosas se tornou mais comum na medida em que sua disponibilidade aumentou, tanto na forma *in natura* como em alimentos processados. De 1980 a 2015, o consumo desses alimentos aumentou em cerca de 1 kg por pessoa.[6] Essas sementes contêm uma excelente oferta de nutrientes, razão pela qual são consideradas importantes para uma dieta saudável e têm seu consumo recomendado em guidelines.[3] Um estudo recente mostrou que o consumo dessas nozes tem efeitos protetores contra doenças cardiovasculares, como diminuição do colesterol e triglicerídeos, o que ajuda e estimula ainda mais o consumo alimentar.[7]

A determinação da prevalência de alergia às oleaginosas em uma população não é fácil. Existem alguns fatores que podem dificultar e limitar essa quantificação, como a variação na definição dos tipos de oleaginosas, pois alguns trabalhos avaliam oleaginosas e amendoim juntos na mesma classificação, ao passo que outros incluem apenas dois ou três tipos de oleaginosas. A outra barreira que pode ser observada é o fato de a maioria dos trabalhos sobre prevalência ser baseado em relatos de pacientes com sintomas clínicos em vez de usar métodos diagnósticos mais objetivos, como o padrão ouro, que é o teste de provocação oral (TPO).[8,9] Os trabalhos a seguir definiram a prevalência da alergia levando em conta essas limitações.

Zuidmeers e colaboradores avaliaram estudos transversais e de coorte que foram publicados entre 1990 e 2006. Os trabalhos incluíram relatos autorreferidos e TPO. As reações variaram em até 7,3%; no entanto, quando avaliados somente os estudos que utilizaram o padrão ouro, a prevalência variou de 0,1 a 4,3%.[10] Uma revisão mais recente, que incluiu estudos realizados de 1996 a 2014, também utilizou estudos de coorte e transversais. A maioria dos estudos analisados envolveu grupos de crianças europeias e a prevalência variou de 0,05 a 4,9% quando a metodologia abrangia autorrelatos. Quando se incluíram somente estudos que utilizaram o TPO, a prevalência variou de 0 a 1,6%.[1] Por fim, uma revisão sistemática realizada na Europa, que incluiu estudos conduzidos de 2000 a 2012, teve achados de 1,3% para uma prevalência combinada entre todas as faixas etárias nos casos de alergia autopercebida e de 0,5% com base no TPO.[11]

Reatividade cruzada

Em 2005, um estudo avaliou 278 pacientes com alergia às oleaginosas e observou que 78% deles tinham alergia a outros alimentos. O trabalho analisou também os tipos de reações encontradas e a maioria, 115 reações alérgicas, foi classificada como moderada (20%) ou grave (43%). Das diferentes oleaginosas, a castanha-de-caju, a noz e a noz-pecã foram os alimentos causadores da grande maioria das reações: 30%, 30%, e 14%, respectivamente.[12] Outro estudo realizado por Sicherer et al. encontrou porcentagens semelhantes dos tipos de reação.[13]

A reatividade cruzada entre os diferentes tipos de oleaginosas não ocorre da mesma forma, ou seja, dificilmente quem apresenta alergia a um tipo de oleaginosa vai ser alérgico a todos os tipos. Por isso, é necessário avaliar cada caso, observando a tolerância individual aos demais tipos de castanhas.[14] Devido à homologia, o maior risco de reatividade cruzada ocorre entre castanha-de-caju e pistache e entre noz e noz-pecã.[1]

Os componentes pertencentes à classe das profilinas, LTP e PR-10, são pan-alérgenos e geralmente estão relacionados à reatividade cruzada, com presença de sintomas leves e limitados à orofaringe ou apenas de sensibilização (Tabela 2).

Tabela 2 Componentes das frutas oleaginosas relacionados a reatividade cruzada

Fruta oleaginosa	Componente	Tipo de proteína	Relevância clínica
Avelã	Cor a 1	PR-10	Homologia com Bet v 1; síndrome pólen-frutas
	Cor a 2	Profilina	Homologia com Bet v 2, síndrome pólen-frutas
	Cor a 8	LTP	Reações sistêmicas em crianças do mediterrâneo
Noz	Jug r 3	LTP	Reações sistêmicas em crianças do mediterrâneo
	Jug r 5	Profilina	
Amêndoa	Pru du 3	LTP	
	Pru du 4	Profilina	

LTP: proteína de transferência de lipídeos.
Fonte: Weinberger e Sicherer.[1]

É certo que retirar todos os tipos de oleaginosas da dieta é a abordagem mais segura, pois isso reduz muito o risco de reações acidentais. Entretanto, na prática, essa conduta pode ser mais difícil de ser alcançada e resultar em uma restrição alimentar e social desnecessária. Assim, qualquer que seja a abordagem dietética, é essencial ter uma avaliação e um plano para cada paciente. Além disso, ele e sua família devem possuir informações suficientes para que possam gerenciar a alergia da forma mais eficaz possível.[15]

Alimentos e ingredientes que contêm frutas oleaginosas e precisam ser evitados na dieta

As oleaginosas podem ser encontradas tanto na sua forma *in natura* quanto em produtos alimentícios processados; nesse caso, a exposição acidental torna-se um risco. Produtos como doces, chocolates, molhos, pães, barrinhas de ce-

Parte 2 - Alérgenos alimentares

real, alimentos sem glúten, biscoitos e bebidas lácteas, óleos e cafés aromatizados podem conter nozes como ingredientes, além de estarem presentes em vários pratos. O Quadro 1 mostra os alimentos que contêm ou podem conter o alérgeno.

Quadro 1 Alimentos que contêm ou podem conter frutas oleaginosas

Alimentos *in natura* que contêm frutas oleaginosas		
Amêndoa	Nozes	Castanha-do-pará
Castanha-de-caju	Macadâmia	Pinole
Noz-pecã	Pistache	Avelã
	Gianduia	
Alimentos processados que contêm frutas oleaginosas		
Extratos de oleaginosas	Pasta de oleaginosas	Farinha de oleaginosas
Manteiga de oleaginosas	Pralinê	Bebidas de oleaginosas
Alimentos ultraprocessados que podem conter frutas oleaginosas		
Mortadela	Pães	Alimentos sem glúten
Chocolates	Molho pesto	Barrinhas de cereal
Bebidas lácteas	Cafés aromatizados	Doces
	Salgadinhos industrializados	

Fonte: Adaptado de Food Allergy Research & Education (FARE).[16]

Características nutricionais das oleaginosas

De forma geral, as oleaginosas têm um elevado teor de lipídeos (40 a 60%) e proteínas (8 a 20%), com um bom perfil de aminoácidos capazes de atender grande parte das necessidades tanto de escolares quanto de adultos.[17,18] As oleaginosas também são boas fontes de outros nutrientes importantes classificados como funcionais, enfatizando-se os tipos de ácidos graxos, com os ácidos oleico e linoleico em boas proporções, os fitoesteróis, as fibras alimentares, e as vitaminas e minerais.[19,20]

Na Tabela 3, podem-se observar algumas dessas características por tipo de oleaginosa.

Capítulo 9 - Frutas oleaginosas 99

Tabela 3 Composição centesimal aproximada e valor energético de oleaginosas

Oleaginosas/ Nozes	Componentes (g -100 g)					
	Umidade	Lipídeos	Proteína	Carboidrato	Fibra alimentar	Valor energético
Amêndoa	9,51	45,93	21,41	20,67	-	581,69
Avelã	4,32	63,18	14,77	02,57	12,88	637,98
Castanha--de-caju	4,39	42,06	18,81	32,08	-	582,10
Castanha--do-pará	3,10	64,94	14,11	06,27	8,02	665,98
Macadâmia	2,10	66,16	8,40	22,18	-	717,76
Noz	3,94	65,07	13,81	15,23	-	701,79
Noz-pecã	7,40	62,14	07,50	21,08	-	673,58
Pistache	5,74	45,83	19,80	25,42	-	593,35

Fonte: Adaptado de Freitas e Naves.[20]

A Tabela 4 mostra como as castanhas são boas fontes de ácidos graxos insaturados, destacando a noz como o alimento que tem os maiores teores de α-linolênico (ômega 3), o que, de acordo com Alasalvar e Shahidi, tem efeito na redução dos riscos cardiovasculares e dos níveis lipídicos.[21,22]

Tabela 4 Composição média de ácidos graxos (%) de óleos extraídos de castanhas

Amostra de óleo	n-6	n-3	Saturados	Monoinsaturados	Poli-insaturados
Amêndoa	12,2	-	3,9	32,2	12,2
Castanha-de-caju	8,3	0,1	8,3	25,5	8,4
Castanha-do-pará	20,5	0,04	15,1	24,6	20,6
Macadâmia	1,3	0,2	12,1	58,9	1,5
Noz	38,1	9,1	6,1	8,9	47,2
Noz-pecã	20,6	1,0	6,2	40,8	21,6
Pistache	13,2	0,3	5,4	23,3	13,5

Fonte: Adaptado de Alasalvar e Shahidi.[21]

Substituição das oleaginosas na dieta

As oleaginosas não costumam fazer parte da dieta habitual das crianças, portanto, há menor impacto em comparação com outros alérgenos alimentares.

O consumo das oleaginosas pode ser substituído por outras fontes alimentares. Os principais nutrientes que precisam ser supridos no caso de exclusão das oleaginosas são os ácidos graxos insaturados e as proteínas.

Os mesmos podem ser encontrados em peixes gordurosos, como salmão, sardinha, atum, anchova, tucunaré etc. Já o perfil proteico pode ser facilmente substituído pelo consumo de carnes, laticínios e ovos.

Funções tecnológicas das oleaginosas

Dentro da técnica dietética, as oleaginosas podem ser consumidas cruas, tostadas com um pouco de sal e em algumas preparações doces e salgadas.

A seguir, são apresentadas algumas receitas para a substituição das oleaginosas nas preparações.

PRALINÊ COM SEMENTES DE ABÓBORA

Ingredientes:

- 2 xícaras (chá) de semente de abóbora
- 1 xícara (chá) de açúcar refinado
- 1/2 xícara (chá) de água
- 1 colher (café) de sal

Modo de preparo:

Em uma frigideira, adicione as sementes de girassol bem limpas e torre até ficar com um cheiro amendoado. Reserve.

Em outra panela, adicione a água e o açúcar e aguarde até começar a caramelizar. Quando começar a dourar, adicione as sementes de girassol, mexa e aguarde caramelizar por completo.

Despeje numa superfície lisa e espere esfriar.

MOLHO PESTO COM SEMENTES DE GIRASSOL

Ingredientes:

- 1/2 xícara (chá) de semente de girassol

- 1 dente de alho
- 1/2 xícara (chá) de azeite
- 1 colher (café) de sal
- 2 xícaras de manjericão
- 1/2 xícara (chá) de queijo coalho

Modo de preparo:

Em uma frigideira, adicione as sementes de girassol e toste levemente até ficar com um cheiro amendoado. Reserve.

Em seguida, processe os demais ingredientes com as sementes tostadas até obter a textura desejada.

Prove o sal e a pimenta e acerte o tempero, se necessário.

Pode servir ou armazenar na geladeira, em recipiente bem fechado.

BARRA DE CEREAIS

Ingredientes:

- 1 e 1/2 xícara (chá) de aveia
- 1/4 de xícara (chá) de coco ralado em flocos grossos
- 1/2 xícara (chá) de frutas secas de sua preferência
- 1/2 xícara (chá) de melado de cana
- 1/2 xícara (chá) de pasta de gergelim
- 1/2 xícara (chá) de mix de sementes de girassol e abóbora tostadas
- 1 1/2 colheres (sopa) de chia ou linhaça
- Uma pitada de sal
- Uma pitada de canela

Modo de preparo:

Misture tudo em um recipiente grande até obter uma massinha úmida.

Coloque toda a massa em uma forma e pressione bem para que todos os ingredientes fiquem bem grudadinhos.

Deixe descansar na geladeira por uns 20 minutos, para que fique mais fácil de cortar.

Divida em mais ou menos 12 barrinhas e embrulhe em papel-alumínio.

Considerações finais

A alergia a oleaginosas não é tão frequente, porém, sua gravidade é considerável, podendo envolver mais de um sistema ou órgão e, muitas vezes, estando relacionada a episódios de anafilaxia. A castanha-de-caju e a noz são as castanhas com maior prevalência de reação.

Apesar de ter uma importância nutricional muito grande na alimentação, a dieta sem oleaginosas pode ser facilmente realizada com a substituição de alguns nutrientes, como ácidos graxos e proteínas.

Referências

1. Weinberger T, Scott S. Current perspectives on tree nut allergy: a review. J Asthma Allergy 2018;11:41-51.
2. Pumphrey RS. Further reports of anaphylaxis in the UK. J Allergy Clin Immunol 2007;119(4):1018-9.
3. Geiselhart S, Hoffmann-Sommergruber K, Bublin M. Tree nut allergens. Mol Immunol 2018;100:71-81.
4. Alexander LG, Sessions RB, Clarke AR, Tatham AS, Shewry PR, Napier JA. Characterization and modelling of the hydrophobic domain of a sunflower oleosin. Planta 2002;214:546-51.
5. Parthibane V, Rajakumari S, Venkateshwar V, Iyappan R, Rajasekharan R. Oleosin is bifunctional enzyme that has both monoacylglycerol acyltransferase and phospholipase activities. J Biol Chem 2012;287:1946-54.
6. Fruit and Tree Nut Yearbook Tables United States Department of Agriculture Economics, Statistics and Market Information System. 2017. Disponível em: http://usda.mannlib.cornell.edu/.
7. Del Gobbo LC, Falk MC, Feldman R, Lewis K, Mozaffarian D. Effects of tree nuts on blood lipids, apolipoproteins, and blood pressure: systematic review, meta-analysis, and dose-response of 61 controlled intervention trials. Am J Clin Nutr 2015;102(6):1347-56.
8. Boyce JA, Assa'a A, Burks AW, Jones SM, Sampson HA, Wood RA, et al. Guidelines for the diagnosis and management of food allergy in the United States: summary of the NIAID-sponsored expert panel report. J Allergy Clin Immunol 2010;126(6):1105-18.
9. Zuidmeer L, Goldhahn K, Rona RJ, Gislason D, Madsen C, Summers C, et al. The prevalence of plant food allergies: a systematic review. J Allergy Clin Immunol 2008;121(5):1210-8.
10. Zuidmeer L, Goldhahn K, Rona RJ, et al. The prevalence of plant food allergies: a systematic review. J Allergy Clin Immunol 2008;121(5):1210-8.

11. Nwaru BI, Hickstein L, Panesar SS, Roberts G, Muraro A, Sheikh A. Prevalence of common food allergies in Europe: a systematic review and meta-analysis. Allergy 2014;69(8):992-1007.
12. Fleischer DM, Conover-Walker MK, Matsui EC, Wood RA. The natural history of tree nut allergy. J Allergy Clin Immunol 2005;116(5):1087-93.
13. Sicherer SH, Furlong TJ, Muñoz-Furlong A, Burks AW, Sampson HA. A voluntary registry for peanut and tree nut allergy: characteristics of the first 5149 registrants. J Allergy Clin Immunol 2001;108:128-32.
14. Rance F, Bidat E, Bourrier T, Sabouraud D. Cashew allergy: observations of 42 children without associated peanut allergy. Allergy 2003;58:1311-4.
15. Stiefel G, Anagnostou K, Boyle RJ, et al. BSACI guideline for the diagnosis and management of peanut and tree nut allergy. Clin Exp Allergy 2017;47: 719-39.
16. Food Allergy Research & Education (FARE) [*homepage* na Internet]. Tips for avoiding your allergen. Disponível em: https://www.foodallergy.org/common-allergens/tree-nut-allergy
17. Skolnick HS, Conover-Walker MK, Koerner CB, Sampson HA, Burks AW, Wood RA. The natural history of peanut allergy. J Allergy Clin Immunol 2001;107:367-74.
18. Venkatachalam M, Sathe SK. Chemical composition of selected edible nut seeds. J Agric Food Chem 2006;54(13):4705-14.
19. Jonnala RS, Dunford NT, Chenault K. Nutritional composition of genetically modified peanut varieties. J Food Sci 2005;70(4):254-6.
20. Freitas JB, Maria MVN. Composição química de nozes e sementes comestíveis e sua relação com a nutrição e saúde. Rev Nutr 2010;23(2):269-79.
21. Alasalvar C, Shahidi F. Tree nuts: composition, phytochemicals and health effects. Boca Raton: CRC Press; 2008.
22. Yang, J. Brazil nuts and associated health benefits: a review. Food Sci Tecnol 2009;42(1):1573-80.

Capítulo 10

Peixes

Tâmara Hamburger Tambellini

Introdução

A alergia a peixe está entre as mais comuns no mundo e, com a alergia a frutos do mar, é uma das principais causas de anafilaxia.[1]

Prevalência de alergia a peixes

A prevalência mundial deste tipo de alergia é muito variável, pois depende dos métodos de avaliação e diagnóstico utilizados nos estudos. A prevalência relatada por métodos baseados em questionários varia de 0 a 7%. Se identificada por meio de história clínica em combinação com *prick test* e exames de IgE específica, varia de 0-2,9% e as taxas de prevalência confirmadas por teste de provocação oral duplo-cego ou aberto placebo controlado são de 0-0,3%.[2] Os dados disponíveis atualmente são limitados e sugerem que a prevalência de alergia a peixe seja maior em países em que há alto consumo desse alimento e indústrias de processamento de pescado, além de variações de acordo com a idade, sendo mais comum em adultos, e com a região, atribuídas a diferentes práticas alimentares e dietéticas.[2-4]

Características do alérgeno

Atualmente, 21 alérgenos de 15 espécies de peixes são oficialmente reconhecidos pela Organização Mundial da Saúde e pela União Internacional de Sociedades Imunológicas (Tabela 1).[5]

Tabela 1 Alérgenos de peixes com nomenclatura aprovada pela Organização Mundial da Saúde e pela União Internacional de Sociedades de Imunologia

Alérgeno	Espécie (nome científico)	Espécie (nome comum)	Nome do alérgeno
Beta-parvalbumina	*Clupea harengus*	Arenque-do--atlântico	Clu h 1
	Cyprinus carpio	Carpa comum	Cyp c 1
	Gadus callarias	Bacalhau	Gad c 1
	Gadus morhua	Bacalhau-do--atlântico	Gad m 1
	Lates calcarifer	Badejo	Lat c 1
	Lepidorhombus whiffiagonis	Areeiro	Lep w 1
	Oncorhynchus mykiss	Truta-arco-íris	Onc m 1
	Rastrelliger kanagurta	Cavala indiana	Ras k 1
	Salmo salar	Salmão-do--atlântico	Sal s 1
	Sardinops sagax	Sardinha	Sar sa 1
	Sebastes marinus	Peixe rosa / cantarilho ou peixe-vermelho/ arinca da Noruega	Sub m 1
	Thunnus albacares	Atum-albacora	Thu a 1
	Xiphias gladius	Peixe-espada	Xip g 1
Beta-enolase	*Gadus morhua*	Bacalhau-do--atlântico	Gad m 2
	Salmo salar	Salmão-do--atlântico	Sal s 2
	Thunnus albacares	Atum-albacora	Thu a 2
Aldolase A	*Gadus morhua*	Bacalhau-do--atlântico	Gad m 3
	Salmo salar	Salmão-do--atlântico	Sal s 3
	Thunnus albacares	Atum-albacora	Thu a 3
Tropomiosina	*Oreochromis mossambicus*	Tilápia moçambique	Ore m 4
Vitelogenina	*Oncorhynchus keta*	Salmão-cão	Onc k 5

Fonte: Tong, Yuen, Wai, Leung, Chu, Leung, 2018.[5]

Noventa por cento dos pacientes alérgicos a peixe reagem à parvalbumina, uma proteína muscular importante para a ligação de cálcio. É termorresistente e mantém sua atividade alergênica sob condições ácidas e após a ação de pepsina.[3,5] Com base nas sequências de aminoácidos, a família de proteínas parvalbumina pode ser classificada como subtipo alfa (não alergênica) ou como subtipo beta.[4]

Os peixes ósseos contêm principalmente parvalbuminas do subtipo beta, enquanto o subtipo alfa é encontrado em peixes cartilaginosos, como o cação, o tubarão e a raia, e em outros vertebrados, como a rã, o frango e até mesmo nos seres humanos.[3,4] A alergenicidade e a reatividade cruzada da alfa-parvalbumina dos peixes cartilaginosos, uma potencial alternativa alimentar, ainda não são bem compreendidas.[6] Até o momento, mais de 260 isoformas de parvalbumina foram identificadas,[7] o que aumenta a complexidade do diagnóstico de alergia a peixe e a detecção da parvalbumina alergênica.[3,4]

Além das parvalbuminas, outras proteínas do peixe parecem ser alérgenos importantes. Enolases e aldolases são enzimas sensíveis ao calor e foram identificadas como importantes alérgenos no bacalhau, no salmão e no atum.[3,4] A vitelogenina, proteína da ova do peixe, foi identificada como alérgeno alimentar em caviar proveniente de diferentes peixes. A tropomiosina, proteína muscular filamentosa, foi identificada como alérgeno em pacientes sensibilizados à tilápia.[4]

Reatividade cruzada

Em consequência da variedade de proteínas envolvidas, a reatividade cruzada entre espécies é comum e parece ser determinada pelo grau de homologia de aminoácidos e pelo número de isoformas do alérgeno presente na espécie.[4] Segundo Kalic et al., os pacientes alérgicos devem ser aconselhados a evitar todos os tipos de peixe.[6] Porém, a tolerância é individual e deverá ser sempre avaliada de acordo com o caso.

Já foram descritas reação cruzada entre peixes e outras carnes, como reações sorológicas cruzadas entre beta-parvalbuminas de peixe e de rã, e a reatividade cruzada entre os alérgenos de peixes e os do frango, incluindo parvalbuminas, enolases e aldolases.[5] Por haver apenas achados laboratoriais e relatos de reação cruzada escassos, não há necessidade de restrição na prática clínica.

Contaminantes de peixes, como bactérias, vírus, toxinas marinhas, parasitas e aminas biogênicas, e ingredientes comuns utilizados em seu preparo, como temperos e glutamato monossódico, estão relacionados com reações adversas ao consumo de peixe. Devido à semelhança nas reações clínicas, muitas vezes são confundidas com a alergia verdadeira a peixe e merecem atenção no diagnóstico diferencial.[3]

Alimentos e ingredientes que contêm peixe e precisam ser evitados na dieta

Existem mais de 20 mil espécies de peixes no mundo, entre as quais o salmão, o atum e o linguado são as causadoras de alergia mais comuns.[9] A Tabela 2 apresenta outras espécies, preparações culinárias e ingredientes relacionados às reações alérgicas.

Tabela 2 Alimentos a serem evitados na alergia a peixes

Alimentos	Preparações	Ingredientes
Anchova (aliche)	Bacalhoada	Cartilagem e barbatana de tubarão
Arenque	*Bouillabaisse*	Gelatina de peixe
Atum	Caldeirada	Farinha de peixe
Bacalhau	Ceviche	Óleo de peixe
Badejo	Cuscuz paulista	Temperos e condimentos à base de peixe
Cavala	*Gefilte fish*	
Caviar	Hambúrguer de peixe	
Garoupa	Molho Caesar*	
Linguado	Molho Worcestershire	
Peixe-espada	Moqueca	
Peixe-gato	Sardela	
Pescada	Sardinha escabeche	
Polaca	Peixada	
Robalo	Peixe ensopado, assado, frito, empanado	
Salmão		
Sardinha	*Pizza* de aliche	
Tilápia	Pratos da cozinha asiática, tailandesa e vietnamita	
Truta	*Surimi* de peixe (*kani-kama*)	

* Pode conter anchova em sua preparação.
Fonte: FARE, 2019.[9]

Em indivíduos mais sensíveis, é necessário evitar restaurantes de peixes, de frutos do mar e étnicos, como chineses, tailandeses, vietnamitas, onde há alto risco de contato cruzado. Além disso, devem evitar tocar peixes, ir a mercados de peixes e estar em áreas onde os peixes são cozidos, pois os vapores de cocção podem conter proteínas.[10]

108 Parte 2 - Alérgenos alimentares

Suplementos alimentares à base de óleo de peixe ou alimentos suplementados com ácidos graxos ômega-3, muito comuns atualmente, podem conter proteínas de peixe e causar sintomas em indivíduos com maior grau de sensibilidade.[10]

Características nutricionais dos peixes

Os peixes são fontes de proteína de alto valor biológico, de vitaminas lipossolúveis, de minerais, como fósforo e cálcio. Também são as principais fontes alimentares de ácidos graxos essenciais ômega-3, especialmente ácido eicosapentaenoico (EPA) e ácido docosaexaenoico (DHA), os quais têm sido relacionados a efeitos anti-inflamatórios, à prevenção de infecções, câncer e doenças neurológicas, à redução do risco de doenças cardiovasculares no adulto e ao desenvolvimento do sistema nervoso central e da retina do feto durante a gestação e a primeira infância (Tabela 3).[4,11]

Tabela 3 Alimentos que podem ser utilizados como substitutos na dieta isenta de peixes

Nutrientes	Fontes alternativas
Proteínas de alto valor biológico	Carne de outros animais (vaca, frango, porco, carneiro etc.), laticínios e ovos
EPA	Nozes, macadâmia, sementes e óleo de chia e linhaça, óleo de soja, óleo de canola
DHA	Óleo de algas
Vitaminas lipossolúveis	Óleos vegetais, oleaginosas, sementes, laticínios integrais, ovos
Fósforo	Carne de outros animais, laticínios, ovos e leguminosas
Cálcio	Laticínios, gergelim, folhas verdes-escuras, amêndoas

Fonte: TACO, 2011.[12]

Uma alternativa dietética para a falta de EPA/DHA na dieta sem peixe seria o ácido alfa-linolênico (ALA), também um ácido graxo poli-insaturado (LC-PUFA) essencial da família ômega-3, o qual é convertido no organismo por enzimas dessaturases e elongases. Suas principais fontes são as nozes e sementes de linhaça. No entanto, esse processo é limitado em seres humanos, com taxas de conversão muito baixas, de 0,25-7,0% para o EPA e de 0,01-0,05% para o DHA. A conversão de ALA em EPA e DHA depende de vários fatores dietéticos e genéticos: a proporção de ácido linolênico (AL) e ALA na dieta, a deficiência de outros nutrientes (como vitamina A), a diferença de gênero (mulheres apresentam maior taxa de conversão) e polimorfismos em dessaturases e elongases. Uma vez que AL e ALA competem pelas mesmas enzimas durante a biossíntese de LC-PUFA, uma menor proporção de AL (ômega-6) para ALA (ômega-3) favorece a síntese de EPA/DHA.[11,13]

A Tabela 4 apresenta as recomendações de gorduras total e poli-insaturadas em relação ao valor energético total da dieta.

Tabela 4 Recomendações de gorduras poli-insaturadas (% VET)

	Crianças 1 a 3 anos (%)	Crianças 4 a 18 anos (%)	Adultos (%)
Gordura total	30-40	25-35	20-35
Ácido linoleico (w-6)*	5-10	5-10	5-10
Ácido alfa-linolênico (w-3)*	0,6-1,2	0,6-1,2	0,6-1,2

*Aproximadamente 10% do total podem vir de ácidos graxos w-3 ou w-6 de cadeia mais longa.
Fonte: DRIs, 2005.[14]

Nos países ocidentais, uma das recomendações atuais para a prevenção de doenças coronárias é 500 mg por dia de EPA mais DHA, o equivalente a duas refeições de peixes oleosos por semana.[15]

As algas são os principais produtores de DHA na cadeia alimentar marinha, e seu óleo parece ser uma fonte alternativa mais viável e sustentável desse ácido graxo.[13,16] Microalgas e protistas semelhantes a microalgas são produzidos em instalações de fermentação fechadas e controladas, são vegetarianos e não entram em contato com contaminantes oceânicos. Seu óleo já tem sido usado em produtos comerciais, como fórmulas infantis e suplementos alimentares.[17]

Uma revisão recente confirmou que a suplementação com DHA de algas aumenta as concentrações séricas e plaquetárias de DHA e de ômega-3 em vegetarianos. Esse achado é relevante, uma vez que se sabe que essa população apresenta concentrações séricas e plasmáticas de DHA mais baixas do que onívoros.[18]

Considerações finais

Apesar da baixa prevalência desse tipo de alergia e de ela incluir apenas uma categoria de alimento, o alto risco de anafilaxia e sua característica nutricional evidenciam a importância do correto diagnóstico e acompanhamento.

O aconselhamento dietético dos indivíduos alérgicos a peixes deve ser estimulado, uma vez que estes são fontes primordiais de EPA e DHA, nutrientes essenciais para a saúde humana.

Referências

1. Sampson HA. Anaphylaxis and emergency treatment. Pediatrics 2003;111:1601-8.
2. Moonesinghe H, Mackenzie H, Venter C, Kilburn S, Turner P, Weir K, et al. Prevalence of fish and shellfish allergy: A systematic review. Ann Allergy Asthma Immunol 2016;117:264-72.
3. Sharp MF, Lopata AL. Fish allergy: In review. Clinic Rev Allerg Immunol 2014;46:258-71.
4. Kuehn A, Swoboda I, Arumugam K, Hilger C, Hentges F. Fish allergens at a glance: Variable allergenicity of parvalbumins, the major fish allergens. Front Immunol 2014;5:179.
5. Tong WS, Yuen AWT, Wai CYY, Leung NYH, Chu KH, Leung PSC. Diagnosis of fish and shellfish allergies. J Asthma Allergy 2018;11:247-60. Review.
6. Kalic T, Morel-Codreanu F, Radauer C, Ruethers T, Taki AC, Swoboda I, et al. Fish-allergic patients tolerate ray based on the low allergenicity of its parvalbumina. J Allergy Clin Immunol: In Practice2019;7(2):500–508.e11.
7. Allergome Platforme. Disponível em: http://www.allergome.org/.
8. Sociedade Portuguesa de Alergologia e Imunologia Clínica (PT). Alergia alimentar: Conceitos, Conselhos e Precauções. 2017.
9. FARE – Food Allergy Research & Education [*homepage* na Internet]. McLean. Fish allergy. Disponível em: https://www.foodallergy.org/common-allergens/fish.
10. Consortium of Food Allergy Research. Fish avoidance [*homepage* na Internet]. New York. Disponível em: https://web.emmes.com/study/cofar/FISHAvoidance.pdf.
11. Saini RK, Keum YS. Omega-3 and omega-6 polyunsaturated fatty acids: Dietary sources, metabolism, and significance – A review. Life Sciences 2018;203:255-67.
12. Tabela Brasileira de Composição de Alimentos/NEPA – Unicamp. 4.ed. rev. e ampl.– Campinas, SP: NEPA/Unicamp, 2011;161p.
13. Lane K, Derbyshire E, Li W, Brennan C. Bioavailability and potential uses of vegetarian sources of omega-3 fatty acids: A review of the literature. Crit Rev Food Sci Nut 2014;54(5):572-9.
14. Institute of Medicine. Dietary reference intakes for energy, carbohydrate, fiber, fat, fatty acids, cholesterol, protein, and amino acids. Washington, DC: The National Academies Press; 2005.
15. Kris-Etherton PM, Grieger JA, Etherton TD. Dietary reference intakes for DHA and EPA. Prostaglandins leukot. Essent. Fatty acids 2009;81:99-104.
16. Adarme-Vega TC, Thomas-Hall SR, Schenk PM. Towards sustainable sources for omega-3 fatty acids production. Cur Opi Biotechnol 2014;26:14-8.

17. Lenihan-Geels G, Bishop KS, Ferguson LR. Alternative sources of omega-3 fats: Can we find a sustainable substitute for fish? Nutrients 2013;5:1301-15.
18. Craddock JC, Neale EP, Probst YC, Peoples GE. Algal supplementation of vegetarian eating patterns improves plasma and serum docosahexaenoic acid concentrations and omega-3 indices: a systematic literature review. J Hum Nut Diet 2017;30(6):693-9.

Capítulo 11

Frutos do mar

Renata Magalhães Boaventura
Raquel Bicudo Mendonça

Introdução

Os frutos do mar são considerados parte de um grupo de animais aquáticos comestíveis, incluindo os crustáceos (caranguejo, lagosta, lagostim e camarão) e os moluscos (mexilhão, polvo, lula e ostra).[1]

Características do alérgeno

Os componentes proteicos encontrados nos frutos do mar são denominados tropomiosina (Pen a 1), arginina quinase (Pen m 2), proteína sarcoplasmática ligadora de cálcio (Lit v 4) e miosina de cadeia leve (Lit v 3).[2]

A tropomiosina é o principal alérgeno dos frutos do mar e possui ampla distribuição entre as diferentes espécies.[3] Por ser uma proteína estável ao calor, pode desencadear reações alérgicas mesmo após a cocção dos alimentos.[4]

Prevalência de alergia a frutos do mar

A alergia a frutos do mar é a maior causa de reações anafiláticas graves.[5,6] A prevalência de alergia a frutos do mar é de 1,3% nos Estados Unidos, sendo o camarão o alimento mais comumente envolvido.[7]

Em estudo populacional retrospectivo realizado em Boston, Estados Unidos, entre 2000 e 2013, avaliaram-se as reações mediadas por IgE e anafiláticas entre 27 milhões de pacientes; destes, 0,9% apresentaram alergia a frutos do mar.[8] Uma revisão sistemática e meta-análise realizadas na Europa, incluindo 42 estudos publicados entre 2000 e 2012, encontrou uma prevalência de alergia alimentar autorrelatada de 1,3% para frutos do mar. Entretanto, quando foi utilizado o teste de provocação oral como método de diagnóstico, a prevalência foi de 0,1%.[9] De todos os frutos do mar, o camarão é responsável por cerca de 64% das reações alérgicas e a maior causa de anafilaxia.[6,10] Em estudo realizado em três clínicas de alergia do Centro Médico do Texas, entre janeiro de 1997 e janeiro de 2010, foram registrados 5162 adultos atendidos. Destes, 640 (12,4%) tinham alergia alimentar: 159 (24,8%) tinham alergia a frutos do mar; destes, 69 pacientes apresentavam alergia a crustáceos, sendo que 50 (72,5%) tinham alergia a camarão.[10] Outro estudo realizado na Austrália, entre 2006 e 2009, verificou que das 167 crianças com história de alergia alimentar, 71 apresentavam alergia a crustáceos, sendo o camarão o mais comum (87%)[6].

Diferentemente do que ocorre com a maioria das outras alergias alimentares, como leite, soja e ovo, a alergia a frutos do mar persiste em até 90% dos pacientes, sendo, portanto, mais comum em adultos.[1,9,11] Vale ressaltar que, em adultos, a alergia alimentar pode ter persistido desde a infância ou se desenvolvido na fase adulta.[12]

Reatividade cruzada

A tropomiosina é um panalérgeno amplamente distribuído entre os diferentes frutos do mar e observa-se 75% de risco de reatividade cruzada entre as espécies.[3]

Entretanto, a reatividade cruzada entre crustáceos e moluscos não ocorre de maneira uniforme, ou seja, raramente quem apresenta alergia a frutos do mar é alérgico a todos os tipos dessa classe. Indivíduos podem ser alérgicos a camarão e tolerar ostras, por exemplo. Por isso é necessário avaliar cada caso, sendo que o acompanhamento e a avaliação da equipe médica são indispensáveis para determinar quais alimentos são seguros.[12]

A reatividade cruzada entre peixes e frutos do mar não costuma ser observada. Pessoas com alergia a peixe geralmente podem comer frutos do mar e vice-versa.[12]

A tropomiosina encontrada nos frutos do mar faz parte também da composição do *anisakis*, parasita que pode se instalar na carne de algumas espécies de peixes. Por esse motivo, pessoas alérgicas a frutos do mar podem ter reação alérgica se consumirem um peixe contaminado por esse parasita.[1]

A presença de IgE específica para a tropomiosina também pode indicar reatividade cruzada com ácaros e baratas.[13]

Alimentos e ingredientes que contêm o alérgeno e precisam ser evitados

O tratamento da alergia alimentar é baseado na retirada do alimento envolvido. Como descrito, quem tem alergia a determinado fruto do mar nem sempre é alérgico a todos os outros, por isso é preciso investigação junto à equipe médica para fechar o diagnóstico.[12,14]

A Tabela 1 apresenta a lista de alimentos que devem ser evitados durante a fase de investigação dos frutos do mar envolvidos nas reações alérgicas em um indivíduo.

Tabela 1 Alimentos a serem evitados na alergia a frutos do mar

Crustáceos	Moluscos	
Camarão (de todas as espécies) Lagosta Lagostim Caranguejo Siri *Kani-kama**	Ostra Marisco Mexilhão Lambreta Lambe-lambe Berbigão Vôngole Sururu	Lula Polvo Vieiras *Escargot***

*É importante ler o rótulo, pois alguns podem conter extrato de caranguejo.
**Apesar de não ser um fruto do mar, é um molusco comestível que contém tropomiosina.
Fonte: elaborada pelas autoras.

Características nutricionais do alimento

O consumo de pescados, em geral, vem crescendo no Brasil. De 1999 a 2011, o consumo por pessoa teve um aumento de 81% (de 6,15 kg/habitante/ano para 11,17 kg/habitante/ano), entretanto, essa média de consumo pode variar entre as regiões do país. A região Norte, por exemplo, consome cerca de 30 kg/habitante/ano, muito acima da média nacional.[15]

Em geral, os frutos do mar são fontes de proteínas de alto valor biológico, com baixo teor de gordura saturada, além de conterem ácidos graxos essenciais e serem fontes de minerais, como o selênio, o ferro, o iodo e o zinco.[16,17] A Tabela 2 apresenta a quantidade de macronutrientes e de alguns minerais em 100 g de alguns tipos de frutos do mar.

Tabela 2 Quantidade de micronutrientes em 100 g de alimento, para cada um dos frutos do mar mais comuns no Brasil*

Alimento	Carboidrato (g)	Proteína (g)	Lipídeo total (g)	AGS (g)	AGM (g)	AGP (g)	Selênio (mcg)	Ferro (mg)	Zinco (mg)
Camarão cru	0,91	13,61	1,01	0,26	0,18	0,3	29,6	0,21	0,97
Caranguejo cru	0	18,29	0,6	0,09	0,08	0,13	36,4	0,59	5,95
Lagostim selvagem cru	0	15,97	0,95	0,16	0,17	0,29	31,6	0,84	1,3
Mexilhão comum cru	3,69	11,9	2,24	0,43	0,51	0,61	44,8	3,95	1,6
Lula crua	3,08	15,58	1,38	0,36	0,11	0,52	44,8	0,68	1,53
Polvo cru	2,2	14,91	1,04	0,23	0,16	0,24	44,8	5,3	1,68

AGS: ácidos graxos saturados; AGM: ácidos graxos monoinsaturados; AGP: ácidos graxos poli-insaturados.
* Cálculos feitos com base nas informações nutricionais da Tabela do Departamento de Agricultura dos Estados Unidos (disponível em: https://fdc.nal.usda.gov/). Tabela elaborada pelas autoras.

Substituição dos frutos do mar na dieta

O consumo de frutos do mar pode ser substituído por outras fontes proteicas, como carne, ovos e frango e até peixes, nos casos em que não há também alergia a peixe.[12] A Tabela 3 mostra exemplos de fontes alimentares alternativas baseados nos principais nutrientes encontrados nos frutos do mar.

Tabela 3 Alimentos que podem ser utilizados como substitutos na dieta isenta de frutos do mar

Nutriente	Fontes alternativas
Proteínas de alto valor biológico	Carne de outros animais, inclusive peixe (se o indivíduo não for alérgico a peixe), leite e ovos
Ácidos graxos essenciais	Peixes gordurosos (p. ex.: salmão, sardinha etc.)
Selênio	Castanha-do-pará, carnes
Ferro	Carnes, leguminosas e vegetais de folhas verdes-escuras
Iodo	Peixes de água salgada; sal iodado
Zinco	Carnes, castanhas

Fonte: Elaborada pelas autoras.

Funções tecnológicas dos frutos do mar em preparações

A principal função dos frutos do mar em preparações é conferir sabor, aroma e textura. Por isso, é muito difícil substituí-los sem que haja modificações significativas nas características organolépticas do produto final.

Uma alternativa para algumas preparações culinárias e para a elaboração de produtos alimentícios é substituir os frutos do mar por algumas espécies de peixes. O *kani-kama* é um exemplo de produto alimentício no qual o peixe é utilizado em substituição ao caranguejo, principalmente para imitar sua textura.

Considerações finais

A alergia a frutos do mar está entre as alergias alimentares menos estudadas, mas nem por isso é menos importante.

Apesar de a prevalência de alergia a frutos do mar ser menor, em relação aos outros alimentos potencialmente alergênicos, o camarão, por exemplo, é o alimento mais comumente implicado em reações anafiláticas atendidas em serviços de emergência.

A dieta isenta de frutos do mar parece não impor grandes riscos nutricionais, contanto que o indivíduo possa consumir as fontes dietéticas alternativas, como as carnes, por exemplo.

Referências

1. Ruethers T, Taki AC, Johnston EB, Nugraha R, Le TTK, Kalic T, et al. Seafood allergy: A comprehensive review of fish and shellfish allergens. Mol Immunol 2018;100:28-57.
2. Pedrosa M, Boyano-Martínez T, García-Ara C, Quirce S. Shellfish allergy: A comprehensive review. Clin Rev Allergy Immunol 2015;49(2):203-16.
3. Sicherer SH. Clinical implications of cross-reactive food allergens. J Allergy Clin Immunol 2001;108(6):881-90.
4. Usui M, Harada A, Yasumoto S, Sugiura Y, Nishidai A, Ikarashi M, et al. Relationship between the risk for a shrimp allergy and freshness or cooking. Biosci Biotechnol Biochem 2015;79(10):1698-701.
5. Thalayasingam M, Gerez IFA, Yap GC, Llanora G V., Chia IP, Chua L, et al. Clinical and immunochemical profiles of food challenge proven or anaphylactic shrimp allergy in tropical Singapore. Clin Exp Allergy 2015;45(3):687-97.

6. Turner P, Ng I, Kemp A, Campbell D. Seafood allergy in children: A descriptive study. Ann Allergy, Asthma Immunol 2011;106(6):494-501.
7. Chokshi NY, Maskatia Z, Miller S, Guffey D, Minard CG, Davis CM. Risk factors in pediatric shrimp allergy. Allergy Asthma Proc 2015;36(4):65-71.
8. Acker WW, Plasek JM, Blumenthal KG, Lai KH, Topaz M, Seger DL, et al. Prevalence of food allergies and intolerances documented in electronic health records. J Allergy Clin Immunol 2017;140(6):1587-91.
9. Nwaru BI, Hickstein L, Panesar SS, Roberts G, Muraro A, Sheikh A. Prevalence of common food allergies in Europe: A systematic review and meta-analysis. Allergy Eur J Allergy Clin Immunol 2014;69(8):992-1007.
10. Khan F. Adult seafood allergy in the Texas Medical Center: A 13-year experience. Allergy Rhinol. 2011;2(2):71–7.
11. Sicherer SH, Sampson HA. Food allergy: A review and update on epidemiology, pathogenesis, diagnosis, prevention and management. J Allergy Clin Immunol 2017;141(1):41-58.
12. Skypala IJ, McKenzie R. Nutritional issues in food allergy. Clinical reviews in allergy & immunology. Clin Rev Allergy Immunol 2019;57(2):166–178.2018;1-13.
13. Canonica G, Ansotegui I. A WAO-ARIA-GA²LEN consensus document on molecular-based allergy diagnostics. World Allergy Organ 2013;6(1):17.
14. Muraro A, Werfel T, Hoffmann-Sommergruber K, Roberts G, Beyer K, Bindslev-Jensen C, et al. EAACI Food Allergy and Anaphylaxis Guidelines: Diagnosis and management of food allergy. Allergy Eur J Allergy Clin Immunol 2014;69(8):1008-25.
15. Serviço Brasileiro de Apoio às Micro e Pequenas Empresas – Sebrae. Aquicultura no Brasil. Brasília; 2015.
16. Fairweather-Tait S, Hurrell RF. Bioavailability of minerals and trace elements. Nutr Res Rev 1996;9(01):295.
17. Gordon DT. Minerals in seafoods: their bioavailability and interactions. Food Technol 1988;42(5):156-9.

Capítulo 12

Milho

Amanda Guimarães

Introdução

O milho é um cereal milenar provavelmente originário do continente americano. A planta é explorada desde os primórdios da agricultura e já foi o principal cultivo de civilizações astecas, maias e incas.[1,2]

Com o passar dos anos, para que sua sobrevivência fosse possível, o milho passou por processos de domesticação,* tornando-se uma planta com capacidade de adaptação às mais variadas condições climáticas e podendo ser plantada em praticamente todas as regiões do mundo.[1,3]

Atualmente, o Brasil se destaca entre os principais países produtores e consumidores de milho.[4] Aqui, o milho tem significado social e cultural: peças de artesanato, como bonecos, chapéus, cestos, bolsas, flores, telas e outros itens, podem ser confeccionados com a palha do milho;[1] as festas juninas, comemoradas em todo o território nacional, principalmente na região Nordeste, são realizadas na época da colheita do milho; o milho é o principal ingrediente dos pratos típicos da época, como bolos, canjica, curau, pamonha, munguzá e pães, por exemplo.

Além de ser bastante utilizado na alimentação, o milho também pode ser empregado como matéria-prima na produção de medicamentos, lápis de cor e de cera, combustível, cosméticos, creme dental, pigmentos, entre outros.[1]

---

* Domesticação: seleção de plantas de acordo com suas características e com as necessidades do homem. Esse processo acarreta em modificações genéticas na espécie.

O aumento crescente da população mundial e da necessidade de produzir comida para todos, associado ao avanço da tecnologia, levou ao desenvolvimento de alimentos geneticamente modificados (transgênicos) com o propósito de reduzir as perdas na colheita, aumentando a resistência a pragas/insetos, a doenças e a tolerância a herbicidas.[1] No Brasil, estima-se que, entre os anos de 2016 e 2017, aproximadamente 88,4% do milho plantado era transgênico.[5] Logo, quase todo o milho cultivado e consumido pela população brasileira é geneticamente modificado.

A questão central é se essas modificações na estrutura proteica do cereal poderiam caracterizar um potencial alergênico ao alimento.[6-8] Entretanto, os resultados das pesquisas ainda são inconclusivos, não havendo evidências que confirmem a relação entre o consumo de milho transgênico e a alergia alimentar (AA).

Prevalência de alergia ao milho

As reações alérgicas ao milho são muito raras.[9] Ainda há poucos estudos e muitos questionamentos sobre esse tipo de alergia, os mecanismos e sintomas envolvidos, a prevalência em crianças e adultos, as proteínas alergênicas envolvidas e os alimentos que podem desencadear uma reação cruzada com esse cereal. Sabe-se, entretanto, que a prevalência das alergias alimentares pode variar de acordo com a área geográfica, as características da população, seus hábitos alimentares, a exposição ao alérgeno alimentar e os métodos diagnósticos utilizados.[10] Assim como ocorre nas demais alergias alimentares, o manejo da alergia ao milho se baseia na retirada total desse cereal da alimentação.

No Brasil, embora os casos de alergia ao milho ainda não tenham sido amplamente descritos na literatura, o estudo PROAL I (Projeto Alergia I),[11] que teve como objetivo determinar a frequência de sensibilização aos principais alérgenos em crianças atendidas em serviços brasileiros de alergia, identificou um aumento da prevalência de crianças sensíveis ao milho, estando esse cereal listado entre os principais alérgenos alimentares para esse grupo. Mais recentemente, dados preliminares da segunda etapa do estudo PROAL II apontou que houve aumento significativo (10,9% *versus* 16,9%) da sensibilização ao milho entre os estudos (PROAL I *versus* PROAL II).[12] O milho também está entre os alérgenos alimentares mais frequentemente implicados na gastrite eosinofílica alérgica.[10]

Características do alérgeno

Entre as principais proteínas do milho consideradas alergênicas, destacam-se a proteína transportadora de lipídeos (LTP) e o inibidor de alfa-amilase e tripsina.[6,13] Estudos realizados em países do sul europeu indicam que a LTP é considerada a proteína mais relevante envolvida na reação alérgica ao milho nessa população. Essa proteína apresenta baixo peso molecular, resistência ao calor (é termoestável) e aos tratamentos enzimático e químico.[13-15]

Reatividade cruzada

In vitro, as proteínas do milho podem reagir de forma cruzada com o trigo, o centeio, a aveia, a cevada e o arroz. Alguns estudos (*in vitro*) também demonstram reatividade cruzada entre a LTP do milho e as LTP do pêssego, da maçã, da noz, da avelã, do amendoim, da semente de girassol e do damasco.[13,16,17] No entanto, como as análises foram realizadas *in vitro*, não é recomendado evitar ou excluir esses alimentos para uma criança alérgica ao milho que não apresenta reação aos alimentos referidos. No entanto, no Brasil, são escassos estudos que abordem a alergia ao milho e identifiquem as principais frações proteicas envolvidas na reação alérgica. Assim, ainda não temos como afirmar que as LTPs também são as principais proteínas responsáveis pelo desenvolvimento das reações alérgicas ao milho na população brasileira.

Alimentos e ingredientes que contêm milho e precisam ser evitados na dieta

O milho é amplamente utilizado na alimentação humana, na forma de espiga, grãos ou preparações culinárias[3] (Tabela 1) e como ingrediente de rações para consumo animal, principalmente suínos e aves.[1,18]

Os principais tipos de milho destinados ao consumo humano são: milho comum e milho-doce (este ainda pouco comum no Brasil), que podem ser consumidos *in natura*, na forma de espigas, ou em grãos enlatados em conserva; milho-pipoca, utilizado para o preparo de pipoca; e minimilho ou *baby-corn*, de sabor adocicado, que pode ser consumido *in natura* ou em conserva.[1]

O milho-verde, mais comum, pode ser consumido na espiga (assado ou cozido) ou utilizado como ingrediente em preparações culinárias, como canjica, curau, pamonha, polenta, mingau, munguzá, bolos, sorvetes, cremes, pudim e pratos salgados, como sopas, cremes, suflês, pães, refogado com temperos, como recheio para pratos variados, em bolinhos, saladas e farofas.[3]

Nas Tabelas 1 e 2 estão descritas preparações culinárias, alimentos, ingredientes e bebidas que podem conter milho e que precisam ser evitados em uma dieta isenta desse cereal. O milho também pode fazer parte da composição de medicamentos como os antibióticos (p. ex., a penicilina) e a Aspirina®. Alimentos para animais de estimação também podem conter milho.[1]

Tabela 1 Variedades do milho e preparações culinárias que contêm milho

Variedades	Preparações culinárias
Milho-verde fresco, refogado ou em conserva, milho de pipoca	Creme de milho, pamonha, canjica, curau, sorvete, suco, farofa, torta, salgados e pipoca de milho
Farinha de milho, fubá, sêmola de milho	Cuscuz, angu, polenta, bolos de milho e de fubá, broa de milho, pães de milho
Amido de milho (maisena)	Mingau, cremes e biscoitos de milho
Glicose de milho	Caldas, molhos e doces de milho
Cereal de milho pré-cozido e óleo de milho	Usos variados na culinária

Obs.: é comum o uso de milho nas culinárias mexicana e brasileira, principalmente nas regiões Norte e Nordeste do país.
Fonte: Adaptado de Philippi, 2018.[19]

Tabela 2 Alimentos, ingredientes e bebidas que podem conter milho*

Batata *chips*	Manteiga de amendoim
Bebidas gasosas	Margarinas
Cafés e chás instantâneos	Molhos para saladas
Balas, confeitos e chicletes de goma	Mostarda preparada
Alimentos congelados	Pães e biscoitos
Iogurtes	Corn Flackes® e cereais matinais à base de milho
Ketchup	Cerveja e *whisky*
Maioneses	Frutose seca e xaropes (usados em refrigerantes, misturas alimentícias etc.)

(continua)

Parte 2 - Alérgenos alimentares

Tabela 2 Alimentos, ingredientes e bebidas que podem conter milho*
(continuação)

Dextrose (tem vários usos, que variam de soluções intravenosas a coberturas para bolos), maltodextrina	Farinhas ou fubás de milho
Queijos ou requeijões cremosos	Chocolates
Geleias e doces em conserva	Goma xantana (derivada da glicose de milho)
Salgadinhos tipo *chips*	Farinhas de cereais (mucilagens)
Tacos, nachos e tortilhas mexicanas	Cereais infantis para o preparo de mingau e papa
Refrigerantes	Xarope de milho, xarope de glicose, açúcar de milho
Sopas e molhos industrializados	Fermento químico em pó (contém amido de milho)
Vegetais enlatados	Corante caramelo e extrato de baunilha**

Obs.: xarope de milho, xarope de glicose, açúcar de milho, maltodextrina, óleo de milho altamente refinado e goma xantana podem ser tolerados por algumas pessoas alérgicas ao milho. Porém, a tolerância é individual e o consumo deverá ser liberado pelo médico e pelo nutricionista, conforme histórico e após adequada avaliação do paciente.
*Os alimentos listados acima podem ou não conter milho. Por isso, a leitura dos rótulos deve ser realizada atentamente. Em caso de dúvidas, a família deverá entrar em contato com o Serviço de Atendimento ao Consumidor (SAC).
**Corante caramelo e extrato/essência de baunilha podem conter milho em sua composição. Verificar junto ao fabricante (SAC) se o produto contém milho.
Fonte: Adaptado de Galvão, Borém, Pimentel.[1]

No Brasil, a Resolução da Agência Nacional de Vigilância Sanitária (Anvisa), a RDC n. 26/2015, dispõe sobre os requisitos para rotulagem obrigatória dos principais alimentos que causam alergias alimentares.[20] No entanto, o milho ainda não foi incluído na lista de alimentos alergênicos, devido à ausência de dados sobre a prevalência e a gravidade dessa alergia na população brasileira, bem como pela falta de consenso internacional sobre sua importância. Ainda não há exigência, portanto, para declarar o milho como alergênico, e a indústria pode inserir ou não a informação sobre presença desse cereal no rótulo do produto alimentício. Assim, as famílias precisam ficar bem atentas à leitura dos rótulos, bem como conhecer os alimentos e ingredientes que podem conter milho em sua composição (ver Tabelas 1 e 2).

Características nutricionais do milho

O grão de milho é composto principalmente de carboidratos (amido), proteínas e fibras.[1,3] A composição nutricional do cereal está descrita na Tabela 3.

Tabela 3 Composição nutricional do milho-verde cru (100 g)

Energia (kcal)	Proteína (g)	Lipídeos (g)	Carboidrato (g)	Fibra alimentar (g)	Cálcio (mg)
138,0	6,6	0,6	28,6	3,9	2,0
Magnésio (mg)	Fósforo (mg)	Ferro (mg)	Potássio (mg)	Zinco (mg)	Tiamina (mg)
33,0	113,0	0,4	185,0	0,5	0,3

Fonte: Tabela Brasileira de Composição de Alimentos (TACO), 2011.[21]

O milho faz parte do grupo dos cereais, raízes e tubérculos e, portanto, em uma dieta isenta desse cereal, ele pode ser substituído por alimentos do mesmo grupo, como arroz, trigo, centeio, aveia, batata inglesa, batata-doce, mandioca (macaxeira ou aipim), inhame, cará e mandioquinha (batata-baroa).

Funções tecnológicas do milho em preparações

O milho é rico em amido, polissacarídeo com propriedades gelificantes e espessantes que confere viscosidade a preparações culinárias como cremes, molhos, sopas e pudins, por exemplo.[19]

Na culinária, o milho/amido de milho pode ser substituído por trigo, arroz, mandioca, batata-inglesa e inhame, por exemplo. Uma opção para a substituição do milho na culinária é o sorgo, cereal de origem africana também conhecido como milho-d'angola ou milho-da-guiné. É considerado o quinto cereal mais importante no mundo, precedido pelo trigo, pelo arroz, pelo milho e pela cevada. Na culinária brasileira, o sorgo é preparado em forma de farinha e pode ser misturado à farinha de trigo na proporção de 20%, não alterando o sabor das preparações. Esse cereal pode substituir o milho em preparações como bolos, biscoitos, pães, pudins, sorvetes, cuscuz, angu, pamonha, empada e pastéis. Pipoca também pode ser preparada com os grãos de sorgo.[3]

O fermento em pó, amplamente utilizado na culinária para o preparo de massas, pães, bolos, biscoitos, tortas e salgados, pode ser substituído pela mistura de bicarbonato de sódio com um ácido ou pela mistura de bicarbonato de sódio, um ácido e um amido. P. ex., 1 colher (chá) de fermento em pó pode ser substituída por 1 colher (chá) de bicarbonato de sódio mais ½ colher (chá) de cremor tártaro ou ½ colher (chá) de bicarbonato de sódio mais ¼ de colher (chá) de suco de limão. As duas misturas podem ser diretamente acrescidas à receita. No entanto, se você quiser fazer a mistura para estocar, terá de acrescentar amido na seguinte proporção: para cada 1 colher (chá) de fermento em pó, ½ colher (chá) de bicarbonato de sódio, ¼ de colher (chá) de suco de limão ou cremor tártaro e ¼ colher (chá) de amido (p. ex., trigo, tapioca, batata, fécula de mandioca).

Considerações finais

O milho é um cereal amplamente utilizado na culinária brasileira, tendo importante significado econômico, social e cultural.

Casos de alergia ao milho ainda são pouco frequentes no Brasil. No entanto, o número de casos de crianças alérgicas ao cereal vem aumentando com o passar dos anos, que torna o estudo do milho, de sua composição proteica e dos alimentos que podem fazer reatividade cruzada importante para melhor condução dos casos de alergia.

Referências

1. Galvão JCC, Borém A, Pimentel MA. Milho: do plantio à colheita. 2.ed. Viçosa-MG: Editora da UFV; 2017. 382p.
2. Associação Brasileira das Indústrias de Milho [*homepage* na Internet]. Associação Brasileira das Indústrias de Milho (Abimilho); São Paulo: Abimilho. 2018. [acesso em 25 ago. 2018]. Disponível em: http://www.abimilho.com.br/milho/cereal.
3. Brasil. Ministério da Saúde. Secretaria de Atenção à Saúde. Departamento de Atenção Básica. Alimentos regionais brasileiros. 2.ed. Brasília, DF: Ministério da Saúde; 2015.
4. Associação Brasileira das Indústrias de Milho [*homepage* na Internet]. Associação Brasileira das Indústrias de Milho (Abimilho); São Paulo: Abimilho. 2018. [acesso em 3 set. 2018]. Disponível em: http://www.abimilho.com.br/estatisticas.
5. Céleres. 3º Levantamento de Adoção da Biotecnologia Agrícola no Brasil, safra 2016/17. Informativo Biotecnologia [*homepage* na Internet]. 2018 [acesso em 18 abr. 2017]; IB17(01). Disponível em: http://www.celeres.com.br/3o-levantamento-de-a-docao-da-biotecnologia-agricola-no-brasil-safra-201617/.

6. Fonseca C, Planchon S, Renaut J, Oliveira MM, Batista R. Characterization of maize allergens—MON810 vs. its non-transgenic counterpart. J Proteom 2012;75(7):2027-37.
7. Panda R, Ariyarathna H, Amnuaycheewa P, et al. Challenges in testing genetically modified crops for potential increases in endogenous allergen expression for safety. Allergy 2013;68(2):142-51.
8. Andreassen M, Bohn T, Wikmark OG, et al. Investigations of immunogenic, allergenic and adjuvant properties of Cry1Ab protein after intragastric exposure in a food allergy model in mice. BMC Immunol 2016;17(1):10.
9. FARE – Food Allergy Research & Education. 2018. [acesso em 5 set. 2018]. Disponível em: https://www.foodallergy.org/common-allergens/other-food-allergens#crn
10. Solé D, Silva L, Cocco R, Ferreira C, Sarni R, Oliveira L. Consenso Brasileiro sobre Alergia Alimentar: 2018 – Parte 1 – Etiopatogenia, clínica e diagnóstico. Documento conjunto elaborado pela Sociedade Brasileira de Pediatria e Associação Brasileira de Alergia e Imunologia. Arquivos de Asma Alergia e Imunologia 2018;2(1):7-38.
11. Naspitz CK, Solé D, Jacob CA, et al. Sensibilização a alérgenos inalantes e alimentares em crianças brasileiras atópicas, pela determinação *in vitro* de IgE total e específica: Projeto Alergia (PROAL). J Pediatr 2004;80:203-10.
12. Aranda CS, Cocco RR, Pierotti FF, et al. Perfil da sensibilização alérgica de crianças e adolescentes brasileiros – Projeto Alergia II: o que mudou na última década? Arq Asma Alerg Imunol 2017;1(1):S6.
13. Pastorello EA, Farioli L, Pravettoni V, et al. The maize major allergen, which is responsible for food-induced allergic reactions, is a lipid transfer protein. J Allergy Clin Immunol 2000;106(4):744-51.
14. Pastorello EA, Pompei C, Pravettoni V, et al. Lipid-transfer protein is the major maize allergen maintaining IgE-binding activity after cooking at 100 degrees C, as demonstrated in anaphylactic patients and patients with positive double-blind, placebo-controlled food challenge results. J Allergy Clin Immunol 2003;112(4):775-83.
15. Pastorello EA, Farioli L, Pravettoni V, et al. Maize food allergy: lipid-transfer proteins, endochitinases, and alpha-zein precursor are relevant maize allergens in double-blind placebo-controlled maize-challenge-positive patients. Anal Bioanal Chem 2009;395(1):93-102.
16. Scibilia J, Pastorello EA, Zisa G, et al. Maize food allergy: a double-blind placebo-controlled study. Clin Exp Allergy 2008;38(12):1943-9.
17. American Academy of Allergy Asthma & Immunology [Internet]. Milwaukee-WI: AAAAI. 2013. [acesso em 3 fev. 2019]. Disponível em: https://www.aaaai.org/ask-the-expert/cross-react-corn.
18. Brasil. Ministério da Saúde. Secretaria de Atenção à Saúde. Departamento de Atenção Básica. Guia alimentar para a população brasileira. 2. ed. Brasília, DF: Ministério da Saúde; 2015.
19. Egashira EM, Miziara APB, Leoni LAB. Grupo do arroz, pão, massa, batata, mandioca. In: Pirâmide dos alimentos: fundamentos básicos da nutrição. 3. ed. Barueri, SP: Manole; 2018. p.33-77.

126 Parte 2 - Alérgenos alimentares

20. Brasil. Agência Nacional de Vigilância Sanitária. Gerência Geral de Alimentos. Gerência de Registro de Alimentos. Perguntas e respostas: alimentos regionais brasileiros. Brasília, DF: Anvisa; 2017.
21. Brasil. Núcleo de Estudos e Pesquisa em Alimentação. Tabela Brasileira de Composição de Alimentos. Campinas, SP: NEPA-Unicamp; 2011. 161p.

Capítulo 13

Frutas e hortaliças

Mariele Morandin Lopes

Introdução

Alimentos vegetais, em especial as frutas e hortaliças, são fontes importantes de nutrientes e fazem parte de dietas saudáveis. O consumo desses alimentos é recomendado para a prevenção de distúrbios metabólicos e cardiovasculares. No entanto, em indivíduos predispostos é possível a ocorrência de sintomas de alergia alimentar (AA) após o consumo. Assim, são fundamentais o diagnóstico correto e a orientação individualizada com o objetivo de limitar as restrições desses alimentos àqueles que precisam e incentivar o consumo aos que não necessitam de restrição.

Os dados de prevalência de AA a vegetais são escassos, e os dados disponíveis até agora se originam de alguns estudos. Em uma revisão sistemática por Zuidmeer et al., o total da prevalência de alergia a frutas variou de 0,1 a 4,3%, e a prevalência de alergia a hortaliças foi em torno de 1,4%.[1]

Assim como a quase totalidade das demais AA, a alergia a frutas e hortaliças é causada por proteínas presentes nos alimentos. Atualmente, graças ao avanço do conhecimento sobre a alergia molecular, é possível conhecer o tipo de proteína responsável pelas reações alérgicas. Esse avanço na ciência tem nos ajudado no diagnóstico e na orientação correta de pacientes com alergia a frutas e outros vegetais[2].

As principais proteínas presentes em frutas e hortaliças são profilinas, PR-10, LTP e proteínas de estocagem. As principais diferenças entre elas são estabilidade a temperaturas elevadas, o potencial de gravidade das reações e o grau de reatividade cruzada[2] (Figura 1).

Profilinas

As profilinas são pequenas proteínas expressas em todo o reino vegetal e, por esse motivo, o grau de reatividade cruzada é alto. Muitos pacientes são sensibilizados a essas proteínas, mas com pouca repercussão clínica. Os sintomas causados por esse tipo de proteína são, em geral, leves, como o prurido oral. Elas são as mais termolábeis, portanto é comum os sintomas clínicos desaparecerem quando o alimento é oferecido cozido ou processado em altas temperaturas.[2]

PR-10 (*Pathogenesis-related proteins*)

Proteínas de defesa dos tecidos vegetais, as PR-10 possuem alto grau de reatividade cruzada. A maioria das reações causadas por esse tipo de proteína são leves, localizadas, mas as PR-10 também podem ser responsáveis por reações sistêmicas. Tratamentos térmicos afetam sua alergenicidade e também são lábeis a extremos de pH[2].

LTP (Proteínas de transferência de lipídeos)

Existem as LTP **específicas** para determinados fosfolipídeos e as LTP **não específicas**. Apenas as não específicas foram relatadas como alérgenos (nsLTP). Além das frutas, são encontradas LTP também em pólen, hortaliças, amendoim, castanhas e látex, e por esse motivo elas também são responsáveis por reações cruzadas entre várias espécies vegetais. Localizadas principalmente nas camadas de tecido externo de frutas, são responsáveis por sintomas alérgicos sistêmicos e graves. Devido à gravidade das reações, não é recomendado que pacientes alérgicos a esse tipo de proteína comam os alimentos mencionados, mesmo que sem a casca, pois, apesar de não haver grande concentração de LTP na polpa, há risco de eles terem até mesmo reações anafiláticas. Além disso, as LTP são proteínas estáveis, ou seja, não são afetadas por ambientes de baixo pH nem por tratamento térmico.[2]

Proteínas de estocagem

Também chamadas de proteínas de armazenamento (*storage proteins*), as proteínas de estocagem acumulam-se significativamente na semente em desenvolvimento. A principal função dessas proteínas é atuar como reserva de armazenamento para o nitrogênio, o carbono e o enxofre. Presentes na polpa das frutas, estão envolvidas em sensibilização direta, com pouca reatividade cruzada, geralmente em pacientes jovens que possuem alergia a alguma fruta ou hortaliça específica e não apresentam sintomas com outros vegetais. São termoestáveis e responsáveis por reações graves, com risco de anafilaxia.[2]

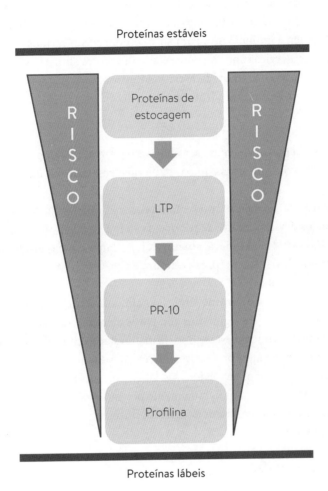

Figura 1 Principais proteínas presentes em frutas e hortaliças. As proteínas com maior estabilidade são proteínas de estocagem seguidas de LTP. Essa estabilidade diminui nas PR-10 e ainda mais nas profilinas, que são as mais lábeis. Quanto mais lábeis forem as proteínas, menor o risco de reações graves.
Fonte: Breiteneder e Radauer C.[2]

Reatividade cruzada

Devido à presença de componentes estruturais muito semelhantes em espécies vegetais, dois ou mais alimentos distintos podem ser reconhecidos como iguais pelo sistema imunológico. Por isso, é comum encontrarmos pacientes com manifestações alérgicas após o contato com diferentes alimentos. Algumas das síndromes clínicas com reatividade cruzada entre alimentos mais estudadas são a síndrome látex-fruta e a síndrome pólen-fruta.[2]

Síndrome pólen-fruta

Alguns pacientes apresentam sensibilização primária a alérgenos ambientais, como o pólen, com sintomas clínicos de alergias respiratórias quando expostos a esse alérgeno.[2]

Certas frutas e hortaliças apresentam proteínas capazes de desencadear sintomas clínicos devido à reatividade cruzada ao pólen. O grupo das frutas da família das *Rosaceas* (p. ex., maçã, ameixa, cereja, damasco) e o grupo das hortaliças da família das *Apiaceae* (p. ex., cenoura e aipo) são os mais conhecidos por síndrome pólen-fruta.[2]

Os sintomas dessa síndrome clínica geralmente limitam-se a prurido oral quando o paciente ingere algum dos alimentos mencionados, sendo infrequentes os sintomas sistêmicos.[3] Nesse tipo de manifestação clínica, é comum os sintomas desaparecerem após processamento térmico dos alimentos, pois, na maioria das vezes, as proteínas envolvidas são lábeis como as profilinas. Contudo, os casos devem ser avaliados individualmente por um especialista. Além da história clínica, alguns exames séricos de IgE específicos e testes cutâneos podem auxiliar no diagnóstico.

Síndrome látex-fruta

Hevea brasiliensis é a fonte para a produção de dispositivos comerciais de borracha natural e, também, de proteínas alergênicas potentes.[4,5] Cerca de 30 a 50% dos pacientes alérgicos a látex apresentam sintomas de alergia a alimentos de origem vegetal. Tal associação foi chamada de síndrome látex-fruta.[6,7] Os alimentos mais comumente envolvidos em reações cruzadas com látex são abacate, banana, kiwi, mamão, manga, mandioca, além das castanhas.[8]

Há muitas proteínas envolvidas na síndrome látex-fruta, algumas delas estáveis, com risco de reações graves, como as LTP. Um exemplo é o componente Hev b 12, um dos alérgenos descritos de alergia a látex, que pode manifestar reatividade cruzada com LTP de frutas da família das *Rosaceas* com manifestações alérgicas graves, incluindo risco de anafilaxia.[9]

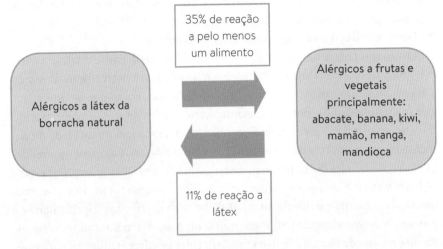

Figura 2 Padrões de reatividade cruzada entre látex e alimentos. Pacientes com alergia mediada por IgE ao látex da borracha possuem cerca de 35% de chance de desenvolver alergia a alguma fruta ou outro alimento de origem vegetal, enquanto os pacientes com alergia a algum desses alimentos possuem risco de aproximadamente 11% de desenvolver alergia ao látex.[10,11]
Fonte: Rodriguez et al.;[10] Garcia et al[11].

Mitos e verdades

- Se um paciente tem alergia a banana, deve evitar as frutas com maior reatividade cruzada com látex?

Apesar de as frutas e hortaliças apresentarem proteínas conhecidas como panalérgenos, similares entre várias espécies do reino vegetal, nelas também estão presentes proteínas específicas a determinadas espécies. Assim, é possível que alguns pacientes tenham alergia a uma única fruta sem apresentarem qualquer sintoma com outros alimentos ou látex. É comum que essa dúvida aconteça no contexto da introdução alimentar. Se a criança apresentar manifestação clínica de alergia a alguma fruta específica, p. ex., banana, o especialista deve caracterizar se a alergia é específica a essa fruta ou se faz parte de alguma síndrome de reatividade cruzada. Em muitos casos, com o auxílio de exames específicos séricos, testes cutâneos e, algumas vezes, com testes de provocação oral (TPO), é possível manter a introdução alimentar sem necessidade de exclusão de outros alimentos, pois a banana, assim como outras frutas, pode estar relacionada com alergias cruzadas, mas também a alergia específica, devido à diferença entre as proteínas que podem funcionar como alérgenos e caracterizar alergias distintas, embora se trate de um mesmo alimento.

- Deve-se evitar o morango, por ser mais alergênico?

O morango não é um dos alimentos mais alergênicos. Existe diferença entre a AA na qual há envolvimento do sistema imunológico e outros tipos de reação a alguns alimentos, principalmente quando ingeridos em maior quantidade, e que se diferenciam de alergias. Nas intolerâncias alimentares, o aparecimento dos sintomas tende a estar mais diretamente relacionado à quantidade de alimento ingerido, em comparação com as AA imunológicas, nas quais mesmo pequenas quantidades do alimento podem desencadear reações graves. Por exemplo, um paciente que pode comer um ou dois morangos sem sintomas, mas desenvolve eritema e irritação ao redor da boca ao ingerir uma tigela inteira de morangos provavelmente tem intolerância ou reação não imunológica ao alimento, em vez de alergia mediada por IgE. Uma possível explicação para esses sintomas é que algumas frutas (p. ex., morangos e mirtilos) contêm compostos naturais semelhantes à histamina ou liberadoras de histamina e podem causar pequenas erupções cutâneas e prurido em algumas crianças e adultos. Outros alimentos que naturalmente contêm quantidades relativamente altas de "aminas biogênicas" são o chocolate, o tomate e a banana.[12]

- Não devemos introduzir frutas cítricas, por serem mais alergênicas?

As frutas cítricas não fazem parte do grupo dos alimentos mais alergênicos. Mesmo que fizessem, estudos atuais afirmam que não há evidência científica de atraso na introdução de algum alimento por apresentar mais características alergênicas. Ao contrário: o reconhecimento mais tardio de algum alimento pelo sistema imunológico, acima do primeiro ano de vida, pode favorecer a alergia e não a prevenção.[13]

Considerações finais

A alergia a frutas e hortaliças pode acontecer na vida adulta ou na infância, e é fundamental a caracterização clínica com diagnóstico diferencial entre alergias e intolerâncias. No caso das alergias, é importante também individualizar os pacientes. São comuns as manifestações alérgicas com reatividade cruzada, mas também existem casos de alergia a alguma fruta ou hortaliça específica. Pode haver desde sintomas clínicos restritos ao prurido oral até casos de reações sistêmicas graves, como a anafilaxia. Diagnóstico clínico e exames específicos podem auxiliar no acompanhamento individualizado. Não há recomendação para exclusão de alguma fruta ou hortaliça como forma de prevenção. São alimentos importantes que devem ser restritos apenas nos casos de comprovação alérgica.

Referências

1. Zuidmeer L, Goldhahn K, Rona RJ, Gislason D, Madsen C, Summers C, et al. The prevalence of plant food allergies: a systematc review. J Allergy Clin Immunol 2008;121:1210-18 e4.
2. Breiteneder H, Radauer C. A classification of plant food allergens. J Allergy Clin Immunol 2004;113:821.
3. Werfel T, Asero R, Ballmer-Weber BK, Beyer K, Enrique E, Knulst AC, et al. Position paper of the EAACI: food allergy due to immunological cross-reactions with common inhalant allergens. Allergy 2015;70:1079-90.
4. Ownby DR. A history of latex allergy. J Allergy Clin Immunol 2002;110:S27-32.
5. Raulf M. The latex story. Chem Immunol Allergy 2014;100:248-55.
6. Blanco C. Latex-fruit syndrome. Curr Allergy Asthma Rep 2003;3:47-53.
7. Wagner S, Breiteneder H. The latex-fruit syndrome. Biochem Soc Trans 2002;30:935-40.
8. Galvão CES, Iwai LK, Andrade MEB, Yang AC, Kalil J, Castro FFM. Anafilaxia por mandioca em pacientes alérgicos ao látex. Rev Bras Alerg Imunopatol 2010;33(2):69-72.
9. Bueno de Sá AB, Mallozi MC, Solé D. Alergia ao látex. Rev Bras Alerg Imunopatol 2010;33(5):173-83.
10. Rodriguez J, Crespo JF, Lopez-Rubio A, De La Cruz-Bertolo J, Ferrando-Vivas Pet al. Clinical cross-reactivity among foods of the Rosaceae family. J Allergy Clin Immunol 2000;106(1 Pt 1):183-9.
11. García Ortiz JC, Moyano JC, Alvarez M, Bellido J. Latex allergy in fruit-allergic patients. Allergy. 1998;53(5):532-6.
12. Mohamed GG, El-Hameed AK, El-Din AM, El-Din LA. High performance liquid chromatography, thin layer chromatography and spectrophotometric studies on the removal of biogenic amines from some Egyptian foods using organic, inorganic and natural compounds. J Toxicol Sci. 2010;35(2):175-87.
13. Comberiati P, Costagliola G, D'Elios S, Peroni D. Prevention of Food Allergy: The Significance of Early Introduction. Medicina (Kaunas). 2019;55(7):323.

Capítulo 14

Efeitos do processamento de alimentos e alergenicidade

Renata Vanz
Glauce Hiromi Yonamine

Introdução

Os alimentos compreendem uma mistura de nutrientes e proteínas alergênicas que diferem quanto à estabilidade térmica, às propriedades fisicoquímicas, à resistência à digestão e ao potencial para induzir uma resposta imune anormal.[1]

Há uma grande variedade de processamentos aos quais os alimentos são submetidos. As finalidades disso são a melhoria das características sensoriais (sabor, textura e cheiro), a obtenção de produtos derivados (isolados de proteínas, queijos, óleos), a inativação de toxinas e/ou microrganismos ou, ainda, a adequação do alimento ao consumo final pela modificação de suas propriedades (p. ex., melhoria da digestibilidade).[2-5]

Os métodos de processamento de alimentos podem ser aplicados isoladamente ou em combinação. Eles podem ser categorizados em processamento não térmico (germinação, fermentação, proteólise, ultrafiltração, armazenamento, desintegração tecidual mecânica e enzimática, polpação, descasque, moagem, esmagamento) e processamento térmico (tratamento de pasteurização, calor úmido ou calor seco).[5]

A reação de Maillard, o escurecimento ou a torra enzimática e todos os processos térmicos secos (por torrefação em forno, torrefação em óleo, aquecimento infravermelho) são os processos que, possivelmente, mais impactam no potencial alergênico dos alimentos.[2,5,6]

Até o momento, a maioria dos artigos publicados que tratam das mudanças no potencial de alergenicidade dos alimentos é focada no tratamento térmico e na reação de Maillard e seus efeitos na sensibilização mediada por IgE.[4,7-9] Por isso, estes serão os aspectos discutidos neste capítulo.

Epítopos e alergenicidade

De uma perspectiva bioquímica, após o processamento do alimento, a proteína é desnaturada e perde a maior parte de sua estrutura terciária, com a consequente destruição de vários dos locais onde se ligariam aos anticorpos IgE (epítopos).[1,8]

Os anticorpos IgE podem reconhecer epítopos compreendendo aminoácidos sequenciais ou conformacionais. Os epítopos sequenciais (também denominados lineares ou contínuos) são constituídos de um segmento proteico de aminoácidos sequenciais reconhecidos pelos anticorpos. Eles são termoestáveis.[1,8]

Os epítopos conformacionais (ou descontínuos), por sua vez, compreendem resíduos de aminoácidos de diferentes regiões do alérgeno, os quais são aproximados pelo arranjo espacial, dependendo da estrutura tridimensional proteica. Desse modo, quando há perda da estrutura tridimensional do alérgeno por desnaturação (por calor ou perda de pontes dissulfeto) ou, ainda, por digestão, verifica-se uma diminuição da capacidade de ligação aos anticorpos IgE.[1,8,9]

O processamento pode aumentar o potencial de alergenicidade da proteína de diversas maneiras:

a. pela formação de neoepítopos após modificações físico-químicas de proteínas inicialmente inofensivas;
b. pela exposição dos epítopos anteriormente inacessíveis na molécula alergênica;
c. pelo efeito da matriz alimentar, levando à diminuição da digestibilidade proteica no estômago, mantendo, assim, os epítopos alergênicos disponíveis para interações com o sistema imunológico.[1,7,9]

Para alérgenos alimentares, alguns epítopos podem estar inacessíveis na molécula alergênica quando ela é adequadamente dobrada, mas, após o processamento ou a digestão, pode ocorrer aumento no número ou na acessibilidade dos epítopos, aumentando sua alergenicidade (p. ex., epítopos presentes na molécula alergênica do amendoim). Por outro lado, para alérgenos relacionados à síndrome de alergia oral, a perda da conformação estrutural pela desnaturação/digestão proteica leva à perda de alguns epítopos e à consequente redução da alergenicidade.[9]

Efeito do processamento térmico na alergenicidade

O processamento térmico modifica o potencial alergênico dos alimentos, reduzindo-o ou aumentando-o, por meio de três mecanismos, descritos a seguir.

Proteínas termolábeis *versus* proteínas termoestáveis

As altas temperaturas, por provocarem alteração na conformação das proteínas termolábeis, podem reduzir sua alergenicidade, resultando na perda dos epítopos conformacionais.[5] Um exemplo disso são as proteínas do leite de vaca. A caseína e a albumina sérica bovina são termoestáveis, enquanto as proteínas do soro – α-lactoalbumina, β-lactoglobulina e lactoferrina – são termolábeis, sendo destruídas com o aquecimento do alimento.[8]

Quanto às proteínas do ovo, embora a ovalbumina seja a proteína mais abundante na clara, é termolábel. Em contraste, a ovomucoide é termoestável e resiste à digestão das proteases, permanecendo solúvel após seu aquecimento.[8]

Formação de pontes dissulfeto

Mecanismos de agregação induzidos pela formação de ligações dissulfeto intermoleculares também podem alterar a ligação IgE, como demonstrado pelo aquecimento da β-lactoglobulina. Seu aquecimento resulta na formação de pontes dissulfeto e na subsequente ligação a outras proteínas alimentares, tornando-a menos alergênica pela modificação da forma como é apresentada ao sistema imune.[5]

Efeito matriz

É a interação entre os alérgenos alimentares e outros ingredientes contidos em um alimento complexo, p. ex., como um bolo. A proteína alergênica interage com outras proteínas, lipídeos e/ou carboidratos. Essa interação pode resultar em diminuição da disponibilidade da proteína para interagir com o sistema imunológico.[1,3,4,8]

A β-lactoglobulina, depois de ser aquecida e formar ligações de dissulfeto intermoleculares, liga-se a proteínas presentes em outros alimentos, tornando-se menos alergênica.[5]

Kato et al. demonstraram uma redução acentuada na solubilidade da ovomucoide quando a clara de ovo foi misturada com farinha de trigo e glúten de trigo e, posteriormente, aquecida a 180 °C por 10 minutos, simulando o processo de fabricação de pão. A hipótese é que a ovomucoide polimeriza e forma complexos de alto peso molecular com o glúten. Isso leva à agregação e à insolubilização da ovomucoide, diminuindo sua antigenicidade.[10]

A reação de Maillard no processamento de alimentos e alergenicidade

Uma das interações mais conhecidas entre proteínas e açúcares que ocorrem durante o processamento térmico de alimentos é a reação de Maillard (RM), também conhecida como glicação. Durante a RM, os açúcares se ligam às proteínas por uma ligação covalente entre grupamentos amino de aminoácidos (principalmente lisina e arginina) e os grupos carbonila de um açúcar redutor. Uma cascata de rearranjos químicos leva à formação de produtos finais de glicação avançada (AGE).[3]

A função dos AGEs nas doenças inflamatórias crônicas já é bem conhecida e estudada, porém, estão surgindo evidências de que eles também desempenham um papel importante na alergia alimentar (AA). A interação com os açúcares pode modificar a estrutura terciária das proteínas e, assim, modificar seus epítopos conformacionais, criando novos sítios de ligação IgE, mascarando a estrutura alergênica ou expondo sítios anteriormente indisponíveis. Além disso, os AGE derivados de alérgenos alimentares podem alterar a função das células dendríticas e, consequentemente, ativar as células T específicas para alérgenos.[3]

A alta temperatura pode aumentar a alergenicidade do amendoim e do camarão como resultado da RM ocorrida entre os aminoácidos livres e os açúcares presentes nesses alimentos. No amendoim, a RM induz a formação de agregados de Ara h2 (um dos principais alérgenos do amendoim), que são mais resistentes à digestão gástrica e se ligam mais efetivamente ao anticorpo IgE do que o Ara h2 não aquecido. Nos crustáceos, as RM podem criar novos epítopos.[1,5]

No entanto, em outros alimentos, a glicação pode resultar em diminuição da alergenicidade, a exemplo da cereja (as RM que ocorrem após a pasteurização diminuem drasticamente a capacidade de ligação do Pru av 1, principal alérgeno presente na fruta, à IgE).[1,5]

Efeitos do processamento sobre alérgenos alimentares comuns

Nos últimos anos, com o conhecimento sobre o efeito térmico e a influência da matriz alimentar, o tratamento da AA sofreu algumas modificações, especialmente pela liberação de produtos assados (p. ex., biscoito, *muffin*, bolo) para consumo por crianças com alergia a leite ou ovo mediada por IgE. Outra implicação clínica relevante corresponde à tolerância a frutas e hortaliças cozidas por pacientes com alergia a esses alimentos. A Tabela 1 resume os efeitos do processamento sobre os alérgenos alimentares comuns e suas implicações clínicas.

Tabela 1 Efeitos do processamento sobre alérgenos alimentares comuns

Alimento	Alta temperatura e/ou efeito na matriz	Implicações clínicas
Leite	A caseína é mais resistente ao aquecimento do que as frações proteicas do soro do leite. A β-lactoglobulina forma ligações dissulfeto com outras proteínas na matriz alimentar, resultando em menor disponibilidade e diminuição da alergenicidade.	Até 70% das crianças alérgicas ao leite toleram leite assado com matriz de trigo (biscoito, *muffin*, *waffle*, bolo). A introdução de leite assado na dieta foi associada à diminuição do tamanho da pápula em *prick test* e ao aumento dos níveis séricos de IgG4 para caseína.
Ovo (clara)	A proteína ovomucoide é resistente ao calor, enquanto a ovoalbumina, a ovotransferrina e a lisozima são termolábeis. A ovomucoide polimeriza e forma complexos de alto peso molecular com o glúten em alimentos cozidos.	70% das crianças alérgicas ao ovo toleram ovo assado em uma matriz com trigo. A introdução do ovo cozido na dieta foi associada à diminuição do tamanho da pápula do teste cutâneo e ao aumento dos níveis de anticorpos IgG4 para ovomucoide e ovoalbumina.
Soja	A maioria das proteínas da soja parece ser bastante resistente ao aquecimento (fervura). A Gly m 4 (proteína de reação cruzada) é estável ao calor.	Evidências sugerem que a matriz alimentar pode diminuir a alergenicidade da soja. Um número pequeno de pacientes alérgicos à soja pode tolerar molho de soja e missô.

(continua)

Capítulo 14 - Efeitos do processamento de alimentos e alergenicidade   139

Tabela 1   Efeitos do processamento sobre alérgenos alimentares comuns
(continuação)

Alimento	Alta temperatura e/ou efeito na matriz	Implicações clínicas
Trigo	Os inibidores da α-amilase/tripsina e gliadinas são estáveis ao calor.	A maioria das reações alérgicas é desencadeada por produtos de trigo assados e extensivamente cozidos. O cozimento pode diminuir potencialmente a exposição às proteínas do trigo na matriz de carboidratos, resultando em resistência à digestão e aumento da alergenicidade.
Amendoim	A fervura de Ara h 1 resulta na formação de agregados com alergenicidade reduzida. A torrefação a seco resulta em glicação (RM) e formação de agregados de Ara h 2, de alergenicidade aumentada. A Ara h 2 purificada a partir de extratos de amendoim torrado apresentou maior ligação à IgE do que os extratos de amendoim cru e cozido.	A torrefação a seco aumenta o potencial alergênico do amendoim, em contraste com a fervura e a fritura. Produtos de amendoim torrados podem ser, em parte, responsáveis por maior taxa de alergia a amendoim em sociedades ocidentais, em comparação com sociedades asiáticas que têm consumo comparável desse alimento, mas sob a forma de amendoim cozido, frito ou como óleo de amendoim.
Frutas oleaginosas[2]	**Avelã:** parece ter a alergenicidade reduzida após ser torrada. **Amêndoa:** a 11 S globulina apresenta frações entre 37 e 66 kD. Quando investigaram-se os efeitos do branqueamento e da torrefação em sua alergenicidade, não se observou efeito sobre a ligação à IgE, exceto em duas frações entre 55 e 65 kD. **Castanha-de-caju:** a torrefação (180 °C por 15 min) não altera a alergenicidade. Estudos de imunorreatividade mostraram menor efeito sobre a Ana o 1 e a Ana o 3 após a torrefação e nenhum efeito sobre a Ana o 2 depois de assar ou fritar (191 °C por 1 min).Condições extremas de cozimento (160 °C por 30 min ou 200 °C por 15 min) resultam em diminuição da capacidade de ligação de Ana o 2 à IgG. Dados conflitantes foram encontrados para micro-ondas e autoclavagem.	Ainda existem poucos estudos conclusivos. Os estudos não comprovam que a alergenicidade é completamente eliminada após o processamento.

(continua)

140 Parte 2 - Alérgenos alimentares

Tabela 1 Efeitos do processamento sobre alérgenos alimentares comuns
(continuação)

Alimento	Alta temperatura e/ou efeito na matriz	Implicações clínicas
Frutas oleaginosas[2]	**Castanha-do-brasil:** verificou-se pouco ou nenhum efeito na alergenicidade após o branqueamento, a torrefação, a auto-clavagem e a fritura. Com o uso de micro-ondas, a capacidade de ligação a IgG foi elevada. **Noz:** o aquecimento (branqueamento, torrefação, micro-ondas e fritura a 191 °C) não surtiu efeito sobre a capacidade de ligação de IgG do Jarro r 2 e do Jarro r 4. **Noz-pecã:** a maioria das frações proteicas parece ser muito estáveis ao calor. **Pistache:** com a torrefação, há um pequeno efeito reduzido na ligação à IgE.	
Peixes	A parvalbumina de bacalhau (Gad c 1) é muito estável ao calor. Conservas de atum e salmão diminuíram significativamente a capacidade de ligação à IgE.	Alguns pacientes alérgicos a peixes podem tolerar atum e salmão em conserva processados industrialmente.
Frutos do mar	A ebulição pode resultar RM (glicação), formando novos epítopos. Em alguns pacientes, o extrato de camarão cozido induziu respostas maiores no teste cutâneo do que o extrato bruto de camarão. Moluscos cozidos/cozidos no vapor: alérgenos mantêm a estabilidade e há formação de novos antígenos.	Reações frequentemente relatadas após a inalação de moluscos cozidos/cozidos no vapor podem ser explicadas pela estabilidade dos alérgenos de moluscos e pela formação de novos antígenos.
Milho	Enquanto a maioria das proteínas da farinha crua solúveis que reagem com IgE parece ser modificadas após o cozimento, a fração proteica insolúvel de 50 kDa pertencente à fração *Reduced Soluble Protein* (RSP) é resistente ao tratamento térmico e à digestão péptica/pancreática (em amostra cozida).	Por ser resistente ao cozimento (forma principal em que o milho é consumido), a proteína insolúvel de 50 kDa presente na fração RSP da farinha de milho é, possivelmente, o alérgeno que desencadeia as reações mediadas por IgE na AA ao milho.

(continua)

Capítulo 14 - Efeitos do processamento de alimentos e alergenicidade   141

Tabela 1   Efeitos do processamento sobre alérgenos alimentares comuns
(continuação)

Alimento	Alta temperatura e/ou efeito na matriz	Implicações clínicas
Frutas e hortaliças	**Maçã:** as proteínas de reação cruzada (Birch Bet v 1 e Bet v 2, Mal d 1 e Mal d 2) são sensíveis ao calor. A família de proteínas PR-10 foi identificada como alérgeno na maçã, no pêssego, no damasco, na pera, na framboesa e no morango. Essas proteínas estão localizadas na polpa e na casca das frutas. Em geral, são lábeis em condições extremas de pH e sua estrutura é afetada pelo tratamento térmico, que reduz sua alergenicidade (p. ex., nos sucos de frutas pasteurizados e geleias). As nsLTP (LTP não específicas) presentes na maçã, no pêssego, no damasco, na cereja, na ameixa, na pera, na framboesa, no morango e na amora são alérgenos localizados principalmente nas camadas externas (frutas). São proteínas estáveis, não afetadas pelo ambiente de baixo pH e por tratamento térmico, no entanto, em pH neutro, sua resistência ao tratamento térmico é menor em comparação com o pH ácido. **Cereja:** a RM que ocorre após a pasteurização diminui drasticamente a capacidade de ligação do Pru av 1, principal alérgeno presente na fruta, à IgE.	As proteínas transportadoras de lipídeos (LTP) estão concentradas na camada exterior das frutas. Sua remoção diminui a exposição aos alérgenos. A maioria dos pacientes com síndrome de AA a pólen tolera produtos de maçã cozidos (suco pasteurizado, molho de maçã e torta de maçã). Alguns pacientes alérgicos à PR-10 podem tolerar sucos de frutas pasteurizadas ou geleias de frutas. Em geral, os sintomas de alergia generalizados e graves estão correlacionados com a ingestão de nsLTP.

Fonte: Nowak-Wegrzyn & Fiocchi, 2009[1] (adaptado).

Impacto de processamento não térmico

Outras formas de processamento podem influenciar o potencial alergênico de alguns produtos alimentícios termoestáveis. A hidrólise enzimática é o processo mais eficiente para quebrar os epítopos sequenciais e conformacionais e, portanto, para reduzir a alergenicidade. Alguns exemplos de hidrólise enzimática incluem a redução do potencial alergênico do arroz com actinase, proteases que reduzem o potencial alergênico da soja e o uso de tripsina e quimotripsina para a produção de fórmulas hipoalergênicas à base de leite de vaca. A ultrafiltração de fórmulas infantis hipoalergênicas baseada no tratamento enzimático do leite com proteases permite a remoção dos restos remanescentes de proteínas intactas e suprime a alergenicidade do produto final.[5]

Parte 2 - Alérgenos alimentares

No entanto, os tratamentos proteolíticos nem sempre são capazes de destruir todos os epítopos, devido à hidrólise incompleta (p. ex., amendoim ou pêssego). Os peptídeos podem voltar a associar-se para formar agregados que aumentem o potencial alergênico dos alimentos ou esses tratamentos podem deixar mais expostos os alérgenos existentes.

A remoção da parte do alimento que contém um alto nível de alérgenos permite a redução ou, em alguns casos, a supressão da exposição a alérgenos, evitando reações alérgicas. O descascamento de pêssegos, p. ex., reduz as propriedades alergênicas do suco, já que os alérgenos se concentram principalmente na casca da fruta. Outros exemplos seriam a separação do amido da batata e o refino do óleo para remoção de proteínas potencialmente alergênicas.[5,14]

A fermentação, técnica tradicional usada na indústria de alimentos, supostamente aumenta o valor nutricional dos produtos a ela submetidos e reduz sua alergenicidade. Em estudo recente, Yang e col. avaliaram o impacto da fermentação sobre a alergenicidade da soja. O estudo utilizou uma mistura de *Lactobacillus casei*, levedura e *Bacillus subtilis* para a fermentação. Os resultados apontaram aumento do conteúdo total de aminoácidos, degradação da proteína em polipeptídeos de baixo peso molecular e menor capacidade de ligação *in vitro* de IgE. A avaliação em modelo animal apontou menores danos no intestino, menores níveis séricos de IgE e maiores níveis de interferon gama (melhor resposta imune), sugerindo redução do potencial de alergenicidade da soja após ser fermentada.[15]

Considerações finais

Está bem estabelecido que o processamento influencia a alergenicidade de um considerável número de alimentos. Como as consequências podem ser tanto desejáveis quanto indesejáveis (aumentando, reduzindo ou suprimindo a alergenicidade), são imprescindíveis o melhor estudo e a caracterização das interações específicas de cada alérgeno, de seu potencial para desencadear reações de hipersensibilidade e de seu impacto nos diferentes fenótipos clínicos da AA.

Referências

1. Nowak-Wegrzyn A, Fiocchi A. Rare, medium, or well done? The effect of heating and food matrix on food protein allergenicity. Curr Opin Allergy Clin Immunol 2009;9(3):234-7.

Capítulo 14 - Efeitos do processamento de alimentos e alergenicidade **143**

2. Verhoeckx KCM, Vissers YM, Baumert JL, Faludi R, Feys M, Flanagan S, et al. Food Chem Toxicol 2015;80:223-40.

3. Teodorowicz M, van Neerven J, Savelkoul H. Food processing: the influence of the Maillard reaction on immunogenicity and allergenicity of food proteins. Nutrients 2017;9(8). Review.

4. Jiménez-Saiz R, Benedé S, Molina E, López-Expósito I. Effect of processing technologies on the allergenicity of food products. Crit Rev Food Sci Nutr 2015;55(13):1902-17. Review.

5. Thomas K, Herouet-Guicheney C, Ladics G, Bannon G, Cockburn A, Crevel R, et al. Evaluating the effect of food processing on the potential human allergenicity of novel proteins: international workshop report. Food Chem Toxicol 2007;45(7):1116-22.

6. Sathe SK, Teuber SS, Roux KH. Effects of food processing on the stability of food allergens. Biotechnol Adv 2005;23(6):423-9. Review.

7. Davis PJ, Smales CM, James DC. How can thermal processing modify the antigenicity of proteins? Allergy 2001;56(Suppl 67):56-60. Review.

8. Rosa Sónia, Ribeiro Filipa, Pinto Paula Leiria. Ingestão dos alimentos cozinhados na alergia alimentar ao leite de vaca e ao ovo. Rev Port Imunoalergologia [Internet]. 2016 Mar [citado 2019 Jul 11]; 24(1): 9-24.

9. Pomés A. Relevant B cell epitopes in allergic disease. Int Arch Allergy Immunol 2010;152(1):1-11. Review.

10. Kato Y, Watanabe H, Matsuda T. Ovomucoid rendered insoluble by heating with wheat gluten but not with milk casein. Biosci Biotechnol Biochem 2000;64(1):198-201.

11. Ebisawa M, Ito K, Fujisawa T , Committee for Japanese Pediatric Guideline for Food Allergy, The Japanese Society of Pediatric Allergy and Clinical Immunology, The Japanese Society of Allergology. Japanese guidelines for food allergy 2017. Allergol Int 2017;66(2):248-64.Review.

12. Pasini G, Simonato B, Curioni A, Vincenzi S, Cristaudo A, Santucci B , et al. IgE--mediated allergy to corn: a 50 kDa protein, belonging to the Reduced Soluble Proteins, is a major allergen. Allergy 2002;57(2):98-106.

13. Breiteneder, H. In: Matricardi PM, Kleine-Tebbe J, Hoffmann HJ, Valenta R, Hilger C, Hofmaier S, et al. EAACI Molecular Allergology User's Guide. Pediatr Allergy Immunol 2016;27(Suppl 23):57-67.

14. Brenna O, Pompei C, Ortolani C, Pravettoni V, Farioli L, Pastorello EA, et al. Technological processes to decrease the allergenicity of peach juice and nectar. J Agric Food Chem 2000;48(2):493-7.

15. Yang A, Zuo L, Cheng Y, Wu Z, Li X, Tong P, et al. Degradation of major allergens and allergenicity reduction of soybean meal through solid-state fermentation with microorganisms. Food Funct 2018;9(3):1899-1909.

Parte 3
Diagnóstico da alergia alimentar

Capítulo 15

História clínica

Renata Pinotti
Glauce Hiromi Yonamine
Mayra de Barros Dorna

Introdução

A prevalência de alergia alimentar (AA) varia no mundo todo e o número real é consistentemente menor que as taxas autorrelatadas. Cerca de 50-90% dos casos considerados alergia alimentar a partir do relato dos pais não são confirmados quando corretamente investigados com teste de provocação oral (TPO).[1] Segundo Koletzko et al. (2012), o percentual de crianças menores de 3 anos com suspeita de alergia à proteína do leite de vaca (APLV), de acordo com os sinais e sintomas relatados pelos pais, foi de 17%. Contudo, após a investigação diagnóstica, a prevalência de APLV confirmada foi em torno de 2-3% na mesma população.[2]

Os resultados de uma revisão sistemática realizada na Europa, seguida por metanálise de estudos sobre alergia alimentar, mostraram que a prevalência de AA autorrelatada nesse continente foi de 17,3%. No entanto, a prevalência de AA confirmada foi de 0,9%, e o grupo etário mais acometido foi de crianças. Os alimentos mais associados à alergia alimentar, quando consideradas história clínica e presença de IgE específica, foram: leite de vaca (6,0%), trigo (3,6%), ovo (2,5%), peixe (2,2%), frutos do mar (1,3%), castanhas (1,3%) e amendoim (0,3%). No entanto, a prevalência de alergia confirmada após o TPO para cada um dos alimentos foi consideravelmente menor: leite de vaca 0,6%, castanhas 0,5%, soja 0,3%, ovo 0,2%, amendoim 0,2%, trigo 0,1%, peixe 0,1% e frutos do mar 0,1%.[3,4]

Essa disparidade entre os valores reais e autorrelatados de alergia alimentar, bem como o tipo de alérgeno envolvido, pode acarretar restrição alimentar des-

Capítulo 15 - História clínica   147

necessária, deficiências nutricionais, manutenção dos sintomas em virtude da conduta equivocada e atraso do diagnóstico correto.[5]

Diante da suspeita de alergia alimentar (AA), uma minuciosa investigação diagnóstica deverá ser iniciada. A história clínica tem importância fundamental, pois a partir dela poderá ser verificado se as queixas trazidas pela família têm relevância clínica e associação com alérgeno alimentar.[1,4]

Todos os consensos nacionais e internacionais concordam que a história clínica é uma etapa-chave do diagnóstico. Porém, a falta de padronização, a ausência de informações suficientes e de conhecimento sobre AA podem levar o profissional ao diagnóstico equivocado e consequente manejo inadequado. A realização das perguntas certas e sistematizadas ao se obter a história clínica tem valor inestimável e eficaz no diagnóstico.[5]

Com base nesse conceito, a *European Academy of Allergy and Clinical Immunology* (EAACI) desenvolveu um modelo de história clínica e dietética direcionada, padronizada, destinada a adultos e crianças, para ser usado por profissionais de saúde na investigação diagnóstica de alergia alimentar. Os autores estruturaram a linha de raciocínio na condução da história clínica com base no esquema de semáforo:[5]

- Vermelho: reunir informações a partir do questionamento dos pacientes/seus pais sobre sua história com relação à alergia, consumo alimentar habitual, estado nutricional e cofatores relevantes.[5]
- Amarelo: facilitar a interpretação das respostas do estágio vermelho, associando as informações obtidas com possíveis vias de diagnóstico a partir do uso de algoritmos e tabelas, que auxiliam a refinar e formular uma hipótese diagnóstica potencial, permitindo que o profissional se prepare para avançar na investigação.[5]
- Verde: esclarecer se o próximo passo que o profissional deverá seguir é solicitar testes apropriados e/ou encaminhar o paciente para um centro de alergia alimentar, um gastropediatra, um alergista e/ou um nutricionista especializado na área.[5]

Este capítulo foi escrito com base no material preconizado pela EAACI *Task Force* e adaptado às particularidades da população brasileira. O diagnóstico de alergia alimentar é de competência e responsabilidade do médico. No entanto, a atuação do nutricionista junto à equipe médica é de grande importância durante a investigação da história clínica, realizando uma anamnese alimentar mais

Parte 3 - Diagnóstico da alergia alimentar

minuciosa, uma vez que seu conhecimento abrange a composição e modo de preparo dos alimentos, itens geralmente não avaliados por outros profissionais.

Questionário de investigação da história clínica e dietética

A escuta ativa sobre as queixas trazidas pela família é de grande importância para iniciar a anamnese. E, mesmo que a suspeita de alergia alimentar pareça óbvia, é imprescindível revisitar a história trazida pelo paciente de modo sistematizado, incluindo perguntas necessárias à diferenciação dos fatores de confusão e sem conclusões prévias. A Tabela 1 fornece um roteiro de perguntas que pode guiar o profissional de saúde, a fim de obter as informações necessárias nessa etapa.

Sintomas

A caracterização dos sintomas é o primeiro passo ao se coletar informações de um indivíduo com queixa de reações adversas a alimentos.[5] É imprescindível que o profissional pergunte e ouça a descrição detalhada das queixas, sem sugestionar-se pelas conclusões do cliente. Isso porque os sintomas e sinais de alergia alimentar (Tabelas 2 a 5) são também comuns a outras enfermidades e condições fisiológicas apresentadas por bebês e crianças e, portanto, sua presença isoladamente não confirma o diagnóstico de AA.[1,2,4,6] Além disso, há sinais e sintomas desencadeados por alimentos que se assemelham a manifestações alérgicas, porém não são imunomediados. Algumas substâncias presentes nos alimentos podem causar sintomas muito semelhantes aos da AA, porém, sem que haja a participação da IgE ou células do sistema imunológico. Por exemplo, a histamina presente em alguns alimentos e o aditivo alimentar metabissulfito de sódio podem causar sintomas muito semelhantes aos das reações alérgicas IgE mediadas. Alguns alimentos ricos em oligo-, di- e monossacarídeos e polióis (FODMAP) podem desencadear sintomas como dor e distensão abdominal em pessoas com síndrome do intestino irritável, uma reação não imunomediada a alimentos, que tem sido erroneamente associada a alergia múltipla.[5] Diferenciar os sintomas da alergia alimentar das demais reações adversas a alimentos (RAA) é parte essencial dessa etapa de investigação.[4] As RAA que se confundem com alergia alimentar são descritas com detalhes no Capítulo 1.

Assim, ao questionar os sintomas, é importante que o façamos de maneira detalhada. Por exemplo, vômito: é um golfo ou em jato? Qual a frequência e o volume? Quanto tempo após o consumo do alimento suspeito a criança vomitou? As perguntas precisam ser feitas de forma que o profissional consiga determinar se é um golfo esporádico característico de refluxo fisiológico ou frequente e associado à perda de peso, como na doença do refluxo gastroesofágico; se é um vômito em jato presenciado nas reações mediadas por IgE ou incoercíveis, em grande quantidade, acompanhados de palidez e hipotonia, como na forma aguda da síndrome da enterocolite induzida por proteína alimentar (FPIES).[6,7,8] A queixa de diarreia também pode precipitar o diagnóstico e confundir o profissional, caso ele ouça o relato dos pais sem investigar como são as fezes do bebê. Primíparas geralmente desconhecem como são as fezes dos recém-nascidos e de lactentes mais jovens e associam sua consistência normal à diarreia. Além disso, nos primeiros 3 meses de vida, e de maneira mais intensa entre a quarta e sexta semanas de vida, os lactentes costumam ter cólicas.[4] A união dessas duas queixas pode levar à suspeita ou mesmo diagnóstico incorreto de alergia alimentar. Assim sendo, um questionamento detalhado dos sintomas, a exclusão de sinais de alerta e a avaliação nutricional do lactente em muito auxiliam no processo de investigação dessa hipótese. O mesmo se aplica a manifestações da pele, cujos termos utilizados pelo paciente ou seus familiares de maneira genérica podem não corresponder à lesão de fato e, por isso, mais dados devem ser obtidos em relação às características da lesão para que, ao final da anamnese, estejamos certos de que a lesão de pele a que o paciente se refere é uma urticária ou um eczema, por exemplo.

O próximo passo em relação aos sintomas é obter dados relacionados ao tempo entre a ingestão do alimento e o desencadeamento dos sintomas. A somatória das informações relacionadas ao tipo de sintomas e do tempo para o desencadeamento das manifestações após a ingestão dos alimentos auxilia o profissional a suspeitar do tipo de mecanismo imunológico responsável pela reação. Algumas manifestações são características de reações mediadas por IgE, outras estão mais relacionadas às não mediadas por IgE (Tabelas 2 a 5). Já em relação ao tempo entre a ingestão e o desencadeamento de sintomas, nas reações mediadas por IgE, os sintomas surgem imediatamente ou até 2 horas após a ingestão do alimento; já os sintomas não mediados por IgE, que em geral acometem o trato gastrintestinal, podem demorar muitas horas (em geral mais de 6 horas) ou até dias para aparecer.[9] A exceção é a FPIES aguda, que apesar de ser uma manifestação não mediada por IgE, apresenta-se com vômitos repetitivos e em jato após 1-4 horas do consumo do alimento suspeito (Tabelas 6 a 8).[1,5,6,10]

De maneira semelhante, o tempo entre a restrição do alimento da dieta e a resolução dos sintomas também auxilia no entendimento da relação do alimento com os sintomas e do mecanismo imunológico envolvido. Nas reações IgE mediadas, de modo geral, após a suspensão da ingesta do alimento causador da reação e a medicação do paciente, os sintomas tendem a desaparecer rapidamente e não mais recorrer na ausência de novas exposições.[2] No entanto, nas manifestações não IgE mediadas, mesmo após a suspensão do alimento, os sintomas tendem a levar de dias a semanas para desaparecer, com exceção da FPIES aguda, em que os sintomas em geral desaparecem em algumas horas após cessado o contato com o alimento.[9] Os dados referentes a tempo entre ingestão de alimentos e desencadeamento de sintomas e o tempo para resolução dos sintomas após a restrição dos alimentos para as AA mediadas por IgE, não mediadas por IgE e por mecanismo misto estão detalhados nas Tabelas 6, 7 e 8, respectivamente.

Outras informações muito relevantes acerca dos sintomas são: idade de início dos sintomas, quantidade do alimento necessário para desencadeá-los, modo de preparo do alimento (cru, cozido, misturado a outros ingredientes), frequência e gravidade das reações, reprodutibilidade das reações, além do intervalo desde a última reação.[6,8] Destaca-se a importância de determinar a reprodutibilidade dos sintomas, isto é, toda vez que o alimento for consumido com o mesmo modo de preparo, haverá o desencadeamento de reações semelhantes. Essa é uma característica muito importante da alergia alimentar que ajuda, inclusive, a distingui-la de outras reações adversas a alimentos. No entanto, temos que considerar situações em que a reação ocorre apenas na presença de um cofator, isto é, fatores que podem precipitar, exacerbar ou alterar o tempo de manifestação dos sintomas de alergia, tais como: atividade física, ingestão de bebida alcoólica, estresse, uso de aspirina ou outros anti-inflamatórios não esteroides. Cofatores são especialmente importantes em adultos, e um exemplo clássico é anafilaxia a trigo induzida por exercício, uma manifestação IgE mediada que ocorre quando o paciente realiza atividades físicas nas primeiras 2 horas após a ingestão do alimento.[4] Sem a prática do exercício, de modo geral, os pacientes ingerem o alimento sem reações, da mesma maneira que, sem ingerir o alimento, praticam atividades físicas sem reações.[4]

Escore de sintomas associados à alergia alimentar

Há apenas um escore de sintomas associado à alergia à proteína do leite de vaca (APLV) publicado (CoMiSS), porém, ainda são necessários mais estudos de validação.[11]

Capítulo 15 - História clínica   151

Essa ferramenta verifica a presença dos seguintes sintomas: choro (horas/dia), regurgitação (quantidade e frequência), características das fezes (duras, normais, macias, líquidas e aquosas), eczema atópico (ausente, suave, moderado, severo e região do corpo), urticária (presente ou ausente) e sintomas respiratórios (sem sintomas, leves, suaves e severos). Mediante a suspeita de sintomas associados à APLV, o profissional de saúde deverá verificar qual escore mais se aproxima da queixa referente a cada sintoma (0-6) e somar o escore final. Pontuações acima de 12 indicam que os sintomas podem estar relacionados à APLV.[11]

Em estudo realizado para avaliar se o CoMiSS pode ser usado como ferramenta de diagnóstico para crianças com suspeita de APLV, os autores verificaram que ele pode aumentar a consciência sobre os sintomas associados à APLV e, assim, favorecer o diagnóstico precoce. Porém, os resultados não foram validados com TPO duplo-cego controlado com placebo, o desenho do estudo não possibilitou distinguir de forma confiável as reações mediadas por IgE das não mediadas por IgE e nem dos sintomas não associados à APLV.[12]

Considerando que os sintomas associados à APLV também são comuns a outras enfermidades e condições fisiológicas da infância,[2,4] que a presença de fezes amolecidas não caracteriza um quadro diarreico,[9] que apenas 30% dos eczemas atópicos moderados a graves em crianças pode estar associado à AA e que sintomas respiratórios de forma isolada raramente estão associados à alergia alimentar,[6] basear-se apenas nesses dados, sem uma caracterização detalhada do sintoma e sem a associação com demais fatores essenciais da história clínica, pode superestimar o diagnóstico de APLV e acarretar, por conseguinte, restrições alimentares desnecessárias, desmame precoce e demais consequências biopsicossociais associadas.

História pessoal e familiar de atopia

Comorbidades atópicas podem ser um fator de risco para alergia alimentar e vice-versa.[4] A presença de eczema atópico moderado aumenta a chance de alergia alimentar mediada por IgE em crianças.[5] Assim, nas consultas de rotina, é importante que o pediatra questione sobre a existência de queixa de alergias, presença de comorbidades ou história familiar de atopia.

Adultos asmáticos com alergia alimentar apresentam quadros mais graves de asma, maiores chances de manifestar anafilaxia e reação fatal.[5]

A história familiar de atopia também é um dado relevante, pois estima-se que fatores genéticos exerçam influência direta na expressão da doença alérgica, principalmente se presentes em ambos os pais.[4]

Alimentos associados aos sintomas

Os alimentos mais comumente associados às reações mediadas por IgE são leite, ovo, trigo, soja, amendoim, castanha, peixes e frutos do mar. Crianças costumam ter como principais alérgenos o leite, o ovo, o trigo e a soja, sendo leite e ovo os mais relacionados à ocorrência de anafilaxia. A alergia a esses alimentos tende, na grande maioria dos pacientes, a se resolver com a idade.[4] Em adultos, os principais alimentos responsáveis pelas manifestações de AA são amendoim, castanhas, peixes e frutos do mar.[4] Leite, ovo, trigo e soja mais raramente desencadeiam reação pela primeira vez na fase adulta, como é o caso do trigo e a anafilaxia induzida por exercício. A maior parte dos adultos alérgicos a amendoim e nozes possui alergia persistente, que foi deflagrada na infância. Apenas 8-10% dos casos de reação a esses alimentos são diagnosticados na adolescência ou idade adulta.[5]

Entre as reações não mediadas por IgE, os principais alimentos desencadeantes de reação são leite, soja, ovo e trigo.[11,9] Na proctocolite alérgica, esses alimentos podem causar reação até mesmo por meio da ingestão de leite materno.[7,11] Em outras formas, em geral as manifestações se iniciam após a introdução desse alimento diretamente na dieta da criança.[9] No caso da FPIES, os sintomas raramente ocorrem em crianças durante o aleitamento materno exclusivo, e os alimentos envolvidos com mais frequência são o leite de vaca e a soja.[7,13] Em relação aos alimentos sólidos, o arroz é particularmente um importante desencadeante de FPIES em algumas populações, com descrições também de reações desencadeadas por peixe, frango e trigo, mas muitas outras proteínas já foram descritas.[4,13]

Nos casos de dermatite atópica em que o alimento é um desencadeante, o ovo é o principal envolvido, seguido do leite de vaca, soja e amendoim.[4]

As desordens gastrintestinais eosinofílicas, reações causadas por mecanismo imunológico misto, podem se manifestar em adultos. Em crianças, os alimentos mais associados são: leite, ovo, trigo e soja. Em adultos, os principais alimentos envolvidos são trigo e leite.[5]

Durante a investigação de um quadro de alergia, em especial quando a família não traz a história de um alimento mais fortemente suspeito, é importante que tenhamos em mente os principais alimentos desencadeantes de AA e investiguemos

Capítulo 15 - História clínica 153

a possibilidade de as reações serem desencadeadas por transferência de alérgenos durante o preparo de alimentos (contato cruzado) ou pelo contato com alérgenos por outras vias que não a oral, como inalação ou contato com a pele.[5] Devemos ainda investigar a possibilidade de o agente causador da reação ser um alérgeno contaminante do alimento, por exemplo, o verme *Anisakis*, que pode estar presente em peixes crus ou ainda por ácaros presentes em cereais.[5]

Além disso, conhecer os alimentos com que determinado alérgeno apresenta reatividade cruzada também é de extrema importância, não só para fortalecer ou afastar a hipótese diagnóstica, como também para posteriormente orientar o paciente em relação a quais alimentos evitar.

Para obter esses dados, a história alimentar detalhada é muito importante.

História dietética e consumo alimentar

Faz parte da investigação da história dietética perguntas sobre a amamentação (tempo de aleitamento materno exclusivo, misto e desmame), dieta materna durante o aleitamento, idade de introdução de fórmula infantil e qual o tipo, idade de início da alimentação complementar e demais intervenções dietéticas relevantes.[5,8]

É imprescindível registrar quais alimentos foram retirados da dieta, por qual motivo, há quanto e por quanto tempo, pois restrições alimentares podem acarretar prejuízos potenciais no crescimento e desenvolvimento de crianças. Deverão ser evitados na etapa do diagnóstico apenas os alimentos que apresentarem relevância com a história clínica.[1,14]

A avaliação do consumo alimentar deve ser minuciosa. Os inquéritos utilizados na prática do nutricionista podem ser utilizados e adaptados às características da população com AA: recordatório de 24 h ou de dia habitual, registro alimentar de 3-7 dias, questionário de frequência alimentar, diário alimentar associado aos sintomas.[5,15] Um modelo de recordatório alimentar está demonstrado na Tabela 9.

Todos os alimentos e produtos alimentícios que são consumidos sem a presença de sintomas deverão ser registrados, em especial os considerados alergênicos e preparações que contêm alérgenos escondidos na relação de ingredientes, como: mostarda, salsão, soja, tremoço[5].

O modo de preparo também deve ser investigado, pois nem sempre a família tem conhecimento sobre a presença do alérgeno em algumas preparações, por exemplo: legumes sauté são preparados com manteiga, pratos gratinados possuem queijo ralado[16], massas assadas são vitrificadas com gema de ovo[17]. Além

154 Parte 3 - Diagnóstico da alergia alimentar

disso, algumas crianças podem tolerar leite e ovo em preparações assadas/bem cozidas e reagir ao alimento cru ou pouco cozido. O mesmo é válido para as frutas, uma vez que suas proteínas são termolábeis[4,5].

O consumo do alérgeno por desconhecimento é comum e um dos principais fatores de confusão na etapa da história clínica e associação com alergia a múltiplos alimentos. Portanto, é necessário coletar informações sobre os rótulos dos alimentos consumidos rotineiramente, receitas, cuidados durante o preparo e higienização dos utensílios. Em alguns casos, associar um diário alimentar aos sintomas pode auxiliar o profissional nessa etapa[5]. A Tabela 10 traz uma sugestão de recordatório alimentar e de sintomas associados.

Avaliação do estado nutricional

O comprometimento do estado nutricional é um fator de risco palpável na suspeita de AA, pois a restrição de alérgenos implica a retirada de alimentos que contribuem potencialmente com nutrientes necessários ao crescimento e desenvolvimento de crianças.[14]

Quanto maior o número de alimentos retirados da dieta, menores são os índices de peso/idade e estatura/idade.[5] Associa-se a esses fatores o fato de que crianças com reações não mediadas por IgE também podem apresentar dificuldades alimentares.[5,18]

Adultos geralmente não são um grupo de risco de comprometimento nutricional, exceto em casos de reações a múltiplos alimentos. Mesmo assim, tanto na história clínica de crianças como de adultos é necessário avaliar o estado nutricional e encaminhar para um especialista, se necessário.[5] Os critérios de avaliação e classificação do estado nutricional estão descritos no Capítulo 20.

O nutricionista pode avaliar o histórico alimentar associado ao estado nutricional e determinar a conduta dietética. Em alguns casos pode ser necessária a prescrição de suplementos. O acompanhamento com um profissional especializado pode garantir a saúde e o crescimento e desenvolvimento adequados da criança. A desnutrição pode agravar os sintomas da alergia alimentar, assim como uma boa alimentação pode prevenir doenças alérgicas.[5]

Interpretação da história clínica e associação dos dados

Esse estágio consiste em interpretar as respostas coletadas sobre os sintomas, história médica e dietética, alimentos suspeitos e estado nutricional, associá-las às manifestações clínicas da alergia alimentar e aos dados epidemiológicos contidos na literatura (Tabelas 1 a 4 e 6 a 8). Nessa fase o profissional de saúde deve ser capaz de saber se a suspeita é de uma alergia alimentar mediada por IgE, não mediada por IgE, reação por mecanismo misto, uma reação adversa a alimentos não imunomediada, um diagnóstico diferencial não associado à alergia alimentar, ou uma combinação de sintomas.[5]

Por exemplo, uma criança não atópica apresentou urticária e edema leve de pálpebras 40 minutos após a ingestão de ovo. Se a história clínica mostrar que o paciente ingeria ovo rotineiramente sem reações, que no dia anterior à reação havia iniciado tosse e coriza e que a urticária persistiu recorrendo por mais 5 dias, mesmo sem novas ingestões de ovo, concluiremos que os sintomas não estavam relacionados ao ovo. Porém, se a criança tem DA moderada, estava em exclusão do ovo da dieta por apresentar dificuldade de tratamento da DA e IgE específica positiva para ovo, que a urticária e o angioedema ocorreram após ingestão acidental de ovo, que após anti-histamínico e sem novas ingestões de ovo os sintomas não retornaram, haveria uma alta probabilidade de se tratar de uma reação IgE mediada a ovo.

Tabela 1 Roteiro para elaboração das perguntas da história clínica e dietética

▪ Qual a idade de início dos sintomas?
▪ Descrição detalhada dos sinais e sintomas.
Por exemplo, se a família relata que a criança apresenta diarreia.
Qual a consistência das fezes? Qual a frequência?
Se a família relata a presença de vômito.
Como é? Qual a frequência e quanto tempo após a ingestão do alimento?
▪ Exame clínico
▪ São sempre os mesmos sintomas ou às vezes surgem sintomas diferentes?
▪ Qual a frequência, reprodutibilidade e época da última reação?
▪ Qual a natureza, a causa associada aos sintomas?
▪ Os sintomas surgem logo após a ingestão do alimento suspeito ou demoram para aparecer? Se demoram, quanto tempo após?
▪ Quais alimentos provocam os sinais e sintomas quando ingeridos?
▪ Sempre que consome esse alimento aparecem os sintomas?
▪ Qual o tempo entre a ingestão do alimento e o aparecimento dos sintomas?

(continua)

156 Parte 3 - Diagnóstico da alergia alimentar

Tabela 1 Roteiro para elaboração das perguntas da história clínica e dietética
(*continuação*)

▪ Qual a quantidade necessária do(s) alimento(s) para provocar reação?
▪ Qual o tipo de alimento ou preparação que supostamente causaram os sintomas?
▪ Qual a forma de preparação do leite ou ovo/alimento contendo leite ou ovo (*in natura*, processado)?
▪ O paciente já havia ingerido esse alimento (sob diferentes formas) antes dessa reação?
▪ O alimento já havia sido ingerido outras vezes sem ocasionar sintomas?
▪ Os sintomas relatados já se manifestaram outras vezes sem a ingestão do alimento?
▪ Influência de fatores externos no aparecimento dos sintomas. Algumas reações alérgicas podem ser mediadas por exercícios, estresse, uso de medicamentos ou álcool.
▪ Histórico familiar de alergia
▪ Após a administração de medicamentos para controle, por quanto tempo ainda persistiram os sintomas?
▪ Avaliação do estado nutricional (ver Capítulo 20).
▪ Anamnese alimentar: recordatório de 24 h ou de um dia habitual.
▪ A criança foi amamentada? Por quanto tempo?
▪ O bebê recebeu fórmula à base de leite de vaca na maternidade?
▪ Qual a época de introdução de fórmulas infantis ou leite de vaca?
▪ Quais fórmulas ou suplementos a criança já recebeu?
▪ Qual a idade de introdução de alimentos sólidos?
▪ Quais alimentos já foram oferecidos?
▪ Já realizou tratamentos dietéticos anteriores?
▪ Quais alimentos foram retirados da dieta? Por qual razão? Há quanto tempo?
▪ Diário alimentar associado aos sinais e sintomas (Quadro 1).

Fonte: Fiocchi, et al., 2010,[6] Solé et al., 2018,[4] Skypala et al., 2015,[5] Venter et al., 2017.[8]

Capítulo 15 - História clínica **157**

Tabela 2 Hipóteses diagnósticas de alergia alimentar e diagnósticos diferenciais baseados nos diversos sinais e sintomas digestivos

Sinais e sintomas digestivos	Possível AA relacionada	Tipo de reação	Diagnósticos diferenciais
- Dificuldade para engolir	- Esofagite eosinofílica (EoE)	Mista	Acalásia Disfagia por outras causas Demais desordens esofágicas Refluxo gastroesofágico fisiológico da infância
	- Síndrome da alergia oral	Mediada por IgE	Demais desordens orofaríngeas que não se manifestam logo após a ingestão do alimento
- Impactação alimentar (sensação de alimento parado na garganta)	- EoE	Mista	Acalásia Disfagia por outras causas Demais desordens esofágicas
- Dificuldade de digestão - Falta de apetite, recusa alimentar - Saciedade com pouca quantidade de alimento	- EoE - Gatroenterite eosinofílica - Doença do refluxo gastroesofágico	Mista Não mediada por IgE	RGE fisiológico da infância, estenose de piloro, má formação anatômica do esfíncter esofagiano - sepse, EIM, estenose de piloro, má rotação e intussuscepção intestinal, gastroenterite com vômito Doença inflamatória intestinal (rara) - Tumor neurológico, gastrintestinal
- Regurgitação (golfos) frequente	Doença do refluxo gastroesofágico (DRGE)	Não mediada por IgE	RGE fisiológico da infância, estenose de piloro, má formação anatômica do esfíncter esofagiano Intoxicação alimentar

(continua)

Parte 3 - Diagnóstico da alergia alimentar

Tabela 2 Hipóteses diagnósticas de alergia alimentar e diagnósticos diferenciais baseados nos diversos sinais e sintomas digestivos *(continuação)*

Sinais e sintomas digestivos	Possível AA relacionada	Tipo de reação	Diagnósticos diferenciais
- Vômitos	- FPIES aguda	Não mediada por IgE	DRGE, sepse, EIM, estenose de piloro, má rotação e intussuscepção intestinal, gastroenterite com vômito. Intoxicação alimentar
	- síndrome da alergia oral/espasmo intestinal agudo	Mediada por IgE	Tumor neurológico, gastrintestinal
- Cólicas intensas*	Gastroenterite eosinofílica	Mista	Cólica fisiológica do bebê Diarreia ou constipação crônica
	Proctocolite, enteropatia induzida por proteína alimentar FPIES Constipação induzida por proteína alimentar	Não mediada por IgE	Inchaço e dor gastrintestinal aguda Infecção gastrintestinal
- Diarreia com ou sem perda de proteínas, sangue ou muco*	Enteropatia induzida por proteína alimentar FPIES crônica	Não mediada por IgE	Sepse, má absorção de dissacaridases, desordens metabólicas, doença renal crônica, negligência, intolerância à lactose secundária, enteropatia autoimune, displasia epitelial, gastroenterite aguda, intoxicação alimentar, doença celíaca, infecção intestinal
	Espasmo intestinal agudo	Mediada por IgE	
- Intestino preso	Constipação induzida por proteína alimentar	Não mediada por IgE	Esforço normal para evacuar associado à infância, constipação idiopática, doença de Hirschsprung
- Sangue nas fezes* - Escoriação, assadura perianal*	Proctocolite induzida por proteína alimentar	Não mediada por IgE	Imaturidade intestinal Infecção gastrintestinal, fissura anal por pólipo infantil, enterocolite necrosante, divertículo de Meckel, intussuscepção intestinal Parasitose, fissura mamária, nascimento dos dentes, efeito colateral da vacina do rotavírus, doença inflamatória intestinal (rara)

*Sintomas que podem aparecer em bebês em aleitamento materno exclusivo em razão da dieta materna.
EIM: erro inato do metabolismo.
Fonte: Adaptada de Koletzko et al., 2012,[2] Solé et al., 2018,[4] Skypala et al., 2015,[5] Meyer et al., 2020,[7] Fiochi et al., 2010,[6] Nowak-Wegrzyn 2015.[13]

Capítulo 15 - História clínica **159**

Tabela 3 Hipóteses diagnósticas de alergia alimentar e diagnósticos diferenciais baseados nos diversos sinais e sintomas respiratórios

Sinais e sintomas respiratórios*	Possível manifestação clínica da AA	Tipo de reação	Diagnóstico diferencial
Coriza, obstrução nasal, chiado, dificuldade para respirar	Rinite	Mediada por IgE	Infecção de vias respiratórias, asma exacerbada, inalação de um corpo estranho
Conjuntivite	Rinoconjuntivite alérgica	Mediada por IgE	
Tosse	DRGE	Não mediada por IgE	
	Síndrome da alergia oral	Mediada por IgE	
	Broncoespasmo agudo Angioedema, Anafilaxia	Mediada por IgE	
Dispneia, estridor, dificuldade de respirar de início agudo	Asma	Mista	
	Hemossiderose induzida por alimento (síndrome de Heiner)	Não mediada por IgE	

*Todos não associados a infecções. Sinais e sintomas respiratórios de forma isolada raramente são associados à AA. Portanto, geralmente aparecem associados a outros sintomas.[6]
Fonte: Adaptada de Koletzko et al., 2012,[2] Solé et al., 2018,[4] Skypala et al., 2015,[5] Fiocchi et al., 2010.[6]

Tabela 4 Hipóteses diagnósticas de alergia alimentar e diagnósticos diferenciais baseados nos diversos sinais e sintomas cutâneos

Sinais e sintomas cutâneos	Possível manifestação clínica da AA	Tipo de reação	Diagnóstico diferencial
- Rash/placas vermelhas na pele, sem relato de infecção, ingestão de medicamentos ou outras causas	Urticária	Mediada por IgE	- Urticária de início tardio - Rash maior que 48 h de duração - Urticária viral - Urticária crônica - Urticária idiopática

(continua)

160 Parte 3 - Diagnóstico da alergia alimentar

Tabela 4 Hipóteses diagnósticas de alergia alimentar e diagnósticos diferenciais baseados nos diversos sinais e sintomas cutâneos *(continuação)*

Sinais e sintomas cutâneos	Possível manifestação clínica da AA	Tipo de reação	Diagnóstico diferencial
- Eczema (ressecamento e descamação da pele, com ou sem a presença de feridas ou secreção) - Coceira na pele	Dermatite atópica	Mista	- Prurido não específico - Eczema atópico não associado à alergia alimentar - Doença celíaca
	Dermatite hepetiforme	Não mediada por IgE	
	Dermatite de contato	Não mediada por IgE	
- Inchaço de lábios e/ou pálpebras	Angioedema	Mediada por IgE	- Angioedema hereditário

Fonte: Adaptada de Koletzko et al., 2012,[2] Solé et al., 2018,[4] Skypala et al., 2015,[5] Meyer et al., 2020,[7] Fiocchi et al., 2010.[6]

Tabela 5 Hipóteses diagnósticas de alergia alimentar e diagnósticos diferenciais baseados nos diversos sinais e sintomas sistêmicos/cardiovasculares

Sinais e sintomas sistêmicos/ cardiovasculares	Possível manifestação clínica da AA	Tipo de reação	Diagnóstico diferencial
Baixo ganho de peso, crescimento e desenvolvimento	Enteropatia induzida por proteína alimentar/FPIES	Não mediada por IgE	Baixa ingestão calórica Má alimentação EIM Doenças inflamatórias intestinais, síndrome do intestino curto, prematuridade,
	DRGE	Não mediada por IgE	síndromes genéticas, cardiopatia congênita, má formação do trato gastrintestinal, disfagia por doença neurológica, doença celíaca Tumor de trato digestório Demais enfermidades que suprimem a fome/aumentam gasto energético

(continua)

Capítulo 15 - História clínica **161**

Tabela 5 Hipóteses diagnósticas de alergia alimentar e diagnósticos diferenciais baseados nos diversos sinais e sintomas sistêmicos/ cardiovasculares *(continuação)*

Sinais e sintomas sistêmicos/ cardiovasculares	Possível manifestação clínica da AA	Tipo de reação	Diagnóstico diferencial
Sentimento de morte iminente Hipotensão Tontura Desmaio Parada respiratória	Anafilaxia Anafilaxia por exercício dependente de alimento	Mediada por IgE	Cardiopatias, síndrome do pânico, anafilaxia por outros alérgenos
Hipovolemia Hipotensão Letargia, acidose metabólica, choque hipovolêmico	FPIES	Não mediada por IgE	Sepse, EIM, gastroenterite aguda

EIM erro inato do metabolismo.
Fonte: Adaptada de Koletzko et al., 2012,[2] Solé et al., 2018,[4] Skypala et al., 2015,[5] Meyer et al., 2020,[7] Fiocchi et al., 2010.[6]

Tabela 6 Características gerais das alergias alimentares IgE mediadas

Manifestações mediadas por IgE da AA	Início dos sintomas	Tempo de remissão	Alérgeno alimentar associado*	Dosagem de IgE específica
Angioedema	Imediatamente ou até 2 h após a ingestão do alimento	Geralmente poucas horas após a retirada do alérgeno	Principais: leite, trigo, ovo, amendoim, castanhas, frutos do mar, peixes	Positivo
Síndrome da alergia oral				Positivo
Urticária				Positivo
Anafilaxia			Em alguns casos: carne de vaca e porco**, frutas, legumes#*** e soja#	Positivo Obs.: pode haver resultado falso--negativo nas primeiras 4-6 semanas após. Repetir 6 semanas após a anafilaxia

*Esses alimentos geralmente são associados a gatilhos, porém isoladamente. É rara a presença de alergia a múltiplas proteínas em reações mediadas por IgE. Reação a mais de um alimento eventualmente pode ocorrer entre castanhas, maçã, pêssego e cereja; soja e amendoim. **Por reatividade cruzada oligossacarídeo alpha-gal. ***Por reatividade cruzada ao látex. #Por reatividade cruzada ao pólen.[1]
Fonte: Skypala et al., 2015,[5] Fiocchi et al., 2010,[6] Koletzko et al., 2012,[2] Solé et al., 2012,[10] Sicherer e Sampson, 2018.[18]

162   Parte 3 - Diagnóstico da alergia alimentar

Tabela 7   Características gerais das alergias alimentares não mediadas por IgE

Manifestações não mediadas por IgE da AA	Início dos sintomas	Tempo de remissão	Alérgeno alimentar associado	Dosagem de IgE específica
FPIES	FPIES aguda: 1-4 h após a ingestão do alimento FPIES crônica: horas ou até dias depois	FPIES aguda: poucos dias FPIES crônica: 1-4 semanas	Principais: leite, soja Possíveis: arroz, aveia, trigo, carne, peixe	Negativo Atipicamente, alguns podem apresentar testes positivos
Proctocolite induzida por proteína alimentar	Sintomas tardios: horas ou até dias após a ingestão do alérgeno	1-4 semanas	Leite e soja Em alguns casos, ovo e trigo. Cerca de 20% pode reagir a 2 ou mais alimentos 60% apresentam sintomas em AME*	Negativo
Constipação induzida por proteína alimentar	Sintomas tardios: horas ou até dias após a ingestão do alérgeno	1-4 semanas	Leite de vaca e soja	Negativo
Enteropatia induzida por proteína alimentar			Leite de vaca, soja Em alguns casos ovo e trigo	Negativo
DRGE induzido por proteína alimentar		1-2 semanas	Leite e soja	Negativo

Fonte: Meyer et al., 2020,[7] Nowak-Wegrzyn, 2015,[13] Fiocchi et. al., 2010,[6] Koletzko et al., 2012,[2] Solé et al., 2012,[10] Sicherer e Sampson, 2018.[18]

Capítulo 15 - História clínica **163**

Tabela 8 Características gerais das alergias alimentares de mecanismo misto

Manifestações mistas da AA	Início dos sintomas	Tempo de remissão	Alérgeno alimentar associado	Dosagem de IgE específica
Dermatite atópica	Horas ou até 2 dias após a ingestão do alimento	1-4 semanas	Leite, ovo, soja e trigo	Geralmente positivo
Esofagite eosinofílica	Indefinido	2-4 semanas	Leite de vaca, soja, ovo, trigo, carnes	Geralmente positivo

Fonte: Meyer et al., 2020,[7] Nowak-Wegrzyn, 2015,[13] Fiocchi et al., 2010,[6] Koletzko, et al., 2012,[2] Solé et al., 2012,[10] Sicherer e Sampson, 2018.[18]

Tabela 9 Modelo de recordatório de 24 h associado à investigação dos alérgenos alimentares em preparações e ingredientes

Refeição/ horário	Quantidade	Alimento/ modo de preparo	Importante especificar na pergunta	Alérgeno que pode estar presente
	1 unidade	Pão francês	A padaria prepara o pão junto com outros pães que possuem leite?	Trigo Pode conter leite por contato cruzado
Café da manhã 8h	3 pontas de faca	De margarina	Qual a marca? Checar a composição	Óleo de soja A maioria contém leite
	1/2	Mamão papaia		
	1 copo	Suco de laranja	Natural ou industrializado?	Embalagens tetra Pack podem conter traços de leite
Lanche da manhã 10h30	5 unidades	Biscoito de polvilho	Qual a marca? Checar ingredientes	A maioria contém leite, ovo

(continua)

Tabela 9 Modelo de recordatório de 24 h associado à investigação dos alérgenos alimentares em preparações e ingredientes *(continuação)*

Refeição/ horário	Quantidade	Alimento/ modo de preparo	Importante especificar na pergunta	Alérgeno que pode estar presente
Almoço 13h	1 escumadeira	Arroz*	Foi usada manteiga no preparo?	Manteiga tem leite
	1 concha	Feijão*	Foi adicionada linguiça ou outro embutido?	Linguiça geralmente tem soja, pode conter leite
	2 colheres de sopa	Purê de batata	Qual o modo de preparo e os ingredientes?	Receita original de purê vai leite e manteiga
	2 colheres de sopa	Salpicão de frango	Quais os ingredientes?	Geralmente tem maionese (ovo e óleo de soja), salsão
	5 Folhas 1 unidade	Alface Paçoca	Quais ingredientes?	Amendoim Algumas podem conter leite, soja, castanhas
Lanche da tarde 16h	1 unidade	Bisnaguinha	Qual a marca?	Trigo, lecitina de soja, algumas podem conter leite
	2 fatias	Salame	Qual a marca e ingredientes?	Soja, a maioria contém leite em pó

(continua)

Capítulo 15 - História clínica   **165**

Tabela 9   Modelo de recordatório de 24 h associado à investigação dos alérgenos alimentares em preparações e ingredientes *(continuação)*

Refeição/ horário	Quantidade	Alimento/ modo de preparo	Importante especificar na pergunta	Alérgeno que pode estar presente
Jantar 20h	1 unidade	Pastel de palmito	Caseiro ou comprado pronto? Conhece os ingredientes?	Massa tem trigo Usa-se clara de ovo para vedar o pastel O recheio de palmito geralmente é com creme à base de leite. O óleo em que fritam o pastel geralmente também fritam os outros sabores, pode conter leite por contato cruzado com os de queijo
	1 unidade míni	Temaki de salmão skin**	Quais ingredientes?	Peixe (salmão)
			Tinha *cream cheese*?	*Cream cheese* tem leite
			Tinha o molho *teriyaki*?	Molho tem soja (*Shoyu*), alguns locais o preparam com caldo de peixe

*A maioria dos grãos está rotulada como "pode conter soja" em virtude do rodízio de solo durante o plantio e compartilhamento de caminhão de transporte. Isso não é considerado relevante para os alérgicos à soja. **Mesmo isenta de *cream cheese*, a comida japonesa pode conter leite por contato cruzado.
Fonte: Adaptado de EAACI *allergy-focussed diet history paediatric* version (2015).

Tabela 10 Modelo de diário alimentar associado aos sinais e sintomas

Refeição/Horário	Alimento	Sintoma	Tempo de início dos sintomas após o consumo (minutos ou horas)	Quantidade necessária para provocar a reação	Cru ou assado	Sintomas surgem sempre que consome o alimento

- Considerar reatividade cruzada com outros alimentos e aeroalérgenos.
- Reação ocorreu ao consumir o alimento, inalada ou de contato.
- Descrever a preparação e demais ingredientes presentes na composição.

Fonte: EAACI *allergy-focussed diet history paediatric version* (2015).

Seguimento do paciente para as próximas etapas do diagnóstico

Nesse estágio, caso conclua que há suspeita de alergia alimentar, o profissional de saúde deverá ser capaz de traçar seu plano de ação para conduzir as próximas etapas da investigação ou encaminhar o paciente. O Quadro 1 sugere um fluxograma para a investigação diagnóstica.

Quadro 1 Algoritmo de interpretação da história clínica e seguimento na investigação diagnóstica

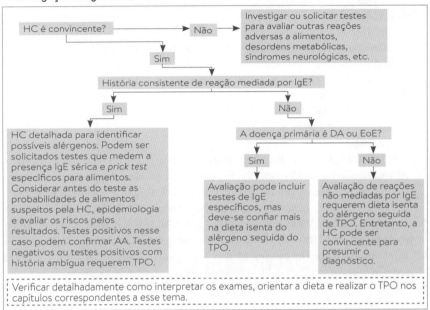

HC: história clínica; TPO: teste de provocação oral; DA: dermatite atópica; EoE: esofagite eosinofílica.
Fonte: Adaptado de Sicherer e Sampson, 2018.[18]

Considerações finais

Conforme será discutido no Capítulo 16, a necessidade de distinguir a sensibilização de alérgenos alimentares da verdadeira reatividade clínica continua sendo crucial no diagnóstico, a fim de evitar restrição dietética desnecessária.[5]

Com base na história clínica poderão, ou não, ser solicitados exames complementares para a elucidação diagnóstica. Se houver uma suspeita relevante de alergia alimentar, a dieta isenta do alérgeno suspeito deverá ser instituída por tempo determinado conforme o tipo de manifestação clínica. O tempo de remissão de sintoma é um fator que precisa ser respeitado e compreendido, pois reações tardias podem demorar cerca de quinze a trinta dias a partir do início da dieta sem transgressões para passar. Após a remissão do sintoma, o teste de provocação oral (TPO) deverá ser realizado para os casos duvidosos, a fim de confirmar ou descartar a hipótese de alergia alimentar.[4]

Referências

1. Boyce JA, Assa'ad A, Burks AW, Jones SM, Sampson HA, Wood RA, et al. Guidelines for the diagnosis and management of food allergy in the United States: report of the NIAID–sponsored expert panel. J Allergy Clin Immunol. 2010;126:S1-58.
2. Koletzko et al. Diagnostic approach and management of cow's milk protein allergy in infants and children: A practical guideline of the GI-committee of ESPGHAN. JPEG. 2012;55(2):221-9.
3. Nwaru BI, Hickstein L, Panesar SS, Muraro A, Werfel T, Cardona V, et al. The epidemiology of food allergy in Europe: a systematic review and meta-analysis. Allergy. 2014;69:62-75.
4. Solé D, Silva L, Cocco R, Ferreira C, Sarni R, Oliveira L. Consenso Brasileiro sobre Alergia Alimentar: 2018 – Parte 1 – Etiopatogenia, clínica e diagnóstico. Documento conjunto elaborado pela Sociedade Brasileira de Pediatria e Associação Brasileira de Alergia e Imunologia. Arquivos de Asma Alergia e Imunologia. 2018;2(1):7-38.
5. Skypala IJ, Venter C, Meyer R, Jong NW de, Fox AT, Groetch M, et al, and the Allergy-focussed Diet History Task Force of the European Academy of Allergy and Clinical Immunology. The development of a standardised diet history tool to support the diagnosis of food allergy. Clinical and Translational Allergy. 2015;5:7.
6. Fiocchi A, Brozek J, Schünemann H, Bahna SL, von Berg A, Beyer K, et al. World Allergy Organization (WAO) Diagnosis and Rationale for Action against Cow's Milk Allergy (DRACMA) Guidelines. Pediatr Allergy Immunol. 2010 Jul;21(Suppl 21):1-125.
7. Meyer R, Chebar Lozinsky A, Fleischer DM, et al. Diagnosis and management of Non-IgE gastrointestinal allergies in breastfed infants-An EAACI Position Paper. Allergy. 2020;75(1):14-32.
8. Venter C, Brown T, Meyer R, Walsh J, Shah N, Nowak-Wegrzyn A, et al. Better recognition, diagnosis and management of non-IgE-mediated cow´s milk allergy in infancy: iMAP-an international interpretation of the MAP (Milk allergy Primary Care) guideline. Clin Transl Allergy. 2017;7:26.
9. Caubet JC, Szajewska H, Shamir R, Nowak-Węgrzyn A. Non-IgE-mediated gastrointestinal food allergies in children. Pediatr Allergy Immunol. 2017;28(1):6-17.
10. Solé D, Amancio OMS, Jacob CMA, Cocco RR, Sarni ROS, Suano F, et al. Guia prático de diagnóstico e tratamento da alergia às proteínas do leite de vaca mediada pela Imunoglobulina E. Rev. Bras. Alerg. Imunopatol. 2012;35(6):203-33.
11. Vandenplas Y, Dupont C, Eigenmann P, et al. A workshop report on the development of the Cow's Milk-related Symptom Score awareness tool for young children. Acta Paediatrica. 2015;104:334-9.
12. Vandenplas Y, Mukherjee R, Dupont C, Eigenmann P, Høst A, Kuitunen M, et al. On behalf the Chinese CoMiSS Investigator Team. Protocol for the validation of sensitivity and specificity of the Cow's Milk-related Symptom Score (CoMiSS) against open food challenge in a single-blinded, prospective, multicentre trial in infants. BMJ Open. 2018 May17;8(5):e019968.
13. Nowak-Węgrzyn A, Katz Y, Mehr SS, Koletzko S. Non-IgE-mediated gastrointestinal food allergy. J Allergy Clin Immunol. 2015;135(5):1114-24.

14. Maslin K, Oliver EM, Scally KS, Atkinson J, Foote K, Venter C, et al. Nutritional adequacy of a cows' milk exclusion diet in infancy. Clin Transl Allergy. 2016 Jun 2;6:20.
15. Valdes-Ramos R. History and dietary intake. In: Koletzko B, Cooper P, Mkrides M, Garza C, Uauy R, Wang W. Pediatric nutrition in practice. Basel: Karger, 2008, pp.13-16.
16. Mendonça RB, Kotchetkoff E, Pinto-e-Silva MEM, Yonamine GH. Dietas isentas de leite e derivados. In: Pinto-e-Silva MEM, Yonamine GH, Atzingen MCBv. Técnica dietética aplicada à dietoterapia. Barueri: Manole, 2015, pp.19-30.
17. Pinotti R, Pinto-e-Silva MEM, Yonamine GH. Dietas isentas de ovos. In: Pinto-e--Silva MEM, Yonamine GH, Atzingen MCBv. Técnica dietética aplicada à dietoterapia. Barueri: Manole, 2015, pp.31-41.
18. Sicherer SH, Sampson HA. Food allergy: A review and update on epidemiology, pathogenesis, diagnosis, prevention, and management. J Allergy Clin Immunol. 2018;141(1):41-58.

Capítulo 16

Exames laboratoriais

Ana Paula Beltran Moschione Castro
Bruna Pultrini Aquilante

Introdução

Inicialmente, o "teste" mais importante para diagnosticar uma alergia alimentar é a história clínica. Para aprimorar o diagnóstico, as manifestações clínicas devem ser bem compreendidas, buscando a identificação do mecanismo imunológico envolvido na reação. A caracterização dos sintomas, o tempo para aparecimento da reação após exposição ao alimento e a reprodução do quadro de reexposição são dados que aumentam a suspeita diagnóstica e se diferenciam de outros distúrbios relacionados a alimentos, mal interpretados como alergia alimentar. A partir de uma história clínica compatível, o conhecimento do mecanismo imunológico envolvido na reação será fundamental para a escolha de testes adicionais confirmatórios. Neste capítulo vamos discutir alguns dos exames mais solicitados no diagnóstico de alergia alimentar, vale ressaltar que não há exame definitivo e que o diagnóstico de alergia alimentar deve ser sempre baseado em um conjunto de informações em que a história clínica ou a ausência dela tem peso fundamental na sua tomada de decisão. Outro aspecto relevante a ser considerado é que alguns dos exames mencionados aqui são úteis na prática diária do ato de cuidar, mas não encontram lugar no diagnóstico de alergia alimentar. A Tabela 1 descreve essa correlação para cada um dos tipos de alergia alimentar.

Capítulo 16 - Exames laboratoriais   171

Tabela 1   Investigação de alergia alimentar de acordo com o mecanismo imunológico envolvido

Mecanismo imunológico	Investigação diagnóstica
Mediada por IgE	*Prick test* (=teste de puntura) Dosagem sérica de IgE específica (= ImmunoCAP®, antigo RAST) TPO para reações imediatas
Não mediada por IgE	TPO para reações tardias
Formas mistas	*Prick test* (= teste de puntura) Dosagem sérica de IgE específica (= ImmunoCAP®, antigo RAST) + TPO para reações imediatas e/ou tardias

Fonte: Adaptado do Consenso Brasileiro sobre Alergia Alimentar: 2018 - Parte 1.

Hemograma

Ainda que o hemograma seja um exame que contribui com muitas informações sobre a saúde do paciente, os achados no hemograma costumam ser inespecíficos e não definem o diagnóstico de alergia alimentar. O aumento de eosinófilos em sangue periférico ocorre em parcela expressiva de pacientes com alergias mediadas por IgE ou com doenças gastrintestinais eosinofílicas, mas também pode indicar outras alterações como parasitoses ou reação a medicamentos. A análise completa do hemograma pode ser útil para avaliar as consequências relacionadas à alergia alimentar, como anemia após dano intestinal causado por uma alergia não mediada por IgE.[1] Mais recentemente, o entendimento sobre a FPIES (síndrome de enterocolite induzida por proteína alimentar) permitiu a utilização do hemograma, pela presença de leucocitose com predomínio neutrofílico, como um dos critérios diagnósticos dessa doença na fase aguda.[2]

IgE total

A medida da imunoglobulina E como marcador de alergia, em especial alergia alimentar, carece de sustentação na literatura. Ainda que pacientes alérgicos apresentem níveis de IgE sérica elevados, uma série de outras doenças também pode aumentar os níveis dessa imunoglobulina. Por outro lado, pacientes com alergia alimentar, inclusive anafilaxia, podem apresentar níveis de IgE total den-

Parte 3 - Diagnóstico da alergia alimentar

tro dos padrões da normalidade. Nesse cenário de incertezas, este exame está contraindicado para diagnóstico.

Investigação de sensibilização IgE específica

A determinação da IgE específica auxilia apenas o diagnóstico das alergias alimentares mediadas por IgE ou formas mistas, e esse é um dado fundamental. A detecção de IgE específica é considerada um indicativo de sensibilização ao alimento, mas não deve ser interpretada de forma isolada como instrumento diagnóstico. Estudos repetidos na literatura apontam um percentual elevado, até 50%, de resultados falso-positivos. Com base nessa informação, fica clara a necessidade de adoção de outras estratégias para a confirmação diagnóstica. Essa pesquisa pode ser realizada tanto *in vivo*, por meio dos testes cutâneos de leitura imediata (*prick test*), como *in vitro*, pela dosagem da IgE específica no sangue.

In vivo: *testes cutâneos de leitura imediata* (prick test)

Os testes cutâneos avaliam a sensibilização aos alérgenos e os resultados apresentados devem ser correlacionados com a história clínica relatada pelo paciente. São exames simples, rápidos, que podem ser realizados no consultório médico e requerem cuidados em sua execução e interpretação. A utilização de extratos padronizados confere a esses testes valores preditivos positivos de no máximo 60%, mas raramente são positivos na ausência de alergias mediadas por IgE (valor preditivo negativo de até 95%).[3,4] São considerados testes positivos quando há formação de pápula com diâmetro médio ≥ 3 mm acima do controle negativo. Não há restrição de idade para sua realização, porém, a técnica pode ser mais difícil em crianças pequenas, e a reatividade prejudicada nessa faixa etária pode levar a um maior número de resultados falso-negativos. A utilização de alérgenos *in natura* aplicados à pele do paciente pode ser útil, caso não haja extrato padronizado para o alimento suspeito. Essa prática, reconhecida como *prick to prick,* é muito utilizada para investigação de alergia a frutas e vegetais e deve ser interpretada da mesma forma que o teste cutâneo feito com extrato padronizado. O teste cutâneo deve ser sempre realizado pelo especialista, pois, embora seja muito seguro, pode desencadear reações sistêmicas.[5] Embora alguns estudos tenham focado a definição de valores de corte para diâmetro da pápula como forma de predizer possível reatividade clínica, a heterogeneidade encontrada nas diferentes populações estudadas não permite que se estabeleçam valores de corte universais.[6] Existem algumas contraindicações para realização do teste, tais como: comprometimento grave ou extenso na pele, uso crônico de anti-histamínicos, antidepressivos tricíclicos ou dermografismo (um tipo de urticária induzida). Essas situações devem ser avaliadas pelo médico para decisão sobre o melhor momento de realizar o procedimento.

In vitro: *dosagem de IgE sérica específica*

Entre os métodos disponíveis para a determinação dos níveis de IgE sérica específica, o mais empregado atualmente é o ImmunoCAP®, uma variação avançada do RAST (ensaio imunológico baseado na emissão de radiação). Assim como referido para os testes cutâneos, não é possível predizer valores universais de IgE específica a partir dos quais a chance de reação clínica seria maior. O avanço da biologia molecular tem permitido, atualmente, um refinamento dos extratos alergênicos. Frações proteicas de diversas fontes alergênicas denominadas "componentes" (CRD) foram identificadas e conferem maior especificidade ao diagnóstico das alergias alimentares,[7,8] além do conhecimento avançado sobre reatividades cruzadas. Alguns dos principais componentes e suas respectivas características clínicas podem ser visualizados na Tabela 2. Mais recentemente, além dessa avaliação individual, é possível realizar uma análise simultânea dos componentes por meio de um método semiquantitativo denominado ImmunoCAP ISAC® (*Thermo Fisher Scientific*, Uppsala, Suécia). Esse teste é indicado para casos mais complexos, na suspeita de polissensibilização ou para determinar potenciais riscos de reatividade cruzada e de reações mais graves relacionadas aos alimentos.[8]

Tabela 2 Principais componentes e suas implicações clínicas

COMPONENTE	INTERPRETAÇÃO CLÍNICA
Leite de vaca Caseína Alfa-lactoalbumina e Beta-lactoglobulina	Persistência de alergia Possibilidade de ingerir alimentos processados
Albumina sérica bovina	Reação à carne bovina
Ovo Ovomucoide Ovoalbumina Livetina	Maior gravidade e persistência da alergia Risco de reações ao ovo cru e tolerância aos processados Reatividade cruzada entre ovo e carne de galinha

(continua)

174   Parte 3 - Diagnóstico da alergia alimentar

Tabela 2   Principais componentes e suas implicações clínicas *(continuação)*

COMPONENTE	INTERPRETAÇÃO CLÍNICA
Trigo ω-5 gliadina	Marcador de reações alérgicas graves e de alergia a trigo induzida por exercício
Amendoim Ara h 2 Ara h 8	Maior reatividade clínica e maior gravidade Reações mais leves de menor gravidade
Castanhas Cor a 9	Maior reatividade clínica
Crustáceos Tropomiosina	Reatividade cruzada com ácaros e baratas
Carnes Alfa-gal	Anafilaxia tardia com a ingestão de carne
Látex e frutas Hev b 1 Fator alongador da borracha	Reatividade cruzada a papaia e figo
Hev b 6.01 (proheveína) PR-3	Reatividade cruzada a abacate, banana e avelã
Hev b 6.02 (heveína)	Reatividade cruzada a abacate, banana e avelã
Hev b 6.03 fragmento C terminal	Reatividade cruzada a abacate, banana e avelã
Hev b 5 proteína ácida	Reatividade cruzada a kiwi
Hev b 7 homólogo da patatina	Reatividade cruzada a batata
Hev b 11 chitinase	Reatividade cruzada a banana e abacate
Hev b 12 LTP (proteína de transferência de lipídeos)	Reatividade cruzada a pêssego e outras frutas com caroço
Hev b 15 inibidor de protease	Reatividade cruzada a trigo

Fonte: Adaptado do Consenso Brasileiro sobre Alergia Alimentar: 2018 - Parte 1.

Teste de contato com alimentos (*patch test*)

O *patch test* para alimentos tem sido utilizado para melhorar a especificidade do diagnóstico das reações tardias em pacientes com dermatite atópica ou esofagite eosinofílica que possuem sensibilização IgE específica a alimentos. Entretanto, esses testes ainda permanecem não recomendados para o uso na prática clínica geral, em virtude da ausência de padronização e da baixa sensibilidade.[9]

Teste de provocação oral

O teste de provocação oral (TPO) é a ferramenta diagnóstica considerada padrão-ouro para confirmação de alergia alimentar.[10,11] É especialmente recomendado nos casos de reações mediadas por IgE, quando a história clínica não é compatível mas os exames são positivos, ou se os exames laboratoriais são negativos mas a suspeita clínica é forte.[12] Resultados de testes laboratoriais nunca devem ser indicação ou contraindicação absoluta para realização de um TPO, devendo ser sempre interpretados no contexto clínico e individualizado do paciente.[11,13] Resultados de *prick test* ou de IgE sérica específica, a partir dos quais a chance de se ter sintomas seria maior do que 95%, já foram estabelecidos com o intuito de evitar o TPO, mas os valores descritos não são necessariamente reprodutíveis em populações distintas, não devendo, portanto, ser extrapolados para a prática.[13-20] Doenças cardiovasculares, gravidez e condições médicas que possam interferir na interpretação, tais como infecção atual, dermatite grave e asma não controlada, também funcionam como contraindicações relativas para a execução do teste.[1] Vale lembrar que os pacientes não devem ser submetidos ao TPO se tiverem recebido recentemente corticosteroides sistêmicos ou anti-histamínicos porque a reprodução dos sintomas pode ser prejudicada, confundindo a interpretação do resultado.

O Capítulo 18 descreve detalhadamente a metodologia do TPO. Na ausência de estudos comparativos entre diferentes protocolos de TPO não há consenso sobre a quantidade de doses ideal e o intervalo entre elas, mas o objetivo final é oferecer uma porção equivalente ao que o paciente consumiria em sua rotina, com segurança. A Tabela 3 descreve o protocolo utilizado no Instituto da Criança da FMUSP para diagnóstico de alergia à proteína do leite de vaca mediada por IgE.[21] Não está indicado iniciar o teste passando o alimento na pele do indivíduo, tendo em vista que eritemas apenas em locais de contato não representam positividade no TPO.[22]

Tabela 3 TPO para diagnóstico de alergia à proteína do leite de vaca mediada por IgE[26]

	Volume *	Intervalo de tempo (minutos)
1ª dose	1 - 5 mL	15-30
2ª dose	10 mL	15-30
3ª dose	15 mL	15-30

(continua)

Tabela 3 TPO para diagnóstico de alergia à proteína do leite de vaca mediada por IgE[26] *(continuação)*

	Volume *	Intervalo de tempo (minutos)
4ª dose	20 mL	15-30
5ª dose	25 mL	15-30
6ª dose	25 mL	15-30
7ª dose	200 mL (aberto)	

* Leite de vaca ou placebo.

Em resumo, quando positivo, o TPO traz benefícios relacionados à confirmação do diagnóstico e à consciência do risco de exposição acidental. Se negativo, permite a ingestão do alimento suspeito, reduzindo o risco nutricional e melhorando a qualidade de vida do paciente.[11]

Exames coprológicos

Há uma gama diversa de exames que podem avaliar as características da composição das fezes, como quantidade de gordura, acidez ou inflamação. Nenhum desses exames, entretanto, é direcionado ao diagnóstico de alergia alimentar sem uma história sugestiva. A pesquisa de sangue oculto nas fezes contribui quando há dúvidas se realmente a perda referida é de sangue, mas não tem valor no diagnóstico de alergia alimentar pela alta possibilidade de resultado falso-positivo.[23] A dosagem de alfa-1-antitripsina fecal, muito empregada no passado, tem valor apenas nas alergias gastrintestinais do tipo enterocolite e, ainda assim, reflete apenas um quadro inespecífico de má absorção. Sua utilização isolada não tem valor definido, seja para diagnosticar ou descartar alergia alimentar. A calprotectina fecal é uma proteína ligadora de zinco produzida principalmente por neutrófilos, monócitos e macrófagos. Tem ação imunomoduladora, antimicrobiana e antiproliferativa e costuma estar aumentada nos processos inflamatórios do intestino. Na alergia alimentar, observa-se redução nos valores médios de calprotectina após o início da dieta de exclusão;[24-26] no entanto, não há definição de pontos de corte relacionados ao teste de provocação oral para confirmação do diagnóstico de forma isolada.

Endoscopia digestiva alta e colonoscopia

A endoscopia digestiva alta (EDA) e a colonoscopia podem ser indicadas para investigação complementar ao diagnóstico de alergia alimentar em pacientes que se mantêm sintomáticos após a dieta de exclusão, ou quando se quer avaliar possíveis complicações, ou ainda estabelecer diagnóstico diferencial adequado. É fundamental definir o melhor momento para a realização desses exames que demandam preparo específico e profissionais especializados no atendimento de pacientes pediátricos. A realização de um exame no momento inapropriado pode trazer dificuldades em sua interpretação, por exemplo, endoscopias para pesquisa de esofagite eosinofílica em um paciente com dieta de exclusão ou uso de inibidores de bomba de prótons. Outro aspecto a ser ressaltado é a adequada solicitação do exame. Pacientes com suspeita de esofagite eosinofílica são candidatos potenciais a realizar EDA, mas é necessário que se solicite o exame de maneira correta, incluindo biópsias em mucosa esofágica mesmo na ausência de alterações macroscópicas e avaliação histopatológica no estômago e duodeno para descartar diagnósticos diferenciais. Sendo assim, é importante que no pedido do exame seja especificada a suspeita diagnóstica de esofagite eosinofílica e solicitado EDA com biópsia em pelo menos 4 locais do esôfago (proximal e distal) com pesquisa e contagem de eosinófilos por campo de grande aumento, além de biópsias no estômago e duodeno na primeira solicitação, a fim de que o exame seja realizado adequadamente.[24]

Testes não recomendados

Recentemente, alguns testes têm sido promovidos como métodos para diagnosticar alergia alimentar, justificando uma ampla variedade de reações adversas apresentadas pelos pacientes. Grandes entidades da área já concluíram que não há evidência para validar nenhum desses testes, sendo, portanto, contraindicados para esse fim. Sintomas inespecíficos como náuseas, cólicas estomacais, diarreia, constipação, acne, eczema, edemas, cefaleia, fadiga, dor articular e sinusites são motivadores comuns para esse tipo de investigação. Frequentemente, as avaliações têm sido feitas por meio de coleta de sangue, análise de cabelos ou testes cutâneos, sem padronização. O mecanismo fisiopatológico que possa explicar a relação entre o sintoma e um resultado positivo é desconhecido, e a ausência de reprodutibilidade clínica carece de uma explicação biológica plausível para o diagnóstico correto de alergia alimentar.[27,28] Na Tabela 4 estão des-

Parte 3 - Diagnóstico da alergia alimentar

critos os testes mais utilizados, de acordo com a metodologia e as evidências atuais para essas práticas.

Tabela 4 Exames não recomendados para investigação de alergia alimentar[29-44]

Exame	Metodologia	Por que não utilizar
Testes alimentares com IgG	Teste padronizado, seguindo a mesma metodologia de IgE específica para alimentos e IgG4 séricos. Não há valores de referência previstos para normalidade	A produção de IgG específica para um alimento é marcador de exposição e tolerância natural esperado em indivíduos saudáveis. Não há comprovação da correlação entre um resultado positivo e sintomas referidos
Citometria de fluxo	Glóbulos brancos do paciente são incubados com extratos alimentares. O número e a distribuição dos tamanhos das células são comparados com os valores de referência. A variação percentual é baseada em uma população controle saudável e valores acima do previsto são considerados positivos	Não está claro como a exposição à proteína alimentar alteraria a morfologia dos leucócitos ou como tais mudanças poderiam justificar uma ampla variação de sintomas pesquisados
Teste de provocação e neutralização	Extratos alimentares são injetados por via intradérmica ou sublingual em concentrações crescentes até que sintomas sejam induzidos. A exposição do mesmo extrato alimentar em uma dose mais baixa ou mais alta tem como objetivo neutralizar a reação, aliviando os sintomas e confirmando a suspeita	Embora a exposição a uma substância alimentar possa provocar sintomas, não está claro como a exposição subsequente da mesma substância poderia aliviar os sintomas*

(continua)

Capítulo 16 - Exames laboratoriais 179

Tabela 4 Exames não recomendados para investigação de alergia alimentar[29-44] *(continuação)*

Exame	Metodologia	Por que não utilizar
Teste eletrodérmico	Um circuito elétrico de baixa voltagem é criado através de dois eletrodos fixados na mão e no dedo do pé do paciente. Substâncias alimentares contidas em ampolas de vidro são inseridas em uma câmara de retenção no circuito e qualquer mudança na voltagem medida por um galvanômetro é definida como teste positivo	Não está claro como ter sensibilidade a um alimento poderia alterar um circuito elétrico
Cinesiologia	Ciência que estuda o movimento do corpo. O movimento natural e esperado pode ser alterado mediante a um estímulo ou condição clínica	Não há testes disponíveis nem estudados nem validados que possam correlacionar fundamentos da cinesiologia com alergia alimentar
Análise do cabelo	Na amostra de fios de cabelo são testados 600 alimentos e itens não alimentares diferentes. A metodologia do teste não é descrita, mas referida como útil para o diagnóstico de intolerância alimentar	Em um estudo publicado, houve grande positividade nos resultados dos testes e falta de reprodutibilidade com amostras duplicadas, concluindo uma clara evidência de falha no diagnóstico

*Testes intradérmicos para alimentos devem ser realizados com cautela, devido ao risco de desencadear reação sistêmica.

Considerações finais

O diagnóstico de alergia alimentar deve sempre contemplar anamnese bem detalhada, compreensão médica sobre o mecanismo imunológico envolvido nas reações e a escolha correta de testes confirmatórios. É importante ressaltar que os exames laboratoriais isoladamente não concluem o diagnóstico. O teste de provocação oral continua sendo o padrão-ouro para o diagnóstico de todos os tipos de alergia alimentar, e sua indicação deve ponderar os riscos para reação grave e a necessidade de supervisão médica e ambiente adequado. Embora a medicina de precisão tenha evoluído muito nos últimos anos, existem pacientes que sofrem de condições físicas, psicológicas e psicossomáticas para as quais a medicina convencional ainda não é capaz de definir um diagnóstico ou tratamento. É nesse cenário que surgiu uma variedade de testes não padronizados, capazes de confortar o paciente ao sugerir uma explicação para seus sintomas mal compreendidos. Embora seja importante acolher os pacientes, é fundamental esclarecer que esses testes ou não apresentam nenhuma razão adequada ou não se aplicam ao diagnóstico de alergia alimentar. Os exames diagnósticos são uma importante ferramenta que deve ser utilizada de maneira adequada e isso implica solicitar o que precisa ser solicitado e não solicitar o desnecessário, solicitar de maneira adequada e interpretar o resultado considerando diversos aspectos. O diagnóstico preciso de alergia alimentar se faz necessário para evitar, também, prejuízos nutricionais, custos desnecessários e dificuldades de ajuste social.

Referências

1. Solé D, Rodrigues Silva L, Cocco RR, Ferreira CT, Sarni RO, Oliveira LC, et al. Consenso Brasileiro sobre Alergia Alimentar: 2018 – Parte 2 – Diagnóstico, tratamento e prevenção. Documento conjunto elaborado pela Sociedade Brasileira de Pediatria e Associação Brasileira de Alergia e Imunologia. Arq Asma Alerg Imunol. 2018;2(1):39-82.
2. Feuille E, Nowak-Węgrzyn A. Definition, etiology, and diagnosis of food protein enterocolitis syndrome. Curr Opin Clin Allergy Immunol. 2014;14:222-8.
3. Beyer K, Teuber SS. Food Allergy diagnostic: scientific and unproven procedures. Curr Opin Allergy Clin Immunol. 2005;5:261-6.
4. Crespo JF, James JM, Rodrigues J. Diagnosis and therapy of food allergy. Mol Nutr Food Res. 2004;48:347-55.
5. Valyasevi MA, Maddox DE, Li JT. Systemic reactions to allergy skin tests. Ann Allergy Asthma Immunol. 1999;83:132-6.
6. Franco JM, Pinheiro APSG, Vieira SCF, Barreto IDC, Gurgel RQ, Cocco RR, et al. Acurácia de concentrações de IgE séricas e de diâmetros de pápulas do teste cutâneo no diagnóstico de alergia ao leite de vaca. J Pediatr (Rio J). 2017 Sep 28. pii: S0021-7557(17)30059-1.
7. Gupta M, Cox A, Nowak-Węgrzyn A, Wang J. Diagnosis of Food Allergy. Immunol Allergy Clin North Am. 2018;38(1):39-52.
8. Canonica GW, Ansotegui IJ, Pawankar R, Schmid-Grendelmeier P, van Hage M, Baena-Cagnani CE, et al. A WAO - ARIA - GA²LEN consensus document on molecular-based allergy diagnostics. World Allergy Organ J. 2013;6(1):17.
9. Mansouri M, Rafiee E, Darougar S, Mesdaghi M, Chavoshzadeh Z. Is the atopy patch test reliable in the evaluation of food allergy related atopic dermatitis? Int Arch Allergy Immunol. 2018;175(1-2):85-90.

10. Ballmer-Weber BK, Beyer K. Methods of allergy and immunology: food challenges. J Allergy Clin Immunol. 2018;141(1):69-71.
11. Nowak-Węgrzyn A, Assa'ad AH, Bahna SL, Bock SA, Sicherer SH, Teuber SS. Adverse Reactions to food Committee of American Academy of Allergy, Asthma & Immunology. Work group report: oral food challenge testing. J Allergy Clin Immunol. 2009;123(6 Suppl):S365-83.
12. Sicherer SH, Sampson HA. Food allergy: A review and update on epidemiology, pathogenesis, diagnosis, prevention, and management. J Allergy Clin Immunol. 2018;141(1):41-58.
13. Garcia-Ara C, Boyano-Martinez T, Diaz-Pena JM, Martín-Muñoz F, Reche-Frutos M, Martín-Esteban M. Specific IgE levels in the diagnosis of immediate hypersensitivity to cow's milk protein in the infant. Allergy Clin Immunol. 2001;107:185-90.
14. Celik-Bilgili S, Mehl A, Verstege A, Staden U, Nocon M, Beyer K, et al. The predictive value of specific immunoglobulin E levels in serum for the outcome of oral food challenges. Clin Exp Allergy. 2005;35:268-73.
15. Gushken AKF, Castro ABB, Pastorino AC, Ciccione AC, Gonçalves RFF, Jacob CMA. Establishing a milk specific decision point in IgE mediated cow's milk allergy (CMA) patients from a tertiary pediatric Brazilian Center. J Allergy Clin Immunol. 2006;117(44):176.
16. Rolinck-Werninghaus C, Niggemann B, Grabenhenrich L, Wahn U, Beyer K. Outcome of oral food challenges in children in relation to symptom-eliciting allergen dose and allergen-specific IgE. Allergy. 2012;67:951-7.
17. Castro AP, Pastorino AC, Gushken AKF, Kokron CM, Filho UD, Jacob CMA. Establishing a cut-off for serum levels of specific IgE to milk and its components for cow's milk allergy. Results from a specific population. Allergol Immunopathol. 2015;43(1):67-72.
18. Verstege A, Mehl A, Rolinck-Werninghaus C, Staden U, Nocon M, Beyer K, et al. The predictive value of the skin prick test weal size for the outcome of oral food challenges. Clin Exp Allergy. 2005;35:1220-6.
19. Calvani M, Alessandri C, Frediani T, Lucarelli S, MiceliSopo S, Panetta V, et al. Correlation between skin prick test using commercial extract of cow's milk protein and fresh milk and food challenges. Pediatr Allergy Immunol. 2007;18:583-8.
20. Imai T, Yanagida N, Ogata M, Komata T, Tomikawa M, Ebisawa M. The Skin Prick Test is not useful in the diagnosis of the immediate type food allergy tolerance acquisition. Allergol Int. 2014;63:205-10.
21. Gushken AK, Castro AP, Yonamine GH, Corradi GA, Pastorino AC, Jacob CM. Double-blind, placebo-controlled food challenges in Brazilian children: adaptation to clinical practice. Allergol Immunopathol (Madr). 2013 Mar-Apr;41(2):94-101.
22. Niggemann B. When is an oral food challenge positive? Allergy. 2010;65:2-6.
23. Solé D, Silva LR, Rosário Filho NA, Sarni ROS, Pastorino AC, Jacob CMA, et al. Consenso Brasileiro sobre Alergia Alimentar: 2007 – Documento conjunto elaborado pela Sociedade Brasileira de Pediatria e Associação Brasileira de Alergia e Imunopatologia. Rev Bras Alerg Imunopatol. 2008;31:64-89.

24. Beşer OF, Sancak S, Erkan T, Kutlu T, Cokuğraş H, Cokuğraş FÇ. Can fecal calprotectin level be used as a marker of inflammation in the diagnosis and follow-up of cow's milk protein allergy? Allergy Asthma Immunol Res. 2014 Jan;6(1):33-8.
25. Merras-Salmio L, Kolho KL, Pelkonen AS, Kuitunen M, Mäkelä MJ, Savilahti E. Markers of gut mucosal inflammation and cow's milk specific immunoglobulins in non-IgE cow's milk allergy. ClinTransl Allergy. 2014;4(1):8.
26. González A, Vera Medialdea R, Ramón Salguero JM. Fecal calprotectin as an aid to the diagnosis of non-IgE mediated cow's milk protein allergy. An Pediatr (Barc). 2016;84(6):318-23.
27. Kelso JM. Unproven diagnostic tests for adverse reactions to foods. J Allergy Clin Immunol Pract. 2018 Mar-Apr;6(2):362-5.
28. Carr S, Chan E, Lavine E, Moote W. CSACI Position statement on the testing of food-specific IgG. Allergy Asthma Clin Immunol. 2012 Jul 26;8(1):12.
29. Bock SA. AAAAI support of the EAACI Position Paper on IgG4. J Allergy Clin Immunol. 2010 Jun;125(6):1410.
30. Stapel SO, Asero R, Ballmer-Weber BK, Knol EF, Strobel S, Vieths S, et al. EAACI Task Force. Testing for IgG4 against foods is not recommended as a diagnostic tool: EAACI Task Force Report. Allergy. 2008 Jul;63(7):793-6.
31. Fell PJ, Brostoff J, Soulsby SRN. ALCAT—A New Cellular Test for Food Sensitivity, 1990. Disponível em: https://cellsciencesystemscom/education/research/alcat-a-new-cellular-test-for-food-sensitivity/. Accesso em 29 jan 2018.
32. Wüthrich B. Unproven techniques in allergy diagnosis. Investig Allergol Clin Immunol. 2005;15(2):86-90.
33. Scott DR, Namazy JA, Simon RA. Controversial practices and unproven methods in allergy. In: Food Allergy, John Wiley & Sons Ltd, 2013. p.328.
34. King WP, Rubin WA, Fadal RG, et al. Provocation-neutralization: a two-part study. Part I. The intracutaneous provocative food test: a multi-center comparison study. Otolaryngol Head Neck Surg. 1988;99(3):263-71.
35. King WP, Fadal RG, Ward WA, Trevino RJ, Pierce WB, Stewart JA, et al. Provocation-neutralization: a two-part study. Part II. Subcutaneous neutralization therapy: a multi-center study. Otolaryngol Head Neck Surg. 1988 Sep;99(3):272-7.
36. Jewett DL, Fein G, Greenberg MH. A double-blind study of symptom provocation to determine food sensitivity. N Engl J Med. 1990 Aug 16;323(7):429-33.
37. Fox RA, Sabo BM, Williams TP, Joffres MR. Intradermal testing for food and chemical sensitivities: a double-blind controlled study. J Allergy Clin Immunol. 1999 May;103(5 Pt 1):907-11.
38. Teuber SS, Vogt PJ. An unproven technique with potentially fatal outcome: provocation/neutralization in a patient with systemic mastocytosis. Ann Allergy Asthma Immunol. 1999 Jan;82(1):61-5.
39. Lewith GT. Can we evaluate electrodermal testing? Complement Ther Med. 2003 Jun;11(2):115-7.
40. Semizzi M, Senna G, Crivellaro M, Rapacioli G, Passalacqua G, Canonica WG, et al. A double-blind, placebo-controlled study on the diagnostic accuracy of an electrodermal test in allergic subjects. Clin Exp Allergy. 2002 Jun;32(6):928-32.

41. Garrow JS. Kinesiology and food allergy. Br Med J (Clin Res Ed). 1988 Jun 4;296(6636):1573-4.
42. Schwartz SA, Utts J, Spottiswoode SJ, Shade CW, Tully L, Morris WF, et al. A double-blind, randomized study to assess the validity of applied kinesiology (AK) as a diagnostic tool and as a nonlocal proximity effect. Explore (NY). 2014 Mar--Apr;10(2):99-108.
43. Allergy test. Disponível em: https://allergytest.co/. Acesso em: 26 jan 2018.
44. Sethi TJ, Lessof MH, Kemeny DM, Lambourn E, Tobin S, Bradley A. How reliable are commercial allergy tests? Lancet. 1987 Jan 10;1(8524):92-4.

Capítulo 17

Dieta

Renata Pinotti

Introdução

Este capítulo abordará a indicação da dieta de eliminação em diferentes faixas etárias na fase de diagnóstico da alergia alimentar. Trata-se de uma etapa importante para os casos em que a história clínica é sugestiva de alergia alimentar, porém há dúvidas quanto ao diagnóstico.[1]

A história clínica e os exames são eficazes para a confirmação do diagnóstico na maioria dos casos de alergia alimentar (AA) mediada por IgE, pois os sintomas são imediatos à ingestão do alimento e os testes que medem a presença de IgE sérica específica são positivos. O diagnóstico de AA não mediada por IgE é mais difícil e requer a etapa da dieta na maioria dos casos, uma vez que os sintomas sugestivos são tardios, geralmente comuns a outras condições clínicas apresentadas pelos bebês e os exames negativos.[1,2,3]

A dieta deverá ser isenta apenas do alimento suspeito. A identificação do alérgeno poderá ser realizada com base na história clínica (ver Capítulo 15) e com o auxílio dos testes que medem a presença de IgE específica, em casos de reações mediadas por IgE ou mistas (ver Capítulo 16). Se as informações ainda não forem suficientes para determinar o alérgeno, dados epidemiológicos poderão auxiliar, por exemplo: o leite é o principal alimento associado à alergia alimentar na infância; é comum crianças com dermatite atópica apresentarem reação ao ovo; o arroz pode ser um gatilho potencial na FPIES aguda.[1-4]

A restrição de muitos alimentos aleatoriamente ou por medo de uma reação, mesmo que sejam considerados alergênicos, não é recomendada e é despropositada. Essa conduta pode acarretar deficiência nutricional, prejuízos no ganho de peso e crescimento, dificuldades na manutenção do aleitamento materno, indução ao desmame, problema de convívio e inclusão social em virtude da dificuldade de realizar refeições fora de casa.[4]

A alimentação de crianças com alergia alimentar deverá ser baseada nas mesmas recomendações para crianças saudáveis, segundo a Sociedade Brasileira de Pediatria, o Ministério da Saúde e a Organização Mundial da Saúde. A única ressalva é adequar a restrição do alérgeno suspeito às suas respectivas substituições nutricionais e ao hábito alimentar da família, de forma que garanta seu crescimento e desenvolvimento integral.[1-7]

Lactente em aleitamento materno exclusivo

O diagnóstico de alergia alimentar em lactentes amamentados exclusivamente é um desafio para a prática clínica, especialmente nos casos não IgE mediados com manifestações gastrintestinais. Como os sintomas em bebês nessa idade também são comuns a outras enfermidades e condições fisiológicas, a dieta para a lactante deverá ser instituída apenas se a história clínica apontar relevante associação com alergia alimentar.[8] A seguir serão discutidos quatro aspectos fundamentais.

Em primeiro lugar, a conduta de suspensão do aleitamento materno é totalmente contraindicada. O aleitamento materno deverá ser exclusivo até os seis meses de vida da criança e complementar à alimentação sólida até os dois anos ou mais. O leite materno é o alimento mais adequado para o lactente, é nutricionalmente completo, contém substâncias com atividades protetoras e imunomoduladoras que protegem o bebê contra infecções e alergias. Além dos benefícios nutricionais, amamentar favorece o contato pele a pele e olho a olho, fatores determinantes na vinculação afetiva mãe e bebê.[5-7] O Capítulo 21 detalha as vantagens da amamentação de forma mais completa e abrangente.

A manutenção do aleitamento é recomendada em todos os *guidelines* nacionais e internacionais sobre diagnóstico e tratamento de AA.[1-4,8,9] Segundo Meyer et al.,[9] o leite materno é a melhor fonte de nutrição para crianças com alergia alimentar não mediada por IgE que apresentam reações gastrintestinais e deve ser apoiado pelos profissionais de saúde.

Em segundo lugar, a instituição da dieta materna de restrição não é obrigatória para todos os casos e, portanto, deve ser individualizada. Se a criança não apresentar sintomas em AME, e estes forem desencadeados apenas após o consumo direto do alimento, a mãe poderá manter o aleitamento sem a necessidade de dieta.[1,8,9,10]

A probabilidade de o bebê apresentar sintomas via leite materno é baixa. Portanto, o mais comum é a mãe poder amamentar sem a necessidade da dieta.[8]

Raramente reações mediadas por IgE são deflagradas durante o aleitamento materno exclusivo (AME), em geral elas surgem após o consumo direto da fórmula ou do alimento.[8] O mesmo tem sido observado em crianças com reações severas não mediadas por IgE.[8,9] A FPIES (síndrome da enterocolite induzida por proteína alimentar) e a enteropatia induzida por proteína alimentar são exemplos de reações não mediadas por IgE geralmente assintomáticas durante o AME.[8,9,11,12]

Um estudo populacional realizado por Mehr et al.,[13] mostrou que entre as 240 crianças avaliadas com FPIES aguda, apenas 5% (n=11) apresentaram variáveis genéticas suscetíveis à expressão dos sintomas de FPIES em AME. Nesses casos, a mãe foi submetida a dieta e os alimentos mais associados foram o leite de vaca (n=8), cereais (n=2) e frango (n=1).

Ainda é limitado o número de estudos que associam a ocorrência de esofagite eosinofílica, doença do refluxo gastroesofágico (DRGE), obstipação associada à AA e cólica em bebês amamentados exclusivamente.[9]

As manifestações clínicas da AA mais associadas à presença de sintomas em crianças amamentadas exclusivamente são a proctocolite alérgica e a dermatite atópica.[9,11] Cerca de 60% dos casos de proctocolite alérgica induzida por proteína alimentar são desencadeados durante o AME.[12] Nesses casos a reação alérgica não é ao leite materno e sim às proteínas alergênicas presentes nos alimentos que a mãe consome em sua dieta e são veiculadas via leite materno.[9] Se confirmada a presença de sintomas via leite materno, recomenda-se que a mãe faça a dieta isenta do alimento suspeito.[1-4,8-10,12]

Em terceiro lugar, não é recomendada a restrição ampliada de alimentos sem que haja a devida associação com sintomas clínicos. A restrição alimentar pode dificultar a qualidade de vida da mãe e de toda a família, consequentemente a manutenção do aleitamento.[4,9]

O alérgeno mais associado às manifestações da AA IgE em crianças amamentadas exclusivamente é o leite de vaca. Portanto, esse é o primeiro alimento a ser investigado e retirado da dieta materna.[1,9,11]

O nutricionista é indispensável na orientação da dieta junto ao médico, pois a principal causa da manutenção dos sintomas é a transgressão acidental.[9] Alguns alimentos possuem ingredientes à base de proteínas do leite e não são de conhecimento comum.[14] Faz-se necessária uma orientação minuciosa sobre os alimentos que deverão ser evitados, seus substitutos nutricionais e em preparações (Capítulo 4) e a leitura de rótulo de produtos industrializados (alimentos, medicamentos e cosméticos) (Capítulo 28). Na fase do diagnóstico é importante atentar-se aos cuidados com o contato cruzado na seleção e preparo dos alimentos e preferir realizar as refeições em casa, a fim de minimizar os fatores de confusão[1,14] (Capítulo 24).

Se a criança não responder à dieta isenta de leite de vaca é importante investigar se não houve transgressão acidental antes de suspeitar de alergia a múltiplos alimentos. Após confirmada a adequação da dieta, se os sintomas persistirem, é recomendado investigar outros possíveis alérgenos.[8,9]

Evidências mostram que as proteínas da soja, ovo e trigo também podem ser transferidas para o leite materno.[9] O Capítulo 21, sobre o manejo da dieta em lactantes, e o Capítulo 25, sobre alergia a múltiplas proteínas, abordam esse tema de forma complementar.

A solicitação de exames que medem a presença de IgE sérica específica pode auxiliar na determinação do alérgeno suspeito em crianças que apresentam sintomas mediados por IgE associados.[9]

Por último, o tempo de dieta necessário para a remissão dos sintomas difere de acordo com o tipo de manifestação clínica. As reações mediadas por IgE são imediatas e, portanto, possuem remissão mais rápida. Já as não mediadas por IgE são tardias, seus sintomas são decorrentes da inflamação do órgão-alvo e, em alguns casos, da ulceração da mucosa, como ocorre na proctocolite com presença de sangue nas fezes. Portanto, a remissão também será tardia, uma vez que é consequente à epitelização dessa mucosa.[2,9]

Koletzko et al.[2] referem que o tempo de dieta materna deverá ser de 3-6 dias em caso de reações mediadas por IgE e 2 semanas em casos de reações tardias. Estudos mais recentes descritos por Fox et al.[8] e Meyer et al.[9] recomendam que a mãe faça a dieta por 2-4 semanas no período de diagnóstico.

Caso os sintomas se mantenham por tempo prolongado, recomenda-se investigar outros possíveis diagnósticos.[1,9,10,11]

Desafios da dieta materna na fase de diagnóstico

As mães relatam que a fase mais difícil da dieta são os primeiros trinta dias, pois é o período de adaptação à mudança dos hábitos alimentares. Nessa fase a família geralmente ainda está na negação e resiste a colaborar. Outra dificuldade é aprender sobre os alimentos e modos de preparo que podem conter o alérgeno, pois existe uma infinidade de produtos que podem contê-lo de forma oculta, por exemplo, alimentos que possuem leite por conterem aditivos à base de caseína ou caseinato. Esses fatores dificultam o manejo da dieta, causam insegurança, medo de comer e cansaço nas famílias. O conteúdo oferecido pelo nutricionista na primeira consulta é extenso, o paciente geralmente não consegue absorver toda a informação para executar a dieta de forma eficiente. Portanto, as transgressões iniciais são muito comuns e esperadas. Antes de suspeitar de alergia a outros alimentos, ou suspender o aleitamento materno, é necessário verificar se não houve ingestão acidental do alérgeno e oferecer suporte para essa família. Essa etapa de orientação, conscientização e ajuste da dieta geralmente demora cerca de 15 dias, no mínimo, o que já prolonga o tempo de remissão de sintoma.[15]

Diante do exposto, sugere-se que o tempo de dieta deve ser considerado a partir do momento que a mãe esteja bem orientada e seguindo a dieta corretamente.

Explicar que os sintomas não mediados por IgE possuem uma remissão tardia também ajuda a minimizar a angústia familiar, pois a expectativa é de que o bebê melhore logo após o início da dieta.[15]

Segundo Meyer et al.,[9] a principal manifestação clínica em AME é a proctocolite alérgica induzida por proteína alimentar. É comum na prática clínica as mães, por conta própria, começarem a retirar muitos alimentos da dieta quando a hematoquezia não cessa. Nesses casos é importante que os profissionais avaliem os riscos e benefícios para a criança e sua mãe com relação à necessidade de intervenção.

Infelizmente, a hematoquezia persistente tem sido uma das principais indicações de desmame na prática clínica. Crianças com proctocolite geralmente possuem ganho de peso e crescimento dentro do esperado; não apresentam irritabilidade, desconforto e não é uma comorbidade que coloca a criança em risco de morte.[9,12] O perigo da hematoquezia por tempo prolongado é acarretar anemia ao bebê.[9] Portanto, é possível observar com cautela, monitorar o hemograma e as reservas endógenas de ferro e tratar, se necessário, sem a necessidade de impor o desmame.[6]

Uma sugestão descrita em literatura na hematoquezia persistente é a suspensão da amamentação com substituição pela fórmula de aminoácidos por quinze dias. Após a conclusão do diagnóstico a mãe pode voltar a amamentar.[2] Na prática clínica observa-se que esse procedimento não é viável, pois, mesmo que a mãe mantenha a extração e produção de leite, muitas deixam de confiar em si e temem que a criança volte a apresentar sintomas se for amamentada. Essa prática tira a confiança da mãe, do pai e dos demais familiares com relação à amamentação.

Atualmente, alguns autores têm sugerido que esse sintoma pode estar associado à imaturidade intestinal e não à AA. Nessa linha de raciocínio, a recomendação é "assistir e esperar" por um mês antes de indicar a dieta, pois muitas crianças apresentam remissão espontânea dos sintomas.[16] Esse caminho pode ser considerado desde que a criança não apresente outros sintomas atópicos e a família consiga suportar a angústia da presença de sangue nas fezes do bebê.[9]

É válido ressaltar que o esperado na proctocolite são raias de sangue. Quantidades maiores de sangue nas fezes por tempo prolongado podem ter outras causas, como: fissura anal, infecções gastrintestinais, divertículo de Meckel, doença inflamatória intestinal, enterocolite necrosante.[9]

A grande maioria das mães relata sentir muito medo quando o bebê apresenta sintomas. Ao ouvirem sobre a hipótese de alergia alimentar e que o alérgeno pode vir através do seu leite as mães escutam que são elas que estão fazendo mal para seu filho. Isso é muito doloroso para a mulher, uma vez que nutrir é visceralmente sua principal tarefa nessa fase. A suspensão da amamentação de forma imperativa e a consequente melhora dos sintomas reforçam essa crença e fazem com que elas se sintam impotentes para nutrir o bebê.[15]

Amamentar é difícil em condições normais. A maioria das mulheres apresenta dificuldades nos três primeiros meses até a amamentação ser estabelecida. Dificuldades na pega, fissura no mamilo, mastite, moniliase mamária, todos esses fatores devem ser considerados, uma vez que os sintomas de AA geralmente surgem nos primeiros quarenta dias de vida do bebê. Em alguns casos é necessário o suporte de outros profissionais, como enfermeiros e fonoaudiólogos especializados.[5]

É válido ressaltar que uma fissura no mamilo pode sangrar durante a mamada e é comum o bebê ingerir sangue com o leite. Consequentemente, ele poderá apresentar raias de sangue escuro nas fezes, confundindo as famílias e profissionais nessa fase.

A amamentação vai muito além do nutriente, é o caminho de conexão e construção do vínculo entre mãe e bebê. O ato de amamentar ensina o bebê a olhar nos olhos, a se entregar ao colo e à pele da mãe, a tomá-la literalmente! É no seio da mãe que o bebê aprende a dar e receber amor na vida. Por tudo isso, a amamentação deve ser apoiada pelos profissionais, e o que se considera risco deve ser amplamente avaliado.[17]

A dieta durante a amamentação não é fácil, porém é possível quando bem orientada e assistida. Cada mulher sabe o seu limite. Aos profissionais destina-se a tarefa de dar o suporte que ela precisa e respeitar a sua escolha.[15]

Lactente sem aleitamento materno exclusivo

Mediante a necessidade de complementação ou na impossibilidade da amamentação, crianças com suspeita de alergia à proteína do leite de vaca deverão receber uma fórmula especializada adequada à idade e à manifestação clínica da criança.[1-5] As fórmulas disponíveis na atualidade são à base de aminoácidos, extensamente hidrolisadas (à base de proteína do soro do leite e de arroz) e à base de soja. As definições, indicações e particularidades de cada fórmula estão descritas detalhadamente no Capítulo 22.

Crianças que apresentam alergia a outro alimento que não seja o leite, por exemplo, o ovo, e não possuem APLV poderão receber uma fórmula infantil à base de leite de vaca em substituição ou complementar ao leite materno.

Segundo Koletzko et al.,[2] o tempo de remissão de sintomas após a adequação da fórmula é de 3-5 dias em caso de reações mediadas por IgE, 1-2 em casos de reações tardias (eczema, sangue nas fezes) e 2-4 semanas em casos de reação gastrintestinal tardia que evolua com diarreia crônica e déficit de ganho de peso e crescimento. Fox et al.[8] recomendam o período de 2-4 semanas de dieta em casos de crianças com reações tardias em uso de fórmula.

Crianças, adolescentes e adultos

Se a suspeita de alergia alimentar foi tardia e a criança já consome alimentos sólidos, é preciso adequar a dieta e o seu modo de preparo a fim de retirar o alimento suspeito sem comprometer a oferta nutricional necessária ao seu crescimento e desenvolvimento.[1] O mesmo é válido para adolescentes e adultos. A introdução de alimentos está descrita no Capítulo 23 e o planejamento da dieta no Capítulo 19. As fontes e considerações sobre os principais alérgenos foram detalhadamente descritas nos Capítulos 4-13.

Com relação às crianças maiores é preciso se atentar à leitura de rótulos de alimentos industrializados (Capítulo 28), ao preparo dos alimentos (Capítulos 24 e 29) e às situações especiais como escola, festas, eventos sociais, entre outros (Capítulo 32).[1,14]

O tempo de dieta deverá seguir a mesma linha de raciocínio das mães que amamentam, em função das dificuldades em se estabelecer a dieta sem transgressões.

Em caso de suspeita de alergia a múltiplos alimentos, ver o Capítulo 25.

Considerações finais

A dieta na fase de diagnóstico deverá ser mantida por 1-4 semanas, dependendo do tipo de manifestação clínica.[2,9] Em caso de crianças em aleitamento materno exclusivo e crianças que já comem alimentos, o tempo deve ser considerado a partir do estabelecimento da dieta sem transgressões.

A restrição de muitos alimentos, sem associação com a história clínica e a presença de sintomas, não é recomendada e pode acarretar prejuízos potenciais ao crescimento e desenvolvimento da criança, favorecer o desmame e a piora na qualidade de vida da família.[4,9]

Após a remissão dos sintomas, os casos em que ainda existe dúvida deverão ser direcionados à próxima etapa do diagnóstico, o teste de provocação oral. Essa etapa é decisiva para confirmar ou descartar a hipótese de alergia alimentar.[1-5]

Referências

1. Solé D, Silva LR, Cocco RR, Ferreira CT, Sarni RO, Oliveira LC et al. Consenso Brasileiro sobre Alergia Alimentar: 2018 – Parte 2 – Diagnóstico, tratamento e prevenção. Documento conjunto elaborado pela Sociedade Brasileira de Pediatria e Associação Brasileira de Alergia e Imunologia. Arq Asma, Alerg e Imunol. 2018;2(1):16-23. doi:10.5935/2526-5393.20180005.
2. Koletzko S, Niggemann B, Arato A, Dias JA, Heuschkel R, Husby S et al. Diagnostic approach and management of cow's-milk protein allergy in infants and children. J Pediatr Gastroenterol Nutr. 2012;55(2):221-9.
3. Fiocchi A, Claps A, Dahdah L, Brindisi G, Dionisi-Vici C, Martelli A. Differential diagnosis of food protein-induced enterocolitis syndrome. Curr Opin Allergy Clin Immunol. 2014;14(3):246-54. doi:10.1097/ACI.0000000000000057.
4. Boyce JA, Assa'ad A, Burks AW, Jones SM, Sampson HA, Wood RA et al. Guidelines for the diagnosis and management of food allergy in the United States: report of the NIAID-sponsored expert panel. J Allergy Clin Immunol. 2010;126(6 Suppl.):S1e58.3.
5. Brasil. Ministério da Saúde. Secretaria de Atenção Primária à Saúde. Departamento de Atenção à Saúde. Guia alimentar para crianças brasileiras menores de dois anos. Brasília: Ministério da Saúde, 2019. 265p.
6. Organização Mundial da Saúde (OMS). Department of nutrition for health and development department of child and adolescent health and development. The opti-

mal duration of exclusive breastfeeding a systematic review. Geneva: WHO, 2002. 52p.

7. Sociedade Brasileira de Pediatria. Manual de Alimentação: da infância à adolescência. Departamento Científico de Nutrologia. 4.ed. São Paulo: SBP, 2018. 172p.

8. Fox A, Brown T, Walsh J, Venter C, Meyer R, Nowak-Wegrzyn A, Levin M, Spawls H et al. An update to the Milk Allergy in Primary Care guideline. Clin Transl Allergy. 2019;9(40). doi.org/10.1186/s13601-019-0281-8.

9. Meyer R, Lozinsky AC, Fleischer DM, Vieira MC, Du Toit G, Vandenplas Y et al. Diagnosis and management of non-IgE gastrointestinal allergies in breastfed infants – an EAACI position paper. Allergy. 2020 Jan;75(1):14-32.

10. Sicherer SH, Sampson HA. Food allergy: a review and update on epidemiology, pathogenesis, diagnosis, prevention, and management. J Allergy Clin Immunol. 2018;141:41-58.

11. Nowak-Wegrzyn A. Berin MC, Mehr S. Food protein-induce enterocolitis syndrome: clinical comentary review. J Allergy Clin Immunol Pract. 2020;8(1):24-35.

12. Nowak-Wegrzyn A, Katz Y, Mehr SS, Koletzko S. Non-IgE-mediated gastrointestinal food allergy. J Allergy Clin Immunol. 2015 May;135(5):1114-24.

13. Mehr S, Frith K, Barnes EH, Campbell DE, group fs. Food protein-induced enterocolitis syndrome in Australia: a population-based study, 2012-2014. J Allergy Clin Immunol. 2017;140(5):1323-30.

14. Kulis M, Wright BL, Jones SM, Burks AW. Diagnosis, management, and investigational therapies for food allergies. Gastroenterology. 2015 May; 148(6):1132-42.

15. Pinotti R. Guia do bebê e da criança com alergia ao leite de vaca. Rio de Janeiro: Gen. Ac Farmacêutica, 2013. 164p.

16. Miceli Sopo S, Monaco S, Bersani G, Romano A, Fantacci C. Proposal for management of the infant with suspected food protein-induced allergic proctocolitis. Pediatr Allergy Immunol. 2018;29(2):215-8.

17. Ministério da saúde. Secretaria de Atenção à Saúde. Departamento de Ações Programáticas Estratégicas. Atenção humanizada ao recém-nascido de baixo peso. Método Canguru. Manual Técnico. 2.ed. Brasília: Editora do Ministério da Saúde, 2011. 204p.

Capítulo 18

Teste de provocação oral

Raquel Bicudo Mendonça
Renata Magalhães Boaventura
Elaine Cristina de Almeida Kotchetkoff

Introdução

O teste de provocação oral (TPO) é o método mais fidedigno para confirmar ou afastar o diagnóstico de alergia alimentar (AA). Consiste na oferta do alimento supostamente alergênico, para que se possa observar a ocorrência ou não de reações adversas decorrentes de sua ingestão.[1]

A realização do TPO é orientada por médico, e o nutricionista pode participar de algumas etapas do procedimento, como será explicado neste capítulo.

Indicações para realização do TPO com fins diagnósticos

O TPO pode ser realizado tanto na fase de diagnóstico da AA quanto durante o acompanhamento do paciente, com a finalidade de verificar se houve aquisição de tolerância ao alimento[2] (ver Capítulo 33). Sendo ainda especialmente útil para:[3,4]

- Verificar se um alimento associado a condições crônicas, como dermatite atópica e esofagite eosinofílica, pode também causar reações imediatas;
- Expandir a dieta de restrição a múltiplos alimentos;
- Verificar se há reação alérgica a alimentos com possibilidade de reatividade cruzada;
- Verificar a possibilidade de mudança da fórmula especial que está sendo utilizada (por exemplo, quando a criança alérgica ao leite de vaca está em uso

de fórmula à base de proteínas extensamente hidrolisadas e deseja-se verificar a possibilidade de uso de fórmula à base de proteína isolada de soja);
- Elucidar melhor a fisiopatologia da AA e suas manifestações clínicas em pesquisas científicas;
- Avaliar a resposta de novas imunoterapias, também no contexto científico.

Cabe ao médico decidir se o TPO deve ou não ser realizado, qual é o melhor momento para isso e qual alimento será testado. Para tomar essa decisão, ele leva em consideração alguns fatores, tais como a história clínica e a idade do paciente, o tempo desde a última reação, o valor nutricional do(s) alimento(s) envolvido(s), os hábitos alimentares da família e, nos casos de alergias mediadas por IgE, o resultado de exames subsidiários, como o teste cutâneo (*prick test*) e a dosagem de IgE sérica específica.[4]

Se há suspeita de AA com base na história clínica e no exame físico, então, a dieta isenta do alimento suspeito é iniciada. Em certos casos (p. ex., uma história clara e de sintomas imediatos, com risco de morte e testes positivos para IgE específica para o alimento em questão), o diagnóstico pode ser feito sem o TPO. Em todas as outras circunstâncias, o TPO é necessário para confirmar ou excluir o diagnóstico de AA.[5]

Nessa fase de investigação da AA, o tempo de dieta isenta do alérgeno depende da manifestação clínica e deve ser o mais curto possível, porém, longo o suficiente para julgar se houve resolução dos sintomas ou não ou se eles ficaram estáveis. De acordo com Koletzko e cols.[5] esse período varia de 3 a 5 dias em indivíduos com reações imediatas, de 1 a 2 semanas em indivíduos com reações tardias (p. ex., dermatite atópica e sangramento retal) e de 2 a 4 semanas em indivíduos com sintomas gastrointestinais (diarreia crônica e déficit de crescimento). Se nesse período não houver melhora dos sintomas, a hipótese diagnóstica de AA é descartada, mas pode haver exceções. Por exemplo, bebês com sintomas gastrointestinais e suspeita de alergia ao leite de vaca, sem melhora após um período em uso de fórmula extensamente hidrolisada, podem se beneficiar com um período em uso de fórmula à base de aminoácidos livres. De qualquer forma, não há indicação para o uso prolongado de fórmulas especiais para fins diagnósticos.[5]

Na prática, é comum a orientação de pelo menos 1 semana de dieta isenta do alérgeno nos casos de alergias mediadas por IgE; nos casos de alergias com sintomas gastrointestinais, o período de dieta pode ser maior do que 4 semanas;

nos casos em que o bebê está em aleitamento materno, procede-se como discutido a seguir.

Para bebês que recebem leite materno e estão em fase de diagnóstico da AA, a nutriz deverá continuar amamentando e seguir dieta isenta do(s) alimento(s) suspeito(s). As recomendações encontradas na literatura científica em relação ao período de dieta livre do alérgeno suspeito variam um pouco. De acordo com Koletzko e cols. (2012),[5] em casos de sintomas imediatos, a dieta materna deve durar de 3 a 6 dias, ao passo que em casos de reações tardias (p. ex., suspeita de proctocolite alérgica), pode durar até 14 dias. Após esse período, havendo melhora dos sintomas, o TPO deverá ser realizado com a reintrodução do alimento na dieta da mãe. Já segundo Venter e cols.,[6] a recomendação é de que a dieta seja seguida pela mãe por um período de 2 a 4 semanas.

Na prática, é incomum observar reações imediatas após o aleitamento materno exclusivo, portanto, na maioria das vezes, a dieta materna só será necessária se o paciente apresentar reação via leite materno; se a criança não apresentar nenhuma reação e só manifestar os sintomas após o consumo direto do alérgeno alimentar, a amamentação poderá ser mantida sem que a mãe faça a dieta.

Observa-se também que, nos casos de bebês que estão em aleitamento materno exclusivo e apresentam sintomas gastrointestinais, como sangue nas fezes, por exemplo, pode ser necessário que a mãe faça dieta isenta do alimento alergênico suspeito por até 8 semanas. Os profissionais que estiverem acompanhando o caso precisam dar apoio à nutriz, para que ela consiga seguir a dieta durante o período necessário, com suporte nutricional adequado, tranquilidade e paciência, a fim de que ela não desista de amamentar o bebê.

Após o período de dieta isenta do alimento alergênico, o médico vai decidir se o TPO deve ou não ser realizado. Para isso, ele deverá levar em consideração que o teste é contraindicado nos seguintes casos:[1]

- Quando há risco de anafilaxia grave, baseado na história clínica recente.
- Em gestantes.
- Em indivíduos com asma não controlada.
- Em pacientes em uso de medicações que possam interferir no tratamento de reações adversas, como os betabloqueadores.
- Em pacientes em uso de anti-histamínico.
- Pacientes em condições clínicas que possam dificultar a interpretação do resultado do teste (p. ex., sintomas vigentes de AA ou presença de infecções).

Vale ressaltar que, por maior que sejam os avanços em relação aos exames laboratoriais, seus resultados sempre devem ser correlacionados com a história clínica do paciente no momento de decidir sobre a realização do TPO.[4]

Diversos estudos foram publicados na tentativa de estabelecer valores para a dosagem de IgE sérica específica para alimentos e para o teste cutâneo (*prick test*) que pudessem ser usados como pontos de corte para o diagnóstico das AA, a fim de eliminar a necessidade de realização do TPO. Porém, os valores encontrados variam amplamente entre os alimentos testados e as diferentes populações estudadas, não sendo possível estabelecer um consenso internacional para os pontos de corte. Com isso, os pesquisadores continuam buscando marcadores bioquímicos com melhores valores preditivos.[1,4]

Mesmo com todo o respaldo encontrado na literatura para realização do TPO, observa-se que, na prática, tanto médico quanto paciente procuram evitá-lo na maioria das vezes.[7] Por consequência, muitos pacientes acabam fazendo dieta de restrição por tempo prolongado desnecessariamente.

No Brasil, até o momento a realização do TPO estava restrita a ambientes universitários,[8] mas espera-se que, a partir de sua inclusão no rol de procedimentos da Agência Nacional de Saúde (ANS) em 2018, o teste passe a ser realizado com maior frequência.

Riscos e benefícios

Apesar do risco de reações graves e do estresse emocional inerente à realização do TPO, benefícios podem ser observados, independentemente de o resultado ser positivo ou negativo.[9]

Nos casos em que o paciente apresenta reação ao alimentado testado, ou seja, quando o TPO é positivo, a vantagem é ter um diagnóstico bem estabelecido, o que reduz a ansiedade em relação ao desconhecido e o risco de exposição acidental, validando o esforço do paciente e de seus familiares em relação à dieta isenta do alimento alergênico.[3]

Já nos casos em que o TPO é negativo, é possível ampliar a dieta, o que pode ajudar a melhorar o aporte nutricional por meio da alimentação e a qualidade de vida do paciente.[3]

Procedimento

Tipos de TPO

Mesmo que o TPO seja o método mais confiável para o diagnóstico das AA, o teste não é totalmente livre de falhas, uma vez que pode haver dificuldade na interpretação dos resultados, dependendo da natureza das reações.[10]

Alguns pacientes apresentam sintomas fáceis de serem identificados e que não deixam dúvidas sobre a relação entre a ingestão do alimento e sua ocorrência; por isso, são chamados de **sintomas objetivos**.[4]

Por outro lado, alguns indivíduos podem apresentar sintomas subjetivos que deixam dúvidas sobre sua causalidade, podendo ser confundidos com sintomas psicologicamente induzidos. Podemos citar como exemplos: prurido, dor de cabeça, sensação de mal-estar e queixa de dor abdominal (como sintoma isolado).[11]

De acordo com a história clínica, o médico pode optar por realizar o TPO de três diferentes formas:[12]

a. **Aberto**: realizado em uma única fase, durante a qual tanto o paciente (e/ou seu responsável) quanto o médico sabem que o alimento está sendo ofertado.

b. **Simples cego**: o teste pode ser conduzido com ou sem placebo, dependendo do julgamento do médico quanto ao potencial de subjetividade dos sintomas e da ansiedade do paciente. Em um TPO simples cego sem placebo, é dito ao paciente que o alimento a ser testado poderá ser oferecido ou não durante o teste; se dois alimentos forem testados no mesmo dia, a sequência de alimentos que estão sendo oferecidos não é revelada ao paciente. Se múltiplos alimentos forem testados em diferentes consultas, apenas ao final de todos os testes é revelado quando cada alimento foi oferecido. Um TPO simples cego placebo controlado é conduzido em duas sessões, uma com o alimento real e outra com o placebo. As sessões podem ocorrer num mesmo dia, com pelo menos duas horas de intervalo entre uma e outra, ou podem ocorrer em dias separados. Para pacientes com história de sintomas tardios, o intervalo entre as fases deve ser de alguns dias ou semanas. Após um TPO simples cego negativo, é necessário realizar um TPO aberto.

c. **Duplo-cego placebo controlado (DCCP)**: o teste é dividido em duas fases, com a oferta do alimento real ou do placebo. A diferença é que as receitas são elaboradas por uma terceira pessoa, de modo que nem mesmo o médico sabe em qual das fases o alimento real está sendo oferecido. Em geral, recomenda-se complementar com a fase aberta.

O TPO aberto é utilizado na prática clínica nos casos em que apenas sintomas objetivos são esperados e quando há maior probabilidade de obter um resultado negativo, ao passo que o TPO DCCP deve ser o método de escolha nas situações em que haja alguma chance do ocorrerem sintomas subjetivos e nos protocolos de pesquisa, por ser este o método considerado "padrão ouro".[13] Para crianças pequenas, como não são esperados sintomas psicologicamente induzidos, o teste pode ser aberto, já para crianças acima de 3 anos e adultos, recomenda-se o TPO DCCP.[14]

O TPO aberto apresenta as vantagens de ser mais rápido, por ser realizado em uma única fase, e de ser menos oneroso e trabalhoso em comparação ao TPO DCCP, considerando os materiais e os ingredientes a serem utilizados, além dos recursos humanos necessários para sua realização.[15]

Onde realizar

A escolha do local é feita pelo médico e depende da resposta a algumas questões que devem ser abordadas, como a idade do paciente, se ele apresenta ou não reações imediatas e se há risco de reações anafiláticas, por exemplo.[3,16]

Nos casos de AA mediadas por IgE, o TPO deve ser realizado sob supervisão médica e em ambiente hospitalar onde haja equipamentos e medicamentos que garantam o socorro imediato em caso de emergência.[2] Em casos de síndrome da enterocolite induzida por proteína alimentar (FPIES), o TPO deve ser feito com acesso intravenoso, principalmente nos pacientes com reações anafiláticas.[17]

Mesmo que em sua história clínica o paciente tenha apenas relatos de sintomas leves, se a alergia for mediada por IgE e ele estiver há muito tempo sem ingerir o alimento, o TPO deverá ser realizado em ambiente hospitalar.

Em casos de pacientes com baixo risco de reação, como aqueles que já tiveram algum contato acidental com o alimento e não apresentaram sintomas, ou aqueles com sintomas subjetivos inespecíficos, tendo dor de cabeça como queixa única, o TPO pode ser realizado em um ambulatório ou consultório, mas sempre sob supervisão médica.[3,5,16]

O médico que faz o acompanhamento do paciente com AA pode orientar a reintrodução do alimento envolvido em casa, entretanto, se a resposta for SIM para algum dos questionamentos abaixo, o teste deverá ser realizado em ambiente ambulatorial ou hospitalar:[18]

- Paciente apresentou anteriormente sintomas de alergia que afetaram a respiração, o trato gastrointestinal (vômito grave e diarreia) ou choque anafilático?

Capítulo 18 - Teste de provocação oral **199**

- Paciente apresentou uma reação menos grave, mas com exposição apenas a traços do alimento?
- Paciente com AA múltipla?
- Paciente sem redução significativa no diâmetro da pápula (teste cutâneo de hipersensibilidade imediata) ou nos exames de IgEs específicas?

Mesmo que o TPO seja realizado em casa, o médico precisa orientar quais medicamentos devem estar disponíveis e quais os procedimentos a serem adotados caso ocorram reações.

Como realizar

Orientações antes do teste

Quando o médico decide realizar o TPO, deve conversar com o paciente e seus familiares sobre como é o exame, explicando seus riscos e benefícios.[3]

Anteriormente ao TPO, o paciente deve realizar dieta isenta do alimento (ou alimentos) que estiver sendo investigado, no caso de suspeita de AA múltipla. Essa fase é importante tanto para verificar se há melhora ou ausência dos sintomas quando não há exposição ao alimento, como também para preparar o paciente para o teste, uma vez que ele precisa estar em bom estado de saúde geral no dia do TPO. Mesmo que o paciente já esteja seguindo dieta de restrição há um tempo, o nutricionista deve reforçar as orientações, para evitar exposições acidentais antes do teste; afinal, o paciente não poderá utilizar medicamentos antialérgicos na semana que antecede o TPO, evitando-se assim resultados falso-negativos.[1]

O paciente deve realizar jejum de 2 a 4 horas antes do teste, para facilitar a aceitação e a digestão do alimento que será testado, bem como para o tratamento de possíveis reações graves.[5,19]

Na maioria das vezes, o paciente e seu acompanhante também são orientados quanto aos alimentos que terão que levar ao hospital no dia do teste, bem como utensílios que possam facilitar a aceitação, no caso de crianças pequenas. Para a escolha do alimento que será testado, o nutricionista pode realizar uma anamnese com foco no TPO, conforme descrito a seguir.

Anamnese nutricional com foco em TPO

O nutricionista tem papel importante na escolha do alimento a ser ofertado e na elaboração de receitas para o TPO DCCP. Considerando os conhecimentos sobre composição dos alimentos, fisiologia do aparelho digestório e técnicas dietéticas, o nutricionista é o profissional indicado para estabelecer, com o médico, protocolos para a realização do teste.

A anamnese nutricional com foco no TPO deve ser a mais completa possível e contemplar pontos como: idade da criança para a escolha do volume a ser ofertado;[20,21] história sobre outras possíveis alergias ou intolerâncias alimentares; e forma de preparo dos alimentos que a criança usualmente consome e suas preferências, de modo a ajudar na escolha do veículo e do placebo.[22] Bird e cols.[23] lembram a importância de ter uma conversa franca com a família antes do TPO, dando ênfase aos planos após o TPO, para avaliar a real disposição em introduzir o alimento em questão.

Alimentos e porções

Os alimentos usados durante o TPO podem ser levados de casa para o hospital pelo responsável do paciente, após orientação, e preparados no local.[3] Para determinar a quantidade de alimento a ser oferecida, o teor proteico deve ser considerado. Deve-se oferecer no máximo o equivalente ao teor encontrado em uma porção do alimento habitualmente consumida por uma pessoa da mesma idade do paciente que será submetido ao TPO, ou, para evitar reações graves e facilitar o mascaramento do alimento quando necessário, pode-se considerar quantidades menores. Para pesquisas considera-se razoável realizar TPO DCCP com dose inicial de cerca de 3 mg e uma dose máxima de 3 g de proteína.[13] Estudos mais recentes têm oferecido doses iniciais bem pequenas, buscando-se determinar as doses mínimas capazes de provocar reações.[4] Alguns autores estimam a oferta de cerca de 8 g a 10 g de alimentos em pó ou desidratados, 16 g a 20 g de carne ou peixe e 100 mL de alimentos fluidos.[17,24] Entretanto, para um TPO aberto após um TPO DCCP negativo, pode-se considerar a oferta de uma quantidade equivalente a uma porção do alimento, de acordo com a idade do paciente, em dose única, como 200 a 250 ml de leite de vaca ou bebida de soja original.[17,25] O Quadro 1 mostra alguns exemplos de alimentos comumente testados e suas porções totais que podem ser utilizados em TPO de acordo com a faixa etária.

Capítulo 18 - Teste de provocação oral 201

Quadro 1 Porções recomendadas dos alimentos mais comumente testados em TPO de acordo com a faixa etária

Alérgeno	Alimento	Proteína por porção	Idade				
			4 a 11 meses	1 a 3 anos	4 a 8 anos	9 a 18 anos	>19 anos
Ovo	Ovo cozido ou mexido	6 g/1 unidade	0,5 a 1 unidade	0,5 a 1 unidade	1 unidade	1 a 2 unidades	1 a 2 unidades
	Rabanada (1 ovo por fatia de pão)	6 g se for utilizado 1 ovo grande	1/2 a 1 fatia	1/2 a 1 fatia	1 fatia	1 a 2 fatias	1 a 2 fatias
Leite	Fórmula infantil	2 a 3g/ 141,75 mL	113 a 225 mL				
	Leite fluido	8g/225 mL		113 a 225 mL	113 a 225 mL	225 mL	225 mL
	Queijo cottage	10 a 14 g/ 225 g	1/4 a 1/2 xícara	1/4 a 1/2 xícara	1/2 a 1 xícara	1/2 a 1 xícara	1 xícara
	Queijos duros (parmesão, suíço, edam, romano, gouda)	6 a 8g/28 g	7 a 14 g	14g	28 g	28 g	28 g
	Iogurte	8 g/225 mL	1/4 a 1/2 xícara	1/4 a 1/2 xícara	1/2 a 1 xícara	1/2 a 1 xícara	1/2 a 1 xícara
Soja	Fórmula infantil	2 a 3,1 g/151 mL	113 a 225 mL				
	Bebida de soja	7 g/225 ml		113 a 225 mL	113 a 225 mL	225 mL	225 mL
	Tofu	8 g/85 g	14 a 28 g	28 g	28 g	56 a 85 g	85 a 113 g
	Iogurte de soja	5 g/170 mL	1/4 a 1/2 xícara	1/4 a 1/2 xícara	1/2 a 1 xícara	1 xícara	1 xícara

(continua)

Quadro 1 Porções recomendadas dos alimentos mais comumente testados em TPO de acordo com a faixa etária *(continuação)*

Alérgeno	Alimento	Proteína por porção	Idade				
			4 a 11 meses	1 a 3 anos	4 a 8 anos	9 a 18 anos	>19 anos
Grãos	Cereais cozidos	5 g por 1/4 xícara de creme aveia ou trigo	1/4 xícara	1/4 xícara	1/3 a 1/2 xícara	1/2 a 1 xícara	1/2 a 1 xícara
	Massa cozida/ arroz	3 g por 1/2 xícara	1/4 xícara	1/4 xícara	1/3 a 1/2 xícara	1/2 a 1 xícara	1/2 a 1 xícara
	Cereal infantil	1 a 2 g por 1/4 xícara	1/4 a 1/2 xícara	1/4 a 1/2 xícara			
	Pão tipo *muffin* ou rolo	4 a 6 g/ *muffin* ou rolo	1/4 a 1/2 unidade	1/2 unidade	1/2 a 1 unidade	1 unidade	1 unidade
	Cereais prontos para o consumo	2 a 6 g/ 1 xícara	1/4 a 1/3 xícara	1/4 a 1/3 xícara	1/2 a 3/4 xícara	3/4 a 1 xícara	3/4 a 1 xícara
	Fatia de pão	2 a 4 g/ fatia	1/4 a 1/2 fatia	1/2 fatia	1/2 a 1 fatia	1 a 2 fatias	2 fatias

Fonte: Bird et al., 2020 (adaptado).[3]

É importante levar em consideração a idade da criança e o estresse pelo qual passa durante o TPO. Muitas vezes, ela não aceita as pequenas doses do alimento testado, o que pode levar a irritabilidade. Por isso, o nutricionista tem papel fundamental para auxiliar no preparo de receitas de melhor aceitação, de acordo com os hábitos alimentares da criança.

Recomenda-se utilizar o leite sem lactose durante o TPO para evitar fatores de confusão de intolerância à lactose.[18] Apesar de não ser tão comum a alergia a frutas, vegetais, carnes e tubérculos, por exemplo, o TPO é importante para descartar ou confirmar a alergia a esses alimentos. O Quadro 2 apresenta as porções de alimentos menos comumente testados em TPO aberto de acordo com a faixa etária.

Quadro 2 Tamanho das porções de outros alimentos que podem ser utilizados em TPO aberto de acordo com a faixa etária

Alérgeno	Alimento	Proteína por porção	Idade				
			4 a 11 meses	1 a 3 anos	4 a 8 anos	9 a 18 anos	>19 anos
Peixe	Peixe cozido	6 g/28 g	14 a 28 g	28 g	28 g	56 a 85 g	85 a 113 g
Frutos do mar	Frutos do mar	5 g/ 28 g	14 a 28 g	28 g	28 g	56 a 85 g	85 a 113 g
Amendoim	Amendoim inteiro	2 g/cerca de 8 unidades			16 unidades	16 unidades	16 unidades
	Manteiga de amendoim	3 g/1 colher (sopa)	1 colher (sopa)	1 a 2 colheres (sopa)	1 a 2 colheres (sopa)	2 colheres (sopa)	2 colheres (sopa)
	Farinha de amendoim	3 g/1 colher (sopa)	1 colher (sopa)	1 a 2 colheres (sopa)	1 a 2 colheres (sopa)	2 colheres (sopa)	2 colheres (sopa)
Leguminosas	Feijão, grão-de-bico, lentilha	7 a 9 g por 1/2 xícara	1/8 a 1/4 xícara	1/4 xícara	1/3 a 1/2 xícara	1/2 a 1 xícara	1 xícara

(continua)

204 Parte 3 - Diagnóstico da alergia alimentar

Quadro 2 Tamanho das porções de outros alimentos que podem ser utilizados em TPO aberto de acordo com a faixa etária *(continuação)*

Alérgeno	Alimento	Proteína por porção	4 a 11 meses	1 a 3 anos	4 a 8 anos	9 a 18 anos	>19 anos
Oleaginosas	Amêndoa	3 g/ 11 unidades inteiras			11 unidades	11 unidades	11 unidades
	Castanha--do-pará	3 g/4,5 unidades			4,5 unidades	4,5 unidades	4,5 unidades
	Castanha--de-caju	3 g/10 unidades inteiras			10 unidades	10 unidades	10 unidades
	Farinha de coco	3 g/1 colher (sopa)	1 colher (sopa)	1 a 2 colheres (sopa)	1 a 2 colheres (sopa)	2 a 3 colheres (sopa)	2 a 3 colheres (sopa)
	Leite de coco	3 g/ 85 ml		85 mL	85 mL	112 a 225 mL	112 a 225 mL
	Avelã	3 g/ 3 colheres (sopa)			3 colheres (sopa)	3 colheres (sopa)	3 colheres (sopa)
	Nozes pecã (metade)	3 g/25 metades			10-25 metades	25 metades	25 metades
	Pinoli	3,5 g/3 colheres (sopa)			3 colheres (sopa)	3 a 4 colheres (sopa)	4 colheres (sopa)
	Pistache	3 g/20 unidades inteiras			20 unidades	20 unidades	20 unidades
	Nozes mariposa	3 g/10 metades			10 metades	10 metades	10 metades

(continua)

Capítulo 18 - Teste de provocação oral 205

Quadro 2 Tamanho das porções de outros alimentos que podem ser utilizados em TPO aberto de acordo com a faixa etária *(continuação)*

Alérgeno	Alimento	Proteína por porção	4 a 11 meses	1 a 3 anos	4 a 8 anos	9 a 18 anos	>19 anos
Sementes	Sementes				10-15 g = 1 a 2 colheres (chá)	10-15 g = 1 a 2 colheres (chá)	10-15 g = 1 a 2 colheres (chá)
	Pasta de girassol	3 g/1 colher (sopa)	1 colher (sopa)	1 a 2 colheres (sopa)	1 a 2 colheres (sopa)	1 a 2 colheres (sopa)	1 a 2 colheres (sopa)
	Pasta de gergelim (Tahine)	3 g/1 colher (sopa)	1 colher (sopa)	1 colher (sopa)	1 colher (sopa)	1 colher (sopa)	1 colher (sopa)
Carnes	Carne bovina cozida sem gordura ou carne de aves	6 g/28 g	14 a 28 g	28 g	28 g	56 a 85 g	85 a 113 g
Frutas	Fruta *in natura*		1/8 a 1/4 xícara (chá)	1/4 xícara (chá)	1/4 a 1/3 xícara (chá)	1/3 a 1 xícara (chá)	1 xícara (chá)
	Maçã pequena/ banana/ laranja/ pera		1/8 a 1/4 unidade	1/4 a 1/2 unidade	1/2 a 1 unidade	1 unidade	1 unidade
Hortaliças	Legumes crus ou cozidos	0,5 a 2 g/ 1/2 xícara (chá)	1/8 a 1/4 xícara (chá)	1/4 xícara (chá)	1/4 a 1/2 xícara (chá)	1/2 a 1 xícara (chá)	1/2 a 1 xícara (chá)
	Verduras	2 a 3 g/1/2 xícara (chá)	1/8 a 1/4 xícara (chá)	1/4 xícara (chá)	1/2 a 1 xícara (chá)	1 a 2 xícaras (chá)	1 a 2 xícaras (chá)

(continua)

206 Parte 3 - Diagnóstico da alergia alimentar

Quadro 2 Tamanho das porções de outros alimentos que podem ser utilizados em TPO aberto de acordo com a faixa etária *(continuação)*

Alérgeno	Alimento	Proteína por porção	Idade				
			4 a 11 meses	1 a 3 anos	4 a 8 anos	9 a 18 anos	>19 anos
Batata	Batata--inglesa frita		1/8 a 1/4 xícara (chá)	1/4 xícara (chá)	1/4 a 1/2 xícara (chá)	1/2 a 1 xícara (chá)	1/2 a 1 xícara (chá)
	Batata--inglesa bolinha assada ou batata--doce	1 a 4 g/ batata	1/8 a 1/4 unidade	1/4 a 1/2 unidade	1 unidade	1 unidade	1 unidade

Fonte: Bird et al., 2020 (adaptado).[3]

Doses e intervalos

Em relação às doses e aos intervalos, diversos autores sugerem protocolos diferentes, que, em geral, propõem doses crescentes em intervalos que podem variar entre 15 e 30 minutos,[3] podendo variar até 60 minutos entre uma dose e outra[14,26]. Vale ressaltar que intervalos muito grandes não são recomendados, pois não permitem prever o que pode acontecer se um volume maior for consumido em uma única dose.

No Ambulatório de Alergia e Imunologia Clínica da Universidade Federal de São Paulo é utilizado o seguinte protocolo para alimentos fluidos:[15] doses equivalentes a 1% – 4% – 10% – 15% – 20% – 25% – 25% do volume total a ser oferecido, em intervalos de 15 a 20 minutos, como pode ser visto no Quadro 3.

Quadro 3 Exemplos de doses para alimentos líquidos em TPO aberto e DCCP

Tipo de TPO	Doses do alimento
Aberto	1 mL – 4 mL – 10 mL – 15 mL – 20 mL – 25 mL – 25 mL
DCCP	2 mL – 8 mL – 20 mL – 30 mL – 40 mL – 50 mL – 50 mL (na fase do alimento real a ser testado são utilizados 100 mL do alimento real e 100 mL de veículo)

Fonte: Bicudo Mendonça R, 2012 (adaptado).[15]

Ao escolher o esquema de doses e intervalos a ser seguido, deve-se considerar se o TPO será realizado com finalidade clínica ou científica, bem como se as manifestações esperadas são imediatas ou tardias.[13]

Elaboração de receitas para serem usadas no TPO

O desenvolvimento de receitas para realização de TPO apresenta alguns desafios. O primeiro, sem dúvida, é conseguir que o paciente queira comer o alimento em questão. Às vezes, essa tarefa pode ser difícil, especialmente se o paciente for muito seletivo ou apresentar neofobia, situações comuns em crianças com AA. Para contornar esses obstáculos sem renunciar a todas as características que uma preparação de TPO deve ter, o nutricionista é o profissional ideal.

O desenvolvimento de receitas para TPO não é fácil, pois requer conhecimento aprofundado sobre os alimentos, que deve levar em consideração todas as propriedades organolépticas e as características físico-químicas dos alimentos. O mascaramento adequado do alimento, especialmente para protocolos de pesquisa, deve ser garantido por uma equipe de degustadores treinados que utilizem análise sensorial apropriada para cada fim, além de suporte dietético.[14,22,27] Mesmo para fins clínicos, o mascaramento é importante para evitar reações subjetivas que podem confundir a interpretação do teste se o sabor não estiver bem mascarado.[20] Para o TPO DCCP, a preparação geralmente é feita por um nutricionista ou por outro membro da equipe multiprofissional, pois o médico não pode ter conhecimento do que está sendo ofertado em cada fase do teste.[14]

Veículo e placebo

A seleção do veículo deve ser baseada na preferência do paciente e na história de reatividade clínica.[3] O TPO aberto pode ser feito com o alimento em sua forma natural, sem nenhum subterfúgio para escondê-lo. Contudo, em algumas situações faz-se necessária a utilização de alguma preparação para veicular o alimento testado, melhorando sua aceitação. Já o TPO DCCP necessita de um veículo para mascarar o sabor do alimento testado.[28] O veículo e o placebo devem conter o menor número possível de ingredientes.[22] Para casos de relatos de sintomas orais, veículos e placebos com textura áspera e azeda devem ser evitados para minimizar reações falso-positivas.[22,27]

Mascaramento do alimento a ser testado

Para facilitar a aceitação por bebês e crianças pequenas, alimentos líquidos podem ser mascarados com a fórmula infantil utilizada, que, se necessário, poderá ser flavorizada com essências, desde que o paciente não tenha histórico de reações a estas e que não haja na fórmula a presença do alimento suspeito.[14] Purês de frutas também são veículos convenientes. Outros bons veículos para mascarar são: suco de frutas, aveia, pudins, purê de batata, *smoothies* de frutas e bolinhos de carne moída. Alimentos alergênicos como farinha de trigo, leite ou ovo devem ser evitados como veículos, sua utilização deve ser feita apenas em testes com pacientes que já tiveram contato com esses alimentos anteriormente sem apresentar reações.[3] No entanto, a escolha do melhor alimento para mascarar deve ser individualizada e se basear nas preferências alimentares da criança, assim como na regionalidade e sazonalidade dos alimentos, respeitando os critérios já citados neste capítulo.

No caso de crianças maiores para as quais é recomendado o TPO DCCP, há o desafio de mascarar o alimento a ser testado a fim de que nem o paciente, nem o responsável ou o médico notem a diferença entre as amostras. Para isso, alguns aspectos devem ser levados em consideração na hora de elaborar as receitas para esse tipo de TPO:[27]

1. As receitas com placebo ou alimento devem ser similares em relação às características organolépticas, isto é, o sabor, aroma, consistência e cor das receitas devem ser indistinguíveis.
2. Utilizar o menor número possível de ingredientes e dar preferência àqueles comumente consumidos pelos pacientes.
3. A quantidade de proteína testada deve ser equivalente àquela presente em uma porção do alimento testado consumida habitualmente. O tamanho da porção pode variar de acordo com a idade do paciente.
4. Em relação à quantidade de alimento a ser testada, deve-se utilizar cerca de 8 a 10 g de alimentos secos e 100 ml de líquidos. Já o volume final da receita deve ser o menor possível, para melhor aceitação e respeito à capacidade gástrica do paciente. Sugere-se que, para receitas líquidas ou em consistência de purê, o volume total seja de 200 a 250 ml e, para receitas sólidas, de 50 a 125 g.
5. A receita deve conter quantidade mínima de gordura, para não retardar a absorção da proteína testada.

6. As receitas utilizadas como matriz, de preferência, não devem conter alimentos potencialmente alergênicos, como ovo, leite, trigo, soja, amendoim, entre outros. O uso de corantes também deve ser evitado, porque há suspeita de que esses produtos sejam responsáveis por desencadear reações adversas (ver Capítulo 1).
7. Pode-se utilizar alimentos com sabor marcante, como cacau em pó, café, hortelã e açafrão com a finalidade de mascarar o alimento suspeito.
8. O sabor deve ser agradável ao paladar infantil, e as preparações devem ser atraentes.

Para mascarar alimentos com sabor mais marcante ou desagradável, pode-se utilizar alimentos cujo sabor se sobreponha; suco de uva roxa integral ou de hortelã é uma boa alternativa.[14] Outra questão a ser levada em consideração para mascarar o alimento suspeito é que alguns alimentos, quando consumidos em temperatura mais baixa, apresentam sabor e cheiro menos pronunciados. Quando o alimento a ser testado for chocolate ou menta, podem ser utilizados sabores sintéticos como placebo, desde que eles não contenham a presença do alimento testado.[22] Ainda de acordo com Huijbers e cols.,[22] é possível disfarçar a cor do alimento suspeito com a diluição em outro líquido ou com a utilização de luz artificial por meio de lâmpada de vapor de sódio, quando for possível. Um intervalo maior entre a primeira e a segunda fase também é importante para dificultar a detecção do alimento testado.[22]

Escolha dos ingredientes e forma de preparo

De preferência, os mesmos ingredientes devem ser utilizados na preparação do alimento real e do placebo. Precauções para evitar reações por toxicidade dos alimentos também são importantes, como a *salmonella* no ovo, por exemplo.[14]

Alguns alimentos não são adequados para serem testados de manhã, especialmente se houver relato de sintomas como náuseas e vômitos, em que a probabilidade dessas ocorrências aumenta pela chance de aversão.[22]

A forma de preparo também é de suma importância, uma vez que o processo térmico pode mudar a conformação da proteína e, com isso, a alergenicidade.[29] É interessante ter várias formas de apresentação, caso a criança recuse a oferta,[23] desde que todas respeitem seu paladar, sua história de reatividade clínica e a forma usual de consumo do alimento na dieta do paciente.[3]

Receitas para TPO DCCP

O Quadro 4 apresenta as receitas de TPO DCCP para leite, ovo, soja e trigo rotineiramente utilizadas nos testes realizados no Ambulatório de Alergia e Imunologia Clínica da Unifesp.

Quadro 4 Receitas (real e placebo) desenvolvidas para TPO DCCP para leite de vaca, soja, ovo e trigo

Receita	Real	Placebo
	100 mL de leite de vaca fluido com baixo teor de lactose	100 mL de bebida à base de soja, sabor original, sem flavorizantes
Leite 1	50 mL de bebida à base de soja, sabor original, sem flavorizantes	100 mL de néctar de maçã**
	40 mL de néctar de maçã**	
	10 mL de essência de baunilha	
	100 mL de leite de vaca fluido com baixo teor de lactose	3 colheres-medidas de FAL* misturadas em 90 mL de água
Leite 2	2 colheres-medidas de FAL* misturadas em 60 mL de suco néctar de maçã**	2 colheres-medidas de FAL* misturadas em 60 mL de suco néctar de maçã**
	40 mL de néctar de maçã**	40 mL de néctar de maçã**
	100 mL de bebida à base de soja, sabor original, sem flavorizantes.	100 mL de fórmula infantil***
Soja	3 colheres-medida de fórmula infantil***	100 mL de néctar de maçã**
	90 mL de néctar de maçã**	
	4 gramas de clara de ovo pasteurizada desidratada	
	50 mL de água potável	50 mL de água potável
Clara de ovo	150 mL de suco de maracujá natural****	150 mL de suco de maracujá natural****
	1 colher (sopa) de açúcar refinado	1 colher (sopa) de açúcar refinado
	1 colher (chá) de pó de ágar-ágar (gelatina de algas)	1 colher (chá) de pó de ágar-ágar (gelatina de algas)

(continua)

Capítulo 18 - Teste de provocação oral

Quadro 4 Receitas (real e placebo) desenvolvidas para TPO DCCP para leite de vaca, soja, ovo e trigo *(continuação)*

Receita	Real	Placebo
Trigo	1,5 colher (sopa) de farinha de trigo	1,5 colher (sopa) de farinha de arroz
	½ colher (sopa) de farinha de arroz	1 colher (sopa) de amido de milho
	½ colher (sopa) de amido de milho	½ colher (sopa) de fécula de batata
	½ colher (sopa) de fécula de batata	1,5 colher (sopa) de açúcar refinado
	1,5 colher (sopa) de açúcar refinado	1,5 colher (chá) de cacau em pó
	1,5 colher (chá) de cacau em pó	1 colher (sopa) de banana nanica amassada
	1 colher (sopa) de banana nanica ou prata amassada	1 colher (sopa) de óleo vegetal (soja, canola, milho ou girassol)
	1 colher (sopa) de óleo vegetal (soja, canola, milho ou girassol)	4 colheres (sopa) de água
	4 colheres (sopa) de água	5 gotas de essência de baunilha
	5 gotas de essência de baunilha	1 colher (chá) de fermento químico em pó
	1 colher (chá) de fermento químico em pó	

*FAL = Fórmula à base de aminoácidos livres (pode ser substituída por fórmula extensamente hidrolisada).
**O néctar de maçã poderá ser substituído por suco de fruta natural, de acordo com o hábito alimentar do paciente. Boas opções são polpa de manga, polpa de goiaba ou suco de uva integral.
***Fórmula infantil utilizada pelo paciente como substituto ao leite de vaca.
****150 mL de água potável com 2 colheres (sopa) de polpa de maracujá coado em uma peneira fina.
Fonte: MENDONÇA, RB et al., 2019.[30]

Local para elaborar as receitas, utensílios e equipamentos

O local para preparar as receitas deve ser livre de contato cruzado.[3] Equipamentos e utensílios devem ser separados apenas para esse fim. Além disso, é importante certificar-se de que todos os utensílios necessários, como balança e geladeira, por exemplo, estão disponíveis. É recomendada a utilização de talheres, copos e pratos descartáveis. Quanto mais trabalhosa for a receita, mais utensílios serão necessários.[22]

Dificuldades práticas na realização do TPO

Como já mencionado, é importante levar em consideração a idade da criança, o estresse pelo qual ela passa durante o TPO e seus hábitos alimentares para que o alimento utilizado no teste seja facilmente aceito. Utilizar, por exemplo, alimentos que a criança está habituada a consumir para mascarar o alimento que será testado é uma boa opção para melhorar a aceitabilidade.

Vale ressaltar que forçar a criança a comer ou beber o alimento não é a melhor saída, pois isso gera uma grande irritabilidade, que pode causar até a uma vermelhidão na pele, por exemplo, que pode ser confundida com sintoma de AA, levando a um resultado falso-positivo do teste.

Vejamos um exemplo prático.

Uma criança com 1 ano e meio de idade foi levada ao ambulatório para realizar TPO aberto para leite de vaca. A mãe foi orientada a levar leite de vaca fluido sem lactose e um suco que a criança já estava habituada a ingerir. Foram separados 100 ml de leite nas doses recomendadas e adicionado o suco para melhorar a aceitação; a criança foi examinada e o teste foi iniciado. Já na primeira dose a criança apresentou resistência em aceitar o alimento ofertado. Na terceira dose, a criança estava bem irritada e não aceitou tomar o leite. Foi questionado com a mãe o que a criança gostava de comer, ao que ela respondeu que era banana amassada. Então, foram misturados 13 g de leite em pó sem lactose com 1 banana média amassada (cerca de 90 g). A criança comeu todas as doses tranquilamente.

O leite em pó foi porcionado de acordo com o esquema apresentado no Quadro 5. Foi utilizada colher-medida padrão, em que a medida de ½ colher de chá é equivalente a 1,3 g de leite em pó. As duas primeiras doses foram desprezadas, tendo sido ofertadas da terceira dose em diante.

Quadro 5 Esquema de fracionamento do leite em pó a ser utilizado no teste de provocação oral, em que se pretende testar um volume total equivalente a 100 ml de leite fluido

Dose	1ª	2ª	3ª	4ª	5ª	6ª	7ª	Total
Medida caseira de leite em pó utilizada por dose (colher-medida)	0,1	0,4	1,0	1,5	2,0	2,5	2,5	10
Quantidade de leite em pó integral sem lactose por dose (g)	0,13	0,52	1,3	1,95	2,6	3,25	3,25	13

Fonte: Bicudo Mendonça R, 2012 (adaptado).[15]

Conclusão do teste

Tempo de observação pós-teste:

Para pacientes que tinham história de reações imediatas, após a oferta do alimento orienta-se que permaneçam sob observação por 1 a 2 horas. No caso de FPIES, a recomendação é de que o paciente fique em observação por cerca de 4 horas. Para pacientes com sintomas tardios, a necessidade ou não de observação médica dependerá da gravidade das reações.[3]

Se o teste for positivo, o médico decidirá quanto tempo o paciente deve permanecer sob observação após ser medicado. Geralmente recomenda-se um período de 2 a 4 horas após a resolução dos sintomas, em casos de reações imediatas, e 6 horas em casos de FPIES. Pacientes com história prévia de reação bifásica grave devem ser observados por um período maior, mesmo na ausência de sintomas.[3]

Os testes são considerados positivos nos seguintes casos: quando as manifestações são intensas ou repetidas; quando mais de uma manifestação é observada, envolvendo um ou mais sistemas; quando os sinais e sintomas, mesmo que subjetivos, são observados em crianças menores de um ano de idade.[10]

Eritemas observados apenas nos locais de contato com o alimento podem representar reações cutâneas, e o alimento pode ser bem tolerado se a administração oral prosseguir, resultando em TPO negativo. Por outro lado, placas de urticária disseminadas pelo corpo são sinais claros e objetivos relacionados à AA.[11] Resíduos de alimentos nos lábios, na face e nas mãos devem ser removidos com água para evitar eventual irritação de contato e confundir a interpretação dos resultados do TPO.[12]

214 Parte 3 - Diagnóstico da alergia alimentar

Alguns sinais e sintomas, apesar de serem facilmente observados, podem representar uma reação de origem psicológica, devendo ser interpretados com cuidado. No caso de vômito, por exemplo, um único episódio é motivo para interromper o TPO. São necessários episódios repetidos para considerar positivo o resultado do teste.[10] De qualquer forma, a interpretação dos resultados é uma questão bastante delicada em um TPO, não havendo na literatura definição exata dos sintomas que traduzem um resultado positivo e qual seria a gravidade de cada sinal.

Sintomas como dor abdominal, náuseas, prurido labial e sensação de aperto na garganta relatados por pacientes, por exemplo, podem ser considerados subjetivos em alguns casos, enquanto em outros podem fazer parte do quadro de reação anafilática.[31,32] Por isso, Bird et al.[3] referem que, em crianças pequenas, especialmente as que ainda não sabem falar, atitudes como colocar a mão na boca, coçar a língua e arranhar o pescoço ou, então, mudança de comportamento podem ser indícios de uma reação grave. Nesses casos, dependendo do nível de desconforto do paciente e do julgamento do médico, o TPO deve ser interrompido e o tratamento adequado deve ser administrado.

Considerações finais

Na prática, o TPO é mais empregado para afastar um diagnóstico de AA do que para confirmar o diagnóstico quando um resultado positivo (ou uma reação) é altamente provável, principalmente quando a história envolve reações graves ou anafilaxia. Na pesquisa clínica, o TPO pode ser conduzido mesmo quando um resultado positivo é esperado, para provar a presença de AA ou determinar o limiar de reatividade.4

O capítulo sobre Tolerância (33) irá abordar as particularidades da realização do TPO quando se deseja verificar se o paciente já superou a AA.

Referências

1. Ballmer-Weber BK, Beyer K. Food challenges. J Allergy Clin Immunol. 2018;141(1):69-71.e2.
2. Solé D, Rodrigues Silva L, Cocco RR, Ferreira CT, Sarni RO, Oliveira LC, et al. Consenso Brasileiro sobre Alergia Alimentar: 2018 -Parte 2 - Diagnóstico, tratamento e prevenção. Documento conjunto elaborado pela Sociedade Brasileira de Pediatria e Associação Brasileira de Alergia e Imunologia. Arq Asma Alerg Imunol. 2018;2(1):39-82.

3. Bird JA, Leonard S, Groetch M, Assa'ad A, Cianferoni A, Clark A, et al. Conducting an Oral Food Challenge: An Update to the 2009 Adverse Reactions to Foods Committee Work Group Report. J Allergy Clin Immunol Pract [Internet]. 2020;8(1):75-90.e17. Available from: https://doi.org/10.1016/j.jaip.2019.09.029

4. Cox AL, Nowak-wegrzyn A. Innovation in Food Challenge Tests for Food Allergy. Curr Allergy Asthma Rep. 2018;18(12):1-12.

5. Koletzko S, Niggemann B, Arato A, Dias JA, Heuschkel R, Husby S, et al. Diagnostic Approach and Management of Cow's-Milk Protein Allergy in Infants and Children. J Pediatr Gastroenterol Nutr. 2012;55(2):221-9.

6. Venter C, Brown T, Meyer R, Walsh J, Shah N, Węgrzyn AN, et al. Better recognition, diagnosis and management of non - IgE - mediated cow's milk allergy in infancy: iMAP — an international interpretation of the MAP (Milk Allergy in Primary Care) guideline. Clin Transl Allergy. 2017;7(26):1-9.

7. Sicherer SH, Sampson HA. Food Allergy: A review and update on epidemiology, pathogenesis, diagnosis, prevention and management. J Allergy Clin Immunol. 2018;141(1):41-58.

8. Serpa F, Cruz Á, Neto A, Silva E, Franco J. O atendimento médico de pacientes com doenças imunoalérgicas no Brasil: reflexões e propostas para a melhoria–Carta de Belo Horizonte. 2017;1(4):327-34.

9. Kansen HM, Le TM, Meijer Y, Flokstra-de Blok BMJ, Welsing PMJ, van der Ent CK, et al. The impact of oral food challenges for food allergy on quality of life: A systematic review. Pediatr Allergy Immunol. 2018;29(5):527-37.

10. Niggemann B, Beyer K. Pitfalls in double-blind, placebo-controlled oral food challenges. Allergy Eur J Allergy Clin Immunol. 2007;62(7):729-32.

11. Niggemann B. When is an oral food challenge positive? Allergy Eur J Allergy Clin Immunol. 2010;65(1):2-6.

12. Nowak-Wegrzyn A, Assa'ad AH, Bahna SL, Bock SA, Sicherer SH, Teuber SS. Work Group report: Oral food challenge testing. J Allergy Clin Immunol. 2009;123(6 SUPPL.).

13. Sampson HA, Gerth Van Wijk R, Bindslev-Jensen C, Sicherer S, Teuber SS, Burks AW, et al. Standardizing double-blind, placebo-controlled oral food challenges: American Academy of Allergy, Asthma & Immunology-European Academy of Allergy and Clinical Immunology PRACTALL consensus report. J Allergy Clin Immunol [Internet]. 2012;130(6):1260-74. Available from: http://dx.doi.org/10.1016/j.jaci.2012.10.017.

14. Bindslev-Jensen C, Ballmer-Welser BK, Bengtsson U, Blanco C, Ebner C, Hourihane J, et al. Standardization of food challenges in patients with immediate reactions to foods - Position paper from the European Academy of Allergology and Clinical Immunology. Allergy Eur J Allergy Clin Immunol. 2004;59(7):690-7.

15. Bicudo Mendonça R, Motta Franco J, Rodrigues Cocco R, Suano de Souza FI, Lopes de Oliveira LC, Saccardo Sarni RO, et al. Open oral food challenge in the confirmation of cow's milk allergy mediated by immunoglobulin E. Allergol Immunopathol (Madr). 2012;40(1):25-30.

16. Fiocchi A, Brozek J, Schünemann H, Bahna SL, Berg A Von, Beyer K, et al. World allergy organization (WAO) diagnosis and rationale for action against cow's milk allergy (DRACMA) guidelines. Pediatr Allergy Immunol. 2010;21(SUPPL. 21):1-125.
17. Muraro A, Werfel T, Hoffmann-Sommergruber K, Roberts G, Beyer K, Bindslev-Jensen C, et al. EAACI Food Allergy and Anaphylaxis Guidelines: Diagnosis and management of food allergy. Allergy Eur J Allergy Clin Immunol. 2014;69(8):1008-25.
18. Luyt D, Ball H, Makwana N, Green MR, Bravin K, Nasser SM, et al. BSACI guideline for the diagnosis and management of cow's milk allergy. Clin Exp Allergy. 2014;44(5):642-72.
19. Celik-Bilgili S, Mehl A, Verstege A, Staden U, Nocon M, Beyer K, et al. The predictive value of specific immunoglobulin E levels in serum for the outcome of oral food challenges. Clin Exp Allergy. 2005;35(3):268-73.
20. Van Odijk J, Ahlstedt S, Bengtsson U, Borres MP, Hulthén L. Double-blind placebo--controlled challenges for peanut allergy the efficiency of blinding procedures and the allergenic activity of peanut availability in the recipes. Allergy Eur J Allergy Clin Immunol. 2005;60(5):602-5.
21. Grimshaw KEC, King RM, Nordlee JA, Hefle SL, Warner JO, Hourihane JOB. Presentation of allergen in different food preparations. Clin Exp Allergy. 2003;33(11):1581-5.
22. Huijbers GB, Colen AAM, Niestijl Jansen JJ, Kardinaal AFM, Vlieg-Boerstra BJ, Martens BPM. Masking foods for food challenge: Practical aspects of masking foods for a double-blind, placebo-controlled food challenge. J Am Diet Assoc. 1994;94(6):645–9.
23. Bird JA. Food Allergy Point of Care Pearls. Immunol Allergy Clin North Am. 2018;38(2):e1–8.
24. Mofidi S, Bock SA. A health professional's guide to food challenge. 1 ed. Fairfax, VA; 2005.
25. Ebisawa M, Ito K, Fujisawa T. Japanese guidelines for food allergy 2017. Allergol Int. 2017;66(2):248-64.
26. Sicherer SH. Food allergy: when and how to perform oral food challenges. Pediatr Allergy Immunol. 1999;10:226-34.
27. Vlieg-Boerstra BJ, Bijleveld CMA, Van Der Heide S, Beusekamp BJ, Wolt-Plompen SAA, Kukler J, et al. Development and validation of challenge materials for double--blind, placebo-controlled food challenges in children. J Allergy Clin Immunol. 2004;113(2):341-6.
28. Rance F, Deschildre A, Villard-Truc F, Gomez SA, Paty E, Santos C, et al. Oral food challenge in children: an expert review. Eur Ann Allergy Clin Immunol. 2009;41(2):35-49.
29. Thomas K, Herouet-Guicheney C, Ladics G, Bannon G, Cockburn A, Crevel R, et al. Evaluating the effect of food processing on the potential human allergenicity of novel proteins: International workshop report. Food Chem Toxicol. 2007;45(7):1116–22.
30. Mendonça RB, Kotchetkoff ECA, Boaventura RM, Sarni ROS. Receitas para teste de provocação oral duplo cego, controlado por placebo. Arq Asma Alerg Imunol. 2019;3(1):13-7.

31. Muraro A, Roberts G, Clark A, Eigenmann PA, Halken S, Lack G, et al. The management of anaphylaxis in childhood : position paper of the European academy of allergology and clinical immunology. Allergy. 2007;62(8):857-71.
32. Gellerstedt M, Magnusson J, Ahlstedt S, Bengtsson U. Interpretation of subjective symptoms in double-blind placebo-controlled food challenges – interobserver reliability. Allergy. 2004;59(3):354-6.

Parte 4

Tratamento da alergia alimentar

Capítulo 19

Planejamento da intervenção nutricional

Glauce Hiromi Yonamine
Renata Pinotti

Introdução

A base do tratamento da alergia alimentar (AA) consiste em evitar os alimentos que desencadeiam os sintomas. Embora pareça simples, o tratamento dietético apresenta múltiplos objetivos e princípios, que incluem:[1,2]

- Aliviar os sintomas pela remoção dos alérgenos da dieta;
- Prevenir a exposição acidental;
- Prevenir a restrição desnecessária de alimentos;
- Garantir o crescimento e o desenvolvimento adequados para a idade e o sexo em crianças e prevenir a desnutrição em adultos;
- Fornecer dieta balanceada, adequada e saudável, com alternativas apropriadas para os alimentos removidos da dieta com o objetivo de minimizar o impacto sobre a qualidade de vida e prevenir as doenças crônicas na vida adulta.

Para atingir a todos esses objetivos e princípios, o auxílio de um nutricionista é fundamental para o sucesso do tratamento.[1]

Este capítulo abordará as etapas envolvidas no planejamento da intervenção nutricional no tratamento da AA. O objetivo é fornecer um panorama geral e indicar os capítulos que abordam cada tema de maneira mais detalhada.

Etapas do planejamento da intervenção nutricional

De forma didática, o planejamento da intervenção nutricional pode ser dividido em quatro passos, descritos a seguir.

O primeiro passo é realizar a avaliação nutricional, que será descrita no Capítulo 20 e envolve a avaliação clínica, antropométrica, da alimentação e dos exames laboratoriais.

O segundo passo consiste na eliminação dos alérgenos alimentares da dieta de acordo com o diagnóstico. Os Capítulos 4 a 13 descrevem os principais alérgenos alimentares em relação à prevalência da alergia, as características dos alérgenos e o que deve ser removido da dieta. A maioria dos pacientes apresenta alergia a um único alimento, entretanto, alguns quadros clínicos podem envolver alergia a múltiplos alimentos (ver Capítulo 25). Dois aspectos são fundamentais nesse passo: os cuidados na seleção e manipulação dos alimentos (ver Capítulo 24) e a leitura adequada de rótulos (ver Capítulo 28).

O terceiro passo é a individualização para atender às necessidades nutricionais. Cada alimento é fonte de nutrientes específicos, os quais, quando eliminados, devem ser substituídos por fontes alternativas de nutrientes. É fundamental considerar a reatividade cruzada, as características nutricionais e a importância do alérgeno (ver Capítulos 4 a 13).

O quarto passo consiste em dicas práticas de substituições dos alimentos eliminados. Deve-se avaliar em quais preparações estão presentes, quais suas funções tecnológicas nas preparações e como substituí-las (ver Capítulos 4 a 13). O Capítulo 29 aborda dicas para o desenvolvimento de receitas isentas dos alérgenos.

Planejamento da intervenção nutricional de acordo com a faixa etária

As etapas descritas anteriormente devem ser individualizadas de acordo com a faixa etária. Para menores de 2 anos, é fundamental o incentivo ao aleitamento materno. O Capítulo 21 aborda essa questão e também como conduzir a dieta materna quando houver necessidade de instituir restrição alimentar para a mãe. A partir dos 6 meses, é importante iniciar a alimentação complementar, conforme descrito no Capítulo 23.

Na impossibilidade do aleitamento materno, as sociedades científicas nacionais e internacionais (SBP, ESPGHAN e AAP) recomendam sua substituição por uma fórmula infantil que atenda as necessidades do lactente. O Capítulo 22 abor-

222 Parte 4 - Tratamento da alergia alimentar

da as indicações das fórmulas infantis para as necessidades dietoterápicas especiais para crianças menores de 2 anos com APLV.[3]

O leite de vaca (*in natura*, integral, em pó ou fluido) não é considerado um alimento apropriado para crianças menores de 1 ano, pois sua composição não é similar à do leite materno. Doces, açúcares e alimentos industrializados em geral também não são recomendados para esse grupo etário.[3] Portanto, a alimentação de crianças com APLV até 1 ano de idade deverá ser a mesma recomendada para crianças saudáveis, como descrito no Capítulo 23.

Para as crianças maiores e os adultos, a avaliação da alimentação permite identificar e corrigir possíveis erros na alimentação quanto ao padrão, composição, variedade, administração e disciplina (Quadro 1).

Quadro 1 Recomendações sobre alimentação

Quesito	Adequado
Padrão	Cinco a seis refeições ao dia: café da manhã, almoço e jantar e lanches intermediários
Composição	Grupos alimentares em porções adequadas
Variedade	Oferta de alimentos e preparações variados
Administração	Refeições à mesa com a família, sem distrações (telas), em ambiente calmo e tranquilo, com utensílios apropriados. Respeitar sensação de fome e saciedade (não "forçar" alimentação)
Disciplina	Horários regulares, sem alimentos entre as refeições ("beliscos"), estimular mastigação adequada

Fonte: Yonamine e Zamberlan, 2014.[4]

A partir dessa avaliação, o nutricionista pode auxiliar com um planejamento de cardápio. Para cada refeição, devem-se considerar os alimentos e preparações habitualmente consumidos, as alternativas alimentares permitidas em cada grupo alimentar, o número e o tamanho de porções, de acordo com a faixa etária e as necessidades nutricionais (Quadros 2, 3 e 4). Essa recomendação deve servir apenas para nortear o planejamento, devendo ser individualizada, isto é, adequada a cada paciente. A orientação deve ser realizada de acordo com os hábitos da família, a aceitação do paciente e a necessidade de ajuste na oferta calórica, proteica e de micronutrientes.[5] Quando há erros alimentares, na maioria das vezes, é necessário orientar mudanças gradativas na alimentação para que o paciente consiga aceitar novos alimentos.

Quadro 2 Grupos alimentares, exemplos de alimentos e porções recomendadas para crianças

Grupo alimentar	Exemplos de alimentos	Porção recomendada por faixa etária					
		2-3 anos (1300 kcal)		4-6 anos (1800 kcal)		7-10 anos (2000 kcal)	
		n. de porções	Porção (kcal)	n. de porções	Porção (kcal)	n. de porções	Porção (kcal)
Cereais, raízes e tubérculos	Arroz, milho, batata, aveia, quinoa, amaranto, sorgo	5	75	5	150	5	150
	Pães, cereais, biscoitos, bolos, com grãos permitidos						
Frutas	Banana, mamão, maçã, laranja, uva, pera, manga	3	35	3	70	3	70
Legumes e verduras	Abóbora, abobrinha, cenoura, acelga, alface, tomate, berinjela, escarola, espinafre, repolho	3	8	3	15	3	15
Laticínios ou substitutos do leite	Leite, queijo, iogurte Bebidas vegetais alternativas	3	120	3	120	3	120
Carnes e ovos	Frango, carne bovina, carne suína, peixe, ovos	2	65	1	190	2	190
Leguminosas	Feijão, lentilha, ervilha, grão-de-bico, soja, amendoim	1	20	1	55	1	55
Gorduras e óleos	Margarina sem leite e sem soja, manteiga, óleo vegetal, azeite	1	37	1	73	1	73
Açúcares e doces	Açúcar refinado, geleia, goiabada	1	55	1	110	1	110

Fonte: Adaptado de Groetch et al., 2017;[5] Philippi e Aquino, 2015.[6]

224 Parte 4 - Tratamento da alergia alimentar

Quadro 3 Grupo alimentar e exemplo de tamanho das porções

Grupo alimentar	Exemplos de alimentos	Porção recomendada por faixa etária	
		2-3 anos	Maiores 4 anos
1. Cereais, raízes e tubérculos	Arroz branco cozido/macarrão	2 colheres de sopa	4 colheres de sopa
	Batata cozida	1 unidade	1 ½ unidade
	Pão francês	½ unidade	1 unidade
	Bolo simples	½ fatia	1 fatia
	Pão caseiro/ pão de forma	½ fatia	1 fatia
2. Frutas	Banana/laranja/ maçã/pera	½ unidade	1 unidade
	Melancia/melão	1 fatia	2 fatias
	Manga	¼ unidade	½ unidade
3. Legumes e verduras	Legumes cozidos/ picados	1 colher de sopa	2 colheres de sopa
	Legumes crus	1 a 2 colheres de sopa	2 a 4 colheres de sopa
	Verduras cruas	3 folhas médias	6 folhas médias
	Verduras cozidas/ refogadas	1 colher de sopa	2 colheres de sopa
4. Laticínios ou substitutos do leite	Leite ou bebidas vegetais alternativas Suplementadas com cálcio	1 copo	1 copo
	Iogurte	1 pote	1 pote
	Queijo minas	1 ½ fatia	1 ½ fatia

(continua)

Capítulo 19 - Planejamento da intervenção nutricional 225

Quadro 3 Grupo alimentar e exemplo de tamanho das porções *(continuação)*

Grupo alimentar	Exemplos de alimentos	Porção recomendada por faixa etária	
		2-3 anos	Maiores 4 anos
5. Carnes e ovos	Carne bovina cozida/refogada/grelhada	2 colheres de sopa rasas ou ½ bife pequeno (35 g)	4 a 5 colheres de sopa ou 1 bife (80 g)
	Frango cozido/grelhado	½ sobrecoxa ou 1 filé pequeno (35 g)	1 sobrecoxa ou 1 filé
	Peixe cozido/grelhado/refogado	1 posta pequena (65 g)	1 posta
	Ovo cozido	1 unidade	2 unidades
6. Leguminosas	Feijão, lentilha, ervilha, grão-de--bico, soja, amendoim	1 colher de sopa	2 colheres de sopa/ 1 concha
7. Gorduras e óleos	Margarina sem leite e sem soja, manteiga	1 colher de chá	½ colher de sopa
	Óleo vegetal, azeite	2 colheres de chá	1 colher de sopa
8. Açúcares e doces	Açúcar refinado	1 colher de sobremesa	1 colher de sopa
	Doce caseiro	1 colher de sopa	2 colheres de sopa

Fonte: Philippi e Aquino, 2015;[6] SBP, 2018.[3]

Quadro 4 Exemplo de esquema para planejamento de cardápio

Refeição	Fontes nutricionais	Grupos alimentar (escolher os alimentos permitidos)*	Observações
Café da manhã	Fonte de carboidratos Fonte de proteínas Fonte de vitaminas e minerais	Cereais, raízes e tubérculos** Leite ou derivados, ovos**, castanhas Frutas	As bebidas vegetais alternativas são opções para crianças maiores e lactantes com dieta isenta de leite, pois favorecem a elaboração de um plano alimentar mais próximo ao consumo habitual das famílias. Elas não são obrigatórias, uma vez que não possuem os mesmos nutrientes que o leite de vaca (ver Capítulo 26).
Almoço e jantar	Fonte de carboidratos Fonte de proteínas vegetais Fonte de proteínas animais Fonte de vitaminas e minerais	Cereais, raízes e tubérculos** Leguminosas Carnes, peixes e ovos Verduras e legumes Frutas	A oferta de 2 porções de leguminosas ao dia (almoço e jantar) permite aumentar a oferta proteica
Lanches intermediários (Escolher balanceando os grupos de alimentos)	Fonte de carboidratos Fonte de proteínas Fonte de vitaminas e minerais	Cereais, pães, massas, raízes e tubérculos** Leite ou derivados, ovos, castanhas, carnes, leguminosas, amendoim** Frutas, verduras e legumes	Os grupos das carnes e ovos/leguminosas podem ser incluídos nos lanches para aumentar a oferta proteica e de micronutrientes, como ferro e zinco. Frutas e vegetais podem ser oferecidos em maior quantidade para aumentar a oferta de micronutrientes

* Escolher um alimento de cada grupo, respeitando as restrições alimentares. Por exemplo, no grupo de cereais, se for necessário remover o trigo da dieta, substituir pelos outros cereais, como aveia, milho e arroz. Em caso de APLV, substituir o leite e os derivados por outra fonte proteica.
**Dar preferência aos grãos integrais.

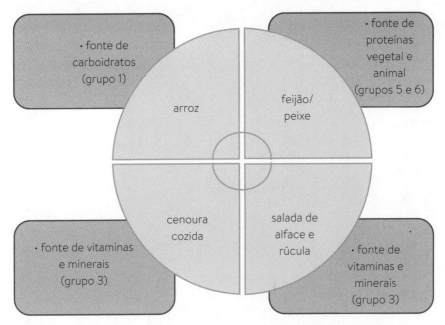

Figura 1 Modelo de prato com todos os grupos de alimentos em suas respectivas proporções.

Fonte: Elaborada pelas autoras.

Quadro 5 Exemplo de cardápio de almoço e jantar com todos os grupos de alimentos, isento de leite, soja, ovo e trigo

Segunda-feira	Terça-feira	Quarta-feira	Quinta-feira	Sexta-feira	Sábado	Domingo
Arroz integral	Arroz integral	Arroz integral	Arroz integral	Arroz integral	Arroz c/cenoura	Macarrão de arroz
Feijão	Salmão	Feijão preto	Lentilha	Feijão	Ervilha fresca no	ao sugo
Frango em iscas	grelhado	Lagarto assado	Carne de	Carne de panela	azeite	Frango assado
com cebola	Legumes	Couve refogada	carneiro	com chuchu e	Carne em tiras	sem pele
Abóbora cozida	salteados no	Salada de alface	grelhada	cenoura	com cebola e	Brócolis refogado
Salada de rúcula	azeite	e tomate	Escabeche de	Salada de agrião	tomate	Salada de cenoura
e manga	Salada de		berinjela	e beterraba	Farofa de	ralada e acelga
	grão-de-bico		Tabule de	ralada	verduras	
	com almeirão		quinoa		Salada de	
					couve-flor	

Fonte: Elaborado pelas autoras.

É importante incentivar as famílias a seguirem os princípios do Guia Alimentar para a População Brasileira, preferindo sempre alimentos *in natura* ou minimamente processados e preparações culinárias a alimentos ultraprocessados.[7]

Acompanhamento

Durante o acompanhamento, alguns aspectos devem ser avaliados. O alimento é uma parte importante da rotina diária e da vida social, por isso, o tratamento da AA pode comprometer a qualidade de vida do paciente. O fornecimento de orientações práticas em situações do dia a dia e em eventos sociais é extremamente benéfico (ver Capítulo 32).

Além disso, dificuldades alimentares são frequentes nessa população e podem ser abordadas com orientações específicas (ver Capítulo 35) e apoio de fonoaudiólogo especializado. Quando necessário, pode ser indicada a suplementação nutricional temporária (ver Capítulo 27).

Ao longo do tratamento, o nutricionista tem papel fundamental em algumas situações que requerem apoio. Neste livro, abordamos a inclusão na escola (ver Capítulo 30) e a atenção à criança hospitalizada (ver Capítulo 31).

É importante ressaltar que a grande maioria dos casos evolui para tolerância, a qual deve ser sistematicamente avaliada pelo teste de provocação oral (TPO) (ver Capítulos 18 e 33). A liberação da dieta deve ser realizada assim que possível e seguro, a fim de melhorar a qualidade de vida da família e a ingestão nutricional (ver Capítulo 33).

Por outro lado, nos casos de alergia mediada por IgE e persistência do quadro clínico, têm sido apresentadas novas propostas de tratamento, como a possibilidade de introdução de formas cozidas de leite e ovo (ver Capítulos 4 e 5) e a dessensibilização oral (ver Capítulo 34).

Considerações finais

O atendimento em equipe multiprofissional é vantajoso tanto para o paciente como para os profissionais. O nutricionista tem papel importante no planejamento da intervenção nutricional. Os demais capítulos deste livro abordarão detalhadamente os aspectos aqui citados.

Referências

1. Venter C, Laitinen K, Vlieg-Boerstra B. Nutritional aspects in diagnosis and management of food hypersensitivity-the dietitians role. J Allergy (Cairo) 2012;2012:Article ID 269376.
2. Venter C, Groetch M, Netting M, Meyer R. A patient-specific approach to develop an exclusion diet to manage food allergy in infants and children. Clin Exp Allergy 2018;48(2):121-37.
3. Sociedade Brasileira de Pediatria – Departamento de Nutrologia. Manual de alimentação: orientações para alimentação do lactente ao adolescente, na escola, na gestante, na prevenção de doenças e segurança alimentar. Sociedade Brasileira de Pediatria. Departamento Científico de Nutrologia. 4.ed. São Paulo: SBP; 2018.
4. Yonamine GH, Zamberlan P. Avaliação da alimentação. In: Silva APA, Nascimento AG, Zamberlan P. Manual de dietas e condutas nutricionais em pediatria. São Paulo: Atheneu; 2014. p.77-92.
5. Groetch M, Venter C, Skypala I, Vlieg-Boerstra B, Grimshaw K, Durban R, et al. Dietary therapy and nutrition management of eosinophilic esophagitis: A work group report of the American Academy of Allergy, Asthma, and Immunology. J Allergy Clin Immunol Pract 2017;5(2):312-24.
6. Philippi ST, Aquino RC. Dietética: princípios para o planejamento de uma alimentação saudável. Barueri, SP: Manole; 2015.
7. Brasil. Ministério da Saúde. Secretaria de Atenção à Saúde. Departamento de Atenção Básica. Guia alimentar para a população brasileira / Ministério da Saúde, Secretaria de Atenção à Saúde, Departamento de Atenção Básica. 2.ed. Brasília, DF: Ministério da Saúde; 2014.

Capítulo 20

Avaliação, necessidades e recomendações nutricionais

Juliana Fernandez Santana e Meneses
Glauce Hiromi Yonamine

Introdução

A avaliação nutricional constitui um importante instrumento para monitorar o crescimento e a saúde de crianças e adolescentes. Além de detectar distúrbios nutricionais (desnutrição, sobrepeso, obesidade), é capaz de identificar precocemente as crianças que se encontram em risco para que recebam a devida atenção.[1,2]

Crianças com alergia alimentar (AA) são consideradas de risco para desenvolver distúrbios nutricionais. A seguir, destacamos alguns fatores de risco nutricional relacionados à doença (diagnóstico tardio, tipo de manifestação clínica, número de alimentos removidos da dieta, tempo de doença) e ao paciente (dietéticos, comportamentais, psicológicos e econômicos) (Quadro 1). [3,4]

Diante de todos esses fatores, sabe-se que a avaliação minuciosa da condição nutricional e o monitoramento sistemático são indispensáveis.[6] Para abordar tais aspectos, este capítulo foi dividido em três tópicos: avaliação da condição nutricional, necessidades nutricionais e acompanhamento.

Quadro 1 Fatores de risco nutricional na AA

Fatores de risco nutricional	Exemplos
Diagnóstico tardio	Atraso na confirmação diagnóstica, especialmente nas formas não mediadas por IgE , em que os sintomas gastrointestinais são predominantes.

(continua)

Quadro 1 Fatores de risco nutricional na AA *(continuação)*

Fatores de risco nutricional	Exemplos
Tipo de manifestação clínica	O estado inflamatório da doença, nas manifestações gastrointestinais, pode reduzir a biodisponibilidade dos nutrientes ou intensificar perdas, por causa do aumento da permeabilidade intestinal. Doenças eosinofílicas, como a esofagite e a gastroenterite, que geralmente são acompanhadas de diminuição do apetite e saciedade precoce.
Número de alimentos removidos da dieta	Alergias a múltiplos alimentos ou a alimentos com contribuição nutricional importante, como o leite e o trigo.
Tempo de doença	Dieta de eliminação por tempo prolongado.
Dietéticos	Atraso na introdução de alimentos ou na transição da consistência da alimentação. Dificuldade na adesão ao tratamento. Erros alimentares.
Comportamentais	Dificuldade alimentar. Relação negativa com a ingestão de alimentos.
Psicológicos	Medo de comer. Trauma relacionado à reação alérgica.
Econômicos	Dificuldade econômica para aquisição de alimentos especiais.

Fonte: Giovannini et al., 2014;[3] Groetch et al., 2017;[4] Maslin et al., 2016[5] (adaptado).

Avaliação da condição nutricional

A avaliação da condição nutricional é o primeiro passo para planejar as intervenções necessárias.[6] Em todas as consultas, deve-se realizar a avaliação nutricional simples, composta de anamnese e parâmetros antropométricos (peso e comprimento/estatura).

É importante ressaltar que, algumas vezes, o comprometimento antropométrico pode não ocorrer imediatamente, portanto, as deficiências nutricionais devem ser detectadas por meio de outros parâmetros, como história clínica e nutricional detalhada por profissional experiente na área.

Capítulo 20 - Avaliação, necessidades e recomendações nutricionais   233

As etapas envolvidas na avaliação nutricional objetiva da criança serão descritas a seguir.[1-4]

Avaliação antropométrica: peso, comprimento/estatura e composição corporal

Tanto o peso quanto o comprimento/estatura são parâmetros importantes de adequação nutricional, considerando que crianças com AA em dietas de restrição apresentam, frequentemente, comprometimento do crescimento e que algumas podem até desenvolver excesso de peso.[4]

Os pontos de corte para classificar a condição nutricional e monitorar o crescimento de crianças e adolescentes são os propostos pela OMS em 2006 e 2007.

Índices antropométricos são utilizados para o monitoramento sistemático do crescimento. De acordo com a OMS, na avaliação do estado nutricional utilizam-se os índices a seguir, adotados pelo Ministério da Saúde (Quadro 2).

Quadro 2   Índices antropométricos de acordo com a faixa etária

Faixa etária	0-5 anos incompletos	5-10 anos incompletos	10-19 anos
Índices antropométricos	Peso / Idade	Peso / Idade	–
	Peso / Estatura	–	–
	IMC / Idade	IMC / Idade	IMC / Idade
	Estatura / Idade	Estatura / Idade	Estatura / Idade

As medidas antropométricas realizadas de maneira isolada permitem classificar a condição nutricional em um momento pontual . Entretanto, quando realizadas de maneira sistemática, são mais relevantes, pois mostram o canal de crescimento da criança e sua velocidade de ganho de peso e altura. Além de avaliar o crescimento da criança em relação ao referencial, é muito importante que se faça a avaliação da velocidade de crescimento (VC), representada pelo número, em centímetros, que a criança ganha a cada ano. Esse método identifica desvios do crescimento normal com bastante sensibilidade.

Segundo o Departamento Científico de Endocrinologia,[7] da Sociedade Brasileira de Pediatria, a média de velocidade de crescimento, de acordo com a idade da criança, é:

– Nascimento a 1 ano de idade: 25 cm por ano.

234 Parte 4 - Tratamento da alergia alimentar

– 1 ano a 3 anos de idade: 12,5 cm por ano.

– 3 anos até início da puberdade: 5 a 7 cm por ano

– Puberdade: meninas = 8 a 10 cm por ano; meninos = 10 a 12 cm por ano.

As medidas para a estimativa de composição corporal devem ser realizadas sempre que possível e por um profissional treinado e experiente. Circunferências e dobras cutâneas são medidas acessórias e devem ser interpretadas de forma adequada, considerando suas limitações, especialmente em razão da grande variabilidade inter e intra avaliadores. São métodos de baixo custo e que aprimoram o diagnóstico nutricional. Outros métodos, como a impedância bioelétrica e a absorciometria por dupla emissão de raios X (DXA), também são usados para estimar a composição corporal. Apesar de serem simples e não invasivos, apresentam limitações de acurácia e de referências de normalidade para as diversas faixas etárias.[1]

História clínica/dietética

Parte fundamental da avaliação nutricional. Entende-se por história clínica a investigação dos antecedentes pessoais e familiares, da situação socioeconômica, do estilo de vida e da rotina diária.

Na história dietética, é importante avaliar o tipo de alimento tolerado ou bem-aceito, assim como os alimentos evitados, seja por restrição devido à AA , seja por outros motivos, p. ex., a eliminação de alimentos suspeitos com base na dificuldade ou na dor para engolir, frequente em casos de esofagite eosinofílica. Nesses casos, é essencial que se incluam perguntas sobre o comportamento alimentar, tais como: comer devagar, evitar certos alimentos mais fibrosos, ingerir líquidos para facilitar a deglutição, assim como cortar alimentos em pedaços muito pequenos. É importante também entender a disposição do paciente em aceitar fontes substitutas dos alimentos restritos.[4] Essas informações, associadas a um inquérito alimentar bem aplicado, mostram a qualidade da dieta e indicam se o consumo alimentar do paciente está de acordo com as recomendações diárias de micro e macronutrientes.

Avaliação de consumo

Trata-se de uma das principais competências do nutricionista e constitui um grande desafio. Deve ser feita de modo cuidadoso, com métodos apropriados para cada situação (Quadro 3). Por meio de instrumentos como recordatório de 24h ou registro alimentar, é possível avaliar a adequação da dieta quantitativa e qualitativamente . É importante investigar a variedade dos alimentos consumidos, pois a monotonia alimentar, causada por medo de ingestão do alérgeno, é muito comum.[11] Entender a rotina de horários e o modo de preparo dos alimentos ingeridos também faz parte da avaliação dietética. [9-11]

Investigar o consumo de alimentos ultraprocessados com base em propostas mais recentes é fundamental para identificar erros alimentares e nortear a orientação. O questionário de frequência alimentar adaptado aos alimentos consumidos mais frequentemente, conforme a faixa etária, permite identificar a qualidade da alimentação da criança.[12]

Quadro 3 Métodos mais utilizados para avaliação de consumo alimentar

Tipo de inquérito	Definição	Pontos críticos
Recordatório de 24 h	Entrevista na qual a criança ou o responsável relatam toda a alimentação ingerida nas 24 horas antecedentes.	Reflete alimentação de apenas 1 dia. Sujeito a vieses de memória.
Registro alimentar	Preenchimento de planilha na qual é anotada toda a alimentação ingerida durante 3 ou 4 dias alternados.	Exige tempo e dedicação. Anotação sujeita a modificações. Exige maior grau de instrução.
Questionário de frequência alimentar	Estima a frequência do consumo de alimentos ou grupos alimentares ingeridos por determinado período.	Questões direcionadas a grupos alimentares que se quer avaliar. Não avalia a quantidade de alimentos ingerida. Viés de memória.

Fonte: Departamento de Nutrologia, 2009.[1]

É importante destacar que, apesar das falhas em todos os métodos de inquérito alimentar, a avaliação criteriosa, combinada com a história clínica e a antropometria, contribui para o aperfeiçoamento diagnóstico nutricional.

Avaliação bioquímica

A partir da história clínica e dietética, se houver suspeita de inadequação nutricional, os exames laboratoriais podem ser utilizados para confirmar ou descartar deficiências nutricionais. É possível identificar deficiência de micronutrientes, anemia, dislipidemias, entre outras alterações metabólicas. A avaliação inclui hemograma completo, albumina, proteínas totais, eletrólitos, ureia, creatinina e pré-albumina. Outras avaliações, como níveis séricos de ferro, ferritina, zinco, vitamina B12, selênio e folato, também podem ser realizadas, caso seja necessário. Ainda, a depender da história e do tipo de alérgeno envolvido, deve-se considerar marcadores bioquímicos do metabolismo ósseo: avaliação de cálcio, fósforo, fosfatase alcalina, paratormônio e vitamina D.[13]

É fundamental a interpretação criteriosa dos valores obtidos nos exames laboratoriais, que devem levar em conta as condições clínica e nutricional, bem como a presença de resposta inflamatória. A avaliação de proteínas séricas, p. ex., pode mostrar resultados alterados conforme a presença de resposta inflamatória aguda. Proteína C reativa e ferritina (estoques de ferro) se encontram aumentadas em nível sérico durante a fase aguda da resposta inflamatória. Por outro lado, a albumina, a pré-albumina, a proteína transportadora de retinol e a transferrina são exemplos de proteínas que têm nível sérico diminuído durante a resposta inflamatória aguda. Dosagem de cálcio sérico não reflete os estoques corporais e encontra-se diminuído na presença de hipoalbuminemia. Desse modo, nem sempre o resultado laboratorial reflete os estoques nutricionais. A frequência da avaliação laboratorial deve ser individualizada e considerada com base nos resultados iniciais e na adesão às orientações dietéticas.[1,4,13]

Necessidades e recomendações nutricionais

O planejamento da orientação deve considerar as necessidades nutricionais. De modo geral, as recomendações nutricionais não diferem entre as crianças alérgicas e as não alérgicas e utilizam-se as mesmas recomendações preconizadas para crianças saudáveis (Dietary Reference Intakes – IOM).[14,15] Consideram-se, para a estimativa das necessidades nutricionais , a idade, o sexo e a condição nutricional.

Casos que merecem atenção incluem crianças desnutridas, com sintomas gastrointestinais ou com doenças alérgicas de alto gasto energético, como a dermatite atópica moderada a grave. Nessas situações, estima-se o aumento das necessidades em relação à recomendação para a idade. Deve-se monitorar a ingestão de nutrientes e propor a substituição por alimentos que forneçam o equivalente ao alimento excluído.[3]

Muitas vezes, é necessário o uso de suplementos de macro e de micronutrientes para ajustar o consumo aos valores recomendados. Polivitamínicos e poliminerais podem conter alérgenos alimentares em sua formulação, portanto, são importantes a leitura dos rótulos e a avaliação da tolerância individual.

Capítulo 20 - Avaliação, necessidades e recomendações nutricionais   237

Os lactentes que recebem fórmula substituta ao leite materno devem ser avaliados quanto ao volume consumido por dia. Considera-se o mínimo de 500 ml para atender a recomendação de cálcio, por exemplo. Quando houver aceitação diária inferior a esse volume, a suplementação de cálcio precisa ser calculada e prescrita considerando o consumo diário em relação ao valor recomendado (Quadro 4).

A oferta de proteínas de alto valor biológico é fundamental, especialmente na infância. Como as principais fontes na alimentação infantil são as carnes em geral, o leite materno e, na sua ausência, as fórmulas infantis/leite, as dietas isentas de leite ou carnes precisam ser monitoradas. Em crianças não amamentadas, que não consomem a porção recomendada pela Sociedade Brasileira de Pediatria de carnes (2 porções ao dia, proporcionais à metade da porção do adulto) ou as que não consomem 2 ou mais proteínas animais, o uso de fórmulas infantis deve ser considerado além dos 12 meses de vida ou até que se consiga adequar a oferta proteica por meio deste nutriente.

Apesar de alguns alimentos de origem vegetal também serem considerados fontes de proteínas, deve-se levar em conta que a biodisponibilidade nesse grupo de alimentos é aproximadamente 20% menor do que nas proteínas animais.[3]

A ingestão de lipídeos pode estar comprometida nas crianças com AA. A relevância disso se dá não apenas pela menor oferta energética da dieta, mas também pela qualidade nutricional e pela possível deficiência de ácidos graxos essenciais (ácido linoleico e ácido linolênico). A combinação de alimentos de origem animal e vegetal supre a oferta de ácidos graxos saturados, mono, poli e essenciais.[3]

Os carboidratos contribuem com a maior parte da energia da dieta. É importante o estímulo ao consumo de grãos, vegetais, frutas e cereais para adequar a oferta de macro e micronutrientes e também de fibras.

Quadro 4 Recomendação diária de macro e micronutrientes

Faixa etária	1-3 anos	4-8 anos	9-18 anos
Macronutrientes	% de energia	% de energia	
Carboidratos	45-65 (130 g)	45-65 (130 g)	45-65 (130 g)
Proteínas	5-20 (13 g)	10-30 (19 g)	10-35 (34-52 g)
Gorduras	30-40	25-35	25-35
Micronutrientes			
Cálcio	700 mg	1000 mg	1300 mg

(continua)

Quadro 4 Recomendação diária de macro e micronutrientes *(continuação)*

Faixa etária	1-3 anos	4-8 anos	9-18 anos
Fósforo	460 mg	500 mg	1250 mg
Ferro	7 mg	10 mg	8-15 mg
Zinco	3 mg	5 mg	8-11 mg
Cobre	340 mcg	440 mcg	700-890 mcg
Selênio	20 mcg	30 mcg	40-55 mcg
Vitamina A	300 mcg	400 mcg	600-900 mcg
Vitamina D	400 UI	400 UI	600 UI
Vitamina E	6 mg	7 mg	11-15 mg
B12	0,9 mcg	1,2 mcg	1,8-2,4 mcg
B1	0,5 mg	0,6 mg	0,9-1,2 mg
Riboflavina	0,5 mg	0,6 mg	0,9-1,3 mg

Fonte: Institute of Medicine, 2005;[14] 2011.[15]

Acompanhamento

Durante todo o processo de acompanhamento, o papel do nutricionista é fundamental, não apenas para executar a técnica convencional de avaliação como a antropometria, a história alimentar e a avaliação laboratorial, mas também para avaliar barreiras potenciais para a adesão ao tratamento. É importante conhecer detalhadamente tudo o que cerca e compõe o comportamento alimentar do indivíduo e da família em questão , voltar-se ao acolhimento, e não somente focar na doença e em seu tratamento.[16]

Para ter o máximo de fidedignidade nas informações, o nutricionista precisa considerar, em seu atendimento, o cuidado para não induzir respostas – é importante dar o espaço necessário para o paciente poder falar abertamente sobre todas as questões e expectativas , buscar a empatia no atendimento. O vínculo tem início quando o paciente se sente à vontade e percebe que o profissional valoriza a escuta. A capacidade do profissional em tentar compreender os sentimentos e emoções da criança, assim como conhecer suas particularidades durante a consulta, é fundamental para o diagnóstico nutricional e para a adesão ao tratamento. Deve haver preparo para lidar com as mais diversas situações e emoções da família ou do próprio paciente. Ouvir sobre seus anseios e

Capítulo 20 - Avaliação, necessidades e recomendações nutricionais **239**

expectativas e acolher sem julgamentos é o início de um bom vínculo paciente-profissional.

Para que a orientação seja realista e individualizada, também é necessário conhecer a rotina da casa: quem compra os alimentos, quem cozinha, como são feitas as refeições e em qual local da casa, entre outros hábitos. Conhecer as crenças, pensamentos e sentimentos sobre a comida é tão importante quanto saber o que se come.[15]

O Quadro 5 apresenta exemplos de situações que podem ocorrer durante o acompanhamento e sugestões de abordagens. As perguntas abertas estimulam o acompanhante a falar sobre suas dificuldades e, muitas vezes, possibilitam que busquem soluções para seus problemas.

Quadro 5 Como abordar situações frequentes no atendimento em AA

Situação	Como abordar
O paciente e familiares não aderem ao tratamento.	Percebo que vocês estão com dificuldades em seguir a dieta para a alergia alimentar. Fale mais sobre isso.
O paciente fica triste por não poder comer o que deseja.	Como você (mãe/pai) poderia ajudar? Seria mais fácil para a criança se houvesse mais opções do que comer? Como podemos melhorar nesse aspecto?
A família não apoia.	Como você acha que a família poderia ajudar?
Mãe tem pena da criança.	Se seu filho seguir a dieta adequadamente, isso será melhor ou pior para ele? Existe alguma coisa que seu filho pede e você não permite (por exemplo, sair de casa sozinho)? Você se sente mal por isso?

Considerações finais

Independentemente da idade, todas as crianças com AA deveriam receber acompanhamento nutricional apropriado para garantir a alimentação adequada e evitar a eliminação desnecessária de alimentos, que pode comprometer seu crescimento e desenvolvimento ótimo.[17]

240 Parte 4 - Tratamento da alergia alimentar

Referências

1. Sociedade Brasileira de Pediatria (SBP). Departamento de Nutrologia. Avaliação Nutricional da Criança e do Adolescente: Manual de Orientação. Rio de Janeiro; 2009.
2. World Health Organization. WHO Child Growth Standards: Length/height-for-age, weight-for-age, weight-for length and body mass index-for-age. Methods and development. WHO. Geneva, Switzerland: WHO; 2006.
3. Giovannini M, D'Auria E, Caffarelli C, Verduci E, Barberi S, Indinnimeo L et al. Nutritional management and follow up of infants and children with food allergy: Italian Society of Pediatric Allergy and Immunology Task Force Position Statement. Ital J Pediatr 2014; 40:1-9.
4. Groetch M, Venter C, Skypala I, Vlieg-Boerstra B, Grimshaw K, Durban R et al. Dietary Therapy and nutrition management of eosinophilic esophagitis: A work group report of the American Academy of Allergy, Asthma, and Immunology. J Allergy Clin Immunol Pract 2017; 5 (2): 312-54.
5. Maslin K, Grundy J, Glasbey G, Dean T, Arshad SH, Grimshaw K, et al. Cow's milk exclusion diet during infancy: is there a long-term effect on children´s eating behaviour and food preferences? Pediatr Allergy Immunol 2016 ;27(2):141-6.
6. Solé D, Rodrigues Silva L, Cocco RR, Ferreira CT, Sarni RO, Oliveira LC, et al. Consenso Brasileiro sobre Alergia Alimentar: 2018 – Parte 2 Diagnóstico, tratamento e prevenção. Documento conjunto elaborado pela Sociedade Brasileira de Pediatria e Associação Brasileira de Alergia e Imunologia. Arq Asma Alerg Imunol 2018: 2 (1):39-82.
7. Sociedade Brasileira de Pediatria (SBP). Departamento Científico de Endocrinologia. Associação Médica Brasileira. Crescimento. Renata Machado. Goiás; 2016.
8. Solé D, Amancio OMS, Jacob CMA, Cocco RR, Sarni ROS, Suano F, et al. Guia prático de diagnóstico e tratamento da alergia às proteínas do leite de vaca mediada pela imunoglobulina E. Rev Bras Alerg Imunopatol 2012; 35 (6): 203-33.
9. Venter C, Laitinen K, Vlieg-Boerstra B. Nutritional aspects in diagnosis and management of food hypersensitivity – The dietitians role. J Allergy 2012: (2012), Article ID 269376: 1-11.
10. Collins SC. Practice Paper of the Academy of Nutrition and Dietetics: Role of the Registered Dietitian Nutritionist in the Diagnosis and Management of Food Allergies. J Acad Nutr Diet. 2016;116(10):1621-1631.
11. Skypala IJ, de Jong NW, Angier E, Gardner J, Kull I, Ryan D, et al. Promoting and achieving excellence in the delivery of Integrated Allergy Care: the European Academy of Allergy & Clinical Immunology competencies for allied health professionals working in allergy. Clin Transl Allergy 2018;8:31.
12. Ministério da Saúde. Secretaria de Atenção à Saúde. Departamento de Atenção Básica. Organização Mundial da Saúde. Guia Alimentar para a População Brasileira. 2.ed. Brasília, DF; 2015.

13. Doulgeraki AE, Manousakis EM, Papadopoulos NG.Bone health assessment of food allergic children on restrictive diets: a practical guide. Journal of Pediatric Endocrinology and Metabolism, 2917; 30(2):133-139.
14. Institute of Medicine. Dietary Reference Intake for energy, carboihydrate, fiber, fatty acids, cholesterol, protein and aminoacids. Washington, DC: The National Academies Press; 2005.
15. Institute of Medicine. Dietary reference intakes for calcium and vitamin D. Washington, DC: The National Academies Press; 2011.
16. Alvarenga M, Koritar P. Atitude e comportamento alimentar: determinantes de escolhas e consumo. In: Alvarenga M, Figueiredo M, Timerman F, Antonaccio C. Nutrição comportamental. Barueri, SP: Manole; 2015.
17. Skypala IJ, McKenzie R. Nutritional issues in food allergy. Clin Rev Allerg Immu 2019;57(2):166-178.

Capítulo 21

Aleitamento materno e dieta materna

Renata Pinotti
Mariana Del Bosco

Introdução

O leite materno é único e inigualável. É o alimento ideal por ser totalmente adaptado às necessidades dos bebês nos primeiros anos de vida. Durante os seis primeiros meses, a amamentação irá garantir que o crescimento e desenvolvimento da criança sejam adequados, além de proporcionar proteção contra infecções e alergias; estimular a maturação do sistema imunológico, do aparelho digestório e neurológico e fortalecer o vínculo entre mãe e bebê.[1,2,3]

De acordo com as recomendações da Organização Mundial da Saúde,[4] do Ministério da Saúde[1,5] e da Sociedade Brasileira de Pediatria[2] o leite materno (LM) deve ser oferecido logo após o nascimento, em livre demanda, mantido por dois anos ou mais, sendo exclusivo até o sexto mês de vida. A introdução precoce de outros alimentos está associada a mais episódios de diarreia, maior número de hospitalizações por problemas respiratórios e aumento do risco de desnutrição.

O manejo da amamentação nem sempre é fácil, principalmente no início. É preciso tempo, paciência, informação correta e apoio. Alguns fatores como: posição inadequada, pega incorreta, dor, imposição de horários para o bebê mamar, crenças (p. ex.: leite fraco), estresse e falta de apoio, podem prejudicar a instauração da amamentação. É imprescindível que toda rede de apoio ofereça estímulo e suporte às mulheres para amamentar.[1,6]

Na suspeita ou diagnóstico de alergia alimentar, recomenda-se a manutenção da amamentação, e, caso o bebê reaja a alguma proteína alergênica consumida pela mulher e veiculada no leite materno, a mãe deve seguir a dieta isenta do alérgeno.[7]

Segundo a Academia Europeia de Alergia e Imunologia Clínica (2014),[8] dar suporte ao aleitamento materno para todas as crianças, incluindo as diagnosticadas com alergia alimentar, é um objetivo primordial. Assim como oferecer subsídios aos profissionais de saúde para que eles reforcem a importância da amamentação, conforme as recomendações da OMS, e previnam os efeitos psicológicos negativos da dieta de eliminação.[8,9]

Este capítulo abordará os benefícios do aleitamento materno, integrando seus aspectos imunológicos, físicos e emocionais, e as principais dúvidas das mães, a fim de fornecer recursos aos profissionais no suporte à amamentação de bebês com alergia alimentar.

Benefícios imunológicos do leite materno

O início da vida da criança é uma janela de oportunidades para o desenvolvimento e indução de tolerância oral.[15] A associação entre fatores genéticos e ambientais, como dieta, duração do aleitamento materno e via de parto, determina se o alimento será ou não tolerado pelo sistema imunológico.[7,16]

O trato gastrintestinal tem um papel fundamental para a tolerância alimentar porque, além de digerir e de absorver os alimentos, atua com um elaborado mecanismo de defesa que permite que altas cargas proteicas possam ser consumidas, sem que haja resposta inflamatória, haja vista que apenas alguns indivíduos reagem a tais antígenos. Sabemos, entretanto, que alterações no intestino, incluindo a integridade de sua estrutura como uma barreira física e a composição das bactérias que o compõem, interferem no risco da sensibilização alérgica.[7]

A diversidade das bactérias da microbiota sofre interferência de muitos fatores, e a colonização que se estabelece nos primeiros anos de vida é o seu principal determinante. O parto vaginal e o leite materno contribuem para o seu equilíbrio e, consequentemente, para o desenvolvimento morfofuncional do sistema imunológico.[7]

Ensaios não randomizados, retrospectivos e observacionais, há anos associam amamentação e menor risco de atopia por conta dos componentes imunológicos do leite humano. Anticorpos, bactérias, oligossacarídeos, ácidos graxos de cadeia curta, citocinas, além de fragmentos dos alérgenos advindos da dieta materna atuam para a tolerância oral (Figura 1).[17]

A presença de citocinas pró-inflamatórias e regulatórias, incluindo IL-1β, IL-6, IL-10 e TGF-β1, no leite humano está associada à tolerância ao leite de vaca.

Um dos efeitos da IL-1β é estimular a IL-6 nas células do epitélio intestinal, as quais estão envolvidas na síntese de IgA via células T helper nos centros germinativos das células de Peyer. Paralelamente, a IL-6 também fornece um estímulo no epitélio mamário para que a mãe aumente a produção de IgA. Bebês amamentados exclusivamente ingerem, em média, 500 mL de leite materno, o que lhes assegura a ingestão diária de citocinas, necessárias para o desenvolvimento da sua imunidade intestinal.[15]

Alguns fatores imunológicos do LM possuem propriedades pré e probióticas, capazes de modular o microbioma do intestino da criança. Estudos revelam que o colostro e o leite humano (LH) contêm uma variada comunidade de bactérias responsáveis por colonizar o intestino do bebê e que a fonte de bactérias do LH é responsável por um quarto da sua microbiota intestinal. Os oligossacarídeos de leite humano (OLH) são o principal substrato das bactérias do intestino da criança em AME (aleitamento materno exclusivo), responsáveis, principalmente, pelo crescimento de bifidobactérias e bacteroides. Alguns OLH possuem ação anti-inflamatória e estimulam a maturação da mucosa intestinal, e outros agem inibindo as células de crescimento do intestino.[16]

A gordura é o principal macronutriente do leite maduro. O efeito anti-inflamatório dos ácidos graxos poli-insaturados ômega 3, ácido docosahexanoico (DHA) e eicosapentaenoico (EPA) nas doenças crônicas, incluindo a asma, tem sido evidenciado nos estudos atuais. A suplementação de ômega 3 (ω-3) na dieta materna tem associação positiva com a função imune da mucosa intestinal do bebê e, consequentemente, na prevenção e tratamento de doenças atópicas. Os ácidos graxos de cadeia curta (acetato, butirato e propianato) nutrem e mantêm a integridade da mucosa intestinal e, recentemente, têm sido considerados importantes mediadores da resposta inflamatória alérgica.[16]

A ação dos componentes biologicamente ativos do leite humano no desenvolvimento de tolerância e prevenção de atopia pode ser direta ou indiretamente devida à modulação do microbioma intestinal. É importante ressaltar que os fatores não atuam de forma isolada e possuem uma ação sinérgica entre si.[16]

Além dos benefícios da amamentação no desenvolvimento de tolerância aos alimentos, modulação do microbioma e sistema imune do intestino,[7,9,15,16] a oferta precoce de fórmula infantil à base de leite de vaca (LV), como substituto ou complemento ao LM, tem sido associada à sensibilização às proteínas do LV.[7,18] Os resultados de estudo realizado por Urashima et al. (2019)[18] mostraram que a sensibilização ao LV e ocorrência de alergia alimentar, incluindo alergia às pro-

Amamentação além do alimento

O leite materno é considerado o padrão ouro de nutrição infantil. Além dos benefícios inquestionáveis da composição nutricional e imunológica do leite humano, "amamentar é muito mais que alimentar uma criança".[1]

Ao mamar, o bebê exercita os músculos do rosto, auxiliando na respiração, na mastigação, na fala, no alinhamento dos dentes e também no ato de engolir.[1]

Além dos benefícios do leite materno em curto prazo, há também fortes evidências do seu papel na programação metabólica, associando-se a um menor risco de doenças crônicas na idade adulta, tais como obesidade e diabetes.[2,3]

Tanto a composição quanto o sabor do LM variam de acordo com a dieta materna, o que permite ao bebê conhecer, de forma sutil e constante, os diversos sabores dos alimentos. Crianças amamentadas tendem a ser menos exigentes e mais dispostas a experimentar novos alimentos na introdução alimentar. Em contrapartida, bebês alimentados com leite artificial não recebem esse estímulo e possuem uma tendência a aceitar alimentos com sabor similar ao da fórmula e rejeitar sabores diferentes depois.[10]

A amamentação não é benéfica apenas ao bebê, ela promove saúde e afeto para a mãe também. O ato de amamentar traz benefícios para a saúde física da mãe, podendo prevenir algumas doenças, como câncer de mama, de ovário e de útero e diabetes *mellitus* tipo 2. A oferta do leite materno em livre demanda, sem a imposição de horários e tempo para mamar, auxilia a criança a desenvolver e respeitar sua autorregulação de fome e saciedade, bem como estimula o corpo da mãe a produzir cada vez mais leite.[1]

Estudo de coorte com 1.160 pares de mães e bebês mostrou que a amamentação nos primeiros seis meses de vida e sua duração influenciam na forma como as mães oferecem alimentos aos filhos após o início da alimentação complementar. As mães que amamentaram, apresentaram menos comportamentos restritivos e de pressão para a criança comer.[11] Kerzner et al. (2015)[12] definem o estilo de alimentar dos cuidadores em quatro categorias: responsivos, controladores, indulgentes e negligentes. A amamentação, em comparação com a alimentação por mamadeira, favorece um estilo parental menos controlador e mais responsivo para alimentar a criança, consequentemente, mais respeitoso com relação à autorregulação de fome e saciedade da criança.[10]

O aleitamento materno contribui para o desenvolvimento físico e também para o desenvolvimento emocional. Ao ser alimentada no seio materno, a criança recebe estímulos que a auxiliam a se desenvolver, como a troca de calor, cheiros, sons, olho no olho e toques, o que proporciona o estabelecimento de laços afetivos e do vínculo.[1]

> Após o nascimento e a separação do corpo da mãe, o bebê vai para o seu seio, onde recebe seu primeiro alimento. Ao tomar o bebê em seu seio e amamentá-lo, mãe e filho olham-se com ternura e experienciam o amor, esse amor é pele a pele, é olho a olho.[13,14] A criança responde a esse amor tomando-o através do leite. Entregue em seu colo, ela mama e depois adormece satisfeita. Esse amor flui de diversas maneiras entre a mãe e o bebê, inicialmente na forma de nutrição. Com o leite materno a criança continua a viver da mãe, recebe ela dentro de si e cresce por intermédio dela. A criança permanece conectada ao corpo da mãe também de outras formas, ao ser acariciada, ninada, trocada. Outras pessoas se aproximam da criança e participam de seus cuidados, principalmente o pai, depois os avós e demais cuidadores. Seu choro conta que ela precisa de algo e logo alguém vem ajudá-la e acalmá-la. Assim, a criança sente-se ligada à sua família e unida a ela.[14]

A amamentação é um ato que vai além do alimento. Seus componentes imunológicos, bioquímicos, físicos e emocionais atuam de forma sinérgica e beneficiam mãe e bebê de forma integral.

Alergia alimentar em bebês amamentados

Já é comprovado que algumas proteínas de alimentos como leite de vaca, ovo, soja, trigo, peixe e amendoim podem ser detectadas no leite materno após horas ou dias do consumo pela mãe.[9,19] Pesquisadores encontraram quantidades de ovoalbumina, beta-lactoglobulina, gliadina e proteínas do amendoim em quantidades variáveis no leite materno, oscilando desde um nível indetectável até 430 ng/mL.[16]

A exposição a essas proteínas via leite materno é importante para a criança e auxilia no processo de desenvolvimento de tolerância oral. Contudo, algumas crianças predispostas geneticamente podem sensibilizar-se e manifestar alergia alimentar (AA).[9]

Eczema atópico, urticária e sintomas gastrintestinais em bebês amamentados podem ser sugestivos de AA,[19] porém alguns sinais são inespecíficos, comuns a outras enfermidades ou inerentes à imaturidade do organismo do bebê e não são decorrentes de AA.[7]

Um estudo prospectivo realizado com uma coorte de crianças amamentadas verificou que 0,5% dos 2,2% de crianças diagnosticadas com alergia à proteína do leite de vaca mediada por IgE manifestaram os sintomas em AME.[20]

Tanto o diagnóstico da AA em bebês amamentados como a identificação do(s) alimento(s) gatilho(s) e o manejo da dieta materna são tarefas desafiadoras.[19] Mesmo assim, os benefícios do aleitamento materno são superiores e a amamentação deve ser estimulada e suportada pela equipe de saúde.[9]

Na seção diagnóstico, o capítulo sobre a história clínica (Capítulo 15) e sobre a dieta (Capítulo 17) abordam esse tema e a linha de raciocínio que o profissional deverá seguir para definir o diagnóstico de AA determinar o alérgeno a ser retirado da dieta da mãe.

A restrição alimentar desnecessária pode impactar o estado nutricional da nutriz, e o profissional de saúde, no seu papel de estimular a amamentação, deve estar atento ao impacto da dieta de restrição na qualidade de vida da família.[9]

A decisão de amamentar é da mãe.[1] Portanto, apenas ela tem condições de avaliar se a dieta será ou não possível de ser executada. O manejo da dieta não é simples e os desafios podem ser superados, bem como a qualidade de vida da família assegurada, com orientação e suporte adequados.[9,21,22]

Manejo da dieta materna

Grande parte das crianças manifesta alergia alimentar após a ingestão direta do alérgeno e toleram pequenas quantidades veiculadas via leite materno. Nesse caso, o alérgeno deverá ser retirado da dieta da criança e o aleitamento materno mantido sem a necessidade de dieta para a mãe.[7]

Quando o bebê reage aos antígenos da dieta da mãe veiculados pelo LM, a amamentação deve ser encorajada, tanto nas manifestações não mediadas por IgE quanto nas manifestações mediadas, e a nutriz deve ser orientada a eliminar a proteína da qual suspeita-se de alergia da sua própria dieta.[7,9]

Deverá ser retirado da dieta materna apenas o alérgeno identificado como gatilho dos sintomas.[7,9] Por exemplo, se a criança tem APLV a mãe deverá fazer a dieta isenta das proteínas do leite de vaca (os alimentos que deverão ser retirados, bem como seus substitutos nutricionais e em preparações, estão descritos no Capítulo 4).

O LV é o alérgeno mais associado à AA em bebês amamentados exclusivamente.[9] Algumas manifestações clínicas podem estar associadas a mais de um alérgeno, como soja, ovo e trigo.[9,19] A restrição do alérgeno não deve ser aleatória e sim de acordo com a história clínica, o histórico familiar e com base nos estudos epidemiológicos associados à manifestação clínica apresentada pela criança.[7,9,23] Os capítulos de alergias múltiplas (Capítulo 25) e da dieta na fase do diagnóstico (Capítulo 17) abordam esse tema com mais profundidade.

A restrição de alimentos por medo ou precaução não é recomendada e deve ser desencorajada.[7,9,19,23] Restrições severas não previnem outras alergias alimentares, ao contrário, aumentam o risco de sensibilização a outros alérgenos; podem comprometer o estado nutricional da mãe e do bebê em razão do prejuízo na qualidade nutricional do LM; pioram a qualidade de vida e o convívio social da família; a mãe passa a sentir medo de comer e, consequentemente, medo de alimentar o bebê no momento da introdução alimentar.[7,9,23] Além dos prejuízos citados, todos esses fatores associados dificultam o seguimento da dieta e podem levar ao desmame.[1,9]

Uma parcela pequena de crianças pode reagir a ínfimas quantidades do alérgeno presentes no alimento por contato cruzado durante a manipulação e preparo.[7] Na fase do diagnóstico, como tudo é incerto e os pais estão angustiados diante dos sintomas apresentados pelo bebê, é aconselhável optar por uma dieta mais cautelosa com relação ao contato cruzado, conforme orientado no Capítulo 24, a fim de minimizar os fatores de confusão. Após esse período, é importante iniciar a liberação dos cuidados com o contato cruzado e verificar se a criança realmente reage, por exemplo: permitir que a mãe coma alimentos sem leite preparados em um restaurante. As precauções com contato cruzado deverão ser mantidas apenas para as crianças realmente sensíveis na fase de tratamento, pois restringem em demasia as opções de alimentos prontos para o consumo e o convívio social da família.[7]

A mãe deve ser orientada com relação aos alimentos que deverão ser evitados, e, não menos importante, devemos ampliar suas possibilidades. É necessário ensiná-la a fazer substituições no dia a dia e em preparações, bem como demonstrar quão variada pode ser sua dieta.[21,22]

A população tem uma tendência a manter um padrão alimentar monótono e pouco flexível a alimentos diferentes do seu hábito e cultura, por exemplo: "não renuncio ao café com leite e ao pão com manteiga no café da manhã". Esse é um dos principais pontos de resistência iniciais. Auxiliamos as mães ao mostrar que existem formas de manter esse hábito com a alteração de alguns ingredientes. Vejamos: a maioria dos pães não tem leite e, atualmente, existem opções industrializadas e caseiras de creme vegetal sem leite. O LV pode ser substituído por uma bebida vegetal que, embora não seja um substituto nutricional do leite de vaca, por ter sabor e aspecto leitoso favorece a manutenção de alguns hábitos e o desenvolvimento de preparações similares como: bolos, tortas, cremes, molho branco e sobremesas (ver Capítulos 26 e 29).

Um ponto sensível é que a dieta isenta de leite e trigo, principalmente, reduz as opções de alimentos industrializados e prontos para o consumo. Por essa razão, o seguimento da dieta exige que as famílias selecionem mais ingredientes *in natura* e preparem alimentos em casa. Apesar de difícil, diante da rotina atribulada e da falta de tempo, essa é a base para uma alimentação saudável e é a forma como todas as pessoas deveriam se alimentar, segundo as recomendações do Ministério da Saúde.[1,24]

O seguimento da dieta pelas mães que amamentam tem proporcionado mais refeições em família e o consumo de comida de verdade. As recomendações atuais enfatizam que os alimentos oferecidos à criança, desde a introdução alimentar, devem ser os mesmos que os consumidos por toda a família, observando-se os devidos ajustes com relação ao modo de preparo e a forma que serão oferecidos.[1,24] Ao diminuir o consumo de alimentos ultraprocessados, aumentar a oferta de alimentos *in natura* e preparados em casa na sua alimentação, a mãe também contribui para a melhora dos hábitos alimentares de toda a família, inclusive do bebê, futuramente.[24]

A retirada de um alimento da dieta também pode ser uma oportunidade de conhecer novos sabores, texturas, formas de se alimentar e se reconectar com o prazer em nutrir a si e aos outros. Os Quadros 1 a 3 e a Figura 1 demostram como compor e variar as refeições principais e lanches.

Os Capítulos de 4 a 13 descrevem os principais alérgenos alimentares, alimentos que os contêm e que fazem reatividade cruzada, seus substitutos nutricionais e em preparações. O capítulo Cozinha inclusiva (Capítulo 29) ensina como substituir o alérgeno em preparações e fornece as receitas das preparações citadas no exemplo de cardápio de lanches (Quadro 3).

250 Parte 4 - Tratamento da alergia alimentar

Quadro 1 Grupos alimentares, seus respectivos alimentos e nutrientes fontes

Grupos	Nutrientes fontes	Opções de alimentos
1 – cereais, raízes, tubérculos, pães e massas	Carboidratos. As formas integrais são fontes de fibras, ácido fólico e vitaminas do complexo B.	Cereais: arroz (integral), milho, aveia, quinoa, trigo, amaranto, sorgo, painço. Raízes (mandioca, mandioquinha, inhame, batata-doce). Tubérculos (batata inglesa, inhame). Farinhas, pães, massas, purês, bolos e tortas à base desses ingredientes.
2 – frutas	Fonte de vitaminas, minerais e fibras.	Maçã, pera, mamão, laranja, pera, goiaba, abacate, banana, nectarina, ameixa, tangerina, limão, lima, pêssego, jabuticaba, cereja, morango, kiwi, framboesa, amora, caqui, jaca, caju, pinha, atemoia, fruta-do-conde, cajá, pitaia, graviola, cupuaçu, manga, acerola, todas.
3 – legumes	Fonte de vitaminas, minerais e fibras.	Abóbora, cenoura, chuchu, abobrinha, cenoura, beterraba, vagem, quiabo, jiló, berinjela, tomate, maxixe, couve-flor, rabanete, ervilha torta, etc.
4 – verduras	Fonte de vitaminas, minerais e fibras.	Escarola, couve, brócolis, acelga, repolho (branco e roxo), alface, rúcula, agrião, mostarda, almeirão, espinafre, chicória, endívia, radique.
5 – leguminosas	Fonte de proteínas, fibras e ferro.	Feijão, lentilha, grão-de-bico, ervilha, soja.
6 – carnes e ovos	Fonte de proteínas, vitamina B12 e ferro.	Carne de: gado, aves, peixes, carneiro, porco, vísceras, frutos do mar, moluscos e outros. Ovos de galinha e outras aves.
7 – leite e derivados	Fonte de proteínas, cálcio, fósforo e vitamina A.	Leite de vaca e outras mamíferas, assim como seus derivados (queijos, iogurtes, coalhada, creme de leite).
8 – óleos e gorduras	Fonte de gorduras, ácidos graxos essenciais, vitaminas lipossolúveis (A, D, E e K).	Óleos vegetais (milho, girassol, linhaça, coco, semente de abóbora, soja, etc.), azeite de oliva, banha de porco, manteiga, óleo de peixe.

Fonte: adaptado do Guia alimentar para a população brasileira.[24]

As refeições principais precisam conter pelo menos uma fonte de carboidrato, uma fonte de proteína e uma fonte de vitamina e minerais.

Escolha, ao menos, um alimento de cada grupo do Quadro 2 para compor o prato, exceto o(s) alérgeno(s) que precisa(m) ser retirado(s) da dieta.

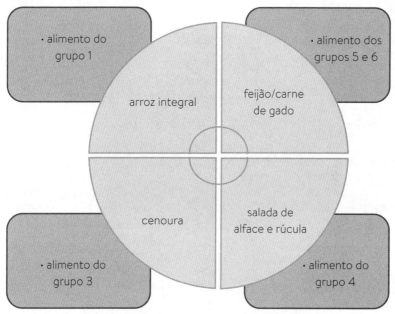

Figura 1 Como montar as refeições no almoço e no jantar.
Fonte: Elaborada pelas autoras.

Parte 4 - Tratamento da alergia alimentar

Quadro 2 Exemplo de cardápio para toda a família, sem os quatro principais alérgenos associados às manifestações clínicas em bebês amamentados (leite, soja, ovo e trigo)

Segunda--feira	Terça--feira	Quarta--feira	Quinta--feira	Sexta--feira	Sábado	Domingo
Segunda sem carne	FIT	"Feijoada"	Árabe	Japonês	Churrasco	Italiano
Arroz integral Feijão Escondidinho de purê de mandioquinha* com shimeji Salada de alface e agrião	Arroz integral Feijão Filé de frango grelhado Abóbora cabotiá no forno com alecrim Salada de rúcula e beterraba ralada	Arroz Feijão preto com carne seca Couve refogada Salada de tomate e cebola Laranja em rodelas	Arroz com lentilha Carneiro assado Escabeche de berinjela Tabule de quinoa	Arroz Mushiaki (peixe assado com acelga, cenoura, alho-poró, broto de bambu) Salada de rúcula picada, grão-de--bico e manga	Arroz com cenoura Ervilha fresca com azeite Espetinho de carne com cebola, tomate e pimentão Farofa (farinha de mandioca) Salada de couve-flor ao vinagrete	Macarrão de arroz ao sugo Frango assado sem pele Brócolis refogado Carpaccio de abobrinha

*Use óleo de coco no lugar da manteiga para fazer o purê, não é necessário adicionar leite. Se quiser, pode colocar um pouco de bebida vegetal.

Quadro 3 Exemplo de cardápio de café da manhã e lanches, sem os quatro principais alérgenos associados às manifestações clínicas em bebês amamentados (leite, soja, ovo e trigo)

Fonte de carboidrato	Fonte de proteína	Fonte de vitaminas e minerais
Pão de forma* tostado com azeite	Bebida de amêndoa com café	Mamão
Tapioca recheada com maçã#	Castanha picada	Maçã

(continua)

Capítulo 21 - Aleitamento materno e dieta materna 253

Quadro 3 Exemplo de cardápio de café da manhã e lanches, sem os quatro principais alérgenos associados às manifestações clínicas em bebês amamentados (leite, soja, ovo e trigo) *(continuação)*

Fonte de carboidrato	Fonte de proteína	Fonte de vitaminas e minerais
Mini pão de queijo*	Smoothie de bebida de castanha	Batido com manga congelada
Biscoito de arroz	Homus (pasta de grão-de-bico)	Pêssego
Bolo de banana* Chá de maçã com canela	(farinha de amêndoa na massa)	Melão
Biscoito de arroz	Amendoim torrado	Guacamole (à base de abacate) para passar no biscoito
Mingau de aveia	Com bebida de castanha	Ameixa seca, uva-passa (cozinhe tudo junto)
Tapioca recheada com maçã#	pasta de amendoim	Banana em rodelas
Aperitivos: batata rústica	Mix de amendoim e castanhas. Cogumelo salteado no azeite	Palitinho de cenoura, tomate cereja, palmito e azeitona
Pão de forma*	Patê de atum ou frango (use azeite para dar liga)	Alface e cenoura ralada
Torta salgada*	Carne na torta	Suco verde

*Receitas disponíveis no capítulo Cozinha inclusiva (Capítulo 29).
#Pique 1 maçã e leve ao fogo com canela em pó e duas colheres de sopa de água. Deixe abrandar, depois acrescente a castanha e recheie a tapioca.

Mães que fazem dieta isenta de leite de vaca requerem suplementação de cálcio e vitamina D.[7,9] Koletzko et al. (2012)[25] sugerem a dose de 800 – 1.000 mg de cálcio/dia.

A dieta materna deverá ser mantida por 6 a 12 meses depois do diagnóstico.[7,9] Após a criança completar um ano de idade e pelo menos 6 meses de dieta sem sintomas, é possível programar o teste de provocação oral (TPO) via dieta materna para verificar se a criança já adquiriu tolerância,[7,9,25] como descrito no Capítulo 33.

Principais dúvidas das mães que amamentam

Meu filho tem alergia ao leite, mas ele só apresentou sintomas quando ofereci a fórmula à base de leite de vaca. Preciso fazer dieta?

Não. Nesse caso a mãe pode suspender a fórmula à base de leite de vaca e retomar o aleitamento materno, sem fazer a dieta. A mãe só precisará fazer a dieta se a criança apresentar sintomas via leite materno.[7]

Meu filho tem alergia ao leite de vaca (APLV) e estou seguindo a dieta para amamentá-lo. Posso comer ovo?

Sim. Se a criança tem APLV e apresentou remissão dos sintomas após a retirada do leite, a mãe deverá retirar apenas os alimentos que contêm a proteína do leite da dieta. Os demais alimentos podem ser consumidos. Restringir outros alérgenos por medo ou precaução não é recomendado, pois não previne alergia alimentar, pode prejudicar o estado nutricional da nutriz, dificultar o seguimento da dieta e a qualidade de vida da família.[7,9,19]

Meu leite está fazendo mal para o meu filho?

Não. Alguns alimentos que a mãe consome contêm o alérgeno que a criança reage e é veiculado pelo leite materno a ela. Ao fazer a dieta isenta do alérgeno a mãe pode continuar amamentando sem que seu filho manifeste sintomas ou desconforto. O leite materno é o melhor alimento para o bebê. Estar no colo da mãe, em seu seio e olhando em seus olhos é o importante para o bebê nesse momento.

Essa é uma fala comum trazida em consulta pelas mães que desejam desmamar. Diante dessa afirmação, "meu leite está fazendo mal para o meu filho", as mulheres se sentem culpadas e incapazes de nutrir o bebê. Isso prejudica sua vinculação afetiva com a criança e a forma como irá alimentá-la depois.[1,11] É comum mães que não conseguiram amamentar terem dificuldade em oferecer alimentos à criança depois.[10] É importante que os profissionais consigam reconhecer e acolher a angústia por trás da fala da mãe a fim de desmistificar falsos conceitos e fortalecer sua confiança em amamentar.[21]

A interrupção da amamentação deve acontecer de maneira natural, respeitando o tempo da mãe e do bebê.[1]

Eu posso retirar todos os alimentos que podem causar alergia e reintroduzir depois que meu filho melhorar? Isso não é um sacrifício para mim.

Não. Mesmo que a mulher esteja disposta a fazer uma dieta mais limitada, não há evidências que suportem essa conduta. A retirada de outras proteínas alergênicas da alimentação justifica-se quando há confirmação de reatividade

Capítulo 21 - Aleitamento materno e dieta materna   255

ou quando a história clínica e as evidências epidemiológicas justificam a suspeita e o respectivo teste. Esse é o caso, por exemplo, da alergia a soja, que é relativamente frequente em lactentes portadores de APLV manifestada por proctocolite, ou, ainda, da alergia a ovo na manifestação de dermatite atópica. É válido destacar que a dieta muito restritiva pode impactar o estado nutricional da nutriz e pode estimular o desmame, especialmente quando persiste por tempo prolongado.[9]

Dificilmente as mães que retiram muitos alimentos da dieta por medo conseguem voltar a consumi-los, pois temem que a criança reaja novamente e tendem a associar qualquer sintoma que a criança apresente com a AA. Portanto, é preciso que o profissional seja cauteloso e muito responsável no momento de decidir qual alimento retirar da dieta, mesmo que a mãe queira restringir.

Estou fazendo a dieta isenta das proteínas do leite de vaca. Preciso trocar todos os utensílios domésticos?

Não. Não é necessário trocar todos os utensílios e eletrodomésticos da cozinha, mesmo em casos de crianças que reagem a ínfimas quantidades de alérgenos alimentares transmitidos a partir do contato cruzado durante o preparo e manipulação dos alimentos.

O Capítulo 24 aborda os cuidados na seleção e preparo dos alimentos em detalhes, bem como as situações em que essas orientações se aplicam.

Posso comer os alimentos rotulados como "pode conter leite"?

Depende. Alimentos que trazem no rótulo a informação de que "podem conter leite" são alimentos que, por terem sido manipulados em locais em que há presença de leite, podem ter tido contato cruzado.[26] Ter essa informação no rótulo é muito relevante porque há crianças mais sensíveis que podem reagir a ínfimas quantidades e precisam evitá-las. Esse cuidado, entretanto, não é necessário para a maioria dos portadores de alergia alimentar e para a grande maioria das nutrizes que amamentam bebês com AA. Cada caso é único e a orientação de retirar os alimentos que "podem conter" o alérgeno só se justifica quando há indícios dessa sensibilidade ou quando se está fazendo a dieta para o diagnóstico e pretende-se eliminar os fatores de confusão.[7]

Comecei a dieta faz duas semanas e meu filho ainda apresenta sangue nas fezes. Pode ser que ele tenha alergia a outro alimento?

Depende. A proctocolite é uma manifestação tardia e a hematoquezia pode persistir por algumas semanas após a retirada do alérgeno, até o restabelecimento da mucosa. A APLV é a alergia mais comum em lactentes. Para as manifestações não mediadas por IgE, sugere-se o seguimento da dieta isenta de leite por cerca de quatro semanas, por isso é importante esperar. Para o seguimento da dieta, precisamos de informação, planejamento e organização e não é raro que, especialmente nos primeiros dias, haja transgressões não intencionais. Sendo assim, antes de pensar em retirar outros alimentos da dieta, é necessário checar se os alimentos consumidos são isentos de proteína do leite, além de reforçar o cuidado com o contato cruzado.[9]

Vale lembrar que a curva de melhora dos sintomas gastrintestinais não é linear; pode ser lenta, imprevisível e oscilar entre períodos de remissão e manifestação. Mesmo que a mucosa intestinal já esteja em processo de cicatrização, o lúmen intestinal é um ambiente úmido, permeado de microorganismos e local de passagem de muitos resíduos alimentares. É natural que, eventualmente, haja escoriação de uma porção ainda sensível e no início do processo de regeneração, acarretando a presença de sangue nas fezes novamente. Isso independe da dieta e da doença. É preciso ser paciente e persistente. principalmente no início, a fim de transmitir a confiança aos pais de que vai passar.

Se eu comer algo com o alérgeno por engano, quanto tempo demora para ele sair do meu leite? Preciso deixar de amamentar nesse período?

Resposta 1: O tempo que um alérgeno alimentar demora para ser detectado no leite materno após o consumo do alimento varia de mulher para mulher e de alimento para alimento. Estudos verificaram o tempo de 1-2 horas para LV (10-266 ng/mL de beta-lactoglobulina), 1-8 horas para amendoim (50-400 ng/mL de Ara h 2 e Ara h 6) e até 8 h para o ovo (4-8 ng/mL de ovoalbumina). O tempo de permanência da proteína alimentar no leite materno observado por esses autores foi de 1 a 12 horas. Porém, nem todas as mulheres que consomem o alérgeno apresentam quantidades detectáveis de suas proteínas em seu leite. Em uma revisão sistemática, os autores citaram estudos que verificaram que 15-47% das mães que consumiram leite de vaca não tinham beta-lactoglobulina em seu leite. Entre as que consumiram ovo, em 25% não foi detectada a presença de ovoalbumina no LM. Com relação ao amendoim, 52% das mulheres não tinham suas proteínas detectáveis no seu leite e 72% não tinham a presença de Ara h 2, a proteína do amendoim mais associada às manifestações alérgicas.[19]

Em suma, ainda não existe evidência científica para afirmar que o leite materno terá o alérgeno após o consumo do alimento pela mãe, nem o tempo que demora para o alérgeno alimentar estar no leite materno em quantidade suficiente para causar uma reação no bebê.

Resposta 2: Não. Se houver consumo acidental do alérgeno, a mãe deverá retomar a dieta e continuar amamentando normalmente. O consumo do alérgeno pela mãe não garante que terá a presença dele no LM e, muito menos, que a criança irá reagir. Suspender a amamentação nesse momento pode deixar a mãe insegura para amamentar; a criança sentirá a falta dela e do seu leite, podendo apresentar irritabilidade, choro e dificuldade para dormir, o que muitas vezes se confunde com sintoma de AA; os pais precisarão oferecer uma fórmula nesse período e, se isso se tornar frequente, poderá acarretar o desmame. Caso a criança apresente algum sintoma, o médico que a acompanha deverá ser avisado a fim de avaliar se será necessário medicá-la ou fazer algum tipo de intervenção.

Posso colocar água oxigenada nas fezes do meu filho para saber se tem sangue oculto?

Não. A água oxigenada pode reagir com outros compostos, além do sangue, por isso não é um método eficaz para avaliar a presença de sangue nas fezes. Os exames que medem a presença de sangue oculto nas fezes também não têm sido recomendados pelas sociedades médicas de gastroenterologia pediátrica.[19]

Quando posso reintroduzir os alimentos na minha dieta?

A cada 6 a 12 meses, a depender da idade da criança. Quando o bebê estiver próximo a um ano de idade, deve-se avaliar se a proteína já é tolerada.[7,9] Ver Capítulo 33.

Estou fazendo a dieta há dois meses, já tirei mais de dez alimentos e os sintomas não melhoraram. O que estou fazendo de errado?

A alergia mais prevalente em lactentes é a alergia à proteína do leite de vaca. Se os sintomas não melhoram com a retirada do leite da dieta materna, é preciso avaliar se não há nenhuma transgressão acidental. Alguns alimentos podem conter ingredientes com leite e não são de conhecimento comum, como é o exemplo do salame e outros embutidos. Se não for o caso e os sintomas persistirem, é importante avaliar se a criança apresenta reação a outros alérgenos. Essa suspeita deve ser norteada pela história clínica e pelos dados epidemiológicos associados à manifestação clínica, por exemplo: crianças com dermatite atópica geralmente reagem a ovo; na proctocolite alguns bebês podem reagir a soja, ovo e trigo além do LV. A restrição da dieta não deve ser aleatória, pois isso também dificulta a conclusão do diagnóstico. Um diário alimentar associado aos sintomas pode ajudar nesses casos. Se mesmo após quatro semanas da retirada de múltiplos alérgenos a criança não apresentar remissão dos sintomas é preciso considerar que ela não tenha AA e investigar outros diagnósticos diferenciais. No capítulo sobre história clínica (Capítulo 15) há a descrição de outras enfermidades com sintomas semelhantes aos apresentados por crianças com AA.[7,9,23,25]

Estou fazendo a dieta isenta de leite e ovo. Preciso tomar algum suplemento?
Sim. Quanto mais restrita a dieta, maior o potencial de impactar o estado nutricional da nutriz. Com relação ao aporte de proteínas, outros alimentos podem substituir o leite e o ovo, sem prejuízo. Entretanto, é necessário aportar cálcio e vitamina D por meio da suplementação.[7,9]

Estou seguindo a dieta sem leite há seis meses. Meu filho estava bem, porém ontem eu fui em um aniversário e comi apenas os alimentos sem LV. Chequei todos os ingredientes. Ele não dormiu à noite, chorou e apresentou desconforto que eu acredito ser cólica. Será que ele está reagindo aos traços? Ou será que foi o trigo?
Nem todo sintoma apresentado pela criança é alergia alimentar. Um dia de festa pode deixar a criança agitada, mudar sua rotina alimentar e seu horário de sono. Esses fatores são suficientes para acarretar uma noite agitada. Bebês com sono e sem conseguir dormir podem sentir desconforto, isso não necessariamente significa cólica ou reação a algum alimento. É importante observar se as queixas persistem nos próximos dias e deixar claro para a mãe que nem tudo é decorrente da dieta. Isso alivia sua culpa e a tensão sobre a dieta e o bebê.[21]

Considerações finais

O leite materno é a melhor alternativa de nutrição para todos os bebês, incluindo os diagnosticados com alergia alimentar.

A amamentação é importante para o crescimento e desenvolvimento, para prevenção de doenças, para fortalecer o vínculo mãe e filho, para estabelecer as bases do comportamento alimentar, e, ainda, para modular o sistema imunológico por meio de anticorpos, bactérias, oligossacarídeos, ácidos graxos de cadeia curta, citocinas e de fragmentos dos alérgenos advindos da dieta materna, que atuam para a tolerância oral.

As proteínas de alimentos como leite, ovo, soja, trigo, peixe e amendoim são detectáveis no leite materno de algumas nutrizes. Se o lactente reage a alguma proteína consumida pela mãe e veiculada no leite materno, a mãe deve seguir a dieta de eliminação.

A APLV é a alergia mais prevalente em lactentes e a retirada do leite de vaca da dieta da nutriz pode dificultar o aporte de cálcio e de vitamina D e comprometer as reservas maternas. Nesses casos, a suplementação é indicada.

Se há suspeita de alergia a outros alimentos, a investigação deve ser pautada na história clínica. De acordo com a manifestação clínica, há dados epidemiológicos que suportam a identificação dos alimentos potencialmente envolvidos. Os médicos e nutricionistas que acompanham essas famílias devem estar familiarizados com essas informações para poder guiar a dieta materna durante o diagnóstico, sem que haja restrições persistentes e desnecessárias.

Durante o tratamento, o manejo da dieta visa minimizar o impacto nutricional da(s) restrição(ões), além de ampliar as possibilidades, com opções que facilitem o dia a dia e que favoreçam a criação de um novo repertório alimentar.

Em um cenário que pode ser adverso, o profissional de saúde pode ser um promotor da amamentação ao respeitar e sustentar o protagonismo da mãe com relação à duração do aleitamento materno.

Referências

1. Brasil. Ministério da Saúde. Secretaria de Atenção Primária à Saúde. Departamento de Promoção da Saúde. Guia alimentar para crianças brasileiras menores de 2 anos. 1 ed. Brasília: Ministério da Saúde, 265 p. 2019. Disponível em: http://189.28.128.100/dab/docs/portaldab/publicacoes/guia_da_crianca_2019.pdf. Acesso em: 03 set 2020.
2. Sociedade Brasileira de Pediatria. Manual de Alimentação: da infância à adolescência. Departamento Científico de Nutrologia. 4.ed. São Paulo: SBP, 2018. 172 p.
3. Organização Mundial da Saúde. The optimal duration of exclusive breastfeeding: a systematic review. Genebra. 2013. Disponível em: https://apps.who.int/iris/bitstream/handle/10665/79198/9789241505307_eng.pdf;jsessionid=2C72BA289650AFB-0243DB3BA7BAF2058?sequence=1. Acesso em: 03 set 2020.
4. Organização Mundial da Saúde. The optimal duration of exclusive breastfeeding: a systematic review. Genebra. 2001. Disponível em: https://apps.who.int/iris/bitstream/handle/10665/67208/WHO_NHD_01.08.pdf?ua=1. Acesso em: 03 set 2020.
5. Brasil. Ministério da Saúde. Secretaria de Atenção à Saúde. Departamento de Atenção Básica. Saúde da criança: aleitamento materno e alimentação complementar. Ministério da Saúde, Secretaria de Atenção à Saúde, Departamento de Atenção Básica. 2.ed. Brasília: Ministério da Saúde, 2015. Disponível em: http://bvsms.saude.gov.br/bvs/publicacoes/saude_crianca_aleitamento_materno_cab23.pdf. Acesso em: 03 set 2020.
6. Venancio SI, Toma TS. Temas em saúde 26: Promoção, proteção e apoio ao aleitamento materno: evidências científicas e experiências de implementação. Instituto de Saúde – Secretaria de Saúde do Estado de São Paulo, 2019.
7. Solé D, Silva LR, Cocco RR, Ferreira CT, Sarni RO, Oliveira LC, et al. Consenso Brasileiro sobre alergia alimentar: 2018 – Parte 2 – Diagnóstico, tratamento e prevenção. Documento conjunto elaborado pela Sociedade Brasileira de Pediatria e Associação Brasileira de Alergia e Imunologia. Arq Asma Alerg Imunol. 2018;2(1):39-82.

8. Nwaru BI, Hickstein L, Panesar SS, Roberts G, Muraro A, Sheikh A et al. Prevalence of common food allergies in Europe: a systematic review and meta-analysis. Allergy. 2014;69(8):992-1007.

9. Meyer R, Lozinsky AC, Fleischer DM, Vieira MC, Du Toit G, Vandenplas Y et al. Diagnosis and management of non-IgE gastrointestinal allergies in breastfed infants – an EAACI position paper. Allergy. 2020 Jan;75(1):14-32.

10. De Cosmi V, Scaglioni S, Agostini C. Early taste experiences and later food choices. Nutrients. 2017; 9(107).

11. Taveras EM, Scanlon KS, Birch L, Rifas-Shiman SL, Rich-Edwards JW, Gillman MW. Association of breastfeeding with maternal control of infant feeding at age 1 year. Pediatrics. 2004;114:e577–e583.

12. Kerzner B, Milano K, MacLean WC, Berall G, Stuart S, Chatoor I. A practical approach to classifying and managing feeding difficulties. Pediatrics. 2015;135(2):344-53.

13. Ministério da Saúde. Secretaria de Atenção à Saúde. Departamento de Ações Programáticas Estratégicas. Atenção humanizada ao recém-nascido de baixo peso. Método Canguru. Manual Técnico. 2.ed. Brasília: Editora do Ministério da Saúde, 2011. 204 p.

14. Hellinger B. A cura. Tornar-se saudável, permanecer saudável. Belo Horizonte, Atman: 2014. 144 p.

15. Järvinen KM, Suárez-Fariñas M, Savilahti E, Sampson HA, Berin MC. Immune factors in breast milk related to infant milk allergy are independent of maternal atopy. J Allergy Clin Immunol. 2015;135(5):1390-3.

16. Rajani OS, Seppo AE, Järvinen KM. Immunologically active components in human milk and development of atopic disease, with emphasis on food allergy, in the pediatric population. Front Pediatr. 2018;218(6).

17. Dawod B, Marshall IS. Cytokines and soluble receptors in breast milk as enhancers of tolerance development. Front Immunol. 2019;10(16).

18. Urashima M, Mezawa H, Okuyama M, Urashima T, Hirano D, Gocho N et al. Primary prevention of cow's milk sensitization and food allergy by avoiding supplementation with cow's milk formula at birth. A Randomized Clinical Trial. JAMA Pediatr. 2019;173(12):1137-45. doi:10.1001/jamapediatrics.2019.3544.

19. Rajani PS, Martin H, Groetch M, Järvinen KM. Presentation and management of food allergy in breastfed infants and risks of maternal elimination diets.The Journal of Allergy and Clinical Immunology: In Practice. 2020;8(1):52-67.

20. Host A, Husby S, Osterballe O. A prospective study of cow's milk allergy in exclusively breast-fed infants. Incidence, pathogenetic role of early inadvertent exposure to cow's milk formula, and characterization of bovine milk protein in human milk. Acta Paediatr Scand. 1988;77(5):663-70.

21. Pinotti R. Guia do bebê e da criança com alergia ao leite de vaca. Rio de Janeiro: Gen. Ac Farmacêutica, 2013. 164 p.

22. Rodrigues MDB, Alves RP. Alergia alimentar. In: Chemin S, Mura JDP (org.). Tratado de alimentação, nutrição e dietoterapia. 3.ed. São Paulo: Paya, 2016, p. 444.

Capítulo 21 - Aleitamento materno e dieta materna   261

23. Sicherer SH, Sampson HA. Food allergy: a review and update on epidemiology, pathogenesis, diagnosis, prevention, and management. J Allergy Clin Immunol. 2018;141:41-58.

24. Brasil. Ministério da Saúde. Secretaria de Atenção à Saúde. Departamento de Atenção Básica. Guia alimentar para a população brasileira / Ministério da Saúde, Secretaria de Atenção à Saúde, Departamento de Atenção Básica. – 2.ed., 1. reimpr. – Brasília: Ministério da Saúde, 2014. 156 p.

25. Koletzko S, Niggemann B, Arato A, Dias JA, Heuschkel R, Husby S et al. Diagnostic approach and management of cow's-milk protein allergy in infants and children. J Pediatr Gastroenterol Nutr. 2012;55(2):221-9.

26. Anvisa – Agência Nacional de Vigilância Sanitária (Brasil). Resolução n. 26 de 2 de julho de 2015. Novos requisitos de rotulagem para alergênicos. Publicado no Diário Oficial da União 3 jun. 2015.

Capítulo 22

Fórmulas para necessidades dietoterápicas

Juliana Fernandez Santana e Meneses
Glauce Hiromi Yonamine

Introdução

O tratamento das alergias alimentares, sem dúvida nenhuma, é uma condição desafiadora, especialmente nas fases iniciais da vida. A restrição dos alimentos responsáveis pelas manifestações clínicas, ou seja, dos alimentos alergênicos, ainda é a única forma de tratamento eficaz.[1]

Se considerarmos, por exemplo, a alergia à proteína do leite de vaca (APLV) a mais frequente na infância, o tratamento em questão requer a retirada do alimento que representa a principal fonte de nutrientes nessa fase da vida : o leite e seus derivados. Nesse caso, a retirada desse alimento pode colocar a criança em risco nutricional e, portanto, a exigência é que se utilize um substituto seguro e nutricionalmente adequado para garantir o crescimento e o desenvolvimento esperados na infância.

Nos casos de alergias a múltiplos alimentos, a restrição alimentar passa a ser ainda mais ampla, e a necessidade de acompanhamento nutricional rigoroso com terapia de substituição de alimentos adequada é essencial para evitar prejuízos desnecessários do ponto de vista nutricional.

A OMS recomenda o aleitamento materno exclusivo até 6 meses e complementado até pelo menos 24 meses de idade, por se tratar de alimento ótimo para suprir as necessidades da criança.[2] Caso seja identificada alguma alergia alimentar (AA) e ocorram sintomas decorrentes da administração do leite materno, deve-se submeter a mãe a dieta isenta do alérgeno com orientação nutricional adequada e priorizar a manutenção do aleitamento materno.[1]

Capítulo 22 - Fórmulas para necessidades dietoterápicas · 263

Para as crianças que, por algum motivo, não estiverem sendo amamentadas ou necessitarem de complementação ao leite materno, as fórmulas infantis destinadas a necessidades dietoterápicas específicas devem ser mantidas até os 2 anos de idade. A indicação é restrita para as crianças que apresentam história clínica sugestiva e resultados positivos no teste de provocação oral (TPO) compatíveis com alergia relacionada a alimentos (especialmente à proteína do leite de vaca).[3]

Tipos de fórmulas infantis e indicações de uso

Para escolher a melhor opção de fórmula substituta no tratamento da APLV, deve-se considerar: a idade da criança, seu estado nutricional, manifestações clínicas predominantes (mediada por IgE ou não mediada por IgE), palatabilidade, além de segurança e eficácia para propor protocolos de tratamento.[1-6,10]

A Tabela 1 apresenta as indicações propostas na diretriz do *Diagnosis and Rationale for Action against Cow's Milk Allergy* (Dracma) em relação ao uso de fórmulas infantis para o tratamento da alergia ao leite de vaca, conforme a manifestação clínica.[1,10]

Tabela 1 Indicações das fórmulas infantis para o tratamento da alergia ao leite de vaca de acordo com a manifestação clínica

Apresentação clínica	Opção		
	Primeira	Segunda	Terceira
Anafilaxia	FAA	FEH	FS
Alergia gastrointestinal imediata	FEH	FAA / FS	
Enterocolite induzida por proteína alimentar	FAA	FEH	
Asma e rinite	FEH	FAA / FS	
Urticária aguda ou angioedema	FEH	FAA / FS	
Dermatite atópica	FEH	FAA / FS	
Doença do refluxo gastroesofágico	FEH	FAA	
Esofagite eosinofílica alérgica	FAA		
Enteropatia induzida pela PLV	FEH	FAA	
Obstipação	FEH	FAA	
Gastroenterite e proctocolite induzidas por PLV	FEH	FAA	
Doença pulmonar crônica induzida pela PLV	FAA	FS	FEH

FAA: Fórmula de aminoácidos; FEH: Fórmula extensamente hidrolisada; FS: fórmula de soja.
Fonte: Solé et al., 2018;[6] Fiocchi et al., 2010.[10]

A Figura 1, publicada no Consenso Brasileiro sobre Alergia Alimentar de 2018,[1] direciona a abordagem de crianças menores de 2 anos sem aleitamento materno e com suspeita de alergia às proteínas do leite de vaca. Ressalta-se que para as manifestações mediadas por IgE, com história clínica compatível e exames laboratoriais positivos. pode ser dispensado o desencadeamento após 8 semanas, pela avaliação do risco e benefício (ver detalhes sobre indicação do teste de provocação oral no Capítulo 18).

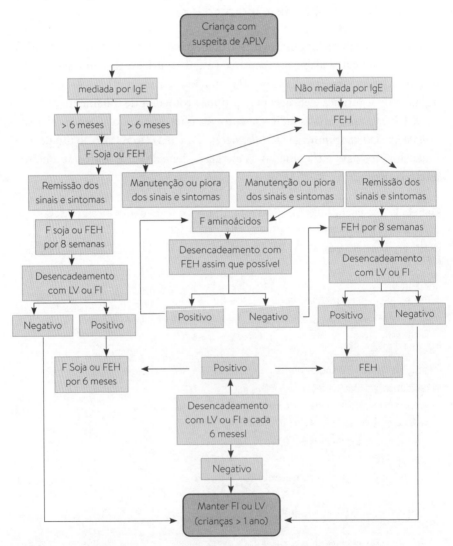

Figura 1 Orientação nutricional proposta pela Sociedade Brasileira de Pediatria para lactentes não amamentados.

Capítulo 22 - Fórmulas para necessidades dietoterápicas   265

Seja qual for a escolha, a avaliação e o acompanhamento nutricional são obrigatórios durante todo o tratamento, tanto para analisar a eficiência da fórmula indicada quanto para avaliar a troca, se necessário.

A seguir, são descritas as características das principais fórmulas infantis indicadas no tratamento da APLV e disponíveis no mercado.

Fórmulas infantis à base de proteínas extensamente hidrolisadas (FEH)

Obtidas a partir da hidrólise enzimática ou térmica e da ultrafiltragem de uma fonte proteica, geralmente do leite, são compostas, predominantemente, de peptídeos de peso molecular inferior a 3 KD e aminoácidos. De acordo com os consensos nacionais e internacionais, essas fórmulas são de primeira escolha para a maioria dos casos de alergia ao leite de vaca, especialmente nas formas não mediadas por IgE.[7-10] Do ponto de vista prático, são bem toleradas por mais de 90% dos casos e podem ser indicadas para os lactentes menores de 6 meses (formas mediadas por IgE) ou em situações de má evolução com as fórmulas à base de proteínas isolada de soja em maiores de 6 meses (formas mediadas por IgE) e para as formas não mediadas por IgE.[11-14]

Apenas uma pequena proporção de crianças (cerca de 10%) pode apresentar reações alérgicas em resposta à presença de resíduos alergênicos.[4] Após a hidrólise, restam aproximadamente 1 a 5% de peptídeos maiores de 3,5 KD.

As FEH são produzidas com ou sem a presença de lactose purificada. A preferência pelas FEH que contêm lactose é considerada na ausência de intolerância à lactose, devido ao menor custo, à melhor palatabilidade e à potencialização da absorção de cálcio, além de favorecer a microbiota intestinal com predomínio de bifidobactérias e lactobacilos.[15]

Fórmulas infantis à base de aminoácidos livres

Essas fórmulas são totalmente compostas de aminoácidos livres e as únicas consideradas não alergênicas.[4]

Elas são indicadas especialmente para os casos em que há má evolução, ou seja, persistência de sintomas mesmo com o uso de fórmula extensamente hidrolisada, ou na presença de síndrome de má absorção com comprometimento nutricional grave (escore Z inferior a 2 desvios-padrão para IMC ou peso para a estatura).[1]

Pacientes com dermatite atópica moderada a grave associada à AA também são candidatos a receber fórmula de aminoácidos.[1,10] Outra indicação é para os casos de anafilaxia prévia e em que a criança não esteja em uso de FEH, além dos alérgicos a múltiplos alimentos.[10]

Fórmulas infantis à base de proteína hidrolisada do arroz

Essas fórmulas têm sido utilizadas como alternativa terapêutica em alguns países. Vale alertar que esse tipo de dieta necessita de mais estudos e ainda não há consenso quanto à sua indicação.[5,16] No Brasil, foi publicada a Portaria MS--SCTIE n. 40, de 11/09/18, DOU de 12/09/18, p. 204[17], com a decisão de não incorporar a fórmula à base de arroz para crianças com APLV no âmbito do Sistema Único de Saúde (SUS).

Fórmulas infantis à base de proteína isolada de soja (FS)

Essas fórmulas utilizam como fonte proteica a proteína isolada de soja e são acrescidas de L-metionina, L-carnitina e taurina. Possuem maior concentração proteica para compensar o menor valor biológico dessas proteínas e, portanto, contemplam as necessidades nutricionais de maneira a garantir o crescimento na infância. São isentas de lactose , contêm fitatos e oligossacarídeos que interferem na absorção de alguns micronutrientes, por isso, a concentração de cálcio, fósforo e outros micronutrientes, por exemplo, é superior em relação às fórmulas à base de leite de vaca. Contêm também maior quantidade de alumínio e fitoestrógenos (isoflavonas, genisteína e daidzeína).[18-20]

Elas são utilizadas idealmente para crianças maiores de 6 meses, nas formas mediadas por IgE e sem manifestações gastrointestinais. As principais vantagens em relação às fórmulas extensamente hidrolisadas são o sabor e o custo, além da ausência de proteína do leite de vaca.

Sociedades científicas do mundo todo divergem em alguns pontos e têm seus posicionamentos descritos sobre o uso das fórmulas à base de proteína isolada de soja no tratamento da APLV.

Nem a Sociedade Europeia de Alergologia Pediátrica e Imunologia Clínica (ESPACI) nem a Sociedade Europeia de Gastroenterologia, Hepatologia e Nutrição Pediátrica (ESPGHAN) recomendam a FS na terapia nutricional para lactentes menores de 6 meses. A Academia Americana de Pediatria (AAP) sugere considerar tal fórmula nas alergias mediadas por IgE.[1,18-22] Da mesma maneira, a Sociedade Brasileira de Pediatria (SBP) e a Associação Brasileira de Alergia e Imunopatologia (ASBAI) recomendam o uso de fórmulas de soja para crianças maiores de seis meses de idade com APLV mediada por IgE.[1] O Consenso Australiano concorda com a idade mínima de 6 meses para utilização dessas fórmulas e com os casos de reações imediatas, ou para aqueles com sintomas gastrointestinais ou dermatite atópica sem déficit de crescimento.[23]

Uma revisão publicada em 2007 pelo Comitê de Nutrição do ESPGHAN expõe que a Agência de Segurança Alimentar da França não recomenda o uso de qualquer produto à base de soja para crianças antes dos 3 anos de idade e sugere controle na ingestão de isoflavona (máximo de 1 mg/kg/dia) para crianças maiores.[18]

Em outra revisão da literatura sobre o uso das fórmulas de soja no tratamento da alergia à proteína do leite de vaca, publicada em 2011, os autores concluíram que as fórmulas à base de proteína isolada de soja para as situações indicadas são seguras nutricionalmente, têm menor custo e melhor palatabilidade, entretanto, ainda se desconhecem seus possíveis efeitos adversos a longo prazo, especialmente o efeito do alto conteúdo de fitoestrógenos.[19]

Recentemente, foi publicado um estudo caso-controle prospectivo com o objetivo de avaliar a associação entre o consumo de fórmula à base de soja na infância e o desenvolvimento precoce da puberdade, por meio de exame físico e avaliação dietética. Apesar de o tamanho amostral ter sido relativamente pequeno, os dados foram coletados de maneira prospectiva em dois momentos (no início da vida e, posteriormente, por volta de 8 a 10 anos) e mostram que não houve nenhuma diferença no desenvolvimento puberal, crescimento e escores Z do IMC entre aqueles que receberam fórmula à base de soja na infância e as que não receberam. Os autores apoiam a segurança no consumo dessas fórmulas em relação ao tempo de início da puberdade e sugerem estudos com número maior de participantes para confirmar esses resultados.[24]

O Consenso Brasileiro, revisado, atualizado e publicado em 2018, sugere que não sejam utilizados para os lactentes os preparados à base de soja em apresentações líquidas ou em pó, por não conterem proteínas isoladas e por não atenderem as recomendações nutricionais para essa faixa etária.[1]

Contraindicações de uso

As fórmulas infantis à base de proteína do leite de vaca parcialmente hidrolisadas, amplamente referidas como "hipoalergênicas" (HA), não são indicadas para o tratamento da APLV, porque passaram por hidrólise parcial das proteínas, mantendo o potencial risco de reação alérgica.

Por definição, são consideradas fórmulas parcialmente hidrolisadas aquelas que contêm oligopeptídeos com peso molecular < 5 kDa.[4,14] São compostas de uma mistura de gorduras similares às das fórmulas infantis padrão e sua fonte de carboidratos é a lactose, com acréscimo de maltodextrina.

Aspectos nutricionais das fórmulas infantis

O processo de produção de fórmulas infantis é estritamente regulamentado e monitorado para atender às normas de qualidade nacionais e internacionais. No Brasil, todas as fórmulas infantis destinadas a necessidades dietoterápicas disponíveis no mercado devem seguir a Resolução RDC n. 45, de 19 de setembro de 2011,[25] que estabelece recomendações de características essenciais de composição e qualidade. Devido a esse fato, a composição nutricional dessas fórmulas apresenta pouca variabilidade entre as diferentes marcas, já que a legislação preconiza quantidades mínimas e máximas de energia, macronutrientes, vitaminas e minerais.

É permitida a adição de ingredientes opcionais, como ácido docosa-hexaenoico (DHA), ácido araquidônico (ARA), taurina, nucleotídeos, l-carnitina, fruto-oligossacarídeos (FOS) e galacto-oligossacarídeos (GOS),[25] que geralmente são destacados pelas indústrias como diferenciais em suas formulações.

Nos últimos anos, as fórmulas infantis têm sido aprimoradas para diminuir as diferenças entre as crianças amamentadas e as não amamentadas, por exemplo, em relação ao ganho de peso, ao perfil lipídico, ao desenvolvimento neurológico e à microbiota intestinal. Com isso, espera-se que, a longo prazo, seja possível diminuir o risco de obesidade, diabetes eresistência à insulina, entre outras doenças das crianças não amamentadas.[26]

Ressalta-se que pode haver confusão quanto aos produtos categorizados como fórmulas infantis e as bebidas vegetais em pó. A leitura adequada do rótulo e a indicação do produto permitem identificar essas diferenças.

Orientações sobre o modo de preparo

É importante atentar-se para o modo de preparo das fórmulas, pois a diluição errada tem impacto nutricional relevante. Na prática clínica, deve-se orientar detalhadamente a proporção de água e medidas do pó da fórmula. Atualmente, a recomendação de reconstituição de todas as fórmulas no mercado brasileiro é de 1 medida de fórmula (aproximadamente 5 g) para cada 30 mL de água, isto é, para o preparo de 100 ml, é necessário diluir 3 medidas do pó em 90 mL de água.

Erros comuns observados na prática clínica são: proporção errada de diluição, uso incorreto da colher-medida (não rasada) e aquecimento da fórmula. Nas consultas de acompanhamento, é importante checar se o preparo está adequado.

Outra consideração sobre as fórmulas extensamente hidrolisadas ou à base de aminoácidos livre é que, apesar de serem eficazes para o tratamento da APLV, na prática, as queixas relacionadas à palatabilidade dessas fórmulas são frequentes. O sabor mais amargo e desagradável parece estar relacionado com os peptídeos produzidos durante a proteólise ou com a enzima utilizada no processamento. Sabe-se que as preferências gustativas das crianças respondem aos estímulos que elas recebem desde o nascimento, especialmente aos sabores doce e amargo. Dessa maneira, o sabor amargo e o odor volátil dessas fórmulas, quando utilizadas no início da vida, promovem maior predisposição a aceitá- -las ao longo da vida. Esse padrão de paladar é desenvolvido com base nos sabores que foram experimentados e estimulados nos primeiros meses de vida do indivíduo.[27]

A orientação antecipada dos familiares quanto ao sabor e ao odor desagradáveis das fórmulas para adultos e quanto à diferença do paladar dos lactentes ajuda a tranquilizá-los quanto à aceitação. Exposições repetidas e oferta respeitando os sinais de fome e saciedade ajudam a facilitar essa aceitação.

Considerações sobre o uso de fórmulas

Em vista do aumento da prevalência da alergia ao leite de vaca em crianças menores de 2 anos e da crescente judicialização contra estados e municípios, viu- -se a necessidade de estabelecer protocolos para a dispensação de fórmulas infantis para crianças de 0 a 24 meses com alergia ao leite de vaca, no âmbito do SUS. No Estado de São Paulo, o acesso a essas fórmulas foi normatizado pela Resolução SS - 336, de 27/11/2007, que aprova o Protocolo Clínico para Dispensação de Fórmulas Alimentares para Portadores de Alergia à Proteína do Leite de Vaca (APLV).[28]

Em 2018, o Ministério da Saúde publicou a Portaria n. 67, de 23/11/2018, que torna pública a decisão de incorporar as fórmulas nutricionais à base de soja, à base de proteína extensamente hidrolisada com ou sem lactose e à base de aminoácidos para crianças de 0 a 24 meses com APLV no âmbito do SUS.[29]

O relatório da Comissão Nacional de Incorporação de Tecnologias (Conitec)[30] recomenda que o nutricionista responsável realize o cálculo das necessidades nutricionais da criança de acordo com as recomendações oficiais por idade e estabeleça o quantitativo mensal das fórmulas.

Do ponto de vista nutricional, a garantia de acesso gratuito a essas fórmulas previne o uso inadequado das bebidas vegetais e, consequentemente, a desnutrição, especialmente em populações de baixa renda. Entretanto, existem alguns pontos que merecem reflexão.

É importante destacar que a comercialização de fórmulas infantis no mundo todo é um negócio multibilionário e altamente competitivo. Essa competição é acompanhada da tentativa intensiva de criar diferenciação de produto oferecendo fórmulas infantis especializadas.[31]

Esse assunto é preocupante, uma vez que um marketing de fórmulas bem-sucedido acaba favorecendo a prescrição de produtos especializados sem indicação clínica baseada em evidências, o que incide consideravelmente no custo-benefício dessas prescrições. Vale lembrar que a maioria das alegações de marketing de fórmulas infantis é direcionada ao tratamento de sintomas como cólicas, choro e desconforto gastrointestinal. Apesar de esses sintomas serem confundidos, muitas vezes, com AA, essa condição clínica nem sempre se comprova, descartando a necessidade do uso de fórmulas específicas. Outro ponto negativo é que essa prática não baseada em evidências, infelizmente, compete com a duração do aleitamento materno.[31]

Estudo recente mostra que, entre 2006 e 2016, as prescrições de fórmulas infantis destinadas a necessidades específicas de lactentes com APLV aumentaram em quase 500%. Em contrapartida, os dados epidemiológicos não indicam um aumento tão grande na real prevalência. Consideram, portanto, que as fortes ligações entre a indústria de fórmulas e pesquisa, as diretrizes e a educação médica em torno da APLV levantam a questão do super diagnóstico conduzido pela indústria.[32]

Além disso, outro fator que contribui para o aumento da prescrição dessas fórmulas infantis é a indicação desnecessária para crianças maiores de 2 anos, prática frequentemente observada na prática clínica. Nesses casos, a prescrição deve ser avaliada individualmente e ser limitada apenas a casos de desnutrição e restrições a múltiplos alimentos.

Considerações finais

As fórmulas infantis indicadas para tratamento da AA podem ser à base de soja, extensamente hidrolisadas ou à base de aminoácidos. As indicações de uso

Capítulo 22 - Fórmulas para necessidades dietoterápicas   271

variam entre consensos e diretrizes nacionais e internacionais de alergia. A escolha deve ser individualizada de acordo com as características do paciente. Do ponto de vista nutricional, as fórmulas são constantemente revistas com o objetivo de melhorar os desfechos de saúde do lactente, entretanto, é o aleitamento materno que, indiscutivelmente, proporciona os melhores benefícios e desfechos.

Referências

1. Solé D, Rodrigues Silva L, Cocco RR, Ferreira CT, Sarni RO, Oliveira LC, et al. Consenso Brasileiro sobre Alergia Alimentar: 2018 – Parte 2 Diagnóstico, tratamento e prevenção. Documento conjunto elaborado pela Sociedade Brasileira de Pediatria e Associação Brasileira de Alergia e Imunologia. Arq Asma Alerg Imunol 2018;2(1):39-82.
2. Ministério da Saúde . Organização Pan-Americana da Saúde . Organização Mundial da Saúde . IBFAN Brasil. Dez passos para uma alimentação saudável para crianças brasileiras menores de dois anos. Brasília; 2014.
3. Ministério da Saúde Secretaria de Ciência, Tecnologia e Insumos Estratégicos Departamento de Gestão e Incorporação de Tecnologias em Saúde. Fórmulas nutricionais para crianças com alergia à proteína do leite de vaca. Brasília; 2014.
4. Levin ME, Blackhurst DM, Kirstein F, Kok D, Van der Watt GF, Marais AD. Residual allergenicity of amino acid-based and extensively hydrolysed cow's milk formulas. S Afr Med J 2017; 107(9): 763-7.
5. Vandenplas Y, De Greef E, Hauser B. Safety and tolerance of a new extensively hydrolyzed rice protein-based formula in the management of infants with cow's milk protein allergy. Eur J Pediatr 2014;73:1209-16.
6. Solé D, Silva LC, Filho NAR, Sarni ROS. enso Brasileiro sobre Alergia Alimentar: 2007 Rev bras alerg imunopatol 2008; 31(2): 64-89.
7. American Academy of Pediatrics: Committee on Nutrition. Hypoallergenic infant formulae. Pediatrics 2000;106(2):3469.
8. Zeiger RS, Sampson HA, Bock SA, Burks AW Jr, Harden K, Noone S, et al. Soy allergy in infants and children with IgE-associated cow's milk allergy. J Pediatr 1999;134:27-32.
9. Kemp A. Hypoallergenic formula prescribing practices in Australia. J Paediatr Child Health 2006;42:191-5.
10. Fiocchi A, Brozek J, Schünemann H, Bahna SL, von Berg A, Beyer K, et al. World Allergy Organization (WAO) Diagnosis and Rationale for Action against Cow's Milk Allergy (DRACMA) Guidelines. Pediatr Allergy Immunol 2010:21:1-125.
11. Koletzko S, Niggemann B, Arato A, Dias JA, Heuschkel R, Husby S,et al. Diagnostic approach and management of cow1s- milk protein allergy in infants and children: ESPGHAN GI Committee Practical Guidelines. JPGN 2012; 55:221-9.

272 Parte 4 - Tratamento da alergia alimentar

12. Fiocchi A, et al. Cow's milk allergy: towards an update of DRACMA guidelines. World Allergy Organ J 2016; 9:35: 1--11. doi:10.1186/s40413-016-0125-0.
13. Fiocchi A, Dahda L, Dupont C, Campoy C, Fierro V, Nieto A.Committee on Nutrition of the French Society of Pediatrics. Nutritional management of cow's milk allergy in children: An update. Arch Pediatr 2018; 25: 236-43.
14. Greer FR, Sicherer SH, Burks AW; COMMITTEE ON NUTRITION; SECTION ON ALLERGY AND IMMUNOLOGY.. Effects of early nutritional interventions on the development of atopic disease in infants and children: The role of maternal dietary restriction, breastfeeding, timing of introduction of complementary foods and hydrolyzed formulas. Pediatrics 2008;121(1):18392.
15. Abrams SA, Griffin IJ, Davila PM.Calcium and zinc absorption from lactose-containing and lactose-free infant formulas. Am J Clin Nutr 2002; 76 (2): 442-6.
16. Reche M, Pascual C, Fiandor A, Polanco I, Rivero-Urgell M, Chifre R, et al. The effect of a partially hydrolysed formula based on rice protein in the treatment of infants with cow's milk protein allergy. Pediatr Allergy Immunol 2010;21:577-85.
17. Ministério da Saúde. Secretaria de Ciência, Tecnologia e Insumos Estratégicos. Portaria n. 40, de 11 de setembro de 2018. Torna pública a decisão de não incorporar a fórmula nutricional a base de arroz para crianças com alergia à proteína do leite de vaca no âmbito do Sistema Único de Saúde - SUS. Publicada em DOU de 12/09/18 - Seção 1 – p.204.
18. Turk D. Soy protein for infant feeding: what do we know? Curr Opin Clin Nutr Metab Care 2007;10:360-5.
19. Yonamine G H, Castro APBM, Pastroino AC, Jacob CMAUso de fórmulas à base de soja na alergia à proteína do leite de vaca. Rev Bras Alerg Imunopatol 2011; 34(5):187-92.
20. Bhatia J, Greer F; American Academy of Pediatrics Committee on Nutrition. Use of soy protein-based formulas in infant feeding. Pediatrics 2008;121(5):1062-8.
21. Zeiger RS. Food allergen avoidance in the prevention of food allergy in infants and children. Pediatrics 2003;111(6):1662-71.
22. ESPGHAN Committee on Nutrition, Agostoni C, Axelsson I, Goulet O, Koletzko B, Michaelsen KF, et al. Soy Protein infant formulae and follow-on formulae: A commentary by the ESPGHAN Committee on Nutrition. J Pediatr Gastroenterol Nutr 2006;42:352-61.
23. Kemp AS, Hill DJ, Allen KJ, Anderson K, Davidson GP, Day AS, et al. Guidelines for the use of infant formulas to treat cow's milk protein allergy: An Australian consensus panel opinion. MJA 2008; 188:109-12.
24. Sinai T, Ben-Avraham S, Guelmann-Mizrahi I, Goldberg MR, Naugolni L, Askapa G, et al. Consumption of soy-based infant formula is not associated with early onset of puberty. Eur J Nutr. 2019;58(2):681-687.
25. Ministério da Saúde. Agência Nacional de Vigilância Sanitária. Resolução da Diretoria Colegiada RDC n. 45, de 19/09/2011. Dispõe sobre o regulamento técnico para fórmulas infantis para lactentes destinadas a necessidades dietoterápicas específicas e fórmulas infantis de seguimento para lactentes e crianças de primeira infância destinadas a necessidades dietoterápicas específicas. Publicada em DOU n. 182, de 21/09/2011.

26. Lemaire M, Le Huërou-Luron I, Blat S. Effects of infant formula composition on long-term metabolic health. J Dev Orig Health Dis 2018;5:1-17.
27. Miraglia Del Giudice M, D'Auria E, Peroni D, Palazzo S, Radaelli G, Comberiati P, et al. Flavor, relative palatability and components of cow's milk hydrolysed formulas and amino acid-based formula. Ital J Pediatr. 2015 Jun 3;41:42.
28. Brasil. Resolução SS n. 336, de 30/10/2007. Protocolo Clínico para Normatização da Dispensação de Fórmulas Infantis Especiais para pacientes com Alergia à Proteína do Leite de Vaca, atendidos pelo Sistema Único de Saúde – SUS, do Estado de São Paulo.
29. Brasil. Portaria n. 67, de 23/11/2018. Torna pública a decisão de incorporar as fórmulas nutricionais à base de soja, à base de proteína extensamente hidrolisada com ou sem lactose e à base de aminoácidos para crianças de 0 a 24 meses com alergia à proteína do leite de vaca (APLV) no âmbito do SUS.
30. Ministério da Saúde. Comissão Nacional de Incorporação de Tecnologias no SUS. Fórmulas nutricionais para crianças com alergia à proteína do leite de vaca. Relatório de Recomendação n. 345, de 11/2018. [acesso em 8 jan. 2019]. Disponível em: http://conitec.gov.br/images/Relatorios/2018/Recomendacao/Relatorio_Formulas-nutricionais_APLV.pdf.
31. Belamarich PF, Bochner RE, Racine AD. A Critical Review of the Marketing Claims of Infant Formula Products in the United States. Clin Pediatr (Phila). 2016 May;55(5):437-42.
32. Van Tulleken C. Overdiagnosis and industry influence: how cow's milk protein allergy is extending the reach of infant formula manufacturers. BMJ 2018;363:k5056.

Capítulo 23

Introdução de alimentação complementar

Renata Pinotti
Karine Nunes Costa Durães
Katia Maria Cili

Introdução

Os dois primeiros anos de vida, conhecidos também como os primeiros mil dias do bebê, são essenciais e decisivos para o crescimento e desenvolvimento da criança. Além do ganho de peso e estatura, é uma fase em que a criança está aprendendo coisas novas. Sua habilidade e agilidade aumentam, ela adquire a capacidade de sustentar a cabeça, pegar objetos, sentar-se, engatinhar, ficar em pé, andar, falar e mastigar. A relação dela com o ambiente e com as pessoas ao seu redor também vai se modificando. Para crescer e se desenvolver de forma plena, a criança requer uma alimentação adequada e saudável, além de cuidado, proteção e afeto para se sentir segura, amada e valorizada.[1]

A escolha dos alimentos nessa idade merece uma atenção especial, pois é a fase em que os hábitos alimentares serão formados.[1] Além da importância na construção do comportamento, estudos experimentais e ensaios clínicos evidenciam que fatores nutricionais e metabólicos, em fases iniciais do desenvolvimento humano, têm efeito em longo prazo na programação (*programming*) da saúde na vida adulta. Um exemplo é a associação entre práticas alimentares inadequadas no primeiro ano de vida e o desenvolvimento futuro de algumas enfermidades, como a obesidade. Grande parte dos nutrientes exerce efeitos indiretos sobre a expressão gênica e proteica, consequentemente, sobre o metabolismo.[2,3]

A alimentação complementar é uma fase de extrema importância, pois faz parte do início da história alimentar do bebê e irá reverberar por toda a vida.

Um início promissor auxilia na formação de bons e salutares hábitos alimentares, o que contribui para a saúde como um todo.[1,2,4,5]

Crianças com alergia alimentar deverão seguir as mesmas recomendações preconizadas pela Organização Mundial da Saúde, Ministério da Saúde e Sociedade Brasileira de Pediatria para todas as crianças. A única ressalva é não oferecer mais de um tipo de alimento proteico concomitantemente.[6] Retardar a oferta de alimentos considerados alergênicos, sem a presença ou suspeita prévia de sintomas associados, não previne alergia alimentar e, portanto, não é recomendado.[6-8]

Uma vez que qualitativa e quantitativamente a alimentação de um bebê com alergia alimentar é similar ao recomendado para todas as crianças nessa idade,[2,6] é pertinente considerar que os desafios enfrentados pelas famílias sejam outros. Algumas manifestações da AA, como cólicas, refluxo gastroesofágico, vômitos e desconforto gastrintestinal de várias intensidades podem gerar uma relação de desprazer e aversão ao momento da refeição, prejudicando o desenvolvimento alimentar harmonioso no primeiro ano de vida.[9,11] A família também pode ficar receosa em oferecer novos alimentos ao bebê por medo de uma reação. Por essas razões, é comum que os momentos de refeição sejam permeados de estresse e insegurança. Quando o alimento passa a ser visto como perigoso, alimentar seu bebê com novos alimentos é um teste de coragem diária. Quanto mais tenso for esse momento, menor a disponibilidade do bebê para se entregar à experiência de comer.[10,11]

O papel do profissional de saúde, sobretudo do nutricionista, é identificar os desafios presentes na dinâmica familiar nesse momento, amparar e auxiliar os pais nesse processo a fim de garantir a evolução da criança, com segurança e qualidade de vida. A informação correta associada ao acompanhamento profissional traz clareza, discernimento e segurança para que a família consiga dar passos e introduzir novos alimentos na dieta, mesmo diante do medo de uma reação.[10,11]

Quando iniciar a alimentação complementar

Segundo a Organização Mundial da Saúde (OMS), o Ministério da Saúde e a Sociedade Brasileira de Pediatria, o leite materno (LM) é o alimento ideal para o bebê, deve ser exclusivo até os seis meses de vida e associado à alimentação complementar até 2 anos ou mais. Na impossibilidade do aleitamento materno, fórmulas infantis adequadas à idade e condição clínica da criança deverão ser ofertadas (Capítulo 21). Até os seis meses não se deve oferecer água, chás, sucos ou nenhum outro alimento, mesmo em caso de crianças que recebem fórmula. A partir dos seis meses novos alimentos deverão ser oferecidos à criança.[1,2,4,5]

A Academia Americana de Pediatria (AAP) e a Academia Europeia de Alergia e Imunologia Clínica (EAACI) recomendavam a introdução tardia de alimentos alergênicos (p. ex.: leite após um ano, ovo após os dois anos e peixe após os três anos) para crianças com alto risco de alergia. Porém, muitos estudos foram publicados demonstrando que a exposição tardia a alérgenos não diminuiu o risco de AA.[12] Em paralelo a isso, um importante estudo publicado em 2008 avaliou a fundamentação teórica dessa recomendação e sugeriu que, ao contrário do que se pensava, a tolerância aos alimentos poderia ser regulada pela exposição precoce (entre 4-6 meses de vida) e constante às proteínas alimentares durante a "janela imunológica".[12,13] No mesmo ano, a AAP[7] e a Sociedade Europeia de Gastroenterologia, Hepatologia e Nutrição Pediátrica (ESPGHAN)[8] publicaram um relatório clínico enfatizando que não há evidência científica que sustente postergar a introdução de alimentos após os seis meses, inclusive dos considerados alergênicos, com o objetivo de prevenir AA.[7,8]

Atualmente, alguns estudos têm sido realizados com base na hipótese de que a introdução precoce de alérgenos pode prevenir a AA em crianças mais suscetíveis. Fortes evidências científicas mostram que a introdução precoce de amendoim, entre 4-11 meses, é um fator protetor para bebês com alto risco (eczema grave ou alergia prévia ao ovo).[13] Alguns autores sugerem que a introdução precoce de ovo cozido (4-6 meses), comparada com a introdução tardia, foi associada à redução do risco de alergia ao ovo. Com relação ao leite, soja, trigo e peixes não há evidências que embasem o tempo de introdução e prevenção de AA.[12]

O estudo EAT (*Enquiring About Tolerance*) avaliou se a introdução precoce de 6 alimentos alergênicos em crianças com três meses de idade, em aleitamento materno exclusivo, poderia diminuir a chance de AA. Os autores verificaram que apenas 42% das crianças que estavam no grupo de introdução precoce conseguiram aderir ao protocolo. Os dois fatores, estatisticamente significativos, relatados pelos pais como justificativa da não adesão foram: (1) a criança apresentou reação mediada por IgE após o consumo de alimentos alergênicos aos seis meses; (2) dificuldades em alimentar a criança aos 4 meses.[15]

Estudo realizado na Islândia avaliou uma coorte de 250 bebês nascidos em 2005 até os seis anos. Eles verificaram a associação entre a alimentação (desde a introdução de alimentos) e os níveis de vitamina D sérica com a presença de IgE sérica específica positiva entre as crianças sensibilizadas e não sensibilizadas a leite, ovo, soja, trigo e amendoim. A maior parte das crianças sensibilizadas recebeu alimentos sólidos antes dos 4 meses (17 semanas), (57% *vs.* 23%, p < 0,01). Os pesquisadores verificaram que a introdução de alimentos sólidos antes dos 4 meses aumentou a chance de sensibilização (OR 4,9, 95% IC = 0,1-0,98).[16]

A AAP,[7] EAACI,[11] ESPGHAN,[8] SBP,[2] OPAS/OMS[5] e Ministério da Saúde[1] concordam que a introdução de alimentos antes dos 4 meses não é recomendada, pois pode prejudicar a duração do aleitamento materno, predispor a carências nutricionais, obesidade, dificuldades alimentares e alergias.[1-8,12]

Tanto as sociedades internacionais como nacionais recomendam que a introdução de alimentos sólidos não deverá ser postergada após os 6 meses, uma vez que não há evidências que sustentem a hipótese de que essa prática previna AA.[2,6-8,11-13]

Segundo o Consenso Brasileiro de Alergia Alimentar (2018), exceto o estudo LEAP que avaliou a introdução precoce de amendoim em crianças com alto risco de AA, nenhuma outra pesquisa trouxe evidência relevante sobre o tempo de introdução de alimentos alergênicos e a prevenção de AA. Portanto, o início da alimentação sólida de bebês com AA deverá ser na mesma idade que as demais crianças.[6]

Considerando que a oferta dos novos alimentos deve contemplar os sinais de prontidão do bebê e respeitar o ritmo de desenvolvimento neuropsicomotor de cada lactente,[1,2,17] é consenso no Brasil que a introdução alimentar deverá ser iniciada aos seis meses de vida, tanto para lactentes em aleitamento materno como para os alimentados com fórmulas infantis. Vale ressaltar que seis meses é um parâmetro; e respeitar os sinais de prontidão do bebê é um dos passos mais importantes para promover uma alimentação complementar satisfatória e segura.[1,17-19]

Seis meses é a idade em que a maioria das crianças nascidas a termo demonstra, por meio de suas capacidades e gestos do dia a dia, que estão se preparando fisiologicamente para o início da alimentação sólida. Nessa fase, o organismo tem maturidade para receber e absorver os alimentos; o bebê senta com ou sem apoio, tem um bom controle de sua cabeça e seu pescoço; é capaz de fazer movimentos de mastigação com os brinquedos ou objetos disponíveis, mesmo antes de surgirem os primeiros dentes; ele já demonstra um certo interesse pela comida e gosta de participar das refeições familiares.[1,9,19-21]

Algumas crianças possuem um tempo de maturação e desenvolvimento diferentes. Por essa razão, a idade de início da oferta de alimentos não deve ser imposta de forma rígida e sim associada à observação dos sinais apresentados pelo bebê.[1] Oferecer a alimentação complementar aos seis meses significa apresentar e dar a oportunidade de a criança conhecer os alimentos e explorá-los, não que ela vá ingeri-los.[1,17,19,21] Comer é a tarefa física mais complexa que os seres humanos desenvolvem. É a única tarefa humana que requer o uso de todos os sistemas e órgãos e exige que todos eles funcionem corretamente. Para deglutir é necessário utilizar 26 músculos e 6 nervos cranianos. Comer exige da criança a coordenação simultânea de todo o sistema sensorial. Além disso, a oferta de alimentos e o meio ambiente precisam ser integrados para garantir que uma criança coma adequadamente.[9,17] Em casos de crianças prematuras, o início da alimentação deverá ser definido com base na idade corrigida e avaliação clínica.[1,2,17]

O leite materno, na sua impossibilidade a fórmula infantil, garante nutricionalmente o que o bebê precisa enquanto ele aprende a gostar de comer alimentos saudáveis.[1,19,21] É válido ressaltar que a densidade nutricional e calórica de um suco ou sopa é inferior ao leite materno e à fórmula. Portanto, forçar a oferta desses alimentos quando a criança não está pronta para comer e introduzi-los antes dos seis meses, além de não ser necessário, pode ser prejudicial.[1,2]

Tanto o bebê como a família colhem benefícios quando essa experiência é boa, tranquila e gradual.[1,17,18]

Quais alimentos oferecer à criança

Nessa fase é importante apresentar a maior diversidade possível de cores, sabores, texturas e cheiros, pois todas essas características físicas presentes nos alimentos contribuem para o desenvolvimento da criança e aceitação da alimentação.[1,2,17]

A seleção dos alimentos possui papel importante nessa fase, e tanto os adultos como as crianças devem participar dessa escolha de formas diferentes. Cabe aos adultos escolher alimentos saudáveis adequados à criança dentro de sua condição socioeconômica, que sejam tradicionalmente consumidos pela família e disponíveis em sua região. Entre os alimentos oferecidos pela família a criança pode escolher o que vai comer.[1,20]

O Guia Alimentar para a População Brasileira classifica os alimentos segundo o grau de processamento em quatro categorias: alimentos in natura ou minimamente processados, ingredientes culinários processados, alimentos processados, alimentos ultraprocessados. O processo empregado na produção do alimento influencia diretamente a composição de nutrientes, o sabor, a textura, a presença e tipos de aditivos, a quantidade e circunstâncias em que serão consumidos e sua relação com o meio ambiente.[1]

Alimentos *in natura* ou minimamente processados

In natura é a denominação dos alimentos obtidos a partir de plantas ou animais e que não sofreram alterações após deixar a natureza. Já os minimamente processados passam por alguma modificação, como remoção de cascas, limpeza de partes indesejáveis, podem ser moídos, secos, fermentados, pasteurizados, refrigerados, congelados ou outro processo físico que não envolva adição de outro ingrediente ao alimento natural, como sal, açúcar, óleo, farinhas, entre outros (Tabela 1).[1,2]

Tabela 1   Relação de alimentos *in natura* e minimamente processados, segundo grupo alimentar e nutrientes que são fonte

Grupo		Alimentos
1	Tubérculos, raízes, cereais e massas (fonte de carboidratos, responsáveis por fornecer energia)	Batata, mandioquinha, mandioca, inhame, cará, batata-doce, arroz, milho, quinoa, aveia, trigo, fubá, sorgo, painço, alimentos preparados com esses ingredientes
2	Frutas (fonte de vitaminas, minerais e fibras)	Maçã, banana, pera, mamão, laranja, manga, melão, melancia, abacate, ameixa, nectarina, pêssego, abacaxi, acerola, caqui, nectarina, atemoia, pitaia, todas as frutas
3	Verduras (fonte de vitaminas, minerais e fibras)	Todas as folhas (couve, escarola, mostarda, acelga, repolho, brócolis, etc.). Preferir as verde-escuras em virtude do maior teor de ferro, vitamina C e caroteno
4	Legumes (fonte de vitaminas, minerais e fibras)	Todos, oferecer sempre tipos diferentes. Cenoura, beterraba, abóbora, abobrinha, chuchu, vagem, berinjela, tomate, couve--flor, jiló, quiabo, couve-de-bruxelas, etc.
5	Carnes e ovos (fonte de proteínas, ferro, vitamina B12)	Frango, carne de gado, peixe, porco, etc. Ovos: apesar de terem ferro, não são uma boa fonte, pois possuem proteínas que diminuem a biodisponibilidade do ferro não heme

(continua)

Tabela 1 Relação de alimentos *in natura* e minimamente processados, segundo grupo alimentar e nutrientes que são fonte *(continuação)*

Grupo		Alimentos
6	Leguminosas (fonte de proteínas, ferro e fibras)	Feijões (todos), lentilha, grão-de-bico, ervilha seca ou fresca
7	Grupo do leite (fonte de proteínas, cálcio, fósforo, vitamina A, vitamina D)	Esse grupo é representado pelo leite materno nessa idade, que deve ser oferecido exclusivamente até os seis meses e complementar à alimentação sólida até dois anos ou mais. Nos casos de crianças com APLV não amamentadas, o leite materno deverá ser substituído por fórmula infantil especializada. Até 1 ano não é necessário oferecer leite de vaca nem derivados para o bebê

Fonte: adaptado de Ministério da Saúde, 2019;[1] SBP, 2018;[2] Solé et al.[6]

Esse grupo deve ser a base da alimentação de crianças e de toda a família, pois são ricos em nutrientes, podem ser utilizados em pratos preparados e consumidos por toda a família e em receitas que atravessam gerações. Além disso, o consumo desses alimentos favorece o seu plantio, preserva os recursos naturais, é mais sustentável do ponto de vista ambiental e fortalece a agricultura familiar. O consumo de alimentos cultivados sem a utilização de agrotóxicos e insumos químicos deve ser priorizado sempre que possível.[1]

Segundo a legislação brasileira vigente, alimentos orgânicos (*in natura* ou processados) são aqueles obtidos em um sistema orgânico de produção agropecuária, proveniente de processo extrativista sustentável e não prejudicial ao ecossistema local.[22] No sistema de produção da agricultura orgânica evita-se o uso de fertilizantes sintéticos, agrotóxicos, reguladores de crescimento e aditivos para a alimentação animal. Ele se baseia, sempre que possível, na rotação de culturas, estercos animais, uso de leguminosas e outras plantas para adubação verde, resíduo orgânico, entre outros aspectos de controle biológico para manter a estrutura e produtividade do solo, bem como controlar os insetos e ervas invasoras.[24] Dentro desse contexto, alguns insumos são permitidos e utilizados na plantação. Tem sido recomendada na agricultura orgânica a prática de borrifar uma solução à base de leite de vaca diluído em água em hortaliças (abobrinha, pepino, pimentão e algumas folhas) a fim de controlar ou prevenir o oídio, uma doença fúngica que pode acometer plantas.[24]

Do ponto de vista agroecológico e de saúde em geral é uma solução benéfica comparada ao uso de insumo químico. Porém, como o leite é aplicado diretamente no alimento, a quantidade residual de proteínas do leite pode ser significativa para acarretar uma reação em crianças com APLV. Esse é um dado importante, pois uma reação após o consumo de abobrinha orgânica na introdução alimentar, por exemplo, pode não significar alergia à abobrinha. É necessário cuidado ao receber e propagar essa informação, pois a população pode interpretar que é melhor consumir alimentos com agrotóxicos por não conter leite.

O vínculo entre o consumidor e o produtor rural permite a comunicação entre ambos, fortalece o sistema de agricultura familiar e a criação de Comunidades que Sustentam a Agricultura (CSA). Na CSA os agricultores produzem para aquela comunidade, assim, ambos se sustentam e atendem suas necessidades reciprocamente. Alguns sistemas de plantio agrícola não utilizam nenhum tipo de insumo, como a agricultura natural.[23,25]

Ingredientes culinários processados

Esse grupo corresponde aos ingredientes utilizados no preparo de alimentos. Eles são produzidos pelas indústrias de alimentos a partir de alimentos *in natura*, por exemplo: açúcar refinado, mel, melado, sal refinado, sal iodado, óleo e gorduras, manteiga, banha, vinagre, amido.[1,2]

Recomenda-se a utilização de azeite, óleo vegetal e temperos *in natura* (manjericão, orégano, cheiro-verde, cebola, alho) no preparo da refeição dos bebês. Açúcares, mel, melado não são recomendados para crianças até os dois anos (SBP 2018).[1,2]

Alimentos processados

São alimentos preparados a partir de ingredientes *in natura* e adicionados de outro ingrediente de uso culinário, como sal, açúcar, gorduras ou aditivos alimentares. Esse procedimento é empregado aos alimentos a fim de aumentar sua durabilidade ou variar a forma de consumo. Exemplo: extrato de tomate, conserva de legumes, cereais ou peixes, frutas em calda ou cristalizadas, queijos de todos os tipos e pães.[1,2]

Apenas alguns desses alimentos são recomendados para crianças nessa idade, como os pães preparados com farinha de trigo refinada ou integral, levedu-

282 Parte 4 - Tratamento da alergia alimentar

ras, água e sal. Os demais, por terem muito sal ou açúcar, não são indicados e seu consumo deve ser feito com moderação no preparo de alimentos *in natura*, uma vez que podem predispor a doenças crônicas como diabetes, hipertensão, obesidade, câncer.[1,2]

Alimentos ultraprocessados (AUP)

Esses são produzidos pelas indústrias de alimentos com base em vários ingredientes, como: açúcares (açúcar refinado, maltodextrina, dextrose, xarope de milho, xarope de malte, açúcar invertido), sal, óleos e gorduras, farinhas e aditivos alimentares (corantes artificiais, aromatizantes, conservantes, adoçantes, realçadores de sabor, etc.). A maior parte dos ingredientes presentes nos alimentos ultraprocessados é sintética e não utilizada em casa.[1,2]

São exemplos de alimentos classificados nessa categoria: os refrigerantes, pós para refresco, todas as bebidas adoçadas e prontas para o consumo (chá, sucos, bebidas sabor chocolate, energéticos, etc.), salgadinhos de pacote, sorvetes, chocolates, balas, guloseimas em geral, gelatina em pó, pães doces, pão de forma, pão para hambúrguer ou *hot dog*, bolos prontos e misturas para bolos, biscoitos e bolachas, cereal matinal, barra de cereal, achocolatados, farinhas e cereais instantâneos (espessantes) com açúcar, iogurte com sabor e tipo *petit suisse*, composto lácteo, queijo processado UHT, temperos e molhos prontos, produtos congelados, carnes processadas (hambúrguer, salsicha, *nuggets*), sopas, massas e produtos instantâneos. Alimentos *in natura* e minimamente processados que tiverem algum tipo de aditivo adicionado também passam a ser considerados ultraprocessados, por exemplo, pães com emulsificantes, iogurtes com sabor.[1,2]

Infelizmente, esses alimentos estão sendo introduzidos cada vez mais cedo na alimentação de crianças. Um estudo transversal avaliou 300 crianças e suas respectivas mães, internadas em um hospital terciário em Porto Alegre. A entrevista, realizada nas primeiras 72 horas de internação, avaliou o consumo e os fatores associados à introdução precoce de alimentos ultraprocessados na alimentação de crianças menores de dois anos. Os resultados mostraram que apenas 21% (n = 63) das crianças ainda não haviam recebido esse tipo de produto nessa idade. Os alimentos mais oferecidos às crianças antes dos dois anos de idade foram: bolacha (65,7%), gelatina (62,3%) e queijo *petit suisse* (58,3%). Entre essas, 56,5% (n = 134) receberam algum desses alimentos antes dos seis meses: gelatina (27%), queijo *petit suisse* (23,7%) e bolacha sem recheio (19,7%). Os autores compararam a composição desses alimentos ao leite materno e verificaram que a quantidade de proteínas ultrapassou em mais de 400% a necessidade de crianças de 0-6 meses, a quantidade de sódio e cálcio estava 300% acima do recomendado. A ingestão excessiva desses nutrientes antes dos dois anos está associada à obesidade na idade escolar e adulta, aumento da excreção renal de cálcio e prejuízo na saúde óssea da criança.[26]

Os AUP não devem ser oferecidos no início da vida, independentemente de a criança ter ou não AA, uma vez que a alimentação nos primeiros mil dias influenciará diretamente sua programação metabólica e poderá acarretar prejuízos potenciais à saúde em curto e longo prazos, podendo persistir até a fase adulta. Além disso, esses produtos são desenvolvidos com o objetivo de induzir a compra e até a dependência do consumidor pelo sabor, por isso são extremamente saborosos. Seu consumo na fase de construção do hábito alimentar é prejudicial, pois pode aguçar o paladar da criança e diminuir seu interesse por alimentos *in natura*.[1,2]

Considerando que a dieta de crianças com APLV, AA mais comum em bebês, acarretará a restrição desses alimentos, podemos considerá-la um fator protetor à saúde de crianças nessa idade.

Líquidos

A água é um alimento essencial e deve ser oferecida assim que a criança começar a ingerir outros alimentos. Segundo a AAP, SBP e Ministério da Saúde, não é recomendado oferecer outra bebida além de água nessa fase, nem mesmo o suco de fruta natural. Os sucos têm alta densidade energética, alta concentração de frutose e seu consumo pode predispor à obesidade em virtude do consumo excessivo de calorias e não ingestão das fibras das frutas que contribuem para a redução do seu índice glicêmico. Em razão do alto teor de frutose, os sucos podem predispor a cáries e doenças metabólicas, como resistência à insulina, diabetes e hipertrigliceridemia. Além disso, a oferta de bebida adoçada nessa fase, mesmo sem açúcar, desestimula a criança de gostar de beber água. O consumo de bebidas açucaradas para saciar a sede de crianças que não aceitam água é atualmente a principal causa de excesso de peso nesse grupo etário. Para saciar a sede água![1,2]

Ofereça alimentos variados à criança

Do ponto de vista sensorial, um alimento é caracterizado por sua textura, aparência, sabor e cheiro. Entre os alimentos *in natura* e minimamente processados é importante oferecer a maior variedade possível para a criança na introdução alimentar, apresentando a ela todas as texturas e sabores naturalmente presentes nos alimentos: o doce das frutas e raízes, o salgado das carnes e leguminosas, o azedo dos cítricos, o amargo do jiló e da berinjela e o *umami* (saboroso em japonês) presente nos peixes, brócolis, tomate.[1,2,17]

É comum o bebê recusar um alimento ou outro, isso não significa necessariamente que ele não gostou ou que é uma reação. As texturas são um grande desafio nessa fase, uma vez que o tato é o primeiro órgão do sentido a desenvolver-se. Poucas preferências por alimentos e sabores são inatas, a maioria é aprendida pela experiência com o alimento. Por essa razão, mesmo se houver uma recusa inicial, a família deve continuar oferecendo esses alimentos sem forçar, variando o modo de preparo, a apresentação e estimulando a presença da criança durante a seleção e o preparo. Quanto maior a experiência da criança com os alimentos, maiores serão as chances de ela gostar de consumi-los.[1,27-29]

Deverão ser evitados apenas o(s) alimento(s) aos quais a criança reagiu ao consumi-los diretamente ou via leite materno e foi necessário retirá-los da dieta materna. Alimentos que fazem reatividade cruzada às mesmas proteínas não deverão ser oferecidos também, por exemplo: crianças com APLV não deverão receber leite de cabra, ovelha e búfala.[6,13]

Um cuidado é não iniciar dois ou mais alimentos considerados alergênicos concomitantemente (leite, soja, ovo, trigo, peixes, frutos do mar, castanhas e amendoim).[6,25,30] Crianças com reações mediadas por IgE, por serem imediatas, podem receber um alimento novo por dia; já as que apresentam reações tardias é preferível aguardar quatro dias de intervalo entre os alimentos mais alergênicos.[11]

Os alimentos aos quais a criança reagiu via leite materno deverão ser inseridos primeiro na dieta da mãe e depois na da criança.[6] Considerando a ordem de introdução, alimentos descritos na história familiar (p. ex., o pai teve alergia ao ovo) e que possuem associação epidemiológica com a manifestação clínica, devem ser introduzidos com maior cautela e supervisão.[6,11] Lactentes com FPIES a leite e soja são mais propensos a reagir a alimentos sólidos, como arroz e aveia.[11] O Capítulo 24 aborda o manejo da dieta nas manifestações associadas à alergia múltipla de forma mais aprofundada.

Do ponto de vista alergênico, não há recomendação embasada em literatura sobre evitar ou preferir determinadas frutas ou legumes, exceto se houver relato na história clínica da criança. Alguns profissionais optam por não iniciar a introdução de alimentos com frutas liberadoras de histamina (p. ex.: morango e kiwi), a fim de não confundir os sintomas e gerar insegurança nas famílias (Capítulo 1).

Oferecer os alimentos adequados à criança, no tempo que ela deverá conhecê-los, previne deficiências nutricionais e dificuldades alimentares futuras.

Quanto oferecer de alimentos ao bebê

Como já citado anteriormente, a nutrição do bebê até seu primeiro ano de vida tem como base o leite materno ou a fórmula indicada. O leite materno tem toda sorte de macro e micronutrientes ideais para o desenvolvimento da criança para que a família tenha paciência e cuidado com o período de introdução alimentar, sem se preocupar com quantidade.[1,5,17,21]

A Organização Mundial da Saúde também incentiva e ressalta a importância de práticas responsivas para o sucesso na oferta dos novos alimentos, tais como o respeito aos sinais de fome e saciedade do bebê, o incentivo para que ele seja ativo e interativo durante as refeições e enfatiza, também, a importância da atenção plena voltada para o momento de comer.[1,2,4,5]

O ideal é dar atenção especial às necessidades do bebê nessa fase, desde as necessidades fisiológicas até as de segurança, afetividade e socialização. Ao assegurar suas necessidades básicas, o bebê estará preparado para aprender a comer e vivenciar sua alimentação complementar.[9,17]

A Sociedade Brasileira de Pediatria recomenda a suplementação profiláctica de ferro, vitaminas A e D para todas as crianças, a fim de prevenir as deficiências nutricionais comuns nesse grupo etário, consideradas ainda um problema de saúde pública no Brasil.[2] A recomendação atual é suplementar 1 mg de ferro/kg de peso a partir de 3-6 meses até os 2 anos para bebês nascidos a termo; 1 megadose com 100.000 UI de vitamina A entre 6 e 11 meses de idade, de 20.000 UI a cada 6 meses até 59 meses de idade em locais de situação endêmica de deficiência; 400 UI de vitamina D até o décimo segundo mês de vida.[2]

Na primeira semana da introdução alimentar a família pode oferecer uma fruta no lanche da manhã ou da tarde, como praticado comumente, e depois inserir o almoço. O Ministério da Saúde orienta uma distribuição das refeições segundo a idade, como descrito na Tabela 2.[1]

Tabela 2 Sugestão de esquema alimentar segundo a idade da criança

Refeição	Alimentos/quantidade
Café da manhã	Leite materno em livre demanda

(continua)

Parte 4 - Tratamento da alergia alimentar

Tabela 2 Sugestão de esquema alimentar segundo a idade da criança
(*continuação*)

Refeição	Alimentos/quantidade			
Lanche da manhã e da tarde	Fruta e leite materno em livre demanda			
Almoço e jantar	Compor o prato da criança com: 1 alimento do grupo 1 1 ou mais alimentos dos grupos 3 e 4 1 alimento do grupo 5 1 alimento do grupo 6 Pode também ser oferecido um pedaço pequeno de fruta (grupo 2)	**6 meses** Apenas almoço. 2-3 colheres de sopa no total	**7-8 meses** 3-4 colheres de sopa no total	**9-11 meses** 4-5 colheres de sopa no total
	Essas quantidades servem apenas como sugestão e não devem ser seguidas de forma rígida. As características individuais da criança e seus sinais de fome e saciedade devem ser priorizados e respeitados.[1]			
Antes de dormir	Leite materno em livre demanda			

Obs.: o leite materno pode ser oferecido sempre que a criança quiser. Crianças que apresentam sintomas via leite materno podem ser amamentadas desde que a mãe faça a dieta. Para crianças não amamentadas substitui-se o leite materno pela fórmula especializada. Fonte: Ministério da Saúde, 2019.[1]

Com relação aos alimentos, recomenda-se oferecer pelo menos um de cada grupo no almoço e jantar. Dessa forma, a família garante que as fontes de carboidrato, proteína, vitaminas e minerais sejam oferecidas, como demonstrado na Figura 1.[2]

Crianças alérgicas ao leite não terão carência de nutrientes desse grupo alimentar, uma vez que nessa idade o recomendado é o leite materno e, na sua impossibilidade, uma fórmula especializada até os dois anos.[2] Os substitutos nutricionais e em preparações dos demais alimentos encontram-se descritos nos respectivos capítulos.

Em caso de famílias vegetarianas, a American Dietetic Association[30] e a Dietitians of Canada[31] preconizam que a introdução de alimentos sólidos é a mesma para bebês vegetarianos e não vegetarianos. Como as carnes, ovos e derivados não serão oferecidos, é necessário aumentar as porções de leguminosas (feijão, lentilha, grão-de-bico, etc.) e adequar as porções de cereais para que a mesma recomendação nutricional seja atingida (Figura 2).[32] Nesses casos, reforça-se a necessidade de suplementação de ferro; como descrito anteriormente, algumas crianças podem necessitar de suplementação de vitamina B12.[1,3,32]

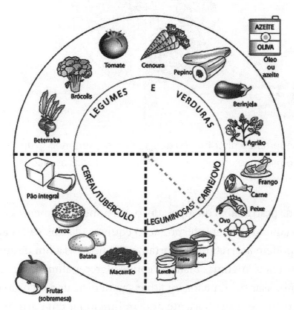

Figura 1 Esquema de distribuição dos alimentos, segundo grupo alimentar, na elaboração do prato da criança em todas as idades.
Fonte: SBP, 2018.[2]

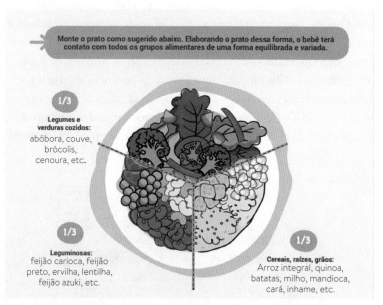

Figura 2 Esquema de distribuição dos alimentos, segundo grupo alimentar, na elaboração do prato de crianças vegetarianas em todas as idades.
Fonte: Sociedade Vegetariana Brasileira, 2018.[32]

O ganho de peso abaixo do esperado, o consumo de alimentos aquém da expectativa do cuidador ou a interpretação equivocada dos sinais apresentados pela criança podem acarretar comportamentos nocivos a fim de aumentar a ingestão de nutrientes. Algumas medidas como: oferecer alimentos mais vezes, forçar o consumo, usar brinquedos ou tablets para distrair a atenção da criança e introduzir a colher em sua boca até podem funcionar em curto prazo. Porém, acarretam consequências negativas e difíceis de resolver em longo prazo. Essa dinâmica pode prejudicar a construção do comportamento alimentar, a confiança e a vinculação do bebê com os pais e cuidadores.[17,33] A criança não se retrai diante do alimento, ela se retrai diante da agressão, e a única forma que ela tem de se proteger é fechar a boca.

Não é necessário que o bebê "raspe o prato". No início, é esperado que o bebê não coma, coma "pouco" ou apenas brinque com os alimentos, pois ele ainda não tem referência de que os alimentos são para comer. O que sacia sua fome continua sendo o leite materno, que deve ser mantido em livre demanda, ou seu substituto.[1,19,34] É importante aguardar e respeitar a fase de descoberta dos bebês para começarem a comer.[1] Bebês estão sempre aprendendo, mesmo brincando.[17] Permitir que eles descubram suas próprias habilidades os ajudará a desenvolver autoconfiança, autonomia e autoestima, capacidades que refletirão por toda a vida.[1,17,19,33,34]

Os comportamentos do cuidador são tão importantes quanto os da criança na construção da sua relação com os alimentos.[17,18,33] A sensibilidade de perceber e responder aos sinais do bebê é uma tarefa dos pais, cabe à criança demonstrar fome e saciedade e ser receptiva aos cuidados.[33] Pais que permitem que seu filho conduza o tempo, a quantidade e o ritmo da refeição auxiliam-no a aprender se autorregular e desenvolver o apego seguro.[18,33]

Como oferecer os alimentos ao bebê

Comer não impacta apenas a saúde física do bebê. A forma como os pais e cuidadores interagem com a criança ao alimentá-la no início da vida irá repercutir de forma positiva ou negativa na construção do comportamento alimentar, no seu crescimento e desenvolvimento cognitivo, afetivo e biopsicossocial. Essa interação foi categorizada por alguns autores como: responsiva; autoritária e passiva (ou não responsiva).[33]

Atualmente, há algumas abordagens sobre como oferecer a alimentação sólida ao bebê, as quais se diferem conforme o tipo de interação e a consistência do alimento. Na forma tradicional a criança é passiva, os alimentos são oferecidos com o auxílio da colher para a criança, em textura amassada e são os pais que determinam quando a criança começará a comer e desmamar, assim como a quantidade que ela deverá comer.[21] O *Baby-Led Weaning* (BLW), é uma abordagem em que a criança é ativa, os pais confiam na autonomia dela para conduzir o desmame e começar a comer, a alimentação é baseada nos instintos inatos do bebê e na sua capacidade de autorregulação.[19] Como o BLW é uma quebra de paradigmas difícil para muitos profissionais e famílias, alguns pais passaram a fazer uma mistura de métodos, a qual foi nomeada na prática clínica como alimentação participAtiva.[21]

Introdução da alimentação complementar tradicional

Tempos atrás a forma tradicional de alimentar os bebês era não responsiva. Os pais assumiam uma posição autoritária e o bebê era passivo, não interagia e não tinha nenhuma autonomia. Recomendava-se oferecer os alimentos na consistência pastosa, ou semissólida, preparados como sopa: legumes e cereais cozidos com a carne; depois de retirada a carne, os demais ingredientes eram amassados com o caldo para formar a papinha. Alguns profissionais orientavam ainda triturar, bater e peneirar os alimentos antes de oferecer. A principal preocupação era com a ingestão de nutrientes e o risco de engasgo. A quantidade que o bebê deveria comer estava sob o controle dos pais ou cuidadores, assim como a decisão do desmame.[3,21,33]

Nos últimos anos, muitas pesquisas têm demonstrado os prejuízos decorrentes dessa forma de alimentar o bebê. Por essa razão, os novos *guidelines* nacionais e internacionais não a recomendam mais.

O Ministério da Saúde e a Sociedade Brasileira de Pediatria orientam iniciar com alimentos amassados com o garfo e oferecidos pelos pais ou cuidadores. A consistência ideal é aquela em que o alimento não escorre da colher. Mesmo que a criança ainda não tenha dentes é importante que seja uma textura firme, que a estimule a fazer os movimentos de mastigação, pois ajudará no desenvolvimento da face e dos ossos da cabeça, bem como a respirar de forma adequada e a mastigar futuramente. Com oito meses pode-se evoluir para alimentos em pedaços pequenos e desfiados, ou pedaços grandes e macios que ela consiga pegar com a mão, a fim de incentivá-la a mastigar. Com um ano já poderá consumir a alimentação na mesma consistência da família, cortando pedaços maiores quando necessário.[1]

A criança pode receber desde o início a comida da família, preparada com uma quantidade mínima de óleo e temperos naturais (alho, cebola, cheiro-verde, manjericão). Podem ser oferecidos à criança os mesmos alimentos que serão consumidos no almoço e sentá-la à mesa com a família, nos mesmos horários de refeição.[2]

É importante que os alimentos estejam dispostos e amassados separadamente, a fim de apresentar à criança uma maior variedade de cores, texturas e sabores.[1]

Não é recomendado oferecer preparações liquidificadas, peneiradas, homogeneizadas, nem papinhas industrializadas. Manter a alimentação líquida pode prejudicar a aceitação de alimentos sólidos no futuro. Por não conhecer novas texturas a criança pode apresentar engasgo, ânsia, náuseas e vômitos sempre que um desses alimentos tocar sua língua. Ao consumir uma mistura de alimentos homogeneizados a criança não aprende a distinguir cores, sabores, texturas dos diferentes alimentos. A densidade nutricional de alimentos liquidificados é menor e pode prejudicar a oferta de nutrientes.[1,2,5,33]

Ao oferecer o alimento com a colher é importante que a família tenha paciência e atente aos sinais do bebê, como esperar que ele abra a boca ou que se-

Capítulo 23 - Introdução de alimentação complementar   **291**

gure e aproxime a colher em direção à boca.[1] A colher pode ser bem agressiva para o bebê se introduzida com força, rapidez e sem respeitar os seus sinais. Além disso, se o cuidador colocar alimentos antes que o bebê tenha engolido a porção anterior ele poderá se engasgar.

Oferecer alimentos distraindo a criança com tablets, televisão, brinquedos ou o chamado "aviãozinho", fazer chantagem ou trocas também não é recomendado, como abordado anteriormente.[1,2,17,33] Essas formas não responsivas de oferecer alimento à criança, sem respeitar seus sinais de prontidão, fome e saciedade, têm gerado consequências negativas na construção do comportamento alimentar da criança.[33] Na Tabela 3 estão descritos os aspectos do desenvolvimento infantil associados aos sinais de prontidão, fome e saciedade, segundo a idade do bebê.

Tabela 3   Aspectos do desenvolvimento infantil associados aos sinais de prontidão para se alimentar, fome e saciedade, segundo a idade do bebê

Idade	Sinais de prontidão	Sinais de fome	Sinais de saciedade
6 meses	▪ Senta-se com pouco ou nenhum apoio ▪ Diminui o movimento de empurrar os alimentos com a língua para fora da boca (protrusão da língua) ▪ Faz movimentos de mastigação (mesmo sem dentes) ▪ Começam a surgir os primeiros dentes	▪ Chora ▪ Inclina-se em direção à colher quando ela está próxima ▪ Abre a boca ▪ Segura na mão da pessoa que está oferecendo o alimento e puxa-a em sua direção	▪ Vira a cabeça ou o corpo ▪ Perde o interesse pela alimentação ▪ Empurra a mão da pessoa que está oferecendo a comida ▪ Fecha a boca ▪ Demonstra que está angustiada ou chora
7 a 8 meses	▪ Senta-se sem apoio ▪ Pega alimentos e leva-os à boca ▪ Nascem novos dentes	▪ Inclina-se em direção à colher e ao alimento ▪ Pega ou aponta para a comida	▪ Come mais devagar ▪ Fecha a boca ▪ Empurra o alimento ▪ Fica com a comida parada na boca sem engolir

(continua)

Tabela 3 Aspectos do desenvolvimento infantil associados aos sinais de prontidão para se alimentar, fome e saciedade, segundo a idade do bebê
(continuação)

Idade	Sinais de prontidão	Sinais de fome	Sinais de saciedade
9 a 11 meses	■ Engatinha ou anda com apoio ■ Faz movimentos de pinça com os dedos para pegar pequenos objetos ■ Morde pedaços e mastiga alimentos mais duros	■ Aponta e pega os alimentos ■ Fica excitado ao ver o alimento	■ Come mais devagar ■ Fecha a boca ■ Empurra o alimento ■ Fica com a comida parada na boca sem engolir
1 a 2 anos	■ Anda com ou sem auxílio ■ Consegue manipular o talher ■ Segura o copo com as duas mãos firmemente ■ Apresenta maior habilidade para mastigar ■ Os dentes molares começam a aparecer	■ Articula palavras e gestos para expressar vontade por alimentos específicos ■ Leva o cuidador até os alimentos e aponta para eles	■ Faz sinal de "não" com a cabeça ■ Diz que não quer ■ Sai da mesa ■ Brinca e joga o alimento longe

Fonte: Ministério da Saúde, 2019.[1]

Se a família ou o cuidador interpretar a recusa da criança como rejeição poderá forçá-la a comer. Essa prática torna o momento da refeição tenso e frustrante para todos. A criança se frustra por perder sua autonomia, e os pais, principalmente a mãe, por não conseguirem nutrir seu bebê. Por não ter o seu desejo compreendido, a criança tende a não expressá-lo e poderá perder o interesse em se comunicar com os pais. Ela também poderá perder o interesse pela comida e deixar de experimentar novos sabores (neofobia). Por deixar de confiar e expressar seus sinais de fome e saciedade, a criança também poderá ganhar peso excessivo, uma vez que irá comer mais do que realmente necessita.[33,34]

No caso de crianças com alergia alimentar a recusa também pode ser decorrente de dor ou desconforto. Portanto, ser responsivo aos sinais da criança pode auxiliar os pais a perceber se ela ainda apresenta sintomas. Outro gatilho de recusa alimentar proveniente da dinâmica dos pais/cuidadores com a criança é o medo de oferecer alimentos e ela reagir. Se os pais acreditam que o alimento é algo perigoso, a criança não sentirá segurança em comer. Muitas vezes essa comunicação é velada, o desejo manifestado nas atitudes dos pais é o contrário do medo expresso em seus olhos, o que deixa a criança ainda mais confusa. Nesses casos, forçar a alimentação pode ser ainda pior. Uma ajuda profissional durante as refeições pode ajudar a família a discernir a causa da recusa e a encontrar caminhos para diminuir a tensão nesse momento.[10,11]

Aumentar o prazer do bebê na hora da refeição favorece esse início. Brincar com o alimento é parte do processo normal do desenvolvimento para aprender a comer, é a melhor forma para a criança se aproximar dos alimentos, se relacionar com eles e explorar suas características sensoriais, como textura, temperatura, cor, cheiro.[9,17]

Considerando a influência da parentalidade e da interação entre o cuidador e a criança durante as refeições na formação do hábito alimentar, muitos pesquisadores têm ressaltado a importância da alimentação responsiva no início da vida.[33] As novas recomendações do Ministério da Saúde[1] e da SBP[2] têm ressaltado que o cuidador deve respeitar os sinais de prontidão, de fome e saciedade do bebê sempre, inclusive ao oferecer os alimentos amassados com a colher.

Introdução da alimentação complementar segundo a abordagem *Baby-Led Weaning* (BLW)

Baby-Led Weaning (BLW), traduzido como "o desmame guiado pelo bebê", não é um método sobre os bebês comerem sozinhos alimentos em pedaços. É uma abordagem que tem como base o respeito ao desenvolvimento neuropsicomotor do bebê, a confiança em seus sinais de prontidão e de autorregulação de fome e saciedade, a confiança na capacidade do bebê de comer e fazer suas escolhas dentro do que é oferecido pelos pais. É o compartilhamento das refeições com a família. É o desenvolvimento do olhar e da confiança dos pais com relação às capacidades de seus filhos. Comer sozinho é apenas uma parte disso.[19,21]

Nessa abordagem, desde os seis meses os alimentos são oferecidos em pedaços, tiras ou em sua forma íntegra quando possível; não inclui alimentação com a colher e nenhuma forma de adaptação de consistência, como: amassar, triturar ou peneirar. Os autores defendem que, da mesma forma como é natural que os bebês conduzam a livre demanda na amamentação, é natural que eles estejam no controle da alimentação complementar. Dentro desse contexto, o bebê determina quando o desmame deverá acontecer de forma respeitosa e natural.

Em seu tempo, ele passará a comer mais e mamar menos; sem regras, sem imposições, com respeito e confiança.[19,35,36]

O principal argumento contrário ao BLW é o risco de engasgo. Rapley e Murkett,[19] autoras dessa abordagem, sugerem que um bebê que inicia a alimentação dessa forma tem melhores capacidades para lidar com os sólidos e menor risco de engasgo, uma vez que desenvolve suas habilidades intraorais de forma ideal.[19]

Os sinais de prontidão que indicam que o bebê está apto a começar a comer, segundo a abordagem do BLW, são: sustentação da cabeça, sentar-se sozinho sem apoio, desaparecimento do reflexo de protrusão da língua, levar objetos e alimentos até a boca.[19]

A oferta dos alimentos deve ser feita com o bebê sentado, nunca deitado ou inclinado. Os alimentos devem estar em tamanho grande e consistência amolecida para facilitar que ele os agarre e manipule. Alimentos pequenos (como grãos, uva, tomate-cereja, ovo de codorna) não são condizentes com a capacidade motora do bebê aos seis meses, e a dificuldade para pegá-los poderá deixá-lo irritado, frustrado e diminuir seu interesse em se alimentar. Além disso, esse corte e tamanho devem ser evitados no início em virtude do risco de engasgos. Conforme o bebê se desenvolve e aprimora sua motricidade fina, demonstrada pela capacidade de pinçar, esses alimentos poderão ser ofertados.[19,21,35,36] Na Tabela 4 estão descritos os cortes recomendados para a criança pegar com a mão desde os seis meses.

Tabela 4 Sugestões de alimentos e seus respectivos cortes que facilitam ao bebê pegar com a mão desde o início

- Legumes inteiros cozidos no vapor
- Legumes/tubérculos fatiados em palitos e cozidos no vapor (batata-doce, mandioquinha, cenoura, cabotiã, berinjela)
- Ramos de couve-flor e brócolis cozidos no vapor
- Fatias grossas de frutas (melão, abacate, mamão, melancia)
- Tampa da laranja (sem sementes)
- Maçã cozida no vapor
- Tiras de filé de frango ou coxa de frango inteira cozida
- Tiras de filé de boi ou carne cozida na pressão (músculo cozido)
- Almôndegas ou hambúrgueres de carne, leguminosas e legumes cozidos e assados
- Croquete de carne, peixe e frango assado
- Bolinho de arroz assado
- Espiga de milho cozido (passe a faca na horizontal para rasgar os dentes do milho)

Fonte: Rapley e Murkett, 2010.[19]

A capacidade motora indica quando a criança está pronta para receber os alimentos pequenos e duros com segurança.[19,21,35]

Essa abordagem sugere que o bebê receba os alimentos em sua forma íntegra, experimente seu sabor natural e compartilhe da mesma refeição que a família, desde que a família apresente hábitos satisfatórios e saudáveis. Uma vez que a família dispõe de alimentos ideais em casa, o bebê poderá comer de tudo. Alimentos como purês, caldos e sopas podem ser oferecidos se esse for o cardápio do dia em casa.[19,21,35]

Inicialmente o bebê comerá com as mãos, pois é a forma como ele consegue. Conforme ele desenvolve a coordenação motora conseguirá manipular os talheres. A fase das mãos é preparatória para a fase de motricidade fina, em que o bebê passará a pinçar os alimentos com as pontas dos dedos e, posteriormente, usará os talheres.[19,21,35]

Um estudo realizado com 206 mulheres (41,3% primíparas), recrutadas no final da gestação, verificou as variedades na alimentação e as preferências percebidas em diferentes bebês de acordo com a abordagem seguida na introdução de sólidos. As mães foram randomizadas para os grupos de controle (n = 101) ou BLISS (*Baby-Led Weaning*, modificado para reduzir o risco de deficiência de ferro, déficit de crescimento e engasgo) (n = 105). Todas as participantes receberam benefícios do governo. As participantes do grupo BLISS receberam apoio para amamentar exclusivamente até 6 meses e três atendimentos educativos sobre essa abordagem com os respectivos cuidados nas idades de 5,5; 7 e 9 meses do bebê. Os autores avaliaram a preferência do bebê por diferentes sabores e texturas aos 12 meses, e para legumes, frutas, carne e peixe, ou sobremesas aos 24 meses. Os resultados mostraram que, apesar da relevância significativa entre os grupos ter sido pequena, os bebês do grupo BLISS foram expostos a alimentos mais variados e diferentes texturas desde cedo; aos dois anos de idade, as crianças desse grupo apresentaram um consumo maior de frutas e hortaliças.[34]

Introdução da alimentação complementar participativa

Muitos pais e cuidadores que se identificavam com os fundamentos do BLW, mas não conseguiam executá-lo 100% no dia a dia, passaram a fazer uma mistura de métodos por conta própria. Segundo Padovani,[21] a expressão Introdução Alimentar ParticipAtiva foi se consolidando empiricamente na prática clínica a partir da troca de experiências com seus alunos para encontrar uma expressão que traduzisse a abordagem praticada pelos pais.[21]

Essa forma de alimentar os bebês se mostra atualmente como um *continuum*. Ela é uma transição da forma tradicional – que era um modelo passivo, baseado na quantidade de alimentos, na necessidade de nutrientes e no medo do engasgo – para o conceito do BLW, que é responsivo, guiado pelo bebê e baseado na qualidade dos alimentos. Entre esses dois conceitos opostos há um caminho de oportunidades e habilidades que pode ser exequível por famílias de diferentes realidades, crenças, culturas e necessidades.[21]

O conceito da Introdução Alimentar ParticipAtiva corrobora os principais *guidelines* nacionais e internacionais atuais, incentiva as famílias a respeitarem os sinais de prontidão do bebê dentro da construção de uma rotina flexível, que se inicia aos seis meses e vai evoluindo gradativamente conforme o bebê tem espaço e oportunidade para explorar e conhecer os alimentos.

Em 2017, a Sociedade Brasileira de Pediatria lançou o *Guia Prático de Atualização: a alimentação complementar e o método BLW (Baby-Led Weaning): comer junto e não dar de comer*. Nesse material os autores descrevem que, na introdução alimentar, os lactentes podem receber alimentos amassados oferecidos na colher e, também, experimentá-los com as mãos e explorar suas diferentes texturas como parte natural de seu aprendizado sensorial e motor. A interação e as experiências com a comida devem ser priorizadas e a alimentação evoluída de acordo com seu tempo de desenvolvimento.[37]

Qual a melhor abordagem para crianças com alergia alimentar?

Não há estudos na literatura até o momento que contraindiquem alguma dessas abordagens para crianças em razão da alergia alimentar.

A importância da interação responsiva com a criança é inquestionável atualmente e preconizada por todos os *guidelines,* nacionais e internacionais. Formas não responsivas de alimentar a criança, assim como a oferta de alimentos homogeneizados e preparados juntos não são recomendadas e devem ser desestimuladas pelos profissionais, independentemente de a criança ter ou não AA.[1,2,4,5,17,21,33]

Com relação à definição da textura dos alimentos e a utilização de colher, os profissionais deverão considerar a presença de comorbidades, a capacidade de deglutição e o desenvolvimento neuropsicomotor da criança, o interesse e a condição emocional dos pais, o acesso à informação confiável e o suporte profissional.

Como o medo de oferecer novos alimentos à criança é algo muito presente no contexto dessas famílias, a melhor abordagem é aquela que favorece o prazer e a experiência sensorial do bebê e que os pais se sintam seguros para executá-la, visando favorecer a construção de história alimentar do bebê junto à família de maneira leve, alegre e feliz.

O que fazer diante de uma reação após a introdução de um novo alimento

Na suspeita de reação após a introdução de um alimento novo, antes de retirar o alimento da dieta a família deve comunicar ao médico e ao nutricionista que a acompanham, a fim de verificarem se é uma reação relevante e se pode estar associada ao alimento ou não.

Alguns alimentos possuem propriedades específicas que podem alterar a cor e a consistência das fezes ou aumentar a produção de gases, por exemplo: mamão, ameixa e laranja soltam o intestino; carne de gado, vísceras, beterraba e corante vermelho podem deixar as fezes avermelhadas ou até sugestionar a presença de sangue; as leguminosas (feijão, grão-de-bico, lentilha, ervilha), as crucíferas (couve, brócolis, couve-flor, couve-de-bruxelas), nabo, rabanete e cebola podem aumentar a produção de gases e causar desconforto. Isso não significa uma reação alérgica, e o alimento deverá ser mantido na dieta.[10]

Se for realmente confirmada a reação, o alimento deverá ser retirado da dieta por seis a doze meses.[6] Após a remissão dos sintomas novos alimentos deverão ser introduzidos, dando continuidade a essa fase do bebê.

O risco de reação a um novo alimento existe e é natural que as famílias sintam medo de alimentar o bebê. Mesmo assim, esse não é o motivo para adiar a introdução de novos alimentos ou permanecer com poucas opções por muito tempo. A tensão no momento das refeições traz uma mensagem confusa à criança, ela pode se retrair e passar a recusar os alimentos. Essas dinâmicas, se mantidas por muito tempo, podem desencadear dificuldades alimentares.

O profissional precisa estar ciente desse contexto para oferecer apoio aos pais nesse momento e ajudá-los a progredir apesar do medo. Casos mais difíceis podem ser beneficiados com ajuda terapêutica e de um fonoaudiólogo especializado na área.

Considerações finais

A introdução de alimentos complementares para crianças com AA é uma fase de descobertas e é natural que seja cercada de alegrias e, também, de medo. O

298 Parte 4 - Tratamento da alergia alimentar

caminho para construção de um hábito alimentar saudável é promover um espaço em que a criança possa repetir inúmeras vezes boas experiências e, assim, querer repeti-las.[4]

Do ponto de vista qualitativo e quantitativo, a alimentação de uma criança com alergia ao leite de vaca, alergia alimentar mais comum no primeiro ano de vida, é exatamente a mesma que todas as crianças deveriam receber nessa fase. As restrições necessárias asseguram que ela não receba alimentos ultraprocessados, como produtos industrializados, guloseimas e doces nessa idade; que consuma preferencialmente alimentos *in natura* preparados em casa e realize refeições em família.[1,2] Sob esse prisma, o início da alimentação de crianças com AA pode ser visto como fator protetor em vez de representar um período de restrições e perdas. Trazer essa visão proporciona conforto, diminui a ansiedade das famílias e as auxilia a enxergar com alegria as mudanças apresentadas pela alergia.

Referências

1. Brasil. Ministério da Saúde. Secretaria de Atenção Primária à Saúde. Departamento de Atenção à Saúde. Guia alimentar para crianças brasileiras menores de dois anos. Brasília: Ministério da Saúde, 2019. 265p.
2. Sociedade Brasileira de Pediatria. Manual de Alimentação: da infância à adolescência. Departamento Científico de Nutrologia. 4.ed. São Paulo: SBP, 2018. 172p.
3. Prell C, Koletzko B. Continuing medical education. Breastfeeding and complementary feeding recommendations on infant nutrition. Dtsch Arztebl Int 2016; 113:435-44.
4. Brasil. Ministério da Saúde. Secretaria de Atenção à Saúde. Departamento de Atenção Básica. Saúde da criança: aleitamento materno e alimentação complementar/ Ministério da Saúde, Secretaria de Atenção à Saúde, Departamento de Atenção Básica. 2.ed. Brasília: Ministério da Saúde, 2016. 184p.
5. Pan American Health Organization. World Health Organization. Division of Health Promotion and Protection Food and Nutrition Program. Guiding principles for complementary feeding of the breastfed child. Geneva: WHO, 2001. 40p.
6. Solé D, Silva LR, Cocco RR, Ferreira CT, Sarni RO, Oliveira LC et al. Consenso Brasileiro sobre Alergia Alimentar: 2018 – Parte 2 Diagnóstico, tratamento e prevenção. Documento conjunto elaborado pela Sociedade Brasileira de Pediatria e Associação Brasileira de Alergia e Imunologia. Arq Asma, Alerg e Imunol. 2018;2(1):16-23. doi:10.5935/2526-5393.20180005.
7. Greer FR, Sicherer SH, Burks AW. American Academy of Pediatrics Committee on Nutrition; American Academy of Pediatrics Section on Allergy and Immunology. Effects of early nutritional interventions on the development of atopic disease in infants and children: the role of maternal dietary restriction, breastfeeding, timing of

introduction of complementary foods, and hydrolyzed formulas. Pediatrics. 2008;121(1):183-91.

8. Agostoni C, Decsi T, Fewtrell M, Goulet O, Kolacek S, Koletzko B et al. ESPGHAN Committee on Nutrition. Complementary feeding: a commentary by the ESPGHAN Committee on Nutrition. J Pediatr Gastroenterol Nutr. 2008;46(1):99-110.

9. Junqueira, P. Relações cognitivas com os alimentos na infância. Abordagem ampliada e integrada. São Paulo: ILSI, 2017 (série de publicações, ILSI Brasil).

10. Pinotti R. Guia do bebê e da criança com alergia ao leite de vaca. Rio de Janeiro: Gen Ac Farmacêutica, 2013. 164p.

11. Nowak-Węgrzyn A, Chehade M, Groetch ME, Spergel JM, Wood RA, Allen K et al. International consensus guidelines for the diagnosis and management of food protein-induced enterocolitis syndrome: Executive summary – Workgroup Report of the Adverse Reactions to Foods Committee, American Academy of Allergy, Asthma & Immunology. J Allergy Clin Immunol. 2017;139(4):1111-26.e4.

12. Ferraro V, Zanconato S, Carraro S. Timing of food introduction and the risk of food allergy. Nutrients. 2019; 11(5):1131. doi:10.3390/nu11051131.

13. Prescott SL, Smith P, Tang M, Palmer DJ, Sinn J, Huntley SJ et al. The importance of early complementary feeding in the development of oral tolerance: concerns and controversies. Pediatr Allergy Immunol. 2008;19(5):375-80.

14. Sicherer SH, Sampson HA. Food allergy: a review and update on epidemiology, pathogenesis, diagnosis, prevention, and management. J Allergy Clin Immunol. 2018;141(1):41-58.

15. Perkin MR, Logan K, Bahnson HT, Marrs T, Radulovic S, Craven J et al. Efficacy of the Enquiring About Tolerance (EAT) study among infants at risk of developing food allergy. J Allergy Clin Immunol. 2019;144(6):1606-14.

16. Thorisdottir B, Gunnarsdottir I, Vidarsdottir AG, Sigurdardottir S, Birgisdottir BE, Thorsdottir I. Infant feeding, vitamina D and IgE sensitization to food allergens at 6 years in a longitidinal icelandic cohort. Nutrients. 2019;11(7):1690.

17. Were FN, Lifschitz C. Complementary feeding: beyond nutrition. Ann Nutr Metab 2018;73(suppl 1):20-5.

18. González C. Meu filho não come! São Paulo: Timo, 2012.

19. Rapley G, Murkett T. Baby-led Weaning. Helping your baby to love good food. UK: FSC, 2008. 256p.

20. Brasil. Ministério da Saúde. Secretaria de Atenção à Saúde. O cuidado às crianças em desenvolvimento: orientações para as famílias e cuidadores. Brasília, 2017.

21. Padovani AR. Abordagens de introdução alimentar – Como iniciar a alimentação complementar? In: Perilo TVC. Tratado do especialista em cuidado materno-infantil com enfoque em amamentação. Belo Horizonte: Mame Bem, 2019. p.281-7.

22. Brasil. Ministério da agricultura pecuária e abastecimento. Coordenação de agroecologia. Disponível em: www.agricultura.gov.br/desenvolvimento-sustentavel/organicos. Acesso em: 29 fev. 2020.

23. Dulley RD. Agricultura orgânica, biodinâmica, natural, agroecológica ou ecológica? Informações Econômicas. 2003;33(10):96-9.

24. Leite CD, Meira AL, Moreira VRR. Coordenação de Agroecologia. Ministério da Agricultura, Pecuária e Abastecimento. Leite de vaca para o controle de oídio. Fichas agroecológicas, tecnologias apropriadas para agricultura orgânica. Disponível em: www.agricultura.gov.br/desenvolvimento-sustentavel/organicos - organicos.mapa@agricultura.gov.br. Acesso em: 27 abr 2020.
25. Melo AM, Freitas AF, Calbino D. Comunidade que Sustenta a Agricultura (CSA): panorama das pesquisas brasileiras. COLÓQUIO – Revista do Desenvolvimento Regional. 2020;17(2):82-99.
26. Giesta JM, Zoche E, Corrêa RS, Bosa VL. Fatores associados à introdução precoce de alimentos ultraprocessados na alimentação de crianças menores de dois anos. Ciência & Saúde Coletiva. 2019;24(7):2387-97.
27. Beauchamp GK, Mennella JA. Flavor perception in human infants: development and functional significance. Digestion. 2011;83(suppl 1):1-6.
28. McGue M, Bouchard TJ. Genetic and environmental influences on human behavioral differences. Annual Review of Neuroscience. 1998;21:1-24.
29. Mennella JA, Pepino MY, Reed DR. Genetic and environmental determinants of bitter perception and sweet preferences. Pediatrics. 2005;115(2): e216-22.
30. Academy of Nutrition and Dietetics. Vegetarian diets. Journal of the Academy of Nutrition and Dietetics. 2016;116(12):1970-80.
31. American Dietetic Association, Dietitians of Canada. Position of the American Dietetic Association and Dietitians of Canada: vegetarian diets. J Am Diet Assoc. 2003;103(6):748-65.
32. Guia alimentar para a família – alimentação para bebês e crianças vegetarianas até 2 anos de idade. Sociedade Vegetariana Brasileira, 2018.
33. Silva GA, Costa KA, Giugliani ER. Infant feeding: beyond the nutritional aspects. J Pediatr (Rio J). 2016;92(3 Suppl 1):S2-7.
34. Brown A, Lee MD. Early influences on child satiety-responsiveness: the role of weaning style. Pediatr Obes. 2015;10(1):57-66.
35. Rapley G, Murkett T. Baby-led breastfeeding. Follow your baby´s instincts for relaxed and easy nursing. New York: The Experiment, 2012.
36. Cotrim C. BLW com autonomia. O caminho para fazer o BLW com tranquilidade e segurança. Goiânia: Editora Belive, 2019.
37. Morison BJ, Heath ALM, Haszard JJ, Hein K, Fleming EA, Daniels L et al. Impact of a modified version of baby-led weaning on dietary variety and food preferences in infants. Nutrients. 2018;10:1092.
38. Sociedade Brasileira de Pediatria. A Alimentação complementar e o método BLW (Baby-Led Weaning). Guia Prático de Atualização. Departamento Científico de Nutrologia. 2017;3:1-6.

Capítulo 24

Cuidados na seleção e manipulação de alimentos

Glauce Hiromi Yonamine
Renata Pinotti
Raquel Bicudo Mendonça
Ana Paula Beltran Moschione Castro
Mariana Costa Claudino
Ricardo Katsuya Toma
Mário César Vieira

Introdução

A prevenção da ocorrência de sintomas agudos e crônicos é um dos objetivos no tratamento da alergia alimentar. Este inclui ler corretamente os rótulos de produtos industrializados, entender os riscos do contato casual com o alérgeno e utilizar práticas apropriadas para prevenir o contato cruzado.[1]

A dose mínima de alérgeno capaz de deflagrar reações varia de indivíduo para indivíduo e de alimento para alimento. Por exemplo, alguns podem reagir ingerindo menos de 0,1 mL de leite de vaca, enquanto outros apresentam reações apenas após a ingestão de 10 mL ou mais. Além disso, alguns indivíduos com alergias alimentares toleram formas assadas de leite e ovo.[2,3] Um dilema comum na prática clínica é determinar o nível de cuidados para a isenção do alérgeno na dieta.

Por segurança, a restrição completa do alérgeno, inclusive com relação ao contato cruzado durante o preparo de alimentos, ainda é orientada e praticada para a maioria. Essa conduta, porém, pode acarretar prejuízos na qualidade de vida da família.[4]

Estudos recentes apontam que a restrição do alérgeno se faz necessária para prevenir a ocorrência de sintomas crônicos. Doses toleradas devem ser liberadas para pacientes menos sensíveis assim que possível e seguro, a fim de melhorar a qualidade de vida da família e a ingestão nutricional.[2,4]

É importante para os pacientes e familiares encontrarem um balanço no tratamento da alergia alimentar. Estratégias excessivamente cautelosas para evitar o contato com o alérgeno podem trazer uma sobrecarga desnecessária para as famílias e contribuir para o isolamento social.[1,5]

302 Parte 4 - Tratamento da alergia alimentar

Em vista disso, este capítulo está estruturado em duas partes: a primeira apresenta algumas evidências da literatura, e a segunda apresenta recomendações práticas. O objetivo é auxiliar os profissionais de saúde na tomada de decisão para orientação de seus pacientes, com base nas evidências e na prática clínica de profissionais com experiência na área de alergia alimentar.

Evidências da literatura

É fundamental que os profissionais de saúde entendam as evidências atuais em relação ao tratamento da alergia alimentar e o risco da exposição ambiental, para que consigam diferenciar mitos e fatos no aconselhamento de seus pacientes.[1] Dúvidas comuns que podem ser apoiadas pela literatura são:

1. Métodos para eliminação do alérgeno e risco de exposição ambiental

Um estudo importante foi o de Perry et al.,[6] que simulou diversas situações de exposição ao amendoim para avaliar o risco de reações. Os resultados demonstraram que o alérgeno maior do amendoim (Ara h 1) pode ser facilmente eliminado das mãos pela lavagem adequada com água e sabão, bem como de superfícies, com produtos de limpeza comuns. A lavagem das mãos apenas com água ou o uso de álcool em gel não eliminou totalmente o alérgeno.

Esse mesmo estudo avaliou a possibilidade de reações pela inalação de alérgeno presente no ambiente. Quanto à simulação de possível inalação pela exposição ambiental (simulação de ambiente em que há consumo de pasta de amendoim, amendoim em eventos esportivos ou em cabines de avião), não foi detectado Ara h 1 em aerossol em qualquer das situações.[6]

2. Tolerância a baixas doses de alérgeno

A primeira evidência de que muitos indivíduos com alergia alimentar poderiam ser seguramente expostos a baixas doses de alérgenos talvez tenha ocorrido com o desenvolvimento das fórmulas infantis hipoalergênicas (extensamente hidrolisadas) para lactentes com alergia ao leite de vaca. Resultados semelhantes foram publicados em relação à tolerância a óleos provenientes do alimento desencadeante da alergia, por exemplo, tolerância a óleo de soja em alérgicos à soja.[1,7] Estudos demonstram claramente que indivíduos com alergia alimentar apresentam doses limiares, abaixo das quais não desenvolvem reações adversas. Além disso, existe considerável variação individual quanto à quantidade mínima do alimento para desencadear reações.[7] Vale destacar que quantidades mínimas de alimentos ingeridos parecem não desencadear reações que coloquem a vida do paciente em risco.[1]

3. Tipo de via de exposição e gravidade das reações

Sabe-se que as reações alérgicas graves ocorrem predominantemente com a ingestão do alérgeno. A exposição ocasional através da pele intacta ou por inalação de alérgeno em aerossol tipicamente induz reações limitadas, mesmo entre os indivíduos mais sensíveis. O não entendimento desse conceito pode causar ansiedade, com possível surgimento de sintomas relacionados a questões psicológicas do medo de exposição ao alérgeno.[8]

É importante ressaltar que as substâncias voláteis responsáveis pelo odor ou aroma do alimento não contêm partículas do alimento capazes de desencadear reações. Entretanto, o processo de cozimento (p. ex.: ferver, fritar, grelhar) pode desencadear sintomas respiratórios ou de pele em indivíduos sensíveis. Esses indivíduos deverão evitar situações em que o alimento em aerossol possa ser inalado.[8]

Um estudo observacional multicêntrico acompanhou, por 36 meses, 512 crianças entre 3-15 meses de idade e provável alergia a leite ou ovo. Todas estavam sendo acompanhadas por um centro especializado de alergia, mesmo assim, a taxa de reação foi de 0,81 por ano para todos os alimentos (367/512 indivíduos, 1.171 reações); 56% relataram apresentar mais de uma reação. A maioria das reações foi atribuída à falta de vigilância, por exemplo, erros na verificação do rótulo dos alimentos e ingestão não intencional; erros adicionais, incluindo contato cruzado na preparação de refeições e comida não fornecida pelos pais. Dentre as reações apresentadas, 11,4% foram consideradas graves.[9]

4. Declaração de precaução em produtos industrializados

No Brasil, a RDC n. 26/2015 regulamenta a rotulagem de alimentos alergênicos, entretanto, não estabelece limites de alérgenos alimentares que podem ser utilizados pelas empresas para determinar a necessidade de declaração da advertência de contato cruzado com alimentos alergênicos.[10] O Capítulo 28 discute mais detalhadamente sobre questões relacionadas à rotulagem de produtos industrializados.

Com essa lacuna na legislação de rotulagem, a tendência das indústrias é recair sobre o lado da cautela. Atualmente, há um problema enfrentado em âmbito mundial, em que os rótulos de produtos industrializados com a declaração "pode conter" são inconsistentes e não refletem o risco real de reações. Isso faz com que os profissionais de saúde também tenham dúvidas, o que torna compreensível a falta de padronização das condutas entre eles quanto à restrição ou liberação de traços.[11,12]

Nesse cenário, o National Academies of Sciences, Engineering, and Medicine (NASEM) propõe o uso do conceito de análise de risco para a rotulagem de produtos industrializados, que consiste em três componentes:

- *Avaliação do risco:* processo para estimar o nível de risco de reação alérgica. Essa avaliação permitiria estimar o **nível populacional aceitável de risco** (p. ex., nível em que 1% dos indivíduos com alergia alimentar apresentaria reações leves).
- *Gestão do risco:* realização de intervenções apropriadas para diminuir o risco da reação alérgica, quando o risco for maior do que o **nível aceitável de risco**. Por exemplo, a adoção de programa de controle de alérgenos pela indústria.
- *Comunicação do risco:* em conjunto com a gestão de risco, corresponde a comunicar o risco para os indivíduos afetados; isto é, utilizar a declaração de precaução ("pode conter") quando, mesmo após a adoção de programa de controle de alergênicos, ainda houver risco de reação alérgica acima do nível aceitável de risco.[7]

Para atender a essa abordagem, seria necessário estabelecer **doses de referência** (limiar desencadeante de sintomas) para os alimentos alergênicos e validar métodos de análise para detectar resíduos alergênicos em produtos industrializados.[7]

Diante do conhecimento atual das alergias alimentares, tem sido proposto um novo paradigma: evitar alérgenos alimentares de acordo com o nível de risco de desenvolvimento de reações, com abordagens mais individualizadas. Isso levaria a uma diminuição da ocorrência de reações alérgicas, maximizando a qualidade de vida dos indivíduos com alergia alimentar.[1,12]

Dúvidas frequentes

Esta seção está estruturada em perguntas e respostas sobre questões relacionadas aos cuidados na seleção e manipulação dos alimentos e à individualização do nível de cuidados.

Cuidados na seleção e manipulação dos alimentos

O que é contato cruzado? Quais são os exemplos de contato cruzado?

Os cuidados envolvem a prevenção do contato cruzado, que corresponde à introdução inadvertida de um alérgeno em uma preparação ou produto. O contato cruzado pode acontecer em casa, no processo de produção de refeições em estabelecimentos comerciais ou no processo de produção das indústrias de alimentos.[13,14]

Podemos citar exemplos de situações de contato cruzado quando o alérgeno entra em contato direto com o alimento e depois é removido (p. ex., remover o queijo de um sanduíche) ou quando o alérgeno entra em contato indireto com o alimento (p. ex., compartilhamento de utensílios sem higienização adequada no momento do preparo da refeição).[13,14]

Qual a diferença entre contato cruzado e contaminação cruzada?

A expressão contaminação cruzada é mais conhecida entre as pessoas e serviços de alimentação e nutrição, pois é a principal causa de doenças transmitidas por alimentos. Vírus, bactérias e outros microrganismos de diferentes fontes podem contaminar alimentos durante o preparo e o armazenamento. Nesse caso, a cocção é suficiente para reduzir ou eliminar a contaminação do alimento na maioria dos casos.[14]

No Brasil, a vigilância sanitária regulamenta as técnicas de boas práticas, assim como as demais exigências pertinentes ao controle higiênico sanitário dos alimentos em estabelecimentos comerciais e serviços de alimentação. De acordo com a Portaria CVS n. 5/2013, contaminação cruzada é definida como a "transferência da contaminação de uma área ou produto para áreas ou produtos anteriormente não contaminados, por meio de superfícies de contato, mãos, utensílios e equipamentos, entre outros". Todo cuidado refere-se à prevenção de contaminação dos alimentos por microrganismos.[15]

Contato cruzado é uma expressão relativamente nova, por isso pouco conhecida. Ocorre quando um alérgeno é inadvertidamente transferido de um alimento que o contém para outro que é isento dele. Exemplo: uma faca é usada para cortar um queijo e depois é usada para cortar um tomate, sem ser higienizada. A pessoa com APLV poderá reagir após comer o tomate, pois proteínas do leite presentes no queijo podem passar para o tomate por meio da faca. A cocção, nesses casos, não elimina o alérgeno nem as chances de a pessoa reagir ao alimento após o consumo,[14] exceto em caso de indivíduos tolerantes.

306   Parte 4 - Tratamento da alergia alimentar

É muito importante corrigir essa expressão e explicar corretamente aos funcionários que trabalham com alimentos, pois as técnicas aplicadas para a prevenção de contaminação cruzada em estabelecimentos comerciais não são necessárias nem eficazes para a remoção do alérgeno. A palavra "contaminação" traz a ideia de que esterilizar, ferver ou passar álcool pode remover um alérgeno, o que não é verdade.[14]

Outra expressão que pode trazer confusão conceitual e é popularmente usada pelas famílias de crianças com AA nas redes sociais é "alimento sujo" e "alimento limpo". Um alimento isento do alérgeno não é limpo, expressão que significa sem sujeira. Crianças que crescem ouvindo essa expressão têm muita resistência a reintroduzir alimentos com o alérgeno após o desenvolvimento de tolerância.

Corrigir e usar a palavra correta é imprescindível para se comunicar com clareza, cuidado e atenção, sem exagero e sem tensão.

Quais orientações devem ser dadas para evitar o contato cruzado durante a seleção e manipulação de alimentos?

De maneira geral, para a seleção e manipulação de alimentos, seja em casa, em restaurantes, escolas, hospitais ou em qualquer tipo de unidade de alimentação e nutrição, os principais cuidados são (Kim e Sicherer 2011; National Allergy Strategy, FARE):[8,16,17,18]

- Ler cuidadosamente o rótulo dos alimentos industrializados, verificando se o alérgeno está ou não na lista de ingredientes.
- De acordo com a RDC 26/2015,[10] que regulamenta a rotulagem de alérgeno, todo alimento industrializado com possível presença de determinado alérgeno deverá conter a expressão "pode conter" descrita no rótulo.
- Evitar adquirir produtos a granel.
- Todos os equipamentos, utensílios e superfícies devem sempre ser bem higienizados entre o preparo de diferentes alimentos com água e sabão.
- Lavar bem as mãos com água e sabão antes e depois das refeições, especialmente antes de servir refeições isentas do alérgeno e após a ingestão do alérgeno. A utilização de álcool gel não elimina o alérgeno.
- Os utensílios utilizados para servir os diferentes alimentos e preparações não devem ser compartilhados, ou seja, cada preparação deve ser servida com um utensílio próprio. Por exemplo, não compartilhar faca para passar geleia em pão com e sem alérgenos. Importante enfatizar que não é obrigatório com-

prar todos os utensílios novos, estes devem apenas estar bem higienizados no momento do uso.

- Os alimentos e preparações que serão consumidos pela pessoa alérgica devem ser armazenados na geladeira e despensa em embalagens/potes fechados e, de preferência, em prateleira superior, evitando que algum outro alimento caia sobre eles.
- Se estiver preparando uma refeição com vários alimentos, prefira cozinhar primeiro as preparações sem o alérgeno e depois as outras. Mantenha-as separadas e cobertas depois de prontas, a fim de prevenir que outros alimentos respinguem.
- Evite comer em restaurantes por quilo e *self-service*. Prefira os restaurantes à la carte, que sejam empáticos com os cuidados de prevenção de contato cruzado na seleção e preparo dos alimentos.

Não há recomendação na literatura com relação ao tipo de utensílio e a prevenção de contato cruzado com o alérgeno. Segundo a CVS 5/2013,[15] os equipamentos, utensílios e móveis que entram em contato com alimentos devem ser de fácil higienização e não devem transmitir substâncias tóxicas, odores ou sabores.

Individualização do nível de cuidados

Todos os pacientes com suspeita ou diagnóstico confirmado de alergia alimentar merecem as mesmas orientações de cuidado na seleção e manipulação de alimentos?
Para todos os casos recomenda-se que utensílios e equipamentos sejam cuidadosamente higienizados.[14]
A conduta para separação de utensílios, restrição ou liberação de alimentação fora de casa e consumo de alimentos industrializados que possam conter o alérgeno deve ser sempre individualizada.
Essa decisão leva em consideração a fase da dieta (diagnóstico ou tratamento), as manifestações clínicas, o tipo de alérgeno envolvido e o grau de tolerância do indivíduo.

Quais deverão ser os cuidados na fase de diagnóstico?
Em virtude da complexidade do diagnóstico de alergia alimentar, recomenda-se nessa fase minimizar os fatores de confusão. Uma atenção especial deve

ser dada aos riscos de contato cruzado durante a seleção e manipulação dos alimentos nesse período até a remissão dos sintomas, que pode chegar a trinta dias em alguns casos. Na prática, essa conduta auxilia as famílias e os profissionais de saúde na detecção do alérgeno suspeito e prevenção de restrições alimentares excessivas. Após a conclusão do diagnóstico e instituição do tratamento, é possível individualizar os cuidados de contato de acordo com cada caso.

Recomendações:

- Seguir todos os cuidados citados anteriormente sobre a seleção e manipulação dos alimentos.
- Trocar o copo do liquidificador. Apesar de não haver publicação sobre o uso do copo do liquidificador e o risco de contato cruzado, é de conhecimento que esse utensílio é de difícil higienização. Portanto, os autores deste capítulo recomendam que se evite usar um copo que já tenha sido utilizado para preparar alimentos com o alérgeno nesse período. Não é necessário se desfazer do produto, apenas guardar para um momento futuro.
- Não consumir alimentos cujo rótulo traga a especificação "pode conter" o alérgeno.
- Não comer fora de casa. Esse é um período delicado em que a criança apresenta sintomas, a família está insegura e sensibilizada, muitas vezes ainda na negação da possibilidade do diagnóstico e começando a aprender quais são os alimentos que possuem o alérgeno. É muito complicado conseguir se lembrar de todos os detalhes para explicar os cuidados necessários aos funcionários de um restaurante. Sair para comer nessa fase, além dos riscos, pode potencializar o estresse familiar.

A forma mais eficaz de remoção do alérgeno é a higienização adequada com água e sabão. Se a família consome muitas refeições com o alérgeno em casa, uma atenção especial deverá ser dada à higienização dos utensílios. Por exemplo, se a criança tem alergia ao leite e a família tem o hábito de ferver leite, fazer vitaminas com leite, preparar coalhada, manteiga ou doce de leite em casa, os autores deste capítulo recomendam que se utilize uma outra bucha para higienizar os utensílios usados para essas preparações, pois elas deixam uma quantidade maior de leite no utensílio e a bucha absorve os resíduos alimentares. Exceto para esses casos, de maneira geral, não é necessário separar uma bucha para lavar os utensílios da criança, nem separar todos os utensílios, muito menos a pia.

Capítulo 24 - Cuidados na seleção e manipulação de alimentos   **309**

É importante ressaltar que essa fase é temporária e o tempo de dieta para diagnóstico deve ser o mais breve possível, a fim de minimizar o impacto sobre a qualidade de vida.

Para garantir a isenção total do alérgeno, preciso trocar todos os utensílios e equipamentos (geladeira, panelas, fogão e micro-ondas) e cozinhar em cômodo separado?

Não. Não existem estudos que apoiem tais medidas; além disso, os custos envolvidos não são viáveis para muitas famílias. O fundamental é que todos os equipamentos e utensílios sejam sempre bem higienizados entre o preparo de diferentes alimentos.

Preciso remover por completo o alimento da casa?

Essa decisão é da família e não existe uma resposta única. Dependerá do alérgeno envolvido, do tipo de manifestação clínica, da idade da criança, da presença de irmãos e da rotina da família.[19]

Algumas famílias optam por remover o alérgeno, por praticidade e para não diferenciar a alimentação dos irmãos.[19]

Outras famílias optam por manter o alérgeno para minimizar o impacto na qualidade de vida da família.[19]

A parceria com a família é fundamental para a tomada de decisão. Deve-se esclarecer os riscos e avaliar o nível de entendimento da família, uma vez que o diagnóstico de alergia alimentar é um evento inesperado que levará a mudanças importantes nos hábitos familiares.

E se o diagnóstico for confirmado, eu continuo com os mesmos cuidados durante o tratamento?

O nível de cuidados na fase de tratamento pode ser diferente da fase de diagnóstico. Como mencionado anteriormente, na etapa do diagnóstico os cuidados deverão ser mais extremos, a fim de se evitar os fatores de confusão. Assim que for confirmada a AA e o alérgeno responsável, a restrição de contato deve ser reavaliada a depender do alimento envolvido e do tipo de manifestação clínica. É válido ressaltar que isso não significa liberar alimentos com uma pequena quantidade do alérgeno e nem desenvolvimento de tolerância, apenas que não é necessário restringir determinados cuidados. O objetivo é melhorar a qualidade de vida e garantir a segurança.

Nesse sentido, podemos estipular um escalonamento dos cuidados de acordo com cada caso, liberando gradativamente algumas restrições, como realizar refeições em restaurante. É importante que os profissionais orientem como deverá ser iniciada essa liberação de refeições fora de casa, por exemplo: prefira os restaurantes à la carte, que possuem funcionários empáticos com os cuidados com contato cruzado durante a seleção e preparo dos alimentos. Evite locais que possuem como base o alérgeno a ser evitado; quem tem alergia a camarão deve evitar um restaurante de frutos do mar, peruano ou espanhol. Em serviços por quilo e *self-service* o risco de contato cruzado é maior.

Na vigência de reação após o consumo de refeição fora de casa, médico e nutricionista deverão avaliar quais alimentos foram consumidos e se, por acaso, não havia presença do alérgeno na relação de ingredientes. Caso seja constatado que a reação foi realmente pelo contato cruzado, essa restrição deverá ser mantida. Já se não houver a presença de reação, a família poderá realizar refeições fora de casa com os cuidados mencionados.

A conduta na alergia alimentar é dinâmica, pois o caminho é de tolerância e, por isso, enfatiza-se a importância do acompanhamento. Por exemplo, durante o acompanhamento, pode-se liberar o consumo de produtos industrializados com a inscrição "pode conter".

Quais são as particularidades por tipo de manifestação clínica?

A diversidade de manifestações clínicas na alergia alimentar pode levar a condutas variadas no controle da exposição aos alérgenos. Outro aspecto a ser considerado é o tempo de história de alergia alimentar. Para que fique mais clara a abordagem, alguns itens podem ser considerados:[20,21]

a. Alergias não mediadas por IgE, manifestações gastrintestinais, demandam cuidados estritos e severos nas fases diagnósticas, inclusive na dieta materna, mas, durante o seguimento, a conversa entre os profissionais de saúde e a família pode definir os limites de restrição.

b. Conforme a evolução da alergia não mediada por IgE e a possibilidade de desenvolvimento de tolerância, medidas de afrouxamento dos cuidados são bem-vindas para avaliar a evolução do paciente.

c. Alergias mediadas por IgE, pacientes com história pregressa de manifestações graves ou risco de manifestações graves necessitam de estratégias iniciais de controle estrito, até que se confirme o grau de entendimento da fa-

Capítulo 24 - Cuidados na seleção e manipulação de alimentos 311

mília, a capacidade de reconhecimento de um escape da realização de cuidados relacionados à reação.

d. Conforme a evolução do quadro de alergia mediada por IgE, acompanhamento dos exames e parceria entre profissionais de saúde, o afrouxamento das medidas pode ser adotado. Mas é fundamental lembrar que nesses casos pode haver necessidade de essas medidas de afrouxamento ocorrerem sob supervisão médica.

e. A restrição alimentar pode ser escalonada, pacientes com alergia alimentar ao longo de seu processo de alergia podem passar por diversas fases de aquisição de tolerância, o que não significa aquisição de cura completa. Ao longo do seguimento de um paciente o perfil de restrição pode mudar, de totalmente restrito para liberação de alimentos que "podem conter", seguidos de alimentos com pequenas quantidades do alérgeno processado até a liberação de maiores quantidades do alérgeno.

f. É fundamental transmitir à família que as transgressões acidentalmente ocorridas podem colocar o paciente em risco, no momento da ingestão, sobretudo nas alergias mediadas por IgE, mas em nenhum dos mecanismos prejudica o processo de aquisição de tolerância.

O manejo dos pacientes com alergia alimentar envolve grande conversa, parceria e, como já foi comentado, gestão de riscos. Experiências recorrentes de escapes por falta de compreensão das orientações geram medo, ansiedade e dificuldade na introdução de outros alimentos.[20,21]

Medidas excessivamente restritivas podem dificultar a aquisição de novos hábitos alimentares, incorrer em custos desnecessários e gerar riscos nutricionais.[20,21]

Quais são as particularidades por alérgeno envolvido?

As orientações de cuidados e restrição de alimentos podem ser particularizadas de acordo com alérgenos envolvidos. Por exemplo, pacientes alérgicos a leite e ovo apresentam uma evolução que pode mudar seu perfil de tolerância e, com isso, as orientações com relação ao tipo de exposição podem variar ao longo do tempo. Ainda nos pacientes com alergias a esses alimentos, as recomendações de exclusão são variáveis para dietas de exclusão da mãe em aleitamento materno. Pacientes com alergia não mediada por IgE incluem a exclusão materna. Mas, na maior parte dos pacientes com alergia IgE mediada, as mães podem permanecer ingerindo o leite.[20,21]

Ainda que raros no Brasil, pacientes com alergias a alguns tipos de frutas como maçã, cereja ou pêssego podem tolerar completamente a fruta cozida e apresentar reação a fruta crua.[20,21]

Já para pacientes com alergia a peixes, crustáceos, ou mesmo castanhas, o processamento pouco interfere, portanto, a exclusão envolve todos os tipos de preparações.[20,21]

Vale ressaltar uma vez mais que a inalação do alimento pode levar ao desencadeamento do sintoma, mas apenas se a partícula do alimento que contém o alérgeno for inalada. Estímulos olfatórios por liberação de gases voláteis não são capazes de desencadear sintomas.[1]

Onde encontrar informações confiáveis na internet?

A internet é uma importante ferramenta de divulgação de informações, entretanto, diversas *fake news* são propagadas. *Sites* de organizações, com informações sobre alergia alimentar baseadas em evidências e confiáveis, podem ser consultados para auxiliar o profissional de saúde:

ASBAI: Associação Brasileira de Alergia e Imunologia (www.asbai.org.br)

FARE: Food Allergy Research & Education (www.foodallergy.org)

Food Allergy Education for the Community (https://foodallergyeducation.org.au/)

Comentário sobre traços de alérgenos

O que são considerados traços de alérgenos?

São ínfimas quantidades do alérgeno que podem estar presentes em alimentos ou preparações sem esse ingrediente, por contato cruzado. Essas pequenas quantidades podem desencadear resposta alérgica em pacientes muito sensíveis.

Entretanto, ainda não existe uma definição específica e quantitativa para os traços de cada alérgeno.

Alimentos que foram plantados no mesmo solo podem conter traços?

Todo grão é plantado sob o esquema de rodízio de solo, uma vez que as safras se intercalam. Não há nenhuma referência na literatura que sustente a hipótese de que plantar milho no mesmo solo em que foi plantada a soja poderá acarretar a presença de traços de proteína de soja no milho. Infelizmente, por precaução e excesso de zelo, muitas empresas que comercializam grãos passaram a rotular milho, arroz, trigo, entre outros grãos com a expressão "pode conter soja" quando são plantados no mesmo solo, estocados no mesmo depósito ou transportados no mesmo caminhão.

Considerando as recomendações embasadas de cuidado na prevenção de contato cruzado, pessoas alérgicas à soja não deverão deixar de consumir outros grãos por essa razão.

Considerações finais

As informações práticas deste capítulo são baseadas em experiência dos autores e consistem em direcionamentos para os profissionais de saúde. Sugerimos que a fase de diagnóstico seja conduzida de maneira mais extrema, com o objetivo principal de evitar fatores de confusão. Entretanto, após confirmação do diagnóstico, é importante individualizar o nível de cuidados na alergia alimentar e priorizar a qualidade de vida dos pacientes e familiares. Cuidados extremos, que comprometem a rotina diária e provocam sentimentos de medo excessivo, devem ser desencorajados durante o tratamento da alergia alimentar. O profissional de saúde deve procurar o ponto ideal de equilíbrio entre a segurança do paciente do ponto de vista alérgico e a sobrecarga com a rotina diária.

Referências

1. Egan M, Greenhawt M. Common questions in food allergy avoidance. Ann Allergy Asthma Immunol. 2018 Mar;120(3):263-71.
2. Bartuzi Z, Cocco RR, Muraro A, Nowak-Węgrzyn A. Contribution of molecular allergen analysis in diagnosis of milk allergy. Curr Allergy Asthma Rep. 2017 Jul;17(7):46.
3. Upton J, Nowak-Wegrzyn A. The impact of baked egg and baked milk diets on IgE- and Non-IgE-mediated allergy. Clin Rev Allergy Immunol. 2018 Oct;55(2):118-38.
4. Sicherer SH, Sampson HA. Food allergy: epidemiology, pathogenesis, diagnosis, and treatment. J Allergy Clin Immunol. 2014 Feb;133(2):291-307.
5. Shaker MS, Schwartz J, Ferguson M. An update on the impact of food allergy on anxiety and quality of life. Curr Opin Pediatr. 2017 Aug;29(4):497-502.
6. Perry TT, Conover-Walker MK, Pomés A, Chapman MD, Wood RA. Distribution of peanut allergen in the environment. J Allergy Clin Immunol. 2004 May;113(5):973-6.
7. National Academies of Sciences, Engineering, and Medicine. 2017. Finding a path to safety in food allergy: assessment of the global burden, causes, prevention, management, and public policy. Washington, DC: The National Academies Press. doi: 10.17226/23658.
8. Kim JS, Sicherer SH. Living with food allergy: allergen avoidance. Pediatr Clin North Am. 2011 Apr;58(2):459-70.

314   Parte 4 - Tratamento da alergia alimentar

9. Fleischer DM, Perry TT, Atkins D, Wood RA, Burks AW, Jones SM et al. Allergic reactions to foods in preschool-aged children in a prospective observational food allergy study. Pediatrics 2012;130:e25-e32.
10. Brasil. Agência Nacional de Vigilância Sanitária – Anvisa. Rotulagem de alimentos alergênicos. Perguntas & respostas. 5.ed. Brasília: Anvisa, 2017.
11. Allen KJ, Taylor SL. The consequences of precautionary allergen labeling: safe haven or unjustifiable burden? J Allergy Clin Immunol Pract. 2018 Mar-Apr;6(2):400-7.
12. Graham F, Eigenmann PA. Clinical implications of food allergen thresholds. Clin Exp Allergy. 2018 Jun;48(6):632-40.
13. [FDA] Food and Drug Administration. Food allergen labeling and consumer protection act of 2004 Questions and answers. Disponível em: http://www.fda.gov/Food/GuidanceRegulation/GuidanceDocumentsRegulatoryInformation/Allergens/ucm106890.htm#q19. Acessado em: 03 ago 2020.
14. [FARE] Food allergy research and education. Avoiding cross-contact. Disponível em: https://www.foodallergy.org/resources/avoiding-cross-contact. Acessado em: 03 ago 2020.
15. Secretaria de Estado da Saúde. Portaria CVS 5, de 09 de abril de 2013. Aprova o regulamento técnico sobre boas práticas para estabelecimentos comerciais de alimentos e para serviços de alimentação, e o roteiro de inspeção, anexo. DOE de 19/04/2013 - n. 73 - Poder Executivo – Seção I – p.32-5.
16. [FARE]. Food allergy research and education. Cleaning methods. Disponível em: https://www.foodallergy.org/resources/cleaning-methods. Acessado em: 03 ago 2020.
17. National Allergy Strategy. At home. Disponível em: https://www.foodallergyeducation.org.au/at-home. Acessado em: 03 ago 2020.
18. [FARE] Food allergy research and education. Tips for keeping safe at home. Disponível em: https://www.foodallergy.org/resources/tips-keeping-safe-home. Acessado em: 03 ago 2020.
19. [FARE] Food allergy research and education. Should you ban problem foods at home? Disponível em: https://www.foodallergy.org/resources/should-you-ban-problem-foods-home. Acessado em: 03 ago 2020.
20. D'Auria E, Abrahams M, Zuccotti GV, Venter C. Personalized nutrition approach in food allergy: is it prime time yet? Nutrients. 2019;11(2):359.
21. Venter C, Meyer R. Session 1: Allergic disease: the challenges of managing food hypersensitivity. Proc Nutr Soc. 2010;69(1):11-24.

Capítulo 25

Alergia a múltiplos alimentos

Glauce Hiromi Yonamine
Renata Pinotti
Raquel Bicudo Mendonça
Vanessa Cristina de Castro Rodrigues
Ana Paula Beltran Moschione Castro
Ricardo Katsuya Toma

Introdução

Discutir alergia a múltiplos alimentos é desafiador e necessário, pois traz consigo a possibilidade de definir conceitos e estabelecer condutas que minimizem riscos de uma reação adversa ou riscos nutricionais por exclusões desnecessárias.[1,2]

Para um adequado esclarecimento do que será abordado quando falamos de alergia a múltiplos alimentos (AMA), é importante ressaltar que a AMA se refere a manifestações clínicas compatíveis com alergia alimentar causadas por diferentes grupos de alimentos, portanto, alergia a múltiplos alimentos não inclui:

- Reatividade cruzada: pacientes com alergia a leite de vaca que não toleram outros tipos de leites de mamíferos, ou pacientes com alergia a camarão que não toleram outros crustáceos. Falamos aqui de um mesmo grupo de alimentos que compartilham os mesmos alérgenos.
- Multissensibilização: a sensibilização, presença de IgE específica para alimentos de grupos diferentes não é suficiente para que o paciente seja classificado como AMA, é necessário que testes de provocação ou exclusão com posterior introdução sejam feitos para que se confirme que a multissensibilização de fato leva à reatividade clínica a múltiplos alimentos.[3]

Não há muitos estudos que avaliam as causas da AMA, mas pode-se inferir que dois sistemas estão bastante envolvidos na gênese desse perfil de alergia alimentar: o sistema imunológico e o sistema digestório.

Parte 4 - Tratamento da alergia alimentar

A desregulação do sistema imunológico de causa genética é agravada por fatores ambientais, como o que ocorre na dermatite atópica ou esofagite eosinofílica, pode resultar em sensibilização a diversos alimentos e, como consequência, possibilidade de reatividade clínica a esses alimentos. E fatores ambientais como disbiose, tipo de parto e pouco tempo ou ausência de aleitamento materno podem contribuir para acentuação dessas desregulações. Por outro lado, imaturidade da barreira intestinal e agravos no período neonatal podem contribuir para maiores sensibilizações via intestino e necessidade de dietas mais restritivas. Pacientes com enteropatias ou enterocolites apresentam alterações importantes que fazem com que exibam sintomas com diferentes grupos de alimentos que, muitas vezes, mimetizam de maneira indistinguível os sintomas de alergia alimentar.

Neste capítulo, AMA, o papel do nutricionista se faz ainda mais relevante para minimizar ao máximo a ocorrência de desnutrição. É de extrema importância entender que a alergia alimentar é dinâmica e que o tipo e a intensidade de exclusão podem variar se o objetivo é diagnóstico, ou acompanhamento, ou se se trata de alergia mediada por IgE, mecanismo misto ou mediada apenas por células. Uma parceria com o médico é fundamental para alinhamento de expectativas e melhor cuidado do paciente. O diagnóstico de AMA deve ser sempre revisto e vale lembrar que a aquisição de tolerância é variada para cada alimento. Pacientes com AMA podem começar tolerando ovo ou trigo e somente muito tempo depois o leite. Estar atento a esse aspecto é fundamental para minimizar riscos nutricionais.[4]

Uma das consequências preocupantes na alergia alimentar se acentua ainda mais em pacientes com AMA: as dificuldades alimentares. Todos sabem o caráter multifatorial das dificuldades alimentares, mas somente agora estudos recentes têm avaliado as dificuldades alimentares no cenário da alergia alimentar, estimando-se que até 40% das crianças tenham algum comprometimento na adequada alimentação. Alergia a múltiplos alimentos é, certamente, um agravante ao qual precisamos estar atentos.[5]

Neste capítulo abordaremos as manifestações clínicas da alergia alimentar frequentemente associadas com AMA e suas particularidades no acompanhamento nutricional.

Food protein induced enterocolitis syndrome – FPIES (Síndrome da enterocolite induzida por proteína alimentar)

A maioria das crianças (65-80%) apresenta FPIES desencadeada por um único alimento, e em 5-10% dos casos, três ou mais alimentos podem estar envolvidos. Os estudos demonstram variação dos desencadeantes alimentares envolvidos de acordo com a população estudada, presença de doença atópica, práticas de aleitamento materno e, possivelmente, fatores genéticos. Os mais comumente relatados são leite de vaca, soja e grãos (aveia e arroz).[6]

Os sintomas que ocorrem com a introdução de fórmula à base de leite de vaca ou soja, alimentos complementares, ou ambos, geralmente se manifestam entre 2-7 meses de idade.[6]

O diagnóstico se apoia principalmente na história clínica compatível. Nos casos duvidosos, está indicada a realização de teste de provocação oral sob supervisão, em virtude do risco de reações graves. Diversos protocolos já foram publicados, mas o consenso atual consiste na oferta de 0,3 g de proteína do alimento a ser testado (podendo variar entre 0,06-0,6 g) por quilograma de peso, em 3 doses iguais, por 30 minutos. Recomenda-se não exceder um total de 3 g de proteína ou 10 g do alimento (100 mL, se líquido) e observar o paciente por 4-6 horas.[6]

A partir da confirmação do diagnóstico, o tratamento deve ser instituído com a eliminação do(s) alimento(s) desencadeante(s). Algumas particularidades no tratamento serão ressaltadas a seguir.[6]

O aleitamento materno deve ser estimulado. A maioria dos lactentes não apresenta sintomas quando a mãe consome o alérgeno alimentar. Portanto, não se recomenda dieta materna rotineiramente e essa conduta deve ser instituída apenas nos casos sintomáticos.[6] Na impossibilidade de amamentar, a maioria das crianças tolera fórmula extensamente hidrolisada.[6] Em função da alergia concomitante a leite de vaca e soja não ser comum em todas as populações, a introdução de um ou de outra, sob supervisão, pode ser considerada.[7]

Recomenda-se avaliar o risco de alergia a outros alimentos de acordo com o desencadeante envolvido.[6] A Tabela 24.1 ilustra o risco de correatividade.

Tabela 24.1 Alergias alimentares comuns em crianças com FPIES

FPIES a:	Alergia concomitante	Ocorrência observada
Leite de vaca	Soja	<30-40%
	Qualquer alimento sólido	<16%
Soja	Leite de vaca	<30-40%
	Qualquer alimento sólido	<16%
Qualquer alimento sólido	Qualquer alimento sólido	<44%

(continua)

Tabela 24.1 Alergias alimentares comuns em crianças com FPIES *(continuação)*

FPIES a:	Alergia concomitante	Ocorrência observada
	Leite de vaca ou soja	<25%
Leguminosas	Soja	<80%
Grãos: arroz, aveia, etc.	Outros grãos (incluindo arroz)	Cerca de 50%
Aves	Outras aves	<40%

Fonte: Nowak-Węgrzyn et al.[6]

É importante estimular a introdução de alimentação complementar em tempo oportuno para prevenção de dificuldades alimentares e de deficiências nutricionais futuras. Os pais costumam ter bastante medo de reações na época de introdução de alimentos e o apoio do profissional de saúde é fundamental, demonstrando os riscos de retardar a introdução de alimentos. A introdução supervisionada pode ser considerada para evitar restrições desnecessárias e encorajar a variedade.[6]

Lactentes com FPIES a leite ou soja têm maior probabilidade de apresentar FPIES a alimentos sólidos, principalmente arroz ou aveia. Portanto, recomenda-se iniciar com frutas e vegetais aos 6 meses e prosseguir com carnes e cereais.[7] A tolerância a um alimento de um grupo alimentar é considerada indicador de prognóstico favorável para a tolerância a outros alimentos do mesmo grupo.[6]

Geralmente, recomenda-se que a introdução seja de um alimento por vez; e, no caso de alimentos de alto risco, aguardar um intervalo de 4 dias antes da introdução de outro alimento para observar possíveis reações.[6] Existe uma proposta empírica de ordem de introdução de alimentos de acordo com o risco (baixo, moderado, alto) (Tabela 24.2), entretanto, a conduta deve ser individualizada, já que muitos alimentos do consumo habitual da população brasileira não estão nessa lista e cada paciente apresenta reação a diferentes alimentos. O mais importante é o acompanhamento durante a introdução alimentar.

Tabela 24.2 Diretrizes empíricas para a introdução alimentar de lactentes com FPIES

Grupo de alimento	Baixo risco	Risco moderado	Alto risco
Cereal ou tubérculo	Quinoa, painço	Milho, trigo, cevada, batata comum	Batata-doce, aveia
Leguminosas		Feijão, amendoim, lentilha, grão-de-bico	Ervilha, soja (se alergia a leite)

(continua)

Tabela 24.2 Diretrizes empíricas para a introdução alimentar de lactentes com FPIES *(continuação)*

Carnes	Cordeiro	Carne bovina	Aves, peixes, ovos
Grupo de alimento	Baixo risco	Risco moderado	Alto risco
Legumes	Abóbora (moranga), nabo	Cenoura, vagem, abóbora-branca	
Verduras	Brócolis, couve--flor		
Frutas	Abacate, pêssego, melancia, ameixa, morango, mirtilos	Maçã, pera, laranja	Banana

Fonte: Nowak-Węgrzyn et al.[6]; Caubet et al.[8]

É importante atentar-se para a oferta de alimentos em diferentes formas de preparo (diferentes texturas e sabores) para auxiliar no desenvolvimento das habilidades de alimentação e do comportamento alimentar, especialmente nos casos de alergia a múltiplos alimentos. Diferentes texturas podem ser oferecidas, mesmo que apenas um alimento seja tolerado, já que este pode ser oferecido em forma de purê fino ou grosso, em pedaços, em formato para pegar com as mãos ou assado com textura crocante.[6]

Não existem dados suficientes para se recomendar a introdução de leite e ovo em produtos assados. Em geral, recomenda-se dieta total isenta do alérgeno. A liberação de produtos assados na dieta só pode ser realizada se o paciente já estiver consumindo essas preparações ou mediante teste de provocação oral.[6]

Em geral, produtos industrializados com declaração de alerta ("pode conter"), são bem tolerados e não precisam ser eliminados da dieta.[6]

Recomenda-se avaliar a aquisição de tolerância por meio de teste de provocação oral 12-18 meses após a última reação. Entretanto, a história natural depende dos alimentos envolvidos, da população estudada e da gravidade da reação inicial. Portanto, a avaliação de tolerância deve levar em consideração esses fatores. Intervalos menores podem ser adequados para pacientes com reações leves e que reagem a leite ou soja, enquanto intervalos maiores podem ser necessários para pacientes com formas de apresentação mais graves e que reagem a sólidos.[9]

Esofagite eosinofílica

A esofagite eosinofílica (EoE) pode ser induzida por um ou mais desencadeantes alimentares e, possivelmente, por alérgenos ambientais em alguns pacientes.[10]

Os objetivos do tratamento da EoE incluem a resolução dos sintomas clínicos e da inflamação esofágica eosinofílica, manutenção da remissão para prevenir complicações potenciais, como estenose esofágica e/ou fibrose, correção e prevenção de deficiências nutricionais, prevenção de complicações relacionadas ao tratamento e manutenção da qualidade de vida.[11]

Três formas distintas de tratamento para a EoE têm sido propostas: dilatação esofágica (adultos), medicamentos e dietas de eliminação (crianças e adultos). A dilatação não tem efeito sobre a inflamação do esôfago e, portanto, é efetiva apenas em curto prazo. O uso de corticoides deglutidos *off-label* tem sido efetivo, entretanto, é necessário o uso prolongado para manutenção da remissão e ainda não é possível estabelecer sua segurança e eficácia em longo prazo. Em contraste, o tratamento com dietas de eliminação parece ser o único que atinge a causa da doença, promovendo a remissão histológica e clínica em crianças e adultos e oferecendo a possiblidade de remissão em longo prazo, sem o risco dos efeitos colaterais dos medicamentos.[11,12]

Apesar dos benefícios, a instituição do tratamento dietético pode ser um desafio. Não existem exames laboratoriais que identificam os desencadeantes da EoE com exatidão, por isso a implementação de uma dieta eficaz e adequada nutricionalmente é difícil, mas possível com orientação apropriada.[11] O tratamento dietético pode ser dividido em três estágios: fase de remissão, fase de reintrodução de alimentos e fase de manutenção.[13]

Fase de remissão

Durante um período mínimo de 6 semanas, diversos alimentos são eliminados da dieta, com o intuito de induzir a remissão da doença. É uma fase temporária, mas que exige a máxima adesão à dieta, para o diagnóstico correto dos possíveis alimentos desencadeantes. Após esse período, uma endoscopia com biópsia deve ser realizada.[13]

Nesta fase, existem três diferentes opções de tratamento dietético: dieta elementar, dieta de eliminação baseada em exames e dieta empírica de eliminação. A escolha da dieta adotada deve ser individualizada, de acordo com as preferências do paciente e cuidadores, tratamentos prévios, hábitos alimentares, idade do paciente, rotina familiar e recursos financeiros, estado nutricional e potenciais problemas psicológicos relacionados à dieta.[11,12]

A dieta elementar consiste na oferta de fórmula à base de aminoácidos, o que elimina todos os desencadeantes alimentares, com alta taxa de efetividade (cerca de 90%). Contudo, em função de diversos fatores, dificilmente é implementada na prática clínica. Trata-se de uma dieta monótona, pouco palatável (com necessidade de sonda nasogástrica para muitos pacientes) e com potencial impacto negativo sobre a qualidade de vida. Além disso, tem alto custo e geralmente não há cobertura pelo sistema de saúde ou planos de saúde. Em crianças pequenas, a eliminação de todos os alimentos pode levar a problemas alimentares, por ser um período crítico de desenvolvimento de habilidades de alimentação.[11,12]

Na dieta de eliminação baseada em exames, realizam-se testes cutâneos de hipersensibilidade imediata e testes de contato (Atopy Patch Test – APT) para identificar os possíveis desencadeantes alimentares. Apesar de ser menos restritiva do que a dieta elementar, a efetividade é menor (cerca de 50%), com grande variação entre os estudos. Isso porque ainda não há padronização e validação do uso do APT em pacientes com EoE. Além disso, não é possível afirmar que o resultado positivo do exame indica que o alérgeno está relacionado com a fisiopatologia da EoE.[11]

A dieta de eliminação empírica consiste na restrição dos alérgenos alimentares mais comuns, sem necessidade de realização de exames e parece ser mais efetiva (cerca de 70% de remissão) do que a dieta baseada em exames. Nesse tipo de dieta, existem diferentes modalidades de restrição (Quadro 24.1).

Quadro 24.1 Dieta de eliminação empírica

Abordagem	Grupos de alimentos eliminados
Eliminação de 1 grupo alimentar (*Single food-group elimination diet* – 1FGED)	Leite
Eliminação de 2 grupos alimentares (*Two food-group elimination diet* – 2FGED)	Leite e trigo
Eliminação de 4 grupos alimentares (*Four food-group elimination diet* – 4FGED)	Leite, trigo, ovo e soja Ou Leite, trigo, ovo e leguminosas (soja, lentilha, ervilha, grão-de-bico, feijões, amendoim)
Eliminação de 6 grupos alimentares (*Six food-group elimination diet* – 6FGED)	Leite, trigo, ovo, soja, amendoim/frutas oleaginosas, peixes/frutos do mar

Fonte: Molina-Infante, 2018;[12] Bashaw.[14]

O leite de vaca parece ser o maior responsável pelos sintomas de EoE, sugerindo que apenas sua eliminação pode ser uma opção de tratamento bem-sucedida.[14]

Atualmente, tem sido proposta uma eliminação escalonada, a abordagem *step-up*, com intuito de minimizar as restrições alimentares, acelerar o diagnóstico, reduzir o número de procedimentos de endoscopia e por apresentar bom custo--benefício. Nesta abordagem, os pacientes iniciam a 2FGED, com subsequente aumento do nível de restrição entre os não respondedores (4FGED e em seguida 6FGED).[15] Esta abordagem pode permitir à criança e família ajustar-se mais facilmente às dificuldades da dieta de eliminação, como a sobrecarga psicológica, os cuidados de contato cruzado e a identificação de alternativas adequadas.[14]

Fase de reintrodução de alimentos

Esta fase será realizada com os pacientes que atingiram a remissão histológica com a dieta de eliminação, com o objetivo de identificar os desencadeantes alimentares e de variar a dieta. Deve-se realizar a introdução gradativa dos alimentos e procedimentos endoscópicos a cada introdução alimentar.[12]

O processo de reintrodução varia entre os especialistas, não existindo protocolos para a introdução dos alimentos. A escolha da ordem de introdução pode ser individualizada, considerando os riscos nutricionais, importância do alimento para o paciente e familiar e risco de alergia. O alimento testado deve ser oferecido na maioria dos dias da semana (pelo menos 3-4 vezes por semana), em porções apropriadas para a idade. Se o paciente desenvolve sintomas em um período de teste, o alimento deve ser removido, com intervalo de 6 semanas de *wash-out* antes de testar novamente o alimento para confirmar o diagnóstico ou introduzir outro alimento.[14,16]

A endoscopia deve ser realizada 6-12 semanas após as mudanças dietéticas para avaliar a atividade histológica da doença. Se ocorre retorno de eosinofilia densa (>15 eos/cga), o alimento reintroduzido é identificado como desencadeante da EoE. Se a contagem de eosinófilos estiver um pouco abaixo do limite (12-14 eos/cga), deve-se avaliar outros fatores. A piora dos achados endoscópicos e retorno dos sintomas, seguida de melhora com a nova eliminação do alimento, permite confirmar que este é o desencadeante da EoE.[14]

Fase de manutenção

Nesta fase, a dieta é isenta apenas dos alimentos que causaram a piora dos sintomas após sua reintrodução, isto é, quando o diagnóstico de alergia alimentar é confirmado. Em geral, ele é confirmado para apenas 1-3 grupos alimentares e estes devem ser eliminados da dieta por período prolongado, a fim de manter a doença em remissão sem medicamento. Ainda são necessários estudos de acompanhamento de pacientes respondedores à dieta para avaliar a taxa de tolerância em longo prazo.[12]

Uso de inibidores de bomba de prótons (IBP)

Os inibidores de bomba de prótons (IBP) são comumente utilizados no tratamento da EoE e podem afetar a absorção de diversos nutrientes, principalmente do cálcio.[14]

O sal de cálcio mais frequentemente utilizado é o carbonato de cálcio. A supressão ácida inibe a ionização do carbonato de cálcio, necessária para a absorção intestinal do cálcio. Portanto, em jejum, um sal de cálcio insolúvel (p. ex., carbonato de cálcio) não é a forma efetiva de cálcio para aqueles que recebem IBP. A administração de carbonato de cálcio com refeição ou o uso de sal de cálcio solúvel (p. ex., citrato de cálcio) permite uma absorção efetiva em pacientes com supressão ácida gástrica.[14]

Consequências nutricionais

O acompanhamento nutricional é importante para prevenir deficiências nutricionais. Algumas complicações relacionadas à alimentação, em pacientes sintomáticos, são frequentes na prática clínica. Muitos desses pacientes podem demorar para se alimentar e usar estratégias de adaptação (consumir líquidos para "empurrar" a comida, picar bem os alimentos) para evitar a odinofagia e a disfagia. Em escolas, em virtude do tempo limitado para comer, as crianças podem não conseguir fazer a refeição completa.[16]

Além disso, os sintomas esofágicos de desconforto podem desencadear dificuldades alimentares, especialmente em crianças. O tratamento para dificuldade alimentar é importante, mas é recomendável que seja iniciado após o paciente ter atingido a remissão, para que não haja exacerbação do quadro.[16]

Dermatite atópica

A identificação de fatores desencadeantes individuais é essencial para o tratamento da dermatite atópica (DA), pois a ausência de contato com esses fatores permite manter a remissão por tempo prolongado ou a total ausência de sintomas.[17]

Na prática clínica, é comum os pais tentarem associar qualquer piora da DA com alimentos consumidos e iniciar dietas de eliminação por conta própria, sem diagnóstico correto. Nesse contexto, é importante esclarecer alguns aspectos:

a. A DA é multifatorial e nem sempre a exacerbação da DA é causada pela alimentação. Outros fatores podem estar envolvidos (Tabela 24.3).

Tabela 24.3 Possíveis fatores desencadeantes da dermatite atópica

Fatores	Exemplos
Não específicos	
Físicos	Irritantes mecânicos (p. ex.: lã)
Químicos	Ácidos, alvejantes, solventes, água, emulsificantes, fragrâncias, conservantes em cosméticos
Biológicos	Alérgenos, microrganismos
Ambientais	Poluição, fumo, calor, umidade
Psicológicos	Estresse emocional
Específicos	
Aeroalérgenos	Ácaro, pólen
Epitélio de animais	Pelo de cães e gatos
Alimentos	Leite, ovo

Fonte: Wollenberg et al.[17]

b. A suspeita de alergia alimentar está diretamente relacionada com a gravidade da DA. Apenas um terço das crianças com dermatite atópica moderada a grave apresenta alergia alimentar. O escore de gravidade é determinado pela avaliação de sintomas objetivos (extensão e intensidade das lesões) e subjetivos (prurido e sono), classificando-se em leve (escore 0-15), moderado (escore de 15-50) e grave (escore >50).[17]

c. A maioria das crianças com DA apresenta quadros leves, embora muitos responsáveis tenham a impressão de que se trata de um quadro grave. Portanto, é essencial a avaliação do médico para determinação do escore de gravidade. As manifestações leves não estão associadas com alergia alimentar.

d. Nos quadros de DA moderada a grave, deve-se primeiro instituir o tratamento adequado (que envolve a manutenção da barreira cutânea, tratamento tópico anti-inflamatório e controle do prurido) antes de considerar a avaliação para alergia alimentar.[17]

e. Leite de vaca, ovo, amendoim, trigo, soja, frutas oleaginosas e peixes são responsáveis por mais de 90% dos quadros de alergia alimentar em crianças com DA,[17] especialmente ovo e leite de vaca.

f. É importante a relação entre o consumo do alimento e o impacto sobre a exacerbação dos sintomas. Muitos responsáveis podem iniciar restrições porque ouvem falar que não é bom oferecer determinados alimentos, sem necessariamente perceber essa relação.

g. Crianças pequenas costumam derramar alimentos ao redor da boca e estes podem ser apenas fatores irritantes para a pele sensível (p. ex., tomate e abacaxi).

Portanto, o diagnóstico de alergia alimentar em pacientes com DA nem sempre é uma tarefa fácil. Ele deve ser realizado pela combinação de uma história clínica detalhada, exames laboratoriais (IgE específica *in vitro* e *in vivo*), dieta de eliminação e teste de provocação oral, se necessário. Particularidades do diagnóstico estão detalhadas na Tabela 24.4.

Tabela 24.4 Particularidades do diagnóstico de alergia alimentar na dermatite atópica

Etapa do diagnóstico	Particularidades
História clínica	Especialmente nos casos graves há dificuldade para estabelecer relação entre a história clínica e a exacerbação dos sintomas. O contato de alérgenos alimentares (p. ex., óleo de amendoim) com a pele inflamada pode predispor ao desenvolvimento de alergia alimentar.
Exames laboratoriais	Os níveis de IgE total e específica podem estar bastante elevados. É comum múltiplas sensibilizações, a maioria delas sem relevância clínica e relacionada apenas à atopia.
Dieta de eliminação	Recomenda-se eliminar o alimento suspeito por 4-6 semanas. O sucesso da dieta deve ser avaliado com cautela, pois outros fatores podem estar associados com a melhora ou podem refletir efeito placebo em crianças maiores e adultos. A dieta de eliminação para diagnóstico não deve ser prolongada, pelo risco de perda de tolerância oral e desenvolvimento de reação IgE mediada na reintrodução.

(continua)

Parte 4 - Tratamento da alergia alimentar

Tabela 24.4 Particularidades do diagnóstico de alergia alimentar na dermatite atópica (*continuação*)

Etapa do diagnóstico	Particularidades
Teste de provocação oral	Deve ser realizado sob supervisão médica, com equipamento de emergência disponível, especialmente após eliminação do alimento por tempo prolongado. Podem ocorrer reações imediatas (especialmente cutâneas) ou tardias (exacerbação da dermatite). A diferença no escore de gravidade da DA (antes e 24 horas ou mais após o teste) pode auxiliar na interpretação do teste.

Fonte: Eapen et al.;[18] Bergmann et al.[19]

Se for confirmado o diagnóstico de alergia alimentar, a eliminação do alimento desencadeante provocará melhora importante da dermatite atópica. Nesses pacientes, a indicação de uma dieta estrita é controversa e sua duração não está bem definida. Existem relatos de que, após um período da eliminação do alimento, os pacientes podem mudar seu padrão de reatividade, pelo desenvolvimento de reações IgE mediadas potencialmente graves nas exposições acidentais.[18,20] Para evitar isso, o consumo contínuo do alimento causador em doses toleradas e em combinação com tratamento adequado da DA tem sido sugerido, embora não haja evidência científica para essa abordagem. Portanto, os benefícios (melhora da dermatite atópica) e desvantagens (risco de reação imediata) da dieta de eliminação devem ser individualizados e discutidos com a família.[19]

Outros aspectos nutricionais na dermatite atópica

Além da investigação de alergia alimentar em pacientes com DA, é importante a avaliação global da alimentação. Dois aspectos importantes do quadro clínico podem ser ressaltados: o sono e o controle do prurido.

Os distúrbios do sono podem atrapalhar o padrão de horários de alimentação. Exemplos de erros alimentares são: mamadas de madrugada (quando não é mais indicado), omissão de café da manhã (a criança não tem horário para acordar, já que ficou à noite sem dormir adequadamente) e falta de horários para se alimentar (o padrão de sono está inadequado e os pais não conseguem estabelecer horários regulares para alimentação). A recuperação do padrão do sono e o controle do quadro clínico permitirão melhorar o padrão de alimentação.

Em relação ao controle do prurido, é possível verificar a dificuldade de muitos pais em impor limites à criança, pois, para impedir que a criança comece a se coçar, fazem todas as vontades dela, oferecendo os alimentos que ela deseja (doces, salgadinhos, balas, etc.). É importante que os pais percebam que essa estratégia não resolve o problema e, sempre que possível, buscar apoio psicológico para essas famílias.

Outro aspecto nutricional importante a ser destacado se relaciona à vitamina D. Estudos sugerem que baixos níveis de vitamina D estão associados à exacerbação da DA, portanto, é importante monitorar os níveis séricos de 25-hidroxivitamina D e fazer a suplementação vitamínica quando necessário.[21]

Enteropatia induzida por proteína alimentar

A enteropatia induzida por proteína alimentar (EIPA) é um tipo de manifestação clínica da AA não mediada por IgE que afeta principalmente o intestino delgado. Portanto, pode comprometer a absorção de nutrientes e acarretar baixo ganho de peso.[22] Cerca de 50% das crianças têm *failure to thrive*, comprometimento significativo no estado nutricional.[23] A depender da intensidade da perda proteica fecal, a criança evolui com hipoalbuminemia e edema.[24] Esteatorreia leve a moderada e redução da elastase fecal podem estar presentes em virtude da redução das enzimas pancreáticas, em resposta à queda da produção de colecistoquinina no duodeno.[25] A inflamação da mucosa do intestino delgado pode comprometer a síntese de dissacaridases, consequentemente, algumas crianças desenvolvem intolerância à lactose secundária à EIPA, com presença de escoriação perianal decorrente das fezes ácidas.[23]

O leite de vaca é o alimento mais associado, seguido da soja. Os primeiros sintomas surgem entre 2-9 meses de idade da criança, geralmente algumas semanas após a introdução da fórmula infantil. Em crianças maiores que consomem alimentos sólidos, outros alimentos também foram associados à EIPA, como ovo e trigo.[22]

A frequência de reação a múltiplos alimentos em casos de EIPA é controversa na literatura. Alguns pesquisadores descrevem que frequentemente há envolvimento de múltiplos antígenos,[24] enquanto outros relatam que a reação concomitante a dois ou mais alimentos é rara.[23] Tais achados reforçam a necessidade de uma investigação diagnóstica minuciosa, fundamentada na história clínica, seguida de exames complementares, dieta isenta do alérgeno suspeito (por 1-4 semanas) e teste de provocação oral.[23,24,26]

Crianças com EIPA geralmente são assintomáticas em aleitamento materno exclusivo.[23] Em um artigo de revisão sobre diagnóstico e manejo de crianças com alergia não mediada por IgE em aleitamento materno exclusivo (AME), as autoras encontraram apenas um estudo de caso descrito por Higuchi et al.[27] em que a criança desenvolveu enteropatia perdedora de proteína em AME. Os sintomas foram: baixo ganho de peso, perda fecal com muco e edema periférico; foi detectada a presença de anticorpos IgE específicos para a gema e a clara do ovo. A eliminação do ovo da dieta da mãe e da criança resultou na remissão dos sintomas, os quais retornaram após sua reintrodução na alimentação da criança. A enteropatia não foi confirmada na biópsia.[22]

Por causa da escassez de dados sobre a ocorrência de EIPA em crianças amamentadas exclusivamente, o aleitamento materno deverá ser estimulado. A dieta para a mãe deverá ser orientada apenas se a associação entre a presença de sintomas e o consumo de alimentos for relevante. Nesse caso, a mãe deverá fazer a dieta por 1-4 semanas, seguida posteriormente do TPO, a fim de confirmar ou descartar a necessidade da restrição. Como as crianças que apresentam sintomas de EIPA em AME geralmente apresentam DA ou outra manifestação mediada por IgE, a solicitação de testes que medem a presença de IgE específicos pode ser considerada para definir o alérgeno suspeito.[22]

Crianças não amamentadas em geral toleram fórmulas à base de proteína extensamente hidrolisada (80%). Cerca de 15-20% podem necessitar de fórmula à base de aminoácidos.[24]

A maior parte das crianças com EIPA desenvolvem tolerância entre 1-5 anos de idade.[23]

Proctocolite induzida por proteína alimentar

Crianças com proctocolite induzida por proteína alimentar geralmente possuem bom estado nutricional, bom aspecto geral e fezes em consistência normal.[22,23]

O alimento mais associado é o leite de vaca. Assim como em outras reações não mediadas por IgE, algumas crianças também podem reagir à soja, ovo e trigo.[22] Cerca de 20% das crianças diagnosticadas reagem a dois ou mais alimentos.[23]

A maior parte das crianças com proctocolite induzida por proteína alimentar apresenta os primeiros sintomas em aleitamento materno exclusivo, em torno de 60%.[28] A sensibilização ocorre porque as proteínas desses alimentos consumidos pela mãe são veiculadas a partir do seu leite ao bebê. O leite materno é o melhor alimento para o bebê e a amamentação deve ser mantida. Nesses casos, o tratamento é direcionado à mãe, que deverá seguir uma dieta isenta do(s) alimento(s) potencialmente desencadeador(es). O manejo da dieta materna, assim como o tempo de dieta e de reintrodução dos alimentos estão descritos de forma detalhada nos Capítulos 17 e 21.[22]

A introdução de alimentos sólidos para essas crianças pode ser feita normalmente, seguindo o preconizado pela Sociedade Brasileira de Pediatria, Ministério da Saúde e os cuidados descritos no Capítulo 23. Deverão ser evitados apenas os alimentos que a criança reagiu via leite materno e a mãe precisou restringir em sua dieta.[29]

Crianças que já foram desmamadas poderão receber uma fórmula infantil à base de proteína extensamente hidrolisada em substituição à fórmula infantil à base de proteína do leite de vaca. Caso não haja remissão dos sintomas, a fórmula à base de aminoácidos poderá ser considerada.[24]

Uma parte considerável das crianças desenvolve tolerância com 1-2 anos de idade, provavelmente em virtude da maturidade do sistema imune e do trato digestório.[22,24]

Considerações finais

Alergia a múltiplos alimentos é incomum e geralmente confundida com reatividade cruzada e multissensibilização a alérgenos alimentares. Mesmo na presença de IgE sérica específica positiva para determinado alimento, é necessário confirmar a presença de reatividade clínica para concluir o diagnóstico.

Transgressões acidentais no início da dieta são esperadas, pois o alérgeno pode estar presente de forma oculta nos alimentos, como no modo de preparo.

Portanto, antes de pensar em reação a outro alimento, é importante checar se não houve transgressão.

Reações não mediadas por IgE e mistas geralmente possuem remissão tardia dos sintomas, o que pode gerar angústia nas famílias e levá-las a restringir outros alimentos da dieta por suspeita de reação.

As manifestações clínicas da AA mais associadas à AMA são a dermatite atópica, a EoE, a FPIES e a proctocolite induzida por proteína alimentar. Cada uma dessas manifestações possui características particulares que devem ser conhecidas e consideradas pelos profissionais na etapa da história clínica a fim de definir o(s) alérgeno(s) suspeito(s).

Restrições aleatórias e de muitos alimentos por medo ou precaução devem ser desencorajadas, pois não previnem AA a outros alérgenos e podem acarretar déficit nutricional e comprometer a saúde física, emocional e social da família e, consequentemente, sua qualidade de vida.

Referências

1. Venter C, Laitinen K, Vlieg-Boerstra B. Nutritional Aspects in diagnosis and management of food hypersensitivity—the dietitians role. J Allergy (Cairo). 2012;2012:269376.
2. Lifschitz C, Szajewska H. Cow's milk allergy: evidence-based diagnosis and management for the practitioner. Eur J Pediatr.2015;174:141-50.
3. Wang J. Management of the patient with multiple food allergies. Curr Allergy Asthma Rep. 2010;10(4):271-7.
4. Comberiati P, Cipriani F, Schwarz A, Posa D, Host C, Peroni DG. Diagnosis and treatment of pediatric food allergy: an update. Ital J Pediatr. 2015;41:13.
5. Meyer R, De Koker C, Dziubak R, et al. The impact of the elimination diet on growth and nutrient intake in children with food protein induced gastrointestinal allergies. Clin Transl Allergy. 2016;6:25.
6. Nowak-Węgrzyn A, Chehade M, Groetch ME, et al. International consensus guidelines for the diagnosis and management of food protein-induced enterocolitis syndrome: Executive summary - Workgroup Report of the Adverse Reactions to Foods Committee, American Academy of Allergy, Asthma & Immunology. J Allergy Clin Immunol. 2017;139(4):1111-26.e4.
7. Leonard SA, Pecora V, Fiocchi AG, Nowak-Wegrzyn A. Food protein-induced enterocolitis syndrome: a review of the new guidelines. World Allergy Organ J. 2018;11(1):4.
8. Caubet JC, Cianferoni A, Groetch M, Nowak-Wegrzyn A. Food protein-induced enterocolitis syndrome. Clin Exp Allergy. 2019;49(9):1178-90.
9. Michelet M, Schluckebier D, Petit LM, Caubet JC. Food protein-induced enterocolitis syndrome a review of the literature with focus on clinical management. J Asthma Allergy. 2017;10:197-207.
10. Chehade M, Sher E. Medical therapy versus dietary avoidance in eosinophilic esophagitis: Which approach is better? Allergy Asthma Proc. 2017 May 1;38(3):170-6.
11. Groetch M, Venter C, Skypala I, Vlieg-Boerstra B, Grimshaw K, Durban R, et al. Dietary therapy and nutrition management of eosinophilic esophagitis: a work group report of the American Academy of Allergy, Asthma, and Immunology. J Allergy Clin Immunol Pract. 2017 Mar-Apr;5(2):312-24.e29.
12. Molina-Infante J, Lucendo AJ. Dietary therapy for eosinophilic esophagitis. J Allergy Clin Immunol. 2018 Jul;142(1):41-7.
13. Lucendo AJ. Meta-analysis-based guidance for dietary management in eosinophilic esophagitis. Curr Gastroenterol Rep. 2015 Oct;17(10):464.
14. Bashaw H, Schwartz S, Kagalwalla AF, Wechsler JB. Tutorial: nutrition therapy in eosinophilic esophagitis-outcomes and deficiencies [published online ahead of print]. JPEN J Parenter Enteral Nutr. 2019 nov 19. doi:10.1002/jpen.1738.

15. Molina-Infante J, Arias Á, Alcedo J, Garcia-Romero R, Casabona-Frances S, Prieto-Garcia A, et al. Step-up empiric elimination diet for pediatric and adult eosinophilic esophagitis: The 2-4-6 study. J Allergy Clin Immunol. 2018 Apr;141(4):1365-72.
16. Kliewer KL, Cassin AM, Venter C. Dietary therapy for eosinophilic esophagitis: elimination and reintroduction. Clin Rev Allergy Immunol. 2018 Aug;55(1):70-87.
17. Wollenberg A, Barbarot S, Bieber T, Christen-Zaech S, Deleuran M, Fink-Wagner A, et al. Consensus-based European guidelines for treatment of atopic eczema (atopic dermatitis) in adults and children: part I. J Eur Acad Dermatol Venereol. 2018 May;32(5):657-82.
18. Eapen AA, Kloepfer KM, Leickly FE, Slaven JE, Vitalpur G. Oral food challenge failures among foods restricted due to atopic dermatitis. Ann Allergy Asthma Immunol. 2018 Oct 13. pii: S1081-1206(18)31309-7.
19. Bergmann MM, Caubet JC, Boguniewicz M, Eigenmann PA. Evaluation of food allergy in patients with atopic dermatitis. J Allergy Clin Immunol Pract. 2013 Jan;1(1):22-8. doi: 10.1016/j.jaip.2012.11.005.
20. Chang A, Robison R, Cai M, Singh AM. Natural history of food-triggered atopic dermatitis and development of immediate reactions in children. J Allergy Clin Immunol Pract. 2016 Mar-Apr;4(2):229-36.e1.
21. Camargo CA, Ganmaa D, Sidbury R, Erdenedelger Kh, Radnaakhand N, Khandsuren B. Randomized trial of vitamin D supplementation for winter-related atopic dermatitis in children. J Allergy Clin Immunol 2014;134:831-5.
22. Meyer R, Knibb RC, Nowak-Wegrzyn A, et al. Diagnosis and management of non-IgE gastrointestinal allergies in breastfed infants – an EAACI position paper. Allergy. 2020 Jan;75(1):14-32.
23. Nowak-Wegrzyn A, Katz Y, Mehr SS, Koletzko S. Non–IgE-mediated gastrointestinal food allergy. J Allergy Clin Immunol. 2015 May;135(5):1114-24.
24. Fiocchi A, Brozek J, Schünemann H, Bahna SL, von Berg A, Beyer K, et al. World Allergy Organization (WAO) Diagnosis and Rationale for Action against Cow's Milk Allergy (DRACMA) Guidelines. Pediatr Allergy Immunol. 2010 Jul;21(Suppl 21):1-125.
25. Salvatore S, Hauser B, Devreker T, Arrigo S, Vandenplas Y. Chronic enteropathy and feeding in children: an update. Nutrition. 2008 Nov-Dec;24(11-12):1205-16.
26. Solé D, Silva LR, Cocco RR, Ferreira CT, Sarni RO, Oliveira LC, et al. Consenso Brasileiro sobre Alergia Alimentar: 2018 – Parte 1 – Etiopatogenia, clínica e diagnóstico. Documento conjunto elaborado pela Sociedade Brasileira de Pediatria e Associação Brasileira de Alergia e Imunologia. Braz J Allergy Immunol. 2018;2:7-38.
27. Higuchi R, Booka M, Suziki H, Tsuno H. Protein-losing enteropathy and erythema caused by egg allergy in a breast-fed infant. Pediatr Int. 2016; 58(5):422-4.
28. Tsabouri S, Nicolaou N, Douros K, Papadopoulou A, Priftis KN. Food protein induced proctocolitis: a benign condition with an obscure immunologic mechanism. Endocr Metab Immune Disord Drug Targets. 2017;17(1):32-7.
29. Solé D, Amancio OMS, Jacob CMA, Cocco RR, Sarni ROS, Suano F, et al. Guia prático de diagnóstico e tratamento da alergia às proteínas do leite de vaca mediada pela Imunoglobulina E. Rev. Bras. Alerg. Imunopatol. 2012;35(6):203-33.

Capítulo 26

Bebidas vegetais

Elaine Cristina de Almeida Kotchetkoff

Introdução

Apesar de o termo "leites vegetais" ser extremamente comum, neste capítulo ele foi substituído por "bebidas vegetais", uma vez que o termo "leite" é mais bem empregado para se referir ao líquido secretado pelas glândulas mamárias das fêmeas dos mamíferos.

Nos últimos anos, vem crescendo o número de pessoas que consomem bebidas vegetais (BV). As razões são diversas: modismo, crenças, adesão à dieta vegetariana/vegana, alergia ao leite de vaca, intolerância alimentar, entre outras situações.

Quando substituímos um alimento por outro, é de suma importância que busquemos um alimento substituto que mimetize o máximo possível as características do alimento substituído.

De acordo com o Codex (1994),[1] um alimento substituto deve ser elaborado para se parecer com o substituído em aparência, textura, sabor e odor, e destina-se a ser utilizado como substituto completo ou parcial do alimento a que se assemelha.

Tipos de bebidas vegetais

O aumento no consumo de BV pode ser observado pela ampliação de opções dessas bebidas no mercado (Quadro 1), o que é um grande estímulo para a indústria incluir novas opções de grãos e cereais como base dessas bebidas. As

Capítulo 26 - Bebidas vegetais   333

opções industrializadas mais comumente encontradas no mercado nacional são de arroz, de amêndoas, de aveia, de coco e de soja.

As BV são preparadas por desintegração do material, o que gera uma substância não uniforme. A estabilidade do produto e o tamanho do resíduo da desintegração dependem do método utilizado para o preparo, natureza da matéria-prima e condições de armazenamento.[2]

Quadro 1   Alternativas de bebidas vegetais de acordo com a classificação

Cereais	Aveia, arroz, milho, espelta
Leguminosas	Soja, amendoim, tremoço, feijão-de-corda
Sementes	Gergelim, linho, cânhamo, girassol
Oleaginosas	Amêndoa, coco, avelã, pistache, nozes
Pseudocereais	Quinoa, amaranto, *teff*

Fonte: adaptado de Sethi et al., 2016.[3]

Bebida de amêndoas

A BV de amêndoas industrializada é obtida por meio da mistura de água com amêndoas em pó ou em pasta. Essa mistura é homogeneizada com o uso de alta pressão. Depois, passa pelo processo de pasteurização, que serve para aumentar o tempo de prateleira e a estabilidade da bebida.[4]

Sabemos que o fruto da amêndoa é um alimento rico em nutrientes como gorduras monoinsaturadas, proteínas, fibras, entre outros.[5] No entanto, é possível que boa parte desses nutrientes não seja obtida na extração da bebida. De acordo com Bernat e cols., ao se comparar a quantidade de nutrientes do fruto da amêndoa com os nutrientes extraídos com a bebida de amêndoa, verificou-se que apenas cerca de 5%, 7% e 8% de proteína, gordura total e fibra, respectivamente, podia ser extraído do fruto.[4]

Bebida de arroz

A bebida de arroz pode ser feita com vários tipos de grãos, os quais podem ser integrais ou não. Geralmente, é preparada com arroz moído misturado com água. Tem sabor adocicado natural, pois o processamento leva à decomposição de carboidratos em açúcares.[6] E, apesar de o arroz ser fonte primária de carboidratos, as versões industrializadas são incrementadas com esse macronutriente para aumentar o valor calórico, pois, na extração da bebida, a quantidade de nutrientes extraídos é muito baixa.

Bebida de coco

O subproduto mais conhecido do coco é o leite de coco, consumido há muito tempo em vários países, principalmente no preparo de receitas culinárias. Com o aumento do consumo de BV, houve a introdução da bebida de coco, utilizada como substituto do leite de vaca por muitas pessoas. Suas propriedades nutricionais vêm sendo alvo de pesquisa há mais de 50 anos.[7,8] Com a alegação de trazer benefícios para saúde, aliada à crescente demanda por substitutos do leite de vaca, seu consumo como BV vem crescendo.

O processo de extração da bebida de coco geralmente é feito a partir da polpa do coco ralada e prensada. Essa emulsão de óleo em água tem sua estabilidade dependente de proteínas e fosfolipídeos,[9] pois as proteínas são emulsificantes naturais que estabilizam as gotículas de óleo da bebida de coco.[10] No entanto, a mistura estável e homogênea não dura muito tempo, porque a bebida é instável e tende a se separar em duas fases: uma cremosa e outra aquosa.[11,12] Não é incomum encontrar opções industrializadas com a presença de estabilizantes, mesmo que essa mistura seja facilmente re-homogeneizada por agitação.[13] Para aumentar o tempo de prateleira, a bebida precisa passar por tratamento térmico, que pode induzir a instabilidade da mistura.

Sua composição nutricional depende da forma de extração, que varia de acordo com a temperatura da água e do tipo de prensa empregada. As calorias das BV à base de coco decorrem principalmente das gorduras, com predomínio da saturada.[14] Todavia, o tempo de armazenamento pode alterar suas características nutricionais, pois os ácidos graxos presentes no coco são suscetíveis à oxidação com o tempo.[15]

Bebida de soja

A bebida de soja é a mais amplamente conhecida e vem sendo consumida há mais de quatro décadas, com uma grande variedade de marcas e sabores disponíveis no mercado. Dentre as BV industrializadas é a que apresenta menor custo e maior concentração de proteína, embora isso possa variar entre as marcas.

Atualmente, os compostos biologicamente ativos presentes nos vegetais têm sido cada vez mais estudados devido à possibilidade de oferecer benefícios à saúde. As isoflavonas presentes na soja, que pertencem ao grupo dos fitoestrégenos, são fitoquímicos muito estudados na aplicabilidade da prevenção de doenças crônicas não transmissíveis. No entanto, o mecanismo de interação das isoflavonas com o sistema endócrino é complexo, e não existem estudos a longo prazo de sua aplicação em crianças.[6]

Outra questão importante a ser considerada em relação à soja são os fatores antinutricionais, inerentes às leguminosas, sendo alguns específicos de determinada leguminosa e outros presentes na maioria das espécies.[16] Entretanto, o processo térmico, que propicia alterações na estrutura da proteína, pode melhorar a digestibilidade, assim como as propriedades funcionais presentes no grão da soja.[17]

Bebidas vegetais caseiras

É possível fazer BV a partir de vários substratos. Os métodos de extração podem variar de acordo com o vegetal utilizado. Quanto ao perfil nutricional das bebidas vegetais caseiras, não há como saber, devido à ausência de estudos. No entanto, podemos dizer que elas não apresentam aditivos, são mais acessíveis (têm menor custo e maior chance de serem obtidas mesmo em lugares onde não há opções de comércio que viabilizem a compra das versões industrializadas) e não entram na classificação de alimentos ultraprocessados.

É importante lembrar que, como toda preparação caseira, a produção de BV deve seguir as boas práticas de higiene e manipulação dos alimentos para assegurar a ingestão alimentar. Além disso, de acordo com o tipo de matéria-prima utilizada, alguns cuidados no preparo dessas bebidas podem ser tomados para atenuar os fatores antinutricionais.

Alguns fatores inibidores de tripsina podem ser inativados pelo tratamento térmico.[18] No entanto, existe o risco de eliminação de vitaminas termossensíveis, mas seu grau de destruição depende do tempo e temperatura empregado.[19] Em relação aos micronutrientes, os fitatos presentes nas leguminosas, que se ligam a cátions divalentes como o cálcio, o zinco, o ferro e o magnésio, diminuem a biodisponibilidade destes.[20,21] Todavia, a biodisponibilidade mineral pode ser melhorada por germinação, por fermentação ou usando agentes quelantes.[20]

Valor nutricional das bebidas vegetais

Em geral, as BV diferem nutricionalmente entre si de acordo com a marca, o vegetal utilizado, o método de processamento e o fato de serem ou não fortificadas (Tabela 1). Um "benefício" das BV é que a grande maioria delas apresenta menor teor de gorduras saturadas. No entanto, para equiparar as calorias das BV com as do leite de vaca, muitas marcas optam por adicionar grande quantidade de carboidratos.[22]

A maioria das BV é pobre em proteínas. Além disso, elas não são fonte de proteína de alto valor biológico, devido aos aminoácidos essenciais limitantes (lisina em cereais e metionina em leguminosas) e à baixa digestibilidade.[18]

A digestibilidade é definida como a porcentagem das proteínas que são hidrolisadas pelas enzimas digestivas e absorvidas pelo organismo na forma de aminoácidos ou de qualquer outro composto nitrogenado. A qualidade da proteína pode ser avaliada pelo escore químico corrigido pela digestibilidade (sigla em inglês, PDCAAS), que representa os aminoácidos disponíveis após a digestão de proteínas e sua digestibilidade. Por definição, o maior valor de PDCAAS que qualquer proteína pode alcançar é 1,0 ou 100%, o que significa que 100% ou mais da exigência de aminoácidos essenciais é alcançada.[23] No Quadro 2 são apresentados os valores dos escores de alguns substratos de bebidas vegetais. Entre as proteínas avaliadas, os substratos que apresentaram o menor e o maior percentual de aproveitamento foram, respectivamente, a amêndoa e a soja.

Quadro 2 Escore químico corrigido pela digestibilidade proteica

	Amêndoa	Arroz	Aveia	Soja
*PDCAAS (%)	30	54	60	91

* Valores calculados para as necessidades nutricionais de crianças pré-escolares.
Fonte: adaptado de Makinen et al., 2015.[24]

A presença de fatores antinutricionais também pode interferir na absorção de nutrientes. Embora a bebida de soja seja a opção que mais se assemelha ao leite de vaca, especialmente no quesito proteína, esta é limitada pelo menor teor de aminoácidos essenciais (metionina e cisteína).[23]

Hoje, boa parte das opções de BV disponíveis no mercado é fortificada com cálcio. No entanto, sua adição não garante a equivalência nutricional com o leite materno ou com as fórmulas infantis, pois a biodisponibilidade do cálcio varia muito nas BV.[25,26] Outra questão relevante em relação às BV é a ausência de componentes como a lactose e os fosfopeptídeos de caseína, que aumentam a permeabilidade intestinal para sais de cálcio e, consequentemente, aumentam sua absorção.[25,27]

Em um estudo realizado por Heaney e cols.,[26] a biodisponibilidade do cálcio adicionado a algumas bebidas de soja foi comparada com a do cálcio presente no leite de vaca. Verificou-se, então, que o cálcio intrinsicamente marcado na bebida de soja teve 75% de eficiência em relação ao leite de vaca. A forma utilizada para fortificar essas bebidas foi o *tricalcium phosphate* (TCP), muito utilizado para essa finalidade nos Estados Unidos. Apesar de não ser possível generalizar, pois a escolha dos sais e a quantidade influenciam no resultado, os autores do estudo concluíram que as bebidas de soja fortificadas com cálcio analisadas não eram uma fonte comparável ao leite de vaca.

Além disso, a eficiência do cálcio adicionado às BV depende do tipo de sal utilizado e também está relacionada à matriz alimentar.[28] A maioria das bebidas de soja e de arroz são separáveis por centrifugação, o que pode diminuir a concentração de cálcio em uma bebida não agitada adequadamente.[29]

Tabela 1 Conteúdo nutricional em 240 ml de bebidas vegetais industrializadas

	Bebida de arroz	Bebida de amêndoa	Bebida de coco	Bebida de soja
Carboidrato (g)	25,28 (23-27) N=5	1,32 (0,25-3) N=7	1,19 (0,75-2) N=4	5 (3-8) N=7
Proteína (g)	0,85 (0-2) N=5	1,67 (1-5) N=6	0 (0) N=4	8,71 (7-12) N=7
Gordura total (g)	2,33 (2-2,64) N=5	2,71 (2-3,5) N=7	4,38 (4-5) N=4	4,35 (2,5-6) N=7
Sódio (mg)	72 (45-100) N=5	146,42 (95-190) N=7	63,75 (0-150) N=4	65 (5-135) N=7
Cálcio (mg)	245,5 (22-330) N=4	325,29 (22-495) N=7	244,75 (44-495) N=4	205,86 (0-385) N=7

Fonte: adaptado de Vanga et al., 2018.[6]

Repercussões do uso de bebidas vegetais como substituto do leite materno ou fórmula infantil na primeira infância

Muitos pais optam pelas BV por acreditarem que sejam uma opção saudável e por se tratarem de alimentos de origem vegetal. Embora as BV tenham características nutricionais muito diferentes das do leite materno e das fórmulas infantis, boa parte das pessoas acredita que elas são uma alternativa para substituí-los.

Por inúmeros motivos, inadvertidamente, alguns pais e até mesmo profissionais da saúde substituem o aleitamento materno ou a fórmula infantil por BV. O uso predominante ou exclusivo das BV na infância pode ter graves repercussões. Uma revisão na literatura demonstra que a substituição de aleitamento ma-

338 Parte 4 - Tratamento da alergia alimentar

terno ou fórmulas infantis por BV em bebês e crianças pequenas tem graves consequências (Quadro 3).

Quadro 3 Introdução de BV como substituto do leite materno ou fórmula infantil na primeira infância e suas repercussões clínicas

BV	Motivo da introdução	Idade da introdução	Tempo médio do diagnóstico após a introdução da BV	Repercussões
Bebida de arroz	ALV	1,5-13 meses	2 meses	Atraso de crescimento, *kwashiokor*, raquitismo, anemia
Bebida de arroz e de amêndoas	Dermatite atópica	2,5-14 meses	3 meses	Atraso de crescimento, *kwashiokor*, anemia, escorbuto
Bebida de arroz	Rejeição à fórmula infantil	2-8 meses	5 meses	Atraso de crescimento, *kwashiokor*
Bebida de arroz e de amêndoas	Eczema	1-15 meses	6 meses	Atraso de crescimento, *kwashiokor*, anemia, deficiência de iodo e carnitina
Bebida de arroz	Alergia alimentar a múltiplos alimentos	13 meses	6 meses	*Kwashiokor*
Bebida de arroz	Dermatites que não melhoraram com fórmula de soja	16 semanas	17 semanas	*Kwashiokor*

(continua)

Capítulo 26 - Bebidas vegetais 339

Quadro 3 Introdução de BV como substituto do leite materno ou fórmula infantil na primeira infância e suas repercussões clínicas *(continuação)*

BV	Motivo da introdução	Idade da introdução	Tempo médio do diagnóstico após a introdução da BV	Repercussões
Bebida de arroz e de amêndoas	Problemas gastrointestinais	2-12 meses	1 mês	Atraso de crescimento, anemia, alcalose metabólica, raquitismo, tetania hipocalcêmica, desnutrição
Bebida de arroz e de amêndoas	Erupção cutânea	4-5 meses	3 meses	*Kwashiokor*
Bebida de amêndoas	Decisão dos pais	0-8,5 meses	4 meses	Raquitismo, desidratação, alcalose metabólica

Fonte: adaptado de Vitória, 2017.[30]

Toxicidade e possíveis efeitos adversos

Outra questão preocupante em relação às BV é a toxicidade. O arsênico inorgânico (As-i) presente no arroz já é alvo de estudos há algum tempo. Sabe-se que o As-i está relacionado a muitas doenças, dentre elas o câncer. Crianças são mais suscetíveis aos efeitos tóxicos, pois sua exposição é três vezes maior devido à menor massa corpórea.[31,32]

No Brasil, existe uma resolução da Anvisa que instrui que o limite máximo tolerável de arsênico (não cita se é orgânico ou inorgânico) não deve ultrapassar 0,30 mg/kg.[33] Quanto ao As-i presente na água, existe uma recomendação de que não ultrapasse 10 mcg/L nos Estados Unidos, no Reino Unido e no Brasil. Um estudo experimental realizado no Reino Unido em 2008 avaliou 19 amostras de alimentos para bebês elaboradas à base de arroz e vendidas no mercado. Todas as amostras analisadas excederam em três vezes a recomendação máxima tolerável de As-i.[34]

Ainda em relação à toxicidade, no Canadá foram analisadas bebidas de soja e de arroz, leite em pó, fórmulas infantis à base de soja e leite de vaca fluido por meio de espectrometria. As bebidas de soja tiveram os maiores níveis de man-

340 Parte 4 - Tratamento da alergia alimentar

ganês, seguidas da bebida de arroz. Concluiu-se que as bebidas de soja e de arroz não devem ser consumidas por lactentes, por serem nutricionalmente inadequadas e por conterem manganês em níveis que podem apresentar risco aumentado de efeitos adversos neurológicos, se usadas como única fonte de nutrição.[35]

Aplicabilidade das bebidas vegetais

As BV são contraindicadas na primeira infância, pois não atendem à demanda nutricional dessa faixa etária e, com isso, podem repercutir em graves consequências, como as citadas no Quadro 3. Por elas serem uma fonte pobre em proteínas, que são fundamentais para o crescimento e o desenvolvimento de crianças, não devem ser utilizadas como substitutas do leite materno ou das fórmulas infantis, o que é corroborado pela inferioridade e pela grande variabilidade do perfil nutricional, além da ausência de estudos que comprovem a qualidade dos nutrientes e biodisponibilidade das BV.[30,36]

Ainda em relação à contraindicação, a Sociedade Europeia de Pediatria Gastroenterologia, Hepatologia e Nutrição (ESPGHAN), por meio de um consenso sobre a oferta de bebidas de arroz para crianças, recomenda que bebês e crianças pequenas não consumam bebidas de arroz,[37] devido à contaminação por arsênico.

As BV não atendem as necessidades nutricionais de bebês e crianças pequenas. Cada fase do lactente compreende necessidades nutricionais específicas, haja vista a dinamicidade do leite materno.

Em tempos como estes, em que a informação chega por todos os lados e de forma muito rápida, é cada vez mais importante basear a conduta em evidências científicas para que a criança, que é o principal componente nessa equação, não seja prejudicada. É inquestionável o fato de que o leite materno desempenha papel fundamental no crescimento e no desenvolvimento da criança. Quando ela é impossibilitada de consumir o leite materno, devem ser usadas fórmulas infantis próprias para sua faixa etária e suas necessidades para garantir o acesso a uma dieta que mimetize os mesmos nutrientes do leite materno.

As BV podem ser usadas por lactantes em dieta de restrição do leite de vaca e por crianças maiores com alergia ao leite. Mesmo nesses casos, é importante adequar a dieta em termos de macro e micronutrientes e, se necessário, suplementar os nutrientes em déficit.

Além disso, as BV podem ser usadas em preparações culinárias, para possibilitar a crianças com alergia ao leite e a seus familiares desfrutar de pratos em que tradicionalmente se usaria leite, ampliando o cardápio e permitindo a inclusão social de crianças com AA.

Referências

1. Codex Alimentarius Commission. Food for special dietary uses (including foods for infants and children). 2.ed. Joint FAO/WHO Food Standards Programme Codex Alimentarius Commission; 1994.
2. Cruz N, Capellas M, Hernández M, Trujillo AJ, Guamis B, Ferragut V. Ultra high pressure homogenization of soymilk: Microbiological, physicochemical and microstructural characteristics. Food Res Int 2007;40(6):725-32.
3. Sethi S, Tyagi SK, Anurag RK. Plant-based milk alternatives an emerging segment of functional beverages: a review. J Food Sci Technol 2016;53(9):3408-23.
4. Bernat N, Cháfer M, Rodríguez-García J, Chiralt A, González-Martínez C. Effect of high pressure homogenisation and heat treatment on physical properties and stability of almond and hazelnut milks. LWT – Food Sci Technol 2014;62(1):488-96.
5. Chen C, Lapsley K, Blumberg J. A nutrition and health perspective on almonds. 2006;86(14):2245-50.
6. Vanga SK, Raghavan V. How well do plant based alternatives fare nutritionally compared to cow's milk? J Food Sci Technol 2018;55(1):10-20.
7. Shantz EM, Stewart FC. Coconut milk factor: The growth-promoting substances in coconut milk. J Am Chem 1952;74(23):6133-5.
8. Pollard JK, Shantz EM, Steward FC. Hexitols in coconut milk: Their role in nurture of dividing cells. Plant Physiol 1961;36:492-501.
9. Patil U, Benjakul S, Prodpran T, Senphan T, Cheetangdee N. A comparative study of the physicochemical properties and emulsion stability of coconut milk at different maturity stages. Ital J Food Sci 2017;29:145-57.
10. 10 Senphan T, Benjakul S. Comparative study on virgin coconut oil extraction using protease from hepatopancreas of pacific white shrimp and alcalase. J Food Process Preserv 2016;41(1):1-12.
11. Seow CC, Gwee CN. Coconut milk: chemistry and technology. J Food Sci Technol 1997;32(3):189-201.
12. Beydoun D, Guang D, Chhabra RP, Raper JA. Particle settling in oil-in-water emulsions. Powder Technol 1998;97(1):72-6.
13. Escueta E. Stability studies on coconut milk and plant protein isolates based products. Philipp J Coconut Stud 1980;5(1):63-7.
14. Faludi A, Izar M, Saraiva J, Chacra A, Bianco H, Afiune Neto A, et al. Atualização da Diretriz Brasileira de Dislipidemias e Prevenção de Aterosclerose – 2017. Arq Bras Cardiol 2017;109(1):1-76.
15. Tinchan P, Lorjaroenphon Y, Cadwallader KR, Chaiseri S. Changes in the profile of volatiles of canned coconut milk during storage. J Food Sci 2015;80(1):C49-54.

16. Mandarino JMBG. Compostos antinutricionais da soja: caracterização e propriedades funcionais. In: Costa NMB, Rosa C de OB, editors. Alimentos funcionais componentes bioativos e efeitos fisiológicos. 1.ed. Rio de Janeiro: Rubio; 2010. p.177-92.

17. Harish Vagadia B, Vanga SK, Singh A, Raghavan V. Effects of thermal and electric fields on soybean trypsin inhibitor protein: A molecular modelling study. Innov Food Sci Emerg Technol 2016;35:9-20.

18. Friedman M, Brandon DL, Bates AH, Hymowitzt T. Comparison of commercial soybean cultivar and an isoline lacking the Kunitz trypsin inhibitor: composition, nutricional value, and effects of heating. J Agric Food Chem 1991;39(2):327-35.

19. Kwok KC, Niranjan K. Review: Effect of thermal processing on soymilk. Int J Food Sci Technol 1995;30(3):263-95.

20. Reddy NR, Sathe SK, Salunkhe DK. Phytates in legumes and cereals. Adv Food Res 1983;28(8):1-15.

21. Sandberg A, Carlsson N, Svanberg U. Effects of Inositol Tri-, Tetra-, Penta-, and Hexaphosphates on In Vitro Estimation of Iron Availability. 1989;54(1):159-61.

22. Dietary Guidelines Advisory Committee. [homepage na Internet]. 2015.]. Disponível em: http://health.gov/dietar yguidelines/2015-scientific-report/02-executive--summary.asp

23. Nations F and AO of the U. Dietary protein quality evaluation in human nutrition. Food and Agriculrure Organization of the United Nations. Rome; 2013. 1-79p.

24. Mäkinen OE, Wanhalinna V, Zannini E, Arendt EK. Foods for special dietary needs: Non-dairy plant-based milk substitutes and fermented dairy-type products. Crit Rev Food Sci Nutr 2016;56(3):339-49.

25. Bos C, Gaudichon C, Tomé D. Nutritional and physiological criteria in the assessment of milk protein quality for humans. J Am Coll Nutr. 2000;19(2 Suppl):191S-205S.

26. Heaney RP, Dowell MS, Rafferty K, Bierman J. Bioavailability of the calcium in fortified soy imitation milk, with some observations on method. Am J Clin Nutr 2000;71(5):1166-9.

27. Haug A, Høstmark AT, Harstad OM. Bovine milk in human nutrition – a review 2007;16:1-16.

28. Rafferty K, Walters G, Heaney RP. Calcium fortificants: Overview and strategies for improving calcium nutriture of the U.S. population. J Food Sci 2007;72(9):152-8.

29. Heaney RP, Rafferty K, Bierman J. Not all calcium-fortified beverages are equal. Nutr Today 2005;40(1):39-44.

30. Vitoria I. The nutritional limitations of plant-based beverages in infancy and childhood. Nutr Hosp 2017;34(5):1205-14.

31. Rahman A, Vahter M, Smith AH, Nermell B, Yunus M, El S. Original contribution arsenic exposure during pregnancy and size at birth : A prospective cohort study in Bangladesh. 2009;169(3):304-12.

32. Naujokas MF, Anderson B, Ahsan H, Aposhian HV, Graziano JH, Suk WA. Review The broad scope of health effects from chronic arsenic exposure: Update on a worldwide public health problem. Environ Health Perspect. 2013;121(3):295-302.

33. Ministério da Saúde. Resolução da Diretoria Colegiada – RDC no 42. Brasil: Agência Nacional de Vigilância Sanitária; 2013.

34. Meharg AA, Sun G, Williams PN, Adomako E, Deacon C, Zhu Y, et al. Inorganic arsenic levels in baby rice are of concern. Environ Pollut. 2008;152:2006-9.

35. Cockell KA, Bonacci G, Belonje B. Manganese content of soy or rice beverages is high in comparison to infant formulas. J Am Coll Nutr 2004;23(2):124-30.

36. Singhal S, Baker RD, Baker SS. A comparison of the nutritional value of cow's milk and nondairy beverages. JPGN 2017;64(5):799-805.

37. Hojsak I, Braegger C, Bronsky J, Campoy C, Colomb V, Decsi T, et al. Arsenic in rice: A cause for concern. J Pediatr Gastroenterol Nutr 2015;60(1):142-5.

Capítulo 27

Suplementação nutricional

Juliana Fernandez Santana e Meneses
Roseli Oselka Saccardo Sarni

Introdução

O principal objetivo do tratamento das alergias alimentares (AA) é garantir a segurança do ponto de vista alérgico e nutricional. Se, por um lado, a base do tratamento é a retirada total dos alérgenos responsáveis pelo aparecimento dos sintomas, por outro, é fundamental considerar que a retirada de alimentos, especialmente nas fases iniciais da vida, pode colocar a criança em risco nutricional. Portanto, todos os consensos nacionais e internacionais recomendam intervenção por equipe interdisciplinar (incluindo o nutricionista), monitoramento do estado nutricional e orientação efetiva e individualizada para todas as crianças com alergias alimentares.[1-3]

Os oito alimentos (leite de vaca, ovo, soja, trigo, amendoim, oleaginosas, peixes e frutos do mar) que respondem por mais de 90% dos casos de alergias alimentares, contribuem não apenas com macronutrientes na dieta (proteínas, carboidratos e lipídios), mas também fornecem micronutrientes (vitaminas e minerais) essenciais.[4,5] Assim sendo, a partir da retirada de um alimento ou grupo alimentar, as intervenções nutricionais personalizadas têm papel fundamental na prevenção de distúrbios ou carências nutricionais.[1,6]

Além de restrições alimentares, muitas vezes sem o uso adequado de alimentos substitutos, frequentemente se deve considerar complicações, como disfagia, prejuízos na absorção e no aproveitamento de nutrientes em virtude do processo inflamatório da mucosa intestinal e situações que aumentam as demandas nutricionais, como é o caso da dermatite atópica. Essas circunstâncias são as prováveis causas do aumento do risco nutricional em crianças alérgicas.[2,7-8]

Em sua maioria, os estudos que avaliam crianças com alergias alimentares, independentemente da forma de manifestação clínica, citam como principais distúrbios: prejuízos no crescimento, deficiências de micronutrientes e dificuldades alimentares. Sem dúvida, esses eventos podem ser agravados por práticas alimentares inapropriadas.[5]

Um dos maiores desafios no manejo da alergia alimentar é a implementação de orientações individualizadas e suficientes para atender a todas as necessidades nutricionais estimadas para a idade. A partir de avaliação nutricional minuciosa é possível identificar prontamente aquelas crianças que se beneficiarão de suplementos nutricionais, a fim de prevenir carências ou corrigir deficiências de nutrientes o quanto antes.[6,9]

Estudos que avaliam o consumo dietético em crianças com alergias alimentares encontram tanto deficiências de energia e proteínas[10] como de micronutrientes, especialmente de cálcio e vitamina D, mas outras deficiências também podem ser observadas, como de ácido fólico, zinco, ferro e vitaminas do complexo B.[5,11]

Apesar de a suplementação ser uma estratégia útil na conduta nutricional de crianças em dietas de restrição, essa intervenção não deve ser aplicada indiscriminadamente, como regra geral para todas as crianças. É importante considerar que os nutrientes fornecidos por meio dos alimentos são sempre melhores para o organismo do que nutrientes na forma sintética. Por isso é fundamental ter em mente que crianças em acompanhamento clínico regular, mantendo estado nutricional adequado, com acesso a alimentos variados e saudáveis, especialmente após 24 meses de idade, merecem orientações nutricionais individualizadas sobre alimentação adequada, variada e com alimentos substitutos de valor nutricional equivalente e capazes de atender a todas as suas demandas nutricionais; nesse caso, o uso de suplementos é dispensável.

Por definição, suplementação nutricional corresponde à "parcela adicional" de alimentos/nutrientes destinada a prevenir ou corrigir deficiências nutricionais.[12] Como o próprio nome já diz, significa suplementar ou complementar algum nutriente que esteja faltando na dieta.

A decisão da intervenção deve ser baseada nas seguintes etapas:

1. Quando suplementar?

O primeiro passo para identificar a necessidade do uso de suplementos é a execução de uma anamnese e de avaliação nutricional criteriosa e sistemática, feita por equipe multidisciplinar (com a presença de nutricionista experiente e treinado), incluindo história clínica, exame físico, antropometria, exames laboratoriais e inquérito alimentar detalhado (ver Capítulo 20 sobre avaliação nutricional).

Inquéritos alimentares têm limitações bem conhecidas, que precisam ser levadas em consideração, mas continuam sendo ferramentas muito úteis para a decisão da intervenção nutricional. Por isso, é imprescindível que sejam aplicados e interpretados por nutricionista experiente.[4,13] Vale destacar que o consumo dietético mais baixo não se traduz necessariamente em uma deficiência do ponto de vista bioquímico. Por outro lado, a avaliação por biomarcadores também possui limitações e pode não refletir o consumo alimentar e as reservas corporais. Entretanto, é importante considerá-los, quando disponíveis, juntamente com uma avaliação criteriosa de consumo alimentar e, acima de tudo, que essas informações sejam interpretadas dentro do contexto clínico e dos alimentos retirados da dieta.

Com base nas restrições dietéticas, é fundamental avaliar quais alimentos ou grupos alimentares não são consumidos e os respectivos riscos de deficiências (Quadro 1). Em algumas situações é possível a substituição por outros alimentos da dieta (Tabela 1), mas há casos em que há a necessidade de se praticar a suplementação alimentar ou medicamentosa.

Quadro 1 Principais deficiências baseadas na respectiva dieta

Dieta isenta de:	Risco de deficiências
Leite e derivados	Cálcio, proteína, vitamina A, vitamina D (se fortificado), riboflavina, fósforo, vitamina B12.
Carnes, aves, peixes e ovos	Proteínas, ferro, zinco e vitaminas do complexo B.
Frutas	Vitamina A, vitamina C, potássio e fibras.
Verduras e legumes	Vitamina C, betacaroteno, complexo B, potássio, magnésio e fibras.
Cereais	Tiamina, riboflavina, niacina, folato, ferro, magnésio e selênio.
Leguminosas	Proteína, tiamina, riboflavina, vitamina B6, ácido fólico, cálcio, fósforo, magnésio, ferro e zinco.

Fonte: Kirby, Danner, 2009;[14] Philippi, 2008;[15] Groetch et al., 2017.[13]

De maneira geral, a intervenção nutricional com o uso de suplementos está indicada quando as necessidades nutricionais não são supridas pela alimentação, mesmo após orientações dietéticas individualizadas e monitoradas. Na prá-

Capítulo 27 - Suplementação nutricional **347**

tica, por exemplo, crianças com alergia ao leite de vaca, não amamentadas e sem uso de fórmulas substitutas, ou que recebem, mas em volume insuficiente (<500 mL/dia para lactentes), necessitarão de orientação nutricional e do uso de suplementos de cálcio e vitamina D.[16]

Atenção especial deve ser dada para os casos de alergias a múltiplos alimentos, pois a restrição alimentar passa a ser ainda mais ampla, e a necessidade de acompanhamento nutricional rigoroso, com terapia de substituição de alimentos ou uso de suplementos, é essencial para evitar prejuízos do ponto de vista nutricional. Nesse contexto, a suplementação de vitaminas e minerais também pode ser necessária.[16] Além dos alérgicos múltiplos, em crianças acima de 2 anos, desnutridas e/ou com dificuldades alimentares, pode ser necessário suplementar a oferta nutricional com uma fórmula enteral.

2. Quanto e como suplementar?

Para a recomendação de energia, macro e micronutrientes, no Brasil, usualmente adotam-se os mesmos valores propostos para a população saudável, as *Dietary Reference Intakes* (DRI),[17] que foram estabelecidas para avaliar e planejar a dieta da população americana e canadense. Desse modo, para contemplar a necessidade energética pode-se optar pela estimativa recomendada pelas *DRI* ou a proposta simplificada do Ministério da Saúde, vista no quadro seguinte.

Quadro 2 Estimativa das necessidades energéticas, conforme a idade

Idade (anos)	Kcal/kg/dia
0-1	90-120
1-7	75-90
7-12	60-75
12-18	30-60

Fonte: Ministério da Saúde, 2015.[18]

Vale ressaltar que as necessidades nutricionais podem estar aumentadas na presença de desnutrição e dermatite atópica moderada a grave. Nesses casos, pode-se estimar um incremento de 25-50% acima do que é recomendado para energia, proteína e micronutrientes.

Considerando os desnutridos abaixo de 5 anos (z escore P/E <-2, de acordo com a classificação da Organização Mundial da Saúde), é fundamental seguir as recomendações específicas que correspondem à recuperação nutricional. Nesse caso, há diretrizes disponíveis publicadas com a colaboração entre OMS/FAO/

348 Parte 4 - Tratamento da alergia alimentar

UNU[19] e o Manual de Atendimento da Criança com Desnutrição Grave em Nível Hospitalar,[20] utilizado como principal referência para essas crianças.

A Tabela 1 mostra a recomendação dietética, conforme *DRI* e fontes alimentares alternativas, dos principais alérgenos retirados da dieta de crianças com alergias alimentares.

Tabela 1 Recomendação nutricional, principais alimentos fonte excluídos e seus substitutos

Nutrientes	Recomendação diária	Principais alérgenos	Alimentos substitutos
Proteínas	1-3a = 13 g 4-8a = 19 g 9-13a = 34 g 14-18a = 46 g (mulher) 52 g (homem)	Leite de vaca, ovo, peixe, soja, amendoins e castanhas	Carnes, aves, leguminosas, fórmulas para necessidades dietoterápicas específicas
Cálcio	1-3a = 700 mg 4-8a = 1.000 mg 9-18a = 1.300 mg	Leite e derivados, salmão, sardinha, bebida de soja enriquecida	Vegetais verde-escuros, substitutos do leite (fórmulas)
Vitamina A	1-3a = 300 mcg 4-8a = 400 mcg 9-13a = 600 mcg 14-18a = 700 mcg (mulher) 900 mcg (homem)	Leite e produtos fortificados	Fontes de betacaroteno: hortaliças e frutas amarelas e alaranjadas, vegetais verde-escuros. Vitamina A: vísceras (preferencialmente orgânicos)
Vitamina D	1-18a – 600 UI	Leite e derivados fortificados, trigo enriquecido, peixe (salmão, atum), ovo	Cereais fortificados e fórmulas infantis
Vitamina B1	1-3a = 0,5 mg 4-8a = 0,6 mg 9-13a = 0,9 mg 14-18a = 1,0 mg (mulher) 1,2 mg (homem)	Cereais à base de trigo enriquecidos	Carne suína, cereais integrais

(continua)

Tabela 1 Recomendação nutricional, principais alimentos fonte excluídos e seus substitutos *(continuação)*

Nutrientes	Recomendação diária	Principais alérgenos	Alimentos substitutos
Vitamina B12	1-3a = 0,9 mcg 4-8a = 1,2 mcg 9-13a = 1,8 mcg	Leite e derivados, peixe, frutos do mar, ovo, trigo enriquecido	Fígado, carnes, aves, substitutos do leite enriquecido

Fonte: Adaptada de Groetch et al., 2017.[13]

A partir da estimativa das necessidades nutricionais e da avaliação de quais nutrientes estão deficientes na dieta, é possível e essencial individualizar a conduta. Vale lembrar que a cota a ser suplementada deve ser ajustada conforme o déficit verificado no consumo diário, e não estabelecida com base na recomendação total diária, para não exceder a oferta.

Suplementação de energia e macronutrientes

As orientações práticas de suplementação de energia e macronutrientes podem ser alcançadas por meio de preparações caseiras, ou com produtos comerciais industrializados. A suplementação artesanal ou caseira é uma alternativa de baixo custo para aumentar a densidade energética da dieta ou até mesmo a oferta proteica.

Tabela 2 Exemplos de suplementação artesanal para aumentar a densidade energética de preparações

Ingrediente	Observações	Energia (Kcal)
Farinhas (cereais), amido de milho, quinoa, aveia, amaranto	Podem ser utilizados como espessantes em preparações como mingaus para aumentar a oferta calórica	35 kcal – 1 colher (sopa – 10 g)
Farinhas (mandioca)	Preparar acompanhamentos, como farofa e cuscuz, para aumentar a oferta calórica	70 kcal – 1 colher (sopa – 20 g)

(continua)

Tabela 2   Exemplos de suplementação artesanal para aumentar a densidade energética de preparações *(continuação)*

Ingrediente	Observações	Energia (Kcal)
Óleo ou azeite ou módulo de TCM com AGE	Adicionado na fórmula infantil especial (1-3%); ou nas refeições principais (almoço e jantar) para aumentar a oferta calórica e de lipídios	45 kcal – 1 colher (sobremesa – 5 mL)
Cubos de carne congelados	Carne cozida, liquidificada, peneirada e congelada em formas de gelo. Modo de usar: dissolver 1-2 cubos durante as refeições para aumentar a oferta proteica	1 cubo = 10 g E= 30 kcal Proteína = 4,5g

Já os suplementos industrializados, destinados às crianças com necessidades especiais, ou alergias alimentares, têm custo mais elevado e podem ser encontrados em forma de módulos ou suplementos orais enriquecidos com micronutrientes. No mercado, há disponíveis fórmulas enterais, nutricionalmente completas, que podem ser usadas como suplemento oral ou adicionado a preparações depois de prontas (p. ex., mingau, purê, sopas, *smoothie*). Em casos de alergia ao leite de vaca, existe fórmula à base de aminoácidos, com 1,0 kcal/mL e que pode ser utilizada para crianças acima de 1 ano. Para lactentes menores de 1 ano, as fórmulas possuem, em média, 0,7 kcal/mL.

Exemplo prático: a cada 100 mL de um suplemento completo à base de aminoácidos é possível incrementar a dieta em 100 kcal, 3,5 g de proteínas, 118 mg de cálcio, 2,0 mcg de vitamina D, 60 mcg de vitamina A, além do adicional de outros micronutrientes.

Suplementação de micronutrientes

Lactentes com APLV, menores de 1 ano, que não consomem volume suficiente (pelo menos 500 mL) de fórmulas infantis destinadas a necessidades dietoterápicas específicas, precisam de suplemento de cálcio. Para lactentes maiores de 1 ano, em função do aumento da recomendação de acordo com a faixa etária, faz-se necessária avaliação do consumo detalhada e suplementação, se preciso; sempre prescrita para ajustar o déficit em relação ao valor recomendado. Crian-

Capítulo 27 - Suplementação nutricional   351

ças maiores de 2 anos, em uso de bebidas vegetais enriquecidas com cálcio, precisam de orientação nutricional individualizada.

A vitamina D tem papel na absorção intestinal do cálcio, e os alimentos ricos nesse nutriente incluem: salmão, cavala, sardinha, atum, além do leite de vaca, quando enriquecido. A suplementação medicamentosa está indicada de forma profiláctica nos lactentes e terapeuticamente em situações de deficiência bioquímica. A orientação de exposição solar segura deve ser sempre incentivada.[21]

Além do cálcio e da vitamina D, o magnésio também tem importância em vários processos biológicos, dentre eles a constituição óssea. Portanto, é essencial a orientação alimentar para garantir oferta suficiente desse nutriente, considerando suas principais fontes alimentares: vegetais verde-escuros, ovos e carnes.

Nas dietas isentas de leite e derivados, diante da necessidade do uso de formulações de cálcio e vitamina D, feitas na forma de xaropes manipulados ou compostos, é importante levar em consideração a dose, a proporção de nutrientes, o tipo de sal utilizado, a composição (*mix*) dos polivitamínicos e poliminerais, entre outras particularidades. Na alergia a outros alimentos é possível suprir as necessidades de vitaminas e minerais com orientação nutricional e substituição apropriadas.

Suplementos de cálcio – se a dose recomendada for acima de 500 mg/dia, deve ser dividida durante as 24 horas em função da capacidade absortiva.

Opções para manipular:

Tipo de sal	Concentração	Observações
Carbonato de cálcio	50 mg/mL	Boa absorção em ambiente ácido. Pode causar constipação intestinal. Consumir após lanches.
Citrato de cálcio		Absorção independente da refeição. Vantajoso para pacientes com acloridria.
Fosfato tricálcico	12,9% (Ca – 50 mg/mL; P-25 mg/mL)	Xarope/manipulado. Consumir após as refeições.
Gluconato de cálcio e lactato de cálcio		Não recomendável pela baixa concentração de cálcio (9 e 13%)
Cálcio quelado com aminoácidos	50 mg/mL	Causa menos constipação intestinal.

Fonte: Straub, 2007.[22]

Na opção de manipulação, é importante informar à farmácia a quais alimentos há restrição.

Suplementos de vitamina D – estão disponíveis na forma isolada ou combinada com cálcio ou vitamina A. A preferência é sempre pela forma isolada.

Suplementos de ferro – a suplementação de ferro para crianças alérgicas segue a mesma recomendação de crianças saudáveis.[23] Atenção especial à formulação, que pode conter traços ou derivados de leite.

Polivitamínicos e poliminerais – indicados quando o consumo de vitaminas e minerais estiver aquém da recomendação para a idade em virtude das restrições de alimentos e sem outras fontes alimentares que supram a necessidade nutricional. É fundamental avaliar a proporção de nutrientes contida nos inúmeros polivitamínicos e poliminerais existentes. Por serem variados, o ideal é que se pondere o mais apropriado conforme a idade a que se pretende prescrever. Ver Tabela 3.

Vale lembrar que algumas formulações comerciais possuem proteínas do leite ou traços da proteína e óleo de amendoim como ingredientes em sua formulação, portanto, deve-se ler atentamente os rótulos dos medicamentos. Também deve-se atentar aos corantes e flavorizantes utilizados na maioria dos suplementos nutricionais para mascarar o sabor. É necessário checar com o fabricante, pois a lei de rotulagem de alérgenos não se aplica aos medicamentos e não se sabe ao certo qual a composição desses aditivos.

Tabela 3 Quantidade de micronutrientes (em 1 mL de solução oral) de alguns produtos disponíveis no mercado que contêm vitaminas

Composição	Protovit® Plus (Bayer)	Revitam® Júnior (Biolab)	Pharmaton® Kiddi (Boehringer)
Vit A	3.000 UI	1.250 UI	-----
Vit B1	2 mg	0,4 mg	0,20 mg
Vit B2	1,5 mg	0,5 mg	0,23 mg
Niacina	15 mg	6 mg	1,3 mg
Vit B6	2 mg	0,6 mg	0,40 mg
Vit B12	——	0,5 mcg	——
Ác. fólico	——	——	——
Vit C	80 mg	35 mg	——
Vit D3	900 UI	400 UI	26 UI
Vit E	15 mg	4 UI	1 mg

Obs.: verificar atentamente, pois o fabricante pode mudar a composição.
Fonte: Bula dos fabricantes.

Tabela 4 Suplementos à base de cálcio + associações para crianças com APLV. Quantidades de nutrientes em 5 mL de solução oral.

Composição	Calceos Kids (Myralis Pharma)
Cálcio	400 mg
Vit D3	200 UI
Magnésio	53 mg
Vitamina K	10·mcg
Zinco	4,1 mg
Vit C	30 mg
Vit B12	0,5 mcg
Sódio	——

Fonte: Bula dos fabricantes.

Considerações finais

A suplementação de energia, macro e micronutrientes deve ser feita sempre que for constatada a insuficiência no consumo da criança em dieta de restrição. Cabe ressaltar que tal medida não exclui a orientação nutricional que propicie uma dieta equilibrada. Pelas inúmeras possibilidades de suplementação é fundamental conhecer, além dos aspectos clínicos e nutricionais da criança, as questões socioeconômicas da família para um planejamento individualizado e monitoramento adequado.

Referências

1. Solé D, Rodrigues Silva L, Cocco RR, Ferreira CT, Sarni RO, Oliveira LC, et al. Consenso Brasileiro sobre Alergia Alimentar: 2018 – Parte 2 – Diagnóstico, tratamento e prevenção. Documento conjunto elaborado pela Sociedade Brasileira de Pediatria e Associação Brasileira de Alergia e Imunologia. Arq Asma Alerg Imunol. 2018;2(1):39-82.
2. Fiocchi A, Brozek J, Schünemann H, Bahna SL, Berg A Von, Beyer K, et al. World allergy organization (WAO) diagnosis and rationale for action against cow's milk allergy (DRACMA) guidelines. Pediatr Allergy Immunol. 2010;21(Suppl. 21):1-125.
3. Solé D, Amancio O MS, et al. Guia prático de diagnóstico e tratamento da Alergia às proteínas do leite de vaca mediada pela imunoglobulina E. Rev. bras. alerg. Imunopatol. 2012;35(6):203-33.
4. Meyer R, De KC, Dziubak R, et al. A practical approach to vitamin and mineral supplementation in food allergic children. Clin Transl Allergy. 2015;5:11.

5. Meyer R. Nutritional disorders resulting from food allergy in children. Pediatr Allergy Immunol, 2018;29:689-704.
6. D'Auria E, Abrahams M, Zuccotti GV, Venter C. Personalized nutrition approach in food allergy: is it prime time yet? Nutrients. 2019;11(2):E359.
7. Vieira MC, Morais MB, Spolidoro J V, Toporovski MS, Cardoso AL, Araujo GT, et al. A survey on clinical presentation and nutritional status of infants with suspected cow' milk allergy. BMC Pediatr. 2010;10:25.
8. Meyer R, Wright K, Vieira MC, et al. International survey on growth indices and impacting factors in children with food allergies. J Hum Nutr Diet. 2019;32(2):175-84.
9. Sociedade Brasileira de Pediatria, Departamento de Nutrologia. Avaliação nutricional da criança e do adolescente – Manual de Orientação. São Paulo: Sociedade Brasileira de Pediatria, 2009.
10. Berni Canani R, Leone L, D'Auria E, Riva E, Nocerino R, Ruotolo S, et al. The effects of dietary counseling on children with food allergy: a prospective, multicenter intervention study. J Acad Nutr Diet. 2014;114(9):1432-9.
11. Christie L, Hine RJ, Parker JG, Burks W. Food allergies in children affect nutrient intake and growth. J Am Diet Assoc. 2002;102(11):1648-51.
12. Brasil, Ministério da Saúde, Secretaria-Executiva. Glossário temático: alimentação e nutrição. 2.ed. Brasília: Ministério da Saúde, 2013.
13. Groetch M, Venter C, et al. Dietary therapy and nutrition management of eosinophilic esophagitis: a work group report of the American Academy of Allergy, Asthma, and Immunology. J Allergy Clin Immunol Pract. 2017;5(2):312-54.
14. Kirby M, Danner E. Nutritional deficiencies in children on restricted diets. Pediatr Clin North Am. 2009;56(5):1085-103.
15. Philippi ST. Nutrição e técnica dietética. 2.ed. Barueri: Manole, 2008.
16. Somers L. Food Allergy: nutritional considerations for primary care providers. Pediatr Ann. 2008;37(8):559-68.
17. Institute of Medicine. Dietary reference intakes: the essential guide to nutrient requirements. Washington (D.C.): The National Academies Press, 2006.
18. Brasil, Ministério da Saúde, Secretaria de Atenção à Saúde, Departamento de Atenção Básica. Cuidados em terapia nutricional. 1.ed. Brasília: Ministério da Saúde, 2015.
19. FAO/WHO/UNU. Expert Consultation on Protein and Amino Acid Requirements in Human Nutrition. Protein and amino acid requirements in human nutrition: report of a joint FAO/WHO/UNU expert consultation. Geneva, Switzerland: FAO/WHO/ UNU, 2002.
20. Brasil, Ministério da Saúde, Secretaria de Atenção à Saúde, Coordenação Geral da Política de Alimentação e Nutrição. Manual de atendimento da criança com desnutrição grave em nível hospitalar. Brasília: Ministério da Saúde, 2005.
21. Sociedade Brasileira de Pediatria. Departamento de Nutrologia. Deficiência de vitamina D em crianças e adolescentes, 2014.
22. Straub DA. Calcium supplementation in clinical practice: a review of forms, doses, and indications. Nutr Clin Pract. 2007;22:286-96.
23. WHO. Nutritional anaemias: tools for effective prevention and control. Genebra, 2017. Disponível em: https://www.who.int/nutrition/publications/micronutrients/anaemias-tools-prevention-control/en/.

Capítulo 28

Rotulagem de produtos industrializados

Mariana Costa Claudino
Priscilla Neiva Tavares Ribeiro

Rotulagem de substâncias alergênicas no Brasil

O debate sobre a rotulagem de alergênicos no Brasil existe desde o início dos anos 2000, sempre associado ao Mercosul.

Devido à necessidade de melhorar a informação nos rótulos de produtos industrializados para proteger as pessoas com alergias alimentares (AA), foi solicitada pelo Brasil a revisão do regulamento por diversos profissionais de saúde e até por algumas famílias de alérgicos, já que a RDC n. 259/2002 só tratava da rotulagem de alimentos em geral e que não havia nada específico sobre alergênicos. A primeira proposta sobre o assunto foi apresentada em 2011, já com regras específicas para a declaração de alimentos alergênicos.

Mesmo com as muitas reuniões presenciais e virtuais sobre o assunto, havia dificuldades de avançar e atingir um consenso entre os representantes do Mercosul. Com isso, sem condições de prever um prazo para essa mudança, o processo ficou estagnado por anos e sem um desfecho.[1]

Em fevereiro de 2014, surgiu no país uma demanda determinante vinda da sociedade civil, encabeçada pelo movimento Põe no Rótulo, criado por familiares de pessoas com AA. Isso trouxe força para o tema, devido à repercussão nos veículos de comunicação e nas redes sociais, com a participação de pessoas públicas e formadoras de opinião, a ponto de a Anvisa abrir espaço para o tema.

Em março do mesmo ano, a Diretoria Colegiada da Anvisa (Dicol) avaliou a possibilidade de regulamentação unilateral do tema e considerou que o contexto no Mercosul naquele momento impedia a agência de atuar de forma efetiva na proteção da saúde da população. A Dicol aprovou que a área técnica da

Anvisa submetesse o assunto a consulta pública e ouvisse a população brasileira sobre o tema.

O resultado foi expressivo: mais de 3.500 contribuintes, número superior ao total (1.577) de participantes das 32 consultas públicas realizadas pela Anvisa no ano anterior, o que comprova a relevância do tema. A iniciativa foi motivada pela importância da rotulagem dos alimentos embalados para a proteção da saúde e a melhoria da qualidade de vida dos indivíduos com AA, bem como pela constatação de diversos problemas quanto às informações contidas nos rótulos.[1]

Em 26 de junho de 2015, a Anvisa realizou uma reunião de Diretoria Colegiada, que contou também com a participação de diversos interessados no tema. O encontro resultou na aprovação, por unanimidade, da RDC n. 26/2015,[2] obrigando a indústria de alimentos a declarar nos rótulos a presença dos principais alimentos causadores de alergias, a fim de garantir que os consumidores tivessem acesso a informações corretas, compreensíveis e visíveis na rotulagem dos alimentos embalados sobre a presença dos principais alimentos que causam AA.

A Resolução, que foi publicada no *Diário Oficial da União* em 3 de julho de 2015, com prazo de 12 meses para as indústrias se adequarem, se aplica a 17 alimentos – incluindo bebidas – embalados na ausência dos consumidores, incluindo os destinados ao processamento industrial e os destinados aos serviços de alimentação: trigo (centeio, cevada, aveia e suas estirpes hibridizadas), crustáceos, ovos, peixes, amendoim, soja, leite de todos os mamíferos, amêndoa, avelã, castanha-de-caju, castanha-do-pará, macadâmia, nozes, pecã, pistaches, pinoli, além de látex natural.[1-3]

Graças a essa decisão, desde 3 de julho de 2016 os derivados dos produtos citados devem trazer as seguintes informações, quando for o caso, com fonte legível e em corpo maior do que a lista de ingredientes, em caixa-alta e em negrito:[3]

ALÉRGICOS: CONTÉM... (nomes comuns dos alimentos que causam AA), **ALÉRGICOS: CONTÉM DERIVADOS DE...** (nomes comuns dos alimentos que causam AA)" ou

ALÉRGICOS: CONTÉM... (nomes comuns dos alimentos que causam AA) **E DERIVADOS.**

Já nos casos em que não seja possível garantir a ausência de qualquer alérgeno, o rótulo deve trazer a seguinte informação:

ALÉRGICOS: PODE CONTER... (nomes comuns dos alimentos que causam AA).[1-3]

Até a aprovação da RDC n. 26/2015, havia muita dificuldade de entendimento de termos específicos pelo público leigo, como caseína, alfa-lactoalbumina e

Capítulo 28 - Rotulagem de produtos industrializados   357

beta-lactoglobulina, proteínas do leite, ou albumina, derivada do ovo. Um estudo publicado em 2007 revelou que a dificuldade de reconhecimento de termos específicos ligados ao leite, mesmo por pais previamente orientados, é muito grande e ressaltou a importância de orientação continuada para os pacientes em tratamento.[4]

Vale lembrar que há muita confusão entre os termos "intolerância" e "alergia", principalmente em relação ao leite. A alergia à proteína do leite de vaca (APLV) é diferente da intolerância à lactose. Nos casos de intolerância, o organismo não tem capacidade de digerir a lactose. Já na alergia ao leite, há reação imunológica às proteínas do alimento, como a caseína, a alfa-lactoalbumina e a beta-lactoglobulina. Os sintomas da intolerância são restritos ao trato digestório (diarreia, prisão de ventre, dor etc.), enquanto na alergia os sintomas podem acometer de forma ampla e atingir pele, trato digestório, respiratório etc.[5]

A RDC n. 26/2015[2] não se aplica aos alimentos que contêm lactose, já que a RDC n. 136/2017[6] aplica-se apenas a isso. Nela, os fabricantes são obrigados a informar a presença de lactose nos alimentos quando há mais de 100 mg de lactose para cada 100 g ou ml do produto. Ou seja, qualquer alimento que contenha lactose em quantidade acima de 0,1% deverá trazer no rótulo a expressão "Contém lactose". E também não se aplica ao glúten: a Lei Federal n. 10.674/2003[7] obriga a inscrição "contém glúten" ou "não contém glúten", conforme o caso, no rótulo de todos os alimentos industrializados, como forma de controle da doença celíaca.

A Resolução RDC n. 26/2015[2] não se aplica, ainda, a alimentos embalados que sejam preparados ou fracionados em serviços de alimentação e comercializados no próprio estabelecimento (como preparações elaboradas e comercializadas em padarias, refeições servidas em restaurantes); alimentos embalados nos pontos de venda a pedido do consumidor, como pães embalados na presença do consumidor ou *pizzas* para entrega e alimentos comercializados sem embalagens, como frutas e hortaliças a granel.[2,3]

Declaração de Precaução: "pode conter"

No Brasil, deve constar nos rótulos dos alimentos a Declaração de Precaução "ALÉRGICOS: pode conter (nomes comuns dos alimentos que causam AA),[2] quando não for possível garantir a ausência de contato cruzado.

A Declaração de Possibilidade de Contato Cruzado, ou Declaração de Precaução, refere-se a casos em que o alérgeno alimentar, ou seu derivado, não faz

Parte 4 - Tratamento da alergia alimentar

parte do alimento produzido como ingrediente, mas uma pequena quantidade está presente no alimento em decorrência da presença fortuita do alérgeno durante alguma etapa do processo produtivo, da produção até a distribuição[2,3] (Figura 1).

> Ingredientes: cacau em pó solúvel, açúcar e aromatizante.
> Não contém glúten.
> ALÉRGICOS: pode conter leite.

Figura 1 Exemplo de rótulo com Declaração de Precaução "pode conter".

A rotulagem obrigatória de traços decorre da necessidade de minimização do risco de desenvolvimento de reações alérgicas graves, como a anafilaxia, reação alérgica aguda grave e potencialmente fatal, de início súbito e evolução rápida.[3,8,9]

Um estudo de revisão desenvolvido por Panesar e cols.[10] procurou identificar a prevalência de anafilaxia induzida por alimentos em países da Europa, encontrando resultados diversos que variavam entre 0,4 e 39,9%.[10] Estudos epidemiológicos recentes sugerem o aumento da incidência de anafilaxia.[11]

Os fabricantes de produtos alimentícios devem seguir um programa de controle de alergênicos alimentares, que, associado às Boas Práticas de Produção, minimize o risco de contato cruzado. Contudo, quando essas medidas não forem suficientes e houver contato cruzado com algum alimento estabelecido na RDC n. 26/2015, a rotulagem de precaução deverá ser instituída.[2,3]

Limites quantitativos de alérgenos alimentares que determinem o contato cruzado não foram destacados na RDC n. 26/2015, pois ainda não há evidências que permitam determinar limites de segurança que protejam todos os indivíduos com AA.[2,3] Contudo, em alguns países estão sendo desenvolvidas metodologias de quantificação de alérgenos alimentares e de definição de quantidades supostamente desencadeadoras de reações, necessitando de mais estudos com relação às doses de referência e aos níveis de alérgenos aceitáveis.[12,13,14]

Na tentativa de identificar qual é a dose mínima desencadeante de reação na maior parte da população alérgica, Graham e Eigenmann[13] realizaram uma revisão em 13 estudos de diferentes países da Europa, América do Norte e Austrália, publicados entre 2003 e 2016. Os estudos analisados demonstraram diferentes limiares de concentração do alérgeno necessário para causar a reação alérgica. Ainda não há um limite definido em que os traços não precisam ser evitados pelos indivíduos com AA, e não é possível quantificar o risco individual de reação alérgica.

A revisão revelou, ainda, que a quantidade de traços encontrados nos alimentos com a rotulagem de traços variou entre os países, com traços encontrados em menos de 10% e em até 60% dos produtos analisados. Para os autores, raramente produtos com rotulagem de traços contêm uma quantidade significativa de alérgeno capaz de provocar reação alérgica, ou seja, o consumo de alimentos com rotulagem de traços seria de baixo risco para a maioria da população alérgica.[13] Contudo, ressalta-se que ainda não existem estudos publicados analisando a quantidade de traços em produtos fabricados no Brasil e por isso não se pode utilizar essas conclusões para a realidade brasileira.

Apesar de ainda não existir consenso quanto à quantificação da dose mínima necessária para desencadear alergia ao se consumirem alimentos com rotulagem de traços, um estudo com médicos alergistas desenvolvido na Austrália, onde a rotulagem de traços é facultativa, procurou examinar os relatos de anafilaxia a partir do consumo de produtos alimentícios embalados com ou sem a rotulagem. Os participantes foram solicitados a preencher uma pesquisa informando se haviam atendido, nos últimos três meses, algum paciente relatando anafilaxia após a ingestão de alimento embalado, no qual o alérgeno alimentar suspeito não era um ingrediente listado no rótulo do produto. Entre os 198 entrevistados, houve 14 (7%) notificações de anafilaxia.[15]

Nos 16 países em que a rotulagem é facultativa, foi realizada uma pesquisa sobre as diferenças nas percepções dos consumidores alérgicos com relação aos limiares de alérgenos alimentares e à rotulagem de traços. Essa pesquisa revelou que os consumidores parecem confiar nessa rotulagem para estimar o risco de reação alérgica.[16] Contudo, como não há padronização dos valores mínimos capazes de ocasionar uma reação, os consumidores se sentem ansiosos e temerosos com relação à rotulagem, muitas vezes restringindo alimentos que não causariam reação.[16] É importante frisar que nos países pesquisados nesse estudo a rotulagem de traços é facultativa, o que gera dúvida nos consumidores, por não saberem se o alimento sem a rotulagem de traços traz risco de desenvolvimento de reação alérgica ou não. No Brasil, onde ela é obrigatória, não foram identificados estudos publicados sobre a percepção e o comportamento dos consumidores alérgicos com relação à rotulagem de traços.

Não foram identificados, nas literaturas científicas nacional e internacional, estudos com a população brasileira relacionando o consumo de alimentos que contêm a rotulagem de traços à manifestação de reações alérgicas. Diante desse quadro, a recomendação do não consumo de alimento rotulado com traços deve ser individualizada e relacionada ao tipo de alergia, à sensibilidade individual e às manifestações clínicas relativas ao consumo de possíveis traços de alimentos.

Considerações finais

A obrigatoriedade da rotulagem de alergênicos é recente no Brasil e existem algumas questões a serem ajustadas, como o controle de alergênicos, a rotulagem de traços e as medidas de sanção necessárias às empresas que não seguem o que determina a RDC n. 26/2015. Apesar dos aprimoramentos necessários, a rotulagem de alergênicos representa uma importante conquista para a segurança alimentar e nutricional da população brasileira com AA.

A informação nos rótulos sobre os alimentos que mais causam alergias é de fundamental importância, sendo um grande avanço relacionado à garantia do direito humano à alimentação adequada, à saúde, à vida e à informação dessa população. Além disso, a rotulagem de alergênicos permite o manejo mais seguro e mais eficaz das AA, de seu diagnóstico até seu controle.

Nesse sentido, o papel do nutricionista é educar o indivíduo com AA para a leitura dos rótulos, das restrições e das substituições alimentares, bem como das técnicas dietéticas necessárias e de como ter uma dieta balanceada. Além disso, deve sempre encorajar um comportamento alimentar saudável em crianças e adultos alérgicos, evitando restrições desnecessárias e o desenvolvimento do medo de se alimentar.

Dessa forma, a informação nos rótulos dos alimentos é uma ferramenta fundamental para o manejo dietético da AA. A interpretação das informações nos rótulos deve ser orientada individualmente, de modo que o paciente possa fazer escolhas alimentares seguras, que contribuam para seu bem-estar físico, mental e social, melhorando a saúde e a qualidade de vida da população com AA.

Referências

1. Agência Nacional de Vigilância Sanitária (Brasil). Rotulagem de Alimentos Alergênicos. Perguntas & respostas. 5. ed. Anvisa: Brasília;2017.
2. Agência Nacional de Vigilância Sanitária (Brasil). Resolução da Diretoria Colegiada n. 26, de 02/06/2015. Dispõe sobre os requisitos para a rotulagem obrigatória dos principais alimentos que causam alergias alimentares. Diário Oficial da União, n. 125, 3 jul. 2015.

Capítulo 28 - Rotulagem de produtos industrializados   361

3. Agência Nacional de Vigilância Sanitária (Brasil). Guia sobre Programa de Controle de Alergênicos. Alimentos, guia n. 5, versão 1. Anvisa: Brasília; 2016.
4. Binsfeld BL, Pastorino AC, Castro ANBM, Yonamine GH, Gusken AKF, Jacob CMA. Conhecimento da rotulagem de produtos industrializados por familiares de pacientes com alergia a leite de vaca. Rev Paul Pediatr 2009;27(3):296-302.
5. Goudouris ES, Kuschnir FC, Janolio FSC, Emerson MFE, Rubini NPM, Valle SOR. A doença do século XXI – Alergia – perguntas e respostas. Rio de Janeiro: Revinter; 2012.
6. Agência Nacional de Vigilância Sanitária (Brasil). Resolução da Diretoria Colegiada n. 136, de 08/02/2017. Estabelece os requisitos para declaração obrigatória da presença de lactose nos rótulos dos alimentos. Diário Oficial da União, n. 29, 9 fev. 2017.
7. Brasil. Lei n. 10.674, de 16/05/2003. Obriga a que os produtos alimentícios comercializados informem sobre a presença de glúten, como medida preventiva e de controle da doença celíaca. Diário Oficial da União, 19 maio 2003.
8. Solé D, Silva LR, Cocco RR, Ferreira CT, Sarni RO, Oliveira LC, et al. Consenso Brasileiro sobre Alergia Alimentar: 2018 – Parte 1 – Etiopatogenia, clínica e diagnóstico. Braz J Allergy Immunol 2018;2(1):7-38.
9. Associação Brasileira de Alergia e Imunopatologia. Sociedade Brasileira de Anestesiologia. Anafilaxia: diagnóstico. Projeto Diretrizes. Out. 2011.
10. Panesar SS, Javad S, de Silva D, Nwaru BI, Hickdtrin L, Muraro A, et al. The epidemiology of anaphylaxis in Europe: a systematic review. Allergy 2013; 68:1353-61.
11. Bernd LAG, Sá AB, Watanabe AL, Castro APM, Solé D, Castro FM, et al. Guia prático para o manejo da anafilaxia – 2012. Rev Bras Alerg Imunolpatol 2012;35(2):53-70.
12. Battisti C, Chambefort A, Digaud O, et al. Allergens labeling on French processed foods – an Oqali study. Food Sci Nutr 2017;5:881-8.
13. Graham F, Eigenmann PA. Clinical implications of food allergen thresholds. Clin Exp Allergy 2018;48:632-40.
14. Remington BC, Baumert JL, Blom WM, Houben GF, Taylor SL, Kruizinga AG. Unintended allergens in precautionary labelled and unlabelled products pose significant risks to UK allergic consumers. Allergy 2015;70:813-9.
15. Zurzolo GA, Allen KJ, Peters RL, Tang ML, Dharmage S, de Courten M, et al. Anaphylaxis to packaged foods in Australasia. J Paediatr Child Health 2018;54:551-5.
16. Marchisotto MJ, Harada L, Blumenstock JA, Bilaver LA, Waserman S, Sicherer S, et al. Global perceptions of food allergy thresholds in 16 countries. Allergy 2016;71(8):1081-5.

Capítulo 29

Cozinha inclusiva

Elaine Cristina de Almeida Kotchetkoff
Carla Maia

Introdução

Nos últimos anos, a alergia alimentar (AA) tornou-se um tema importante no debate sobre a saúde pública e a qualidade de vida. De certa forma, as discussões sobre os sintomas, os tratamentos e as causas da AA saíram dos consultórios e centros de pesquisas e ganharam popularidade entre as pessoas que sofrem dessa disfuncionalidade do sistema imunológico ou convivem com crianças, adolescentes ou adultos que padecem dessa delicada condição.

Todavia, a ampliação do fluxo de informações sobre as necessidades alimentares especiais não resultou, necessariamente, em maior empatia sobre as dificuldades e os obstáculos enfrentados pelas pessoas que sofrem dessa enfermidade. Explicam-se com certa facilidade essas permanentes negligência e passividade pelo fato de vivermos em uma sociedade caracterizada por um conjunto de hábitos e práticas sociais que negam a diversidade alimentar dos indivíduos.[1]

O objetivo deste capítulo é discutir a existência de uma possível racionalidade culinária específica para a elaboração de receitas que atendam as crianças com AA. Falar em racionalidade culinária específica não significa dizer que existe uma fórmula infalível, mas a adequada compreensão de alguns conceitos, como a função tecnológica dos principais alérgenos alimentares e o domínio das técnicas culinárias e dietéticas, pode tornar o cenário menos penoso e traumático para a criança e seus familiares.

Este capítulo está dividido em três partes: na primeira, apresentamos reflexões sobre a retirada dos alergênicos, a relação com a qualidade de vida e a importância da inclusão alimentar; na segunda, discutimos a ideia de uma racio-

Capítulo 29 - Cozinha inclusiva   **363**

nalidade culinária específica para a substituição dos alergênicos; e, na terceira, apresentamos sete receitas especiais com comentários sobre as possíveis funções e interações entre os ingredientes.

A cozinha como instrumento de inclusão alimentar

A comida é, sem dúvida, um aspecto central de múltiplas interações sociais. A relação entre o indivíduo e a comida é socialmente referenciada e culturalmente enraizada em valores e hábitos historicamente construídos em uma determinada sociedade. Ao comer, ingerimos, além de nutrientes, relações, memórias, afetos e cultura. O problema é que, para certo grupo de pessoas, uma parte considerável de toda essa carga cultural provém de alimentos considerados alergênicos.

Como única forma de tratamento atualmente reconhecido, uma vez detectados como alergênicos, o leite e seus derivados, o trigo, o ovo, a soja, as oleaginosas – ingredientes essenciais em nossa cultura alimentar – devem ser retirados da dieta. Eis aqui uma das grandes complexidades da questão da AA: o alérgeno que não pode ser consumido é um alimento/ingrediente que representa uma importante parte de nossas relações sociais e de nossa história de vida.

De fato, a mudança de dieta requer a adaptação dos hábitos alimentares. Springston e cols.[2] verificaram menor qualidade de vida entre os cuidadores, incluindo as limitações sociais de seus filhos como resultado da AA, sendo que o número de alimentos envolvidos e a falta de informação dos pais tiveram correlação positiva com esse dado.

Estudos mostram que a AA afeta de forma importante a maneira como as famílias preparam os alimentos.[2,3] Isso implica o planejamento da refeição da criança e da família, das compras de supermercado, do preparo das refeições e do preparo de lanches intermediários.[3] Este último é perceptível nos atendimentos nutricionais, sendo apontado como uma das grandes dificuldades dos pais de crianças com AA.

A influência que os pais exercem sobre os hábitos alimentares de seus filhos é refletida pela variedade de alimentos que a criança consome. Mas, ao se depararem com as questões mencionadas, dentre elas a dificuldade no preparo das refeições, alguns pais de crianças com AA podem optar por não comer junto dos filhos – possivelmente, entre os motivos para isso está o fato de não terem opções de preparações que atendam a seus paladares –, o que pode acarretar efeitos psicológicos, sociais e nutricionais na criança com AA. Essa segregação nos momentos de refeição só estimula a monotonia e a falta de variação na alimentação da criança com essa doença.

Nesse sentido, a anamnese nutricional de um indivíduo com AA precisa contemplar todas essas questões e ter foco na inclusão alimentar. Apesar do desafio que é fazer preparações culinárias sem o alérgeno, isso é passível de ser contornado e pode expandir não só a alimentação da criança, mas a de toda a família, proporcionando a oportunidade de explorar novos alimentos, sabores e experiências agradáveis coletivamente. Dessa forma, o aprendizado por imitação se torna mais viável e orgânico.

Racionalidade culinária e inclusão alimentar: elaboração de receitas culinárias com a substituição dos principais alérgenos

Ao elaborar uma receita culinária substituindo algum ingrediente, é preciso ter em mente alguns questionamentos para que ela atenda às necessidades nutricionais, emocionais e culturais da criança:

- Qual a função tecnológica do ingrediente substituído?
- Qual a interação dele com os demais ingredientes?
- A receita é adequada para a faixa etária pretendida?
  - Qual(is) a(s) principal(is) fonte(s) de nutriente(s) do(s) ingrediente(s) substituído(s)?
  - Qual a importância (cultural, emocional etc.) da preparação para a família?
  - Qual a importância nutricional da preparação na dieta da criança?
  - Essa preparação pode ser substituída por outra similar?

Tendo isso em mente, comece utilizando uma receita original como base para sua adaptação. Às vezes, a demanda vem dos próprios pais, que relatam a importância de verem seus filhos comendo determinado alimento. Entretanto, há situações em que essa demanda não é explícita, mas aparece na anamnese nutricional em forma de seletividade ou monotonia alimentar, ou até mesmo da constatação de uma dieta que não atinge as necessidades nutricionais da criança. Por isso, o conhecimento e a experiência do nutricionista são tão importantes.

Isso se aplica a receitas culinárias que originalmente utilizariam o(s) alimento(s) alérgeno(s) na preparação, uma vez que as receitas sem o alimento alérgeno são as primeiras a serem lembradas ao se elaborar o cardápio de um alérgico e não requerem nenhuma adaptação.

Faça as perguntas listadas anteriormente e responda a cada uma delas para só depois disso começar a pensar em substitutos para o alimento alergênico naquela preparação (veja as tabelas de ingredientes substitutos em preparações culinárias nos capítulos referentes a cada alimento). Quando for escolher o ingrediente, além da função tecnológica que ele ocupa, é importante verificar se é factível de ser comprado (custo, acessibilidade, sazonalidade, regionalidade). Além disso, verifique se o uso do substituto vai implicar alteração no modo de preparo da receita e, se a resposta for afirmativa, se isso vai trazer alguma alteração de causa-efeito na preparação.

Uma vez realizado o primeiro teste, faça uma avaliação sensorial (aparência, aroma, sabor, textura, sensação bucal) para verificar se a preparação atingiu níveis satisfatórios em todos os quesitos – é importante lembrar que o paladar da criança não é comparável ao do adulto.

Em caso de falha no teste, verifique o que deu errado (sabor, textura, aparência etc.) e qual ingrediente deve ser modificado ou alterado. Se a receita deu errado no quesito sabor, então, pense em alternativas para melhorá-la nesse sentido; o cacau em pó, por exemplo, tem sabor predominante e pode mascarar o sabor de farinhas substitutas do trigo. Se a avalição falhou no quesito textura, pense em qual ingrediente poderia melhorar esse aspecto, e assim sucessivamente. O reteste é importante para fazer esses ajustes finos. A utilização da ficha técnica ajuda a identificar o que e como alterar.

Substituição na prática – receitas culinárias sem leite, ovo, trigo ou soja

BOLO DE BANANA

(@chefcarlamaia.com)
Ø Esta receita não contém farinha de trigo, leite de vaca, ovo ou soja.

Ingredientes
- 3/4 xícara (chá) de farinha de arroz integral
- 2/3 xícara (chá) de fécula de batata
- 3/4 xícara (chá) de farinha de amêndoa
- 1 colher (sopa) de fécula de mandioca
- 1 colher (café) de goma xantana
- 1 xícara (chá) de água

- 200 g de banana prata descascada e picada
- 1 xícara (chá) de açúcar demerara
- 120 g de batata-doce descascada, picada e cozida
- 1/3 xícara (chá) de óleo vegetal
- 1 colher (sopa) de farinha de linhaça dourada
- 1 colher (café) de canela em pó
- 1 colher (café) de cravo em pó
- 1 colher (café) de sal
- 1 colher (chá) de vinagre de maçã
- 1 colher (sopa) de fermento em pó químico

Modo de preparo

1. Preaqueça o forno a 180 °C.
2. Unte e enfarinhe uma forma. Reserve.
3. Em uma vasilha de batedeira, coloque a farinha de arroz, a fécula de batata, a farinha de amêndoa, a fécula de mandioca e a goma xantana. Com uma colher, misture bem. Reserve.
4. Em um liquidificador, coloque a água, a banana, o açúcar demerara, a batata-doce cozida, o óleo vegetal, a farinha de linhaça dourada, a canela e o cravo em pó. Bata em velocidade média por 1 minuto.
5. Ligue a batedeira inicialmente em velocidade baixa. Transfira o conteúdo do liquidificador para a vasilha da batedeira. Aumente a velocidade para máxima e deixe bater por aproximadamente 1 minuto, até obter uma massa homogênea. Acrescente o sal e o vinagre de maçã. Deixe bater por mais 5 segundos.
6. Por último, acrescente o fermento em pó químico e misture delicadamente com uma espátula até a massa ficar uniforme.
7. Em seguida, despeje a massa na forma untada e leve ao forno preaquecido para assar por 35 minutos.

Comentários

Para o preparo de um bolo de banana com resultado muito semelhante ao da receita tradicional, devemos pensar em uma receita de bolo convencial, em que a farinha de trigo proporciona estrutura, maciez e liga à massa. Nenhuma farinha sem glúten apresenta, de forma isolada, características semelhantes, por isso, é necessária a utilização de um *mix* de farinhas, no qual diferentes farinhas com características distintas poderão se complementar entre si e produzir um resultado semelhante ao da farinha de trigo. Nessa receita foram utilizadas a farinha de arroz, que proporciona estrutura; a fécula de batata, que proporciona maciez; a fécula de mandioca, que proporciona liga; e a farinha de amêndoa, que proporciona untuosidade à massa do bolo. A goma xantana proporciona maciez e umidade à massa. Em relação ao substituto do ovo, foi utilizada a banana, que exerce as mesmas funções tecnológicas que o ovo em uma massa de bolo. O substituto do leite foi a água, que, nessa preparação, tinha apenas a função de umidificar.

BISCOITO "AMANTEIGADO" DE CHOCOLATE E COCO

(@blogdanutri.com.br)
Ø Esta receita não contém farinha de trigo, leite de vaca, ovo ou soja.

Ingredientes
- 2/3 xícara (chá) de farinha de arroz
- 1/3 xícara (chá) de farinha de trigo-sarraceno
- 1/4 xícara (chá) de fécula de batata
- 1/3 xícara (chá) de açúcar demerara
- 1 colher (chá) de extrato de baunilha
- 90 g de óleo de coco (em estado sólido, cortado em pequenos pedaços)
- 2 colheres (sopa) de cacau em pó
- 3 colheres (sopa) de coco ralado

Modo de preparo
1. Unte e enfarinhe uma forma. Reserve.
2. Em um processador de alimentos, coloque as farinhas, o açúcar e a baunilha. Bata rapidamente.
3. Em seguida, adicione o óleo de coco em estado sólido e pulse algumas vezes só até homogeneizar e virar uma massa de biscoito compacta.
4. Separe metade dessa massa e adicione o cacau em pó. Faça o mesmo com o restante da massa, acrescentando o coco.
5. Modele rapidamente um cilindro com cada uma delas e coloque-as lado a lado.
6. Embrulhe a massa em papel filme e pressione para virar um retângulo, de tal maneira que um lado fique de chocolate e outro de coco. Leve à geladeira por 30 minutos ou até ficar firme novamente.
7. Preaqueça o forno a 180 °C.

8. Retire da geladeira, desembrulhe e corte em fatias de aproximadamente 1 cm de espessura. Arrume as fatias na forma reservada e leve ao forno preaquecido. Asse até que o fundo do biscoito fique dourado.
9. Retire do forno e deixe esfriar em uma grade de alumínio.
10. Guarde os biscoitos em potes fechados hermeticamente para mantê-los crocantes.

Comentários

As receitas de biscoitos podem ou não levar ovo. Originalmente, as receitas de biscoitos amanteigados não levam ovo, por isso não houve necessidade de substituição. Em relação à farinha de trigo, na substituição foram utilizadas as farinhas de arroz, o trigo-sarraceno e a fécula de batata. A manteiga, que proporciona crocância ao biscoito, foi substituída pela gordura sólida do coco (óleos não são bons substitutos para biscoitos). Na primeira tentativa, a receita agradou nos quesitos sabor, aroma e sensação bucal, mas ficou quebradiça demais (os biscoitos amanteigados são apenas levemente quebradiços), afetando sua aparência e textura. Foi realizado um reteste, em que foi ajustada a quantidade de gordura de coco (para menos) e, com isso, resolvida a questão da textura e da aparência.

MASSA PARA TORTA SALGADA

(@blogdanutri.com.br)
⊘ Esta receita não contém farinha de trigo, leite de vaca, ovo ou soja.

Ingredientes
- 2 xícaras (chá) de água
- 1/2 xícara (chá) de óleo
- Sal e orégano a gosto
- 3/4 xícara (chá) de purê de maçã (dê preferência à maçã verde)
- 1 xícara (chá) de batata descascada, cozida e espremida
- 2 xícaras (chá) de mistura de farinha sem glúten
- 1 colher (sopa) de fermento químico em pó

Modo de preparo
1. Preaqueça o forno a 180 °C.
2. Unte e enfarinhe uma forma. Reserve.

3. Em um liquidificador, coloque todos os ingredientes (com exceção do fermento) na ordem mencionada na lista e bata até a mistura ficar homogênea. Por último, acrescente o fermento e bata para misturar.
4. Despeje metade da massa na forma reservada. Coloque o recheio de sua preferência e cubra com o restante da massa.
5. Leve ao forno preaquecido, para assar por 35 a 40 minutos ou até ficar dourado em cima.

Comentários

As receitas de massa de torta de "liquidificador" originalmente levam ovo, leite e farinha de trigo. Para substituir a farinha de trigo, foram utilizadas a batata cozida (que pode ser substituída por outro tubérculo; apenas ajuste a quantidade de líquido de acordo com o tubérculo escolhido) e a mistura de farinhas sem glúten (que pode ser caseira ou comprada pronta). Para substituir os ovos, foi utilizado o purê de maçã verde (por ser menos doce que os outros tipos de maçã). Nesta preparação, o leite tinha a função de umedecer, portanto, qualquer líquido, até mesmo a água, pode ser usado. Se houver necessidade de agregar mais valor nutricional a essa receita, pode-se utilizar o hidrolisado proteico (utilize pesos iguais, 1:1, de carne e suco de abacaxi *in natura*, homogeneizados em liquidificador e mantidos em banho-maria em fogão doméstico por 30 minutos),[4] que é uma excelente opção para colocar em preparações que serão utilizadas por crianças que precisam aumentar o consumo de proteínas.

MINIPÃO DE QUEIJO

(@chefcarlamaia.com)
Ø Esta receita não contém farinha de trigo, leite de vaca, ovo ou soja.

Ingredientes
- 350 g de tapioca hidratada
- 1 colher (sobremesa) de sal
- 350 g de purê de cará
- ¼ xícara (chá) de óleo de sua preferência

Modo de preparo
1. Preaqueça o forno a 180 °C.

2. Em uma vasilha média, coloque a tapioca e o sal. Misture bem. Em seguida, adicione o purê de cará e o óleo. Misture os ingredientes e sove a massa muito bem, até que fique compacta.
3. Molde bolinhas pequenas e coloque em uma forma untada com óleo. Deixe espaço entre elas para não grudarem. Não é necessário untar as mãos para fazer as bolinhas.
4. Leve ao forno preaquecido e asse por 20 minutos. Quando retirar do forno, transfira as bolinhas para outro recipiente, para esfriar.

Comentários

Tendo como ponto de partida a receita convencional de pão de queijo mineiro, foi desenvolvida a receita de minipão de queijo, em que o cará funciona como substituto do queijo e fornece estrutura e sabor aos pãezinhos. O óleo vegetal fornece untuosidade à massa. A tapioca, que é o polvilho doce hidratado, proporciona a característica "puxa" do pão. Além disso, fornece crocância, volume e sabor. Não há necessidade de incluir água na massa do pão de queijo, pois o excesso de líquido faz a massa se romper e os pãezinhos ficarem disformes quando assados.

PÃO DE FORMA

((@chefcarlamaia.com)
⊘ Esta receita não contém farinha de trigo, leite de vaca, ovo ou soja.

Ingredientes

- 3/4 xícara (chá) de farinha de arroz
- 3/4 xícara (chá) de farinha de grão-de-bico
- 3/4 xícara (chá) de fécula de batata
- 1/2 xícara (chá) de fécula de mandioca
- 1 colher (sopa) de fermento biológico seco
- 3/4 xícara (chá) de *psyllium*
- 4 colheres (café) de goma xantana
- 1 xícara (chá) de farinha de amêndoa
- 1 colher (sopa) de farinha de chia
- 4 colheres (sopa) de açúcar demerara
- 1/2 xícara (chá) de óleo vegetal
- 95 g de batata-doce cozida

Capítulo 29 - Cozinha inclusiva   **371**

- 1 ½ xícara (chá) de água
- 1 colher (sobremesa) de sal
- 1 colher (sopa) de vinagre de maçã

Modo de preparo

1. Em uma vasilha de batedeira, coloque a farinha de arroz, a farinha de grão-de-bico, a fécula de batata, a fécula de mandioca, o fermento biológico seco, o *psyllium* e a goma xantana. Misture bem e reserve.
2. Em um liquidificador, coloque a farinha de amêndoa, a farinha de chia, o açúcar, o óleo, a batata e a água. Bata em velocidade média por 1 minuto.
3. Transfira a mistura do liquidificador para a vasilha da batedeira com o conteúdo reservado. Bata na velocidade máxima por 1 minuto.
4. Acrescente o sal e o vinagre. Deixe bater por mais 5 segundos.
5. Despeje a massa em uma forma de 23 x 10 x 10 cm untada. Afunde as laterais do pão utilizando as costas de uma colher molhada com água. Polvilhe sementes de chia sobre o pão, cubra com um pano e deixe fermentar por 40 minutos.
6. Após, leve ao forno já preaquecido a 250 °C para assar por 35 minutos.
7. Faça o teste do palito e verifique se o pão está assado. Retire do forno, aguarde esfriar e sirva.

Comentários

Nesta preparação, a mistura de farinhas sem glúten (farinha de amêndoa, farinha de grão-de-bico, farinha de arroz, fécula de batata e fécula de mandioca) fornece estrutura, maciez, sabor e liga ao pão. A goma xantana é um emulsificante e retém líquido, proporcionando maciez e umidade à massa. O *psyllium* é uma fibra que confere estrutura e maciez. O fermento biológico seco fornece ao pão o sabor característico. Várias receitas de pães não utilizam ovo ou leite, mas, quando esses ingredientes são utilizados, têm a seguinte funcionalidade: ovo (deixa o pão mais nutritivo, com a casca macia, o miolo fofo e a textura homogênea), leite (favorece a formação de uma casca macia e um miolo mais branco). Nesse caso, a receita-base não tinha ovo ou leite, por isso, não houve necessidade de substituição.

TRUFINHAS

(@chefcarlamaia.com)

Ø Esta receita não contém farinha de trigo, leite de vaca, ovo ou soja.

Ingredientes

- 1 xícara (chá) de tâmaras sem caroços
- ½ xícara (chá) de farinha de amêndoa
- 50 g de chocolate (sem leite de vaca) em barra derretido
- ½ xícara (chá) de castanha-de-caju
- 1 colher (sobremesa) cacau em pó
- 1 colher (sopa) de extrato de baunilha
- Sugestões para empanar (decorar): cacau em pó ou farinha de castanha ou açúcar de confeiteiro

Modo de preparo

1. Em um processador de alimentos, coloque todos os ingredientes e triture até formar uma pasta.
2. Enrole as bolinhas (sugestão de tamanho: 20 g cada uma) e passe em uma das opções de decoração sugeridas.

Comentários

Além de não utilizarmos o chocolate com leite, optamos pela substituição do açúcar comum por tâmaras, tornando essa receita uma opção para ser utilizada em festas de crianças menores (desde que o chocolate em barra também não contenha açúcar), em que o açúcar é contraindicado. Já as oleaginosas conferem a gordura necessária para que os docinhos mantenham a textura e a consistência adequadas. O cacau em pó fornece sabor e pode ser substituído pela mesma quantidade de alfarroba em pó, assim como o chocolate em barra pode ser substituído por alfarroba em barra.

MOUSSE DE CHOCOLATE

(@blogdanutri.com.br)

Ø Esta receita não contém farinha de trigo, leite de vaca, ovo ou soja.

Ingredientes

- 400 g de inhame descascado e cozido (pesar antes de cozinhar)
- 75 ml de água do cozimento do inhame
- 1/4 xícara (chá) de açúcar demerara
- 1/4 xícara (chá) de cacau em pó
- 1 colher (sopa) de extrato de baunilha

- 2 colheres (sopa) de açúcar refinado
- 1/2 colher (chá) de ágar-ágar

Modo de preparo

1. Em um processador de alimentos, bata o inhame, o açúcar demerara, o cacau e o extrato de baunilha até a mistura ficar homogênea.
2. Passe essa mistura por uma peneira para retirar todos os grumos. Reserve.
3. Em uma batedeira, bata 60 ml de água do cozimento do inhame até formar picos altos. Acrescente o açúcar refinado aos poucos, sem parar de bater.
4. Enquanto a mistura estiver batendo na batedeira, dilua o ágar-ágar nos 15 ml de água do cozimento do inhame restantes. Leve ao micro-ondas por 30 segundos. Despeje na batedeira imediatamente, sem parar de bater. Bata por mais 3 minutos.
5. Aos poucos e com cuidado, adicione a mistura da batedeira ao creme de chocolate reservado.
6. Distribua em potinhos individuais e leve à geladeira.

Comentários

As receitas de *mousse* originalmente levam creme de leite e ovos. O creme de leite vai trazer a cremosidade e a untuosidade na receita. Além disso, ele também contribui para a consistência de creme mais estruturado da *mousse* e, se for fresco e batido, traz aeração. Já o ovo pode ser usado em sua integralidade ou apenas a clara. Cada um tem uma função, mas a clara tem uma função quase insubstituível (se não for utilizado creme de leite fresco na receita): a aeração.

O primeiro ingrediente que as pessoas pensam, quando se fala em substituição do creme de leite, é o creme de soja. No entanto, quando a criança também tem alergia à soja, ele não é uma alternativa. Existem outros cremes vegetais, como o de arroz, por exemplo, mas, sempre que possível, devemos criar receitas com ingredientes viáveis econômica e regionalmente. O inhame foi escolhido por ser barato, acessível, agregar valor nutricional e ter funções tecnológicas similares às do creme de leite.

Em relação à substituição do ovo, foi utilizada a água do inhame por ter a viscosidade liberada por esse tubérculo no cozimento. Essa característica possibilita a incorporação de ar ao ser batido, assim como a clara do ovo. Também poderia ter sido utilizada a água do cozimento do grão-de-bico, mas, por questões práticas e econômicas, foi escolhida a água do cozimento do inhame.

Em relação à estrutura mais firme da *mousse*, foi utilizado o ágar-ágar, que pode ser substituído por gelatina incolor.

Considerações finais

O diagnóstico da AA impõe uma ruptura de padrões alimentares já consolidados e a necessidade de novos hábitos de toda a unidade familiar. O objetivo deste capítulo foi apresentar reflexões sobre o papel da culinária especial na inclusão alimentar de crianças, adolescentes e adultos com AA.

De fato, não existe uma fórmula predefinida que resolva todos os problemas e conflitos decorrentes dessa alteração nos hábitos alimentares da família. Em primeiro lugar, é imprescindível que haja uma mudança de postura em relação ao modo como compreendemos o próprio ato de cozinhar e compartilhar alimentos. A cozinha inclusiva impõe uma compreensão da relevância social, cultural e emocional do processo de elaboração e consumo das preparações culinárias.

Para além da questão da tomada de consciência dos desafios da culinária especial, o ponto-chave de todo o processo de compreensão da cozinha inclusiva é a substituição do alimento alergênico. De fato, o processo de substituição do alérgeno é um fator decisivo no processo de promoção de maior autonomia na cozinha e, assim, um envolvimento mais eficaz dos membros da família ao longo do processo de afirmação dos novos hábitos alimentares.

Neste capítulo, propomos perguntas para nortear a condução desse processo.

Nessa perspectiva, o texto buscou refletir que o processo de substituição dos alergênicos não deve ser considerado uma dinâmica mecânica. É importante compreender que a autonomia na cozinha depende da internalização de uma racionalidade culinária específica das receitas para as pessoas com AA.

Por fim, o sucesso do tratamento depende essencialmente de um envolvimento profundo e verdadeiro de todo o núcleo familiar. O comprometimento, a escuta, a empatia e a valorização do ato de cozinhar e compartilhar alimentos são ingredientes fundamentais para a construção de novos hábitos alimentares e, consequentemente, para maior qualidade de vida.

Referências

1. Maia C. Cozinha inclusiva: por uma ruptura de paradigma da indiferença alimentar. In: Corrêa L, editor. Direito à alimentação, políticas públicas e restrições alimentares: entre a invisibilidade e o reconhecimento. Juiz de Fora: Faculdade de direito da Universidade Federal de Juiz de Fora; 2017.

2. Springston EE, Smith B, Shulruff J, Pongracic J, Holl J, Gupta RS. Variations in quality of life among caregivers of food allergic children. Ann Allergy, Asthma Immunol 2010;105(4):287-94.
3. Bollinger ME, Dahlquist LM, Mudd K, Sonntag C, Dillinger L, McKenna K. The impact of food allergy on the daily activities of children and their families. Ann Allergy, Asthma Immunol 2006;96(3):415-21.
4. Pinto e Silva ME, Mazzilli RN, Barbieri D. Hidrolisado proteico como recurso dietético. J Pediatr 1998;74(3):217-21.

Capítulo 30

Inclusão da criança na escola

Juliana Alves de Oliveira Marçal
Vivian Zollar

Introdução

Uma dieta de eliminação bem-feita é primordial para garantir a saúde da criança alérgica. A retirada de um alimento ou grupo de alimentos pode causar impacto no estado nutricional e no desenvolvimento da criança, por isso o acompanhamento por um nutricionista é fundamental.[1] Tão importantes quanto as funções nutricionais do alimento são suas funções simbólicas, pois comer inclui fatores sociais, econômicos e emocionais.[2]

A retirada do alimento pode ocasionar repercussões psicossociais, pois o medo de a criança apresentar uma reação potencial caso consuma, acidentalmente, alimentos com o alérgeno se faz presente na maioria das famílias, o que torna os encontros sociais (p. ex., escola, festas, comemorações e afins) motivos de estresse emocional.[2,3]

A escola é o primeiro ambiente social fora do núcleo familiar no qual a criança vai interagir com outras pessoas, sem a presença dos pais ou de seu cuidador, já conhecido.[4] Na atualidade, as famílias têm se deparado com uma realidade muito difícil, pois muitas instituições apresentam resistência na recepção da criança, dificuldade no cotidiano pedagógico, nos cuidados para evitar reações alérgicas e quanto à prática de inclusão.

A instituição de ensino deve assegurar os cuidados essenciais à criança com necessidades alimentares específicas, promovendo um ambiente seguro e inclusivo. Desse modo, nutricionistas, familiares, professores e toda a comunidade escolar precisam estar conscientes e envolvidos nesse processo.

O cenário das escolas brasileiras na atenção da criança com alergia alimentar

Na alergia alimentar (AA), o controle dos sintomas é pautado na restrição do consumo dos alimentos responsáveis pelas reações.[5] Nesse contexto, manter a dieta isenta do alérgeno é uma tarefa trabalhosa para a maioria das famílias, pois cuidados específicos são incorporados na vida do paciente como forma de garantir a saúde e o bem-estar. Entre esses cuidados estão o preparo de refeições especiais, a prevenção de contato acidental, a leitura criteriosa dos rótulos dos alimentos, a higiene e o controle ambiental adequados.[6]

O início da vida escolar da criança com AA favorece o surgimento dos sentimentos de insegurança e expectativa para as famílias. Para algumas delas, cuja criança tem risco de anafilaxia, esse momento é muito mais aflitivo, pois conviver coletivamente significa risco de morte.

No ambiente escolar, a criança tem contato com outras crianças; compartilha o momento das refeições, que pode ser fornecida pela escola ou enviada pela família; participa de passeios e atividades que envolvem alimentos, como culinária e artes plásticas.[7,8] Sendo assim, está naturalmente mais exposta e suscetível a um contato acidental.

Algumas situações frequentes deixam as famílias em alerta, tais como: trocar de lanche; comer o lanche do colega por curiosidade; receber da equipe escolar, por engano, alimento contendo alérgeno; receber alimento com traços do alérgeno por contato cruzado.

Como resultado, alguns gestores e professores, ao perceberem essa vulnerabilidade e por não saberem oferecer os cuidados necessários, seja pela falta de recurso humano, por medo ou por desconhecimento, optam por afastar a criança do convívio no momento das refeições, dos lanches coletivos, das aulas de culinária, das comemorações festivas e do recreio. Tais atitudes são antagônicas à proposta do aprendizado coletivo atribuído à escola e podem gerar traumas psicossociais à criança.

Diante desse cenário, algumas famílias escolhem adiar o início da vida escolar da criança. As famílias que precisam do suporte escolar ou declaram a importância do convívio escolar na infância têm encontrado uma realidade de desconhecimento quanto ao gerenciamento de AA na escola.

Fundamentação legal e garantia de direitos

O cuidado nutricional para crianças com AA no ambiente escolar encontra respaldo na legislação federal, por meio da Lei n. 12.982, de 28 de maio de 2014, que altera a Lei n. 11.947, de 16 de junho de 2009, com o objetivo de fornecer alimentação escolar adequada aos alunos da rede pública em condição de saúde específica por meio de cardápio especial com base em recomendações médicas e nutricionais, avaliação nutricional e demandas nutricionais diferenciadas.

Embora a legislação federal não tenha abrangência sobre a rede privada de ensino, vale lembrar que cabe às escolas e famílias o diálogo sobre os cuidados e o atendimento aos estudantes com AA nessa rede.

A Resolução n. 600, do Conselho Federal de Nutricionistas dispõe sobre as atividades do nutricionista na área de alimentação e nutrição no ambiente escolar, das quais destacamos o trecho a seguir, que se aplica à rede privada de ensino:

> Identificar escolares ou estudantes com doenças e deficiências associadas à nutrição, para atendimento por meio de cardápio específico e encaminhamento para assistência nutricional adequada.[10]

Para o nutricionista que atua no Programa Nacional de Alimentação Escolar (PNAE), o atendimento a crianças com AA encontra respaldo legal na Resolução n. 465 do Conselho Federal de Nutricionistas:

> Estimular a identificação de indivíduos com necessidades nutricionais específicas, para que recebam o atendimento adequado no Programa de Alimentação Escolar (PAE).[11]

Risco de reações alérgicas no ambiente escolar

Situações rotineiras no ambiente escolar podem favorecer a exposição acidental ao alérgeno alimentar, como descrito anteriormente. Nowak-Wegrzyn et al. descreveram que 1 em cada 5 crianças com AA apresentou reações alérgicas na escola.[12] Outro estudo, envolvendo 122 crianças com história de reação alérgica a amendoim e nozes e que tiveram informações clínicas coletadas por um questionário detalhado e análise de IgE específica para tais alimentos, demonstrou que 55% dos pacientes alérgicos a amendoim tiveram, em média, 2 episó-

Capítulo 30 - Inclusão da criança na escola   379

dios de contatos acidentais, desde a primeira reação alérgica, em um intervalo de aproximadamente 5 anos. Os autores identificaram que as ingestões acidentais ocorreram em sua maioria na escola, seguida da residência e de restaurantes. Eles ressaltaram a importância de haver no local medicamentos e um plano de emergência para a administração rápida de medicação quando essas crianças estão fora de casa.[13]

Alguns cuidados da equipe e a presença de um nutricionista podem desempenhar um papel fundamental no cuidado de crianças com AA em instituições de ensino.

Cuidado de crianças com AA no ambiente escolar

É fundamental que a escola estabeleça um processo ou um protocolo de acolhimento de crianças com necessidades especiais e suas famílias para o conhecimento dos cuidados que são importantes, garantindo que todas sejam identificadas e assistidas em suas particularidades.

Além disso, é recomendável a utilização de um questionário simples, com questões essenciais, de fácil compreensão e acesso contendo informações sobre a condição clínica da criança e sobre primeiros socorros. No Quadro 1 são apresentadas as informações básicas que devem constar nesse questionário.

Cabe destacar a importância da análise do contexto para a construção ou adaptação desse questionário. Quando sua aplicação for realizada por um nutricionista, p. ex., o questionário pode ser mais sucinto, uma vez que o profissional fará as perguntas necessárias para o acolhimento da criança. Já quando for enviado para os cuidadores, a fim de que eles façam o preenchimento, é válido usar questões mais objetivas para coletar as informações necessárias e suficientes para um acolhimento e um cuidado adequados na escola. Em ambos os casos, é indispensável avaliar a coerência entre o que foi respondido e o laudo médico, para evitar restrições desnecessárias e promover o cuidado adequado, ainda que o laudo não seja conclusivo, considerando que, muitas vezes, as crianças são recebidas na escola ainda em fase de investigação da AA.

O laudo médico ou atestado médico é um documento fundamental que a escola deve solicitar à família, pois a AA deve ser diagnosticada por um médico, que orientará quanto aos cuidados necessários para garantir a saúde da criança, bem como encaminhará para o nutricionista, que será responsável pela terapia nutricional do paciente pediátrico.[14] Crianças com AA precisam de acompanha-

380 Parte 4 - Tratamento da alergia alimentar

mento médico e nutricional periódico. É importante renovar o atestado a cada 6 a 12 meses e atualizar a escola quanto à evolução de saúde da criança.[15]

Quadro 1 Questionário escolar de necessidades alimentares especiais

Informações sobre AA

- Nome completo, data de nascimento e turma/grupo
- Laudo ou atestado médico
- Contato do médico e nutricionista
- Alimentos restritos – descrever detalhadamente, incluindo os derivados e ingredientes importantes
- Sintomas apresentados em caso de reação, assim como o tempo de surgimento desses sintomas
- Intensidade das reações (fundamental descrever se há risco de anafilaxia)

Primeiros socorros*

- Lista das medicações que devem ser administradas, acompanhadas da prescrição médica e da dosagem
- Indicação da necessidade ou não de remoção hospitalar (descrever detalhes como assistência médica, hospitais para encaminhamento da criança e informações relacionadas)
- Contatos em caso de emergência – médico e familiares

* As orientações dos primeiros socorros devem ser construídas em parceria com o médico que acompanha a criança, respeitando as orientações legais de cada município quanto à conduta de primeiros socorros no ambiente escolar.

Cabe destacar, também, a importância do preparo da equipe quanto aos primeiros socorros e o conhecimento das ações necessárias caso a caso, as quais devem estar disponíveis e ser de fácil acesso a todos. Em alguns municípios, já é obrigatória a formação da equipe. Além disso, a Lei Lucas, que torna obrigatória a formação básica em primeiros socorros em todo o território nacional, aguarda aprovação.

Atuação do nutricionista no cuidado de crianças com AA no ambiente escolar

O nutricionista tem papel fundamental e indispensável no cuidado de crianças com AA na escola, devendo envolver-se no treinamento para o preparo e a distribuição das refeições, na prevenção de contato cruzado, na elaboração de um cardápio com refeições nutritivas e inclusivas, assim como na orientação a toda comunidade escolar.

O primeiro aspecto a ser considerado na atuação do nutricionista é o preparo da equipe escolar para o acolhimento das crianças com AA e outras necessidades nutricionais específicas. Esse processo se inicia com o atendimento às famílias durante a visita à escola, a fim de apresentar os cuidados e as condutas que deverão ser adotados, para o qual o nutricionista deve estar apto.

A capacitação da equipe de professores e cuidadores envolvidos no processo também é fundamental. Todos devem ser sensibilizados quanto aos riscos do contato das crianças com AA com alergênicos e orientados sobre os cuidados no dia a dia dessas crianças. Isso deve ser feito por meio de aula expositiva, dinâmica de grupo e material informativo impresso. No Quadro 2, são destacadas situações do cotidiano escolar que necessitam de atenção.[16]

Quadro 2 Situações relevantes para professores e cuidadores

1. Verificar quais estudantes têm restrições alimentares e quais são os cuidados necessários.
2. Informar aos pais sobre casos de crianças com AA no grupo para que todos estejam cientes da importância de comunicar com antecedência o envio de alimentos para que possam ser providenciadas alternativas para os alunos com AA.
3. Manter contato com a família para coletar informações e tirar dúvidas.
4. Evitar usar os alimentos alergênicos em sala de aula.
5. Planejar atividades pedagógicas evitando utilizar o alimento alergênico.
6. Ter cuidado para evitar o contato cruzado.
7. Acompanhar de perto a criança com alergia, no momento das refeições e festas, para evitar a troca de alimentos.
8. Orientar crianças e adultos quanto à lavagem das mãos e do rosto após as refeições.
9. Verificar se o local em que se realizam as refeições está adequadamente limpo, antes e depois de elas serem servidas.
10. Planejar atividades que envolvam alimentos alergênicos, comunicando a família com antecedência para que a criança alérgica possa participar delas.
11. Em caso de dúvida, não ofereça o alimento à criança e contate a família.
12. Verificar materiais pedagógicos (sucatas, massa de modelar, tinta, entre outros) que possam conter resíduos de alimentos alergênicos.
13. Em passeios e excursões, garantir a segurança da criança com AA.
14. Em caso de reação alérgica, saber como cuidar da criança.

Assim como a equipe de professores precisa ser sensibilizada quanto aos riscos e à necessidade de cumprir procedimentos de boas práticas relacionados às AA, também é necessária a capacitação da equipe envolvida com o preparo e a distribuição das refeições.

A implantação e o monitoramento das boas práticas de manipulação dos alimentos, além de fundamentais para a prevenção das doenças transmitidas por alimentos, são os primeiros passos para a redução do contato cruzado de alérgenos alimentares. Como as cozinhas das escolas, muitas vezes, atendem toda a produção de alimentos e não é possível separar os alimentos com e sem alérgenos, é importante que sejam tomadas medidas de prevenção de contato cruzado, assim como elaborados Procedimentos Operacionais Padrão com essa finalidade.

No caso de crianças que apresentam reação a traços de alergênicos, é preciso considerar alguns passos importantes no preparo dos alimentos:

- Realizar higienização da área de manipulação e utensílios antes de iniciar o preparo.
- Iniciar pelo preparo de alimentos que não contenham os alergênicos em questão.
- Utilizar utensílios exclusivos para o preparo dos alimentos sem os alergênicos (p. ex., panelas, placas de corte e outros utensílios).
- Disponibilizar materiais exclusivos para a higienização dos utensílios que não tenham contato com os alergênicos (p. ex., esponjas e panos descartáveis).
- Utilizar utensílios de serviço exclusivos (p. ex., pratos, talheres, canecas, copos e cumbucas).

Em casos de crianças com alergia a látex, é necessário que as luvas descartáveis sejam feitas de outros materiais.

A construção de um cardápio inclusivo é um recurso facilitador para o nutricionista, em sua rotina de gerenciar a unidade de alimentação escolar, e para os educadores no momento da merenda. O cardápio inclusivo corresponde a oferecer a todos os estudantes da turma refeições e preparações sem o alimento alergênico. Por exemplo: no caso de alergia ao leite de vaca, bolos que levam leite na composição podem ser substituídos por bolos feitos com sucos de fruta; no caso de alergia a ovo, pães do tipo brioche substituídos por "pães de sal".

O gerenciamento das AA mediante o cardápio inclusivo reduz o risco de contato acidental na troca de lanches e no contato cruzado. Além disso, promove práticas alimentares inclusivas, beneficiando a criança com restrição alimentar. Assim, ela pode se alimentar como os colegas, o que promove os sentimentos de pertencimento da criança alérgica ao grupo e de solidariedade das outras crianças para com ela, as quais são convidadas a experimentar outros sabores. Recomendamos que essa prática seja incorporada à rotina escolar, principalmente para o acompanhamento das crianças do Berçário e da Educação Infantil, pois nessa idade elas ainda estão desenvolvendo o autocuidado.

Nas escolas ou acompanhamentos em que o cardápio inclusivo não é viável, é fundamental que a refeição seja adequadamente protegida de contato cruzado em seu preparo, no momento de servir e no transporte, quando for o caso, estabelecendo cuidado quanto à embalagem e à identificação desses alimentos, com o nome da criança, a turma, o turno e a restrição alimentar, conforme sugerido no Quadro 3.

Quadro 3   Etiqueta de identificação de merenda de restrição alimentar

Nome completo do estudante:
Turma:
Turno:
Merenda especial – NÃO CONTÉM (NOME DO ALIMENTO ALERGÊNICO)

Festas, datas comemorativas e oficinas culinárias

Atividades festivas, comemorativas e culinárias são frequentes no cotidiano escolar das escolas brasileiras, contemplando festas da cultura brasileira, festas temáticas, aniversários, entre outras. A alimentação é um elemento central nas festas, cujas receitas e preparações são compostas dos principais alimentos alergênicos.

Essas atividades são marcadas por características excludentes, pois, com frequência, crianças com restrições alimentares são privadas de participar delas, devido à ausência de alimentos inclusivos ou ao medo de contato acidental com alimentos alergênicos. As instituições também costumam falhar ao comunicar as famílias na véspera da comemoração, dificultando a providência de alimentos especiais, gerando estresse emocional para as famílias e crianças.

É importante ressaltar que as peculiaridades de cada criança devem ser consideradas no ambiente educacional e que a instituição de ensino tem função relevante em seu desenvolvimento integral, bem como em seu aspecto social e emocional. Nesse contexto, o ambiente escolar deve ser agradável a todos e garantir convivência de inclusão.[17] Retire o alimento e inclua a criança. No Quadro 4, são apresentadas ideias simples para planejar atividades que incluam crianças com restrições alimentares.

Parte 4 - Tratamento da alergia alimentar

Quadro 4 Soluções inclusivas para atividades com alimentos

1. Planeje atividades alimentares com antecedência e faça parceria com a família da criança com restrições alimentares, para que esta colabore com ideias.
2. Comunique a família pelo menos 3 dias antes da atividade e/ou comemoração.
3. Pergunte à família quais alimentos ela recomenda oferecer para a criança durante as comemorações.
4. Tenha alimentos inclusivos no cardápio das comemorações.
5. Escolha alimentos que naturalmente não têm nenhum alérgeno em sua composição e estão presentes nos lanches infantis. No caso do leite, p. ex., bolo de cenoura, bolo de laranja e massa de esfiha.
6. Monte *kits* de alimentos para serem ofertados às crianças com restrições alimentares quando não for possível adotar o cardápio inclusivo.
7. Culinária: escolha receitas sem o alimento alergênico.
8. Elabore comemorações sem itens alimentares. Pesquise novas ideias.
9. Providencie lembrancinhas (saquinhos surpresa) com alimentos inclusivos para as crianças com restrições alimentares.

Considerações finais

A AA é uma manifestação clínica da modernidade, e suas características e impactos implicam mudanças e adaptações no cotidiano das crianças e suas famílias.

A convivência escolar deve fazer parte da rotina dessas crianças, pois promove novos aprendizados e a convivência coletiva. Contudo, as atividades realizadas nesse ambiente, somado ao desconhecimento da AA e dos cuidados necessários para garantir a segurança da criança alérgica, pode expor a criança a um contato acidental com alimentos alergênicos, sendo motivo de preocupação para as famílias, os gestores escolares e os professores.

A convivência escolar da criança com AA de modo a promover boas experiências e segurança é possível por meio da parceria entre a escola, a família e os profissionais de saúde. O nutricionista tem função importante no processo de inserção dessa criança, preparando a equipe e orientando-a quanto aos cuidados necessários. Tal acolhimento é possível com a adaptação da alimentação, modificações na execução de algumas atividades e o planejamento do cotidiano escolar, tanto no preparo e no controle das refeições como nas atividades pedagógicas.

Referências

1. Berry MJ, Adams J, Voutilainen H, Feustel PJ, Celestin J, Järvinen KM. Impact of elimination diets on growth and nutritional status in children with multiple food allergies. Pediatr Allergy Immunol 2015;26(2):133-8.
2. Alvarenga M et al. Nutrição comportamental. São Paulo: Manole; 2015. 549 p.
3. Gomes RN, Silva DR, Yonamine GH. Impacto psicossocial e comportamental da alergia alimentar em crianças, adolescentes e seus familiares: uma revisão. Braz J Allergy Immunol 2018;2(1):95-100.
4. Dessen M A & da Costa Polonia A. A família e a escola como contextos de desenvolvimento humano. Paideia 2007;17(36):21-32.
5. Cocco RR et al. Terapia nutricional na alergia alimentar em pediatria. São Paulo: Atheneu; 2013. 123 p.
6. Solé D et al. Consenso Brasileiro sobre Alergia Alimentar: 2018 – Parte 2. Arq Asma Alerg Imunol 2018;2(1):39-82.
7. Brasil. Ministério da Educação. Diretrizes Curriculares Nacionais para a Educação Infantil. Brasília (DF); 2010.
8. Brasil. Ministério da Educação. Diretrizes Curriculares Nacionais Gerais da Educação Básica. Brasília (DF); 2013.
9. Lei n. 12.982, de 28 de maio de 2014, altera a Lei n. 11.947, de 16 de junho de 2009, para determinar o provimento de alimentação escolar adequada aos alunos portadores de estado ou de condição de saúde específica.
10. Resolução CFN n. 600. Dispõe sobre a definição das áreas de atuação do nutricionista e suas atribuições, indica parâmetros numéricos mínimos de referência, por área de atuação, para a efetividade dos serviços prestados à sociedade e dá outras providências. 25 de fevereiro de 2018.
11. Resolução CFN n. 465. Dispõe sobre as atribuições do nutricionista, estabelece parâmetros numéricos mínimos de referência no âmbito do Programa de Alimentação Escolar (PAE) e dá outras providências. 23 de agosto de 2010.
12. Nowak-Wegrzyn A, Conover-Walker MK, Wood RA. Food-allergic reactions in schools and preschools. Arch Pediatr Adolesc Med 2001;155(7):790-5.
13. Sicherer, SH Burks, AW Sampson HA. Clinical features of acute allergic reactions to peanut and tree nuts in children. Pediatrics 1998; 102 (1), e6.
14. Marçal JAO. Alergia alimentar e escola – informações básicas para um acolhimento de sucesso. Alergia Alimentar na Escola. 2018. Disponível em: http://alergiaalimentarnaescola.com.br/download-ebook/.
15. Brasil. Programa Nacional de Alimentação Escolar (PNAE). Caderno de referência sobre alimentação escolar para estudantes com necessidades alimentares especiais. Brasília: FNDE; 2016. 65 p.
16. FARE. What Teachers Should Know About Their Students with Food Allergies. 2016. Disponível em: https://www.foodallergy.org/about-fare/blog/what-teachers-should-know-about-their-students-with-food-allergies.

386 Parte 4 - Tratamento da alergia alimentar

17. Corrêa Leonardo. Direito à alimentação, políticas públicas e restrições alimentares: entre a invisibilidade e o reconhecimento. Juiz de Fora, MG: Faculdade de Direito da UFJF, 2017. Disponível em: https://institutoreaja.files.wordpress.com/2017/12/direito-c3a0-alimentac3a7c3a3o-polc3adticas-pc3bablicas-e-restric3a7c3b5es-alimentares-entre-a-invisibilidade-e-o-reconhecimento-leonardo-corrc3aaa-20171.pdf.

Anexo

QUESTIONÁRIO ALIMENTAR INFANTIL – ALERGIA ALIMENTAR

Identificação da Criança
Nome da criança:
Turma:
Profissional que diagnosticou a alergia ( ) Pediatra   ( ) Gastropediatra   ( ) Alergista   ( ) Outro: _____ Nome do profissional: _____ Telefone: _____
Nutricionista responsável pela dieta: Nome do profissional: Telefone:
Informações Alimentares
Alimentos ou substâncias que devem ser evitados (especificar detalhadamente): _____ _____ _____ _____ _____ _____ _____ _____
Reage a traços de alimentos alergênicos? ( ) Sim   ( ) Não
Informações Clínicas
Diagnóstico desde: _____ Realizado teste de provocação oral para diagnóstico? ( ) Sim   ( ) Não
Apresenta reação por qual via de exposição? ( ) Oral (ingestão)   ( ) Inalação   ( ) contato com a pele

(continua)

Capítulo 30 - Inclusão da criança na escola **387**

QUESTIONÁRIO ALIMENTAR INFANTIL – ALERGIA ALIMENTAR *(continuação)*

Quanto tempo para surgirem os sintomas, após exposição? ( ) Imediato ( ) de minutos até 1 hora ( ) de 1 hora até 2 horas ( ) 3 horas ou mais ( ) de 1 a 3 dias ( ) 7 dias ( ) Mais de 15 dias
Quais sintomas quando em contato com o alimento ou substância: ( ) Vômito ( ) Diarreia ( ) Sangue nas fezes ( ) Muco nas fezes ( ) Refluxo ( ) Esofagite ( ) Cólica ( ) Estufamento abdominal ( ) Perda de peso ( ) Espirro ( ) Tosse ( ) Falta de ar ( ) Urticária ( ) Dermatite ( ) Desmaio ( ) Inchaço nos lábios e olhos ( ) Choque anafilático ( ) Outros:_____
O médico recomenda uso de medicação em caso de reação? Qual?
Tem indicação de uso de adrenalina (dispositivo portátil de adrenalina)? ( ) Sim ( ) Não
Caso sua criança precise ser medicada, a prescrição da medicação e/ou cuidados em caso de emergência precisa ser entregue na escola. Essa prescrição está sendo entregue? ( ) Sim ( ) Não
O laudo, atestado ou parecer médico com o diagnóstico da criança está sendo entregue à escola? ( ) Sim ( ) Não

Data: ___/___/___

Nome do responsável: _____

Assinatura do responsável: _____

Capítulo 31

Atenção nutricional à criança hospitalizada

Luzia Patrícia Gil
Glauce Hiromi Yonamine

Introdução

A alimentação da criança hospitalizada com alergia alimentar (AA) deve ser segura tanto do ponto de vista nutricional como do ponto de vista da alergia. Cada hospital deve estabelecer a sistematização do cuidado de acordo com sua realidade, isto é, do número de profissionais, do número de refeições servidas por dia, do sistema de produção de refeições (centralizada ou descentralizada), da gestão (autogestão ou terceirização), do espaço físico, dos recursos financeiros etc.

Alguns conceitos relacionados aos cuidados em AA ainda estão em construção, portanto, não se pretende afirmar o que deve ser recomendado, e sim o que é realizado. Pode haver diferença entre os aspectos apresentados neste capítulo em relação a outros setores. Por exemplo, o setor hospitalar é diferente da indústria de alimentos, em que os cuidados na exigência de produção podem ser mais restritos para atender a todos os tipos de demandas e não há contato direto com o consumidor para personalizar a produção.

Abordaremos os aspectos necessários para garantir a segurança da criança alérgica no ambiente hospitalar. Devido à escassez de publicações na literatura, as recomendações apresentadas estão baseadas no material elaborado pelo Food Allergy & Anaphylaxis Network (FAAN), intitulado Training Guide for Hospital and Food Service Staff,[1] e na experiência do Instituto da Criança do Hospital das Clínicas da Faculdade de Medicina da Universidade de São Paulo (ICr-HCFMUSP). O ICr-HCFMUSP é um hospital público terciário, um centro de referência para atendimento em AA e, atualmente, acreditado pleno pela Organização Nacional de Acreditação (ONA).

Identificação à admissão

O primeiro passo é identificar corretamente a criança com AA à admissão. Em geral, essa identificação ocorre durante o processo de admissão na unidade de internação, realizado pela equipe médica e pela equipe de enfermagem. A informação deverá estar disponível no prontuário do paciente e ser transmitida aos demais funcionários envolvidos[1] (Quadro 1).

Quadro 1 Exemplos de notificações do paciente com AA

Prescrição médica da dieta
Adenda de internação
Campo específico no prontuário eletrônico
Alerta no leito
Alerta no quadro de pacientes do andar

Fonte: Elaborado pelas autoras.

Quando o nutricionista for comunicado a respeito da internação do paciente, obterá a informação sobre a AA ao verificar a prescrição médica da dieta. De qualquer maneira, sempre que for fazer a triagem e a admissão do paciente, recomenda-se ao nutricionista questioná-lo sobre a presença de AA, para garantir a dupla checagem.

Prescrição dietética

A prescrição dietética deve ser realizada de acordo com as preferências e restrições alimentares do paciente. Em serviços que têm um cardápio de opções, este deve indicar a presença de alérgenos nas preparações.[1]

O hospital deverá possuir opções de substituições para casos de alergia, por exemplo, pão, bolo e biscoito sem alérgenos, tapioca e cuscuz. Preferencialmente, as opções devem ser de preparo simples, evitando-se frituras, molhos e preparações com muitos ingredientes, para minimizar o risco de contato cruzado.[1] Alternativamente, é possível permitir a entrada de alimentos externos, desde que seja seguro do ponto de vista microbiológico – é aconselhável evitar produtos que necessitem de refrigeração.

Atualmente, a maioria dos hospitais possui um sistema informatizado de prescrição dietética. Recomenda-se que essa prescrição seja padronizada pelo Serviço de Nutrição (por exemplo, dieta geral sem leite), para que todos os nutricionistas prescrevam de maneira uniforme e todos os funcionários de cozinha e copa entendam as prescrições dietéticas. Além disso, o padrão de dietas orais deve estar discriminado no Manual de Padronização de Dietas, com especificação dos alimentos permitidos e proibidos e exemplos de cardápio por refeição. Esse Manual deve ser de fácil acesso e estar disponível para consulta na área de produção e copas.

Produção das refeições

Na área de produção, é necessário adotar técnicas de controle de risco de contato cruzado,[2] que envolvem o ambiente, os equipamentos, os utensílios e os funcionários.[3]

As fontes de contato cruzado no preparo são:[1]

- Utensílios de cozinha, como espátulas, panelas etc., sem lavagem adequada.
- Bancadas e superfícies de preparo sem lavagem adequada.
- Óleo de fritura para o preparo de vários alimentos com proteína alergênica ou não.
- Luvas de manipulação utilizadas para vários alimentos.
- Bandejas, pratos e talheres sem higienização adequada.

Atualmente, o setor de produção do ICr-HCFMUSP é terceirizado, com supervisão do Serviço de Nutrição do ICr. Possui uma área de cozinha geral e uma área de cozinha dietética. Nesta última são produzidas todas as dietas especiais, incluindo aquelas destinadas a crianças com AA. O sistema de distribuição é descentralizado; toda a parte quente é porcionada na cozinha, em descartáveis, com supervisão da nutricionista de produção. As dietas porcionadas são encaminhadas para os andares em carros térmicos, e a finalização da montagem (parte fria – suco, salada e sobremesa) ocorre nas copas.

Por dia, são servidas 900 dietas padrão e 200 dietas especiais. O Serviço está preparado para receber crianças com AA. Semanalmente, são servidas dietas para crianças com suspeita ou diagnóstico de AA, internadas em hospital-dia para teste de provocação oral (até 3 pacientes por semana) ou para dessensibilização para leite de vaca (até 2 pacientes por semana). Outros diagnósticos (por exemplo, pneumonia) podem necessitar de internação hospitalar da criança com AA no pronto-socorro ou nas enfermarias.

A prevenção do contato cruzado e a segurança das refeições estão baseadas em:

- Manual de boas práticas de manipulação.
- Procedimentos Operacionais Padrão (POP) e Rotinas (ROT), com descrição dos processos de lavagem de mãos, higienização de utensílios e do ambiente.
- Controles dos processos (por exemplo: *checklist* de higienização).
- Treinamento de funcionários, com especial atenção aos funcionários novos.
- Sistema de identificação, isto é, bandejas e etiquetas coloridas para dietas especiais.
- Conferência da bandeja da dieta do paciente. Para prevenção de erros, o nutricionista responsável faz a conferência e valida com sua assinatura na etiqueta, para permissão da liberação da dieta pelo atendente de nutrição.

As orientações de cuidado de higiene ambiental e de utensílios são as mesmas recomendadas para garantir a segurança microbiológica, de acordo com as portarias, normas ou legislações, isto é, todos os parâmetros e critérios para controle higiênico-sanitário já são suficientes para garantir a segurança da criança alérgica.

Especificamente para AA, os funcionários devem entender e ser orientados quanto aos aspectos a seguir.

- Higienizar as mãos com água e sabão antes do preparo. Mesmo que suas mãos estejam limpas do ponto de vista microbiológico, se o funcionário manipulou outra preparação, deverá lavá-las para evitar o contato cruzado com a preparação sem alérgenos.
- Não compartilhar utensílios e equipamentos na produção. Por exemplo, não é permitido fritar um bife para uma criança com alergia a leite em uma chapa que foi utilizada para preparar um sanduíche com queijo.
- O ideal é preparar toda a refeição a partir de alimentos *in natura*, minimamente processados. Se utilizar produtos industrializados, é aconselhável ler os rótulos de todos os produtos.

- No carro de distribuição, a dieta deve estar tampada; preferencialmente, colocar os recipientes na prateleira superior ou em compartimentos separados. Em hospitais que possuam recursos financeiros e humanos e área física disponível, pode-se avaliar a possibilidade de determinar uma área exclusiva de preparo das dietas para AA, com utensílios exclusivos. Uma alternativa pode ser comprar refeições de estabelecimentos especializados no fornecimento de dietas especiais para hospitais. Entretanto, a experiência do ICr-HCFMUSP demonstra que essa prática não é uma obrigatoriedade. A produção segura da refeição para crianças com AA é possível, mesmo que seja necessário utilizar áreas físicas e utensílios em comum.

Lactário hospitalar

O lactário hospitalar é a área responsável pela higienização, preparo, envase e distribuição de fórmulas e nutrição enteral lácteas e não lácteas, devendo ser adequado em termos nutricionais e seguro do ponto de vista bacteriológico.[4]

Alguns lactários utilizam a técnica de aquecimento terminal em autoclaves com fórmulas lácteas, utensílios e frascos de mamadeiras para garantir a integridade microbiológica.

O aquecimento terminal é um procedimento eficiente que destrói os microrganismos deteriorantes e patogênicos, com exceção dos esporos, quando presentes. É importante destacar, entretanto, que esse processo não diminui a alergenicidade da proteína do leite. As fórmulas que passam pela autoclavagem têm validade de 24 horas.[4]

Algumas fórmulas não são autoclavadas por conterem alguns nutrientes que não suportam altas temperaturas, além da alteração em suas características em termos de sabor, cor e paladar. Entram nesse grupo as fórmulas que são utilizadas pelos pacientes com APLV. Tais fórmulas possuem validade de 12 horas.[4]

O lactário tem alto risco de contato cruzado, pois diversas fórmulas com proteína do leite de vaca são preparadas nessa área. Não existem na literatura publicações com recomendações específicas para esse contexto. Dependendo da estrutura do local, dos recursos financeiros e do volume de fórmulas produzidas, o Serviço de Nutrição pode optar por delimitar uma área separada para o preparo das fórmulas para pacientes com APLV e diferenciar mamadeiras específicas para o envase de fórmulas extensamente hidrolisadas e para fórmulas à base de aminoácidos.

Capítulo 31 - Atenção nutricional à criança hospitalizada **393**

O Serviço de Nutrição do ICr-HCFMUSP possui lactário com áreas de higienização, distribuição, paramentação, preparo e envase. Produz, em média, 1.100 mamadeiras e 500 dietas enterais por dia. Destas, 1% são fórmulas à base de soja, 3% são fórmulas extensamente hidrolisadas e 4% são fórmulas à base de aminoácidos. As indicações de uso dessas fórmulas podem ser para APLV, bem como para outras situações clínicas. A produção ocorre 3 vezes ao dia, com distribuição descentralizada logo após a produção. As mamadeiras ficam armazenadas nas geladeiras das copas e são distribuídas de acordo com os horários prescritos pela nutricionista de clínica. Os frascos vazios são recolhidos nas copas e higienizados no lactário.

Os funcionários são treinados quanto a técnicas adequadas de produção das fórmulas não autoclavadas (independentemente da indicação clínica de uso da fórmula), conforme descrito a seguir. Apesar de existir uma única área para a produção de mamadeiras, o fluxo adotado pela instituição tem sido bem-sucedido, garantindo o fornecimento de fórmulas para lactentes com APLV sem intercorrências.

Técnicas de produção de fórmulas não autoclavadas

Preparo e envase das fórmulas não autoclavadas (especiais)

Paramentação
Os funcionários devem se paramentar em local apropriado.

- Utilizar máscara.
- Utilizar touca.
- Utilizar avental.
- Não devem utilizar adornos, maquiagem, esmalte.
- Não devem entrar na área de preparo e envase com aparelhos de celulares, cigarros, canetas etc.
- Higienizar as mãos com técnicas de lavagem de mãos determinadas pela instituição.

Matéria-prima

- No recebimento de material, verificar a data de validade do produto.
- Higienizar a embalagem com álcool 70% antes de entrar na área de preparo (anexo).

394 Parte 4 - Tratamento da alergia alimentar

- Higienizar as bancadas conforme procedimento padrão da instituição (anexo).
- Utilizar pacotes de utensílios, jarras, panelas esterilizadas em autoclaves a 121 °C por 20 minutos.
- Em caso de ausência da autoclave para a esterilização, utilizar imersão em hipoclorito 1% por 15 minutos e depois enxaguar em água filtrada ou fervura por 15 minutos.

Preparo

- Higienizar a bancada conforme procedimento da instituição (anexo).
- Dispor latas, frascos de mamadeira e acessórios esterilizados na bancada.
- Pesar insumos conforme a receita.
- Pesar na balança digital a quantidade de pó utilizado no preparo de fórmulas.
- Medir o volume de água com recipiente esterilizado.
- Adicionar água a 70 °C, necessário para o preparo de fórmulas, e depois acrescentar o pó.
- Utilizar utensílios e recipientes distintos para cada gênero de alimentos, evitando o contato cruzado.
- Recomenda-se não utilizar equipamentos (por exemplo, o liquidificador) para o preparo dessas fórmulas.
- Misturar, com colher esterilizada, o pó e água em temperatura igual ou superior a 70 °C.
- Mexer até a diluição total da fórmula.
- Envasar em frascos de mamadeira esterilizados ou em fracos de sonda.
- Peneirar a fórmula pronta com peneira esterilizada, para evitar o envase de grumos.
- Após o envase, conforme o volume prescrito na identificação da etiqueta, fechar com arruela, bico e capuz; no caso de frasco de sonda, identificar e lacrar a tampa do frasco.
- No caso de dúvida no envase de fórmulas, desprezar e iniciar o preparo novamente.
- A identificação deve conter o nome do paciente, data de nascimento, leito, andar, nome da fórmula, data de validade, horário da administração e nome do responsável técnico.

Armazenamento

- Após o envase da fórmula, armazenar em refrigerador com temperatura de até 4 °C.
- Monitorar a temperatura do refrigerador pelo menos 2 vezes ao dia.
- O refrigerador deve ser exclusivo para lactário.

Distribuição[5]

Centralizada

- As fórmulas são armazenadas no lactário e distribuídas conforme o horário solicitado para administração.

Descentralizada

- As fórmulas são armazenadas nas copas das enfermarias e distribuídas segundo os procedimentos de aquecimento e distribuição da instituição.
- Armazenamento em refrigerador de até 4 °C, exclusivo para fórmulas, ou em prateleiras separadas dos demais alimentos.

Considerações finais

O processo de internação hospitalar é um evento estressante para a família e é importante que ela se sinta segura quanto aos cuidados com a alimentação da criança com AA. Para isso, é recomendado que os serviços hospitalares estejam preparados para receber esse público.

A produção das refeições hospitalares envolve diversas etapas e funcionários, portanto, são essenciais a sistematização da rotina e a supervisão adequada. O fundamental é realizar o treinamento contínuo dos funcionários e adotar medidas de controle em mais de uma etapa do processo, minimizando a ocorrência de erros.

Como cada hospital tem uma realidade diferente, as recomendações apresentadas neste capítulo devem ser adaptadas para cada serviço.

Algumas famílias seguem cuidados mais rigorosos na seleção e no preparo de alimentos isentos de alérgenos. Porém, de acordo com experiência do ICr-H-CFMUSP, é possível garantir a segurança dessas crianças sem que haja área e utensílios exclusivos para o preparo dos alimentos. Isso nos leva a pensar se restrições rigorosas são realmente necessárias.

Referências

1. Food Allergy & Anaphylaxis Network (FAAN). Training Guide for Hospital and Food Service Staff. Food Allergy & Anaphylaxis Network; 2006.
2. Solé D, Silva LR, Cocco RR, Ferreira CT, et al. Consenso Brasileiro sobre Alergia Alimentar: 2018 – Parte 1 – Etiopatogenia, clínica e diagnostico. Documento conjunto elaborado pela Sociedade Brasileira de pediatria e Associação Brasileira de Alergia e Imunologia. Arq Asma Alerg Imunol 2018;2(1):7-38.
3. Food Allergy Research e education (FARE). [acesso em 31 ago. 2018]. Disponível em: www.foodallergy.org.
4. Feferbaun R, Silva APA, Marco D. Lactário hospitalar. In: Feferbaun R, Silva APA, Marco D. Nutrição enteral em Pediatria: São Caetano do Sul, SP: Yendis; 2012.
5. Galego DS, Fujiwara M, Freitas PV, Barrios WD. Manual de lactário: lactário nos estabelecimentos assistenciais de saúde e creches. São Paulo: ILSI Brasil-International Life Sciences Institute do Brasil; 2017.

Anexos

POP

Título: Higienização da bancada de inox do lactário

Procedimento

- Esfregar com esponja dupla-face e detergente líquido.
- Retirar o excesso de detergente com pano descartável embebido em água.
- Borrifar hipoclorito 1% e deixar agir por 15 minutos.
- Enxaguar com água corrente e filtrada.
- Deixar secar naturalmente.

POP

Título: Higienização da balança eletrônica do lactário

Procedimento

Capítulo 31 - Atenção nutricional à criança hospitalizada

- Desligar o equipamento.
- Esfregar com esponja dupla-face e detergente líquido.
- Retirar o excesso de detergente com pano descartável embebido em água.
- Borrifar álcool 70%.
- Deixar secar naturalmente.

POP

Título: Higienização dos gêneros alimentícios do lactário

Procedimento

- Retirar os insumos da despensa diária.
- Borrifar álcool 70%.
- Enviar para área de preparo.

POP

Título: Higienização de frascos vazios do lactário

Procedimento

- Retirar os bicos, arruelas e capuz.
- Colocar os frascos em água quente com detergente próprio.
- Deixar macerar por 30 minutos.
- Esfregar um a um com escova própria.
- Enxaguar em água corrente.
- Colocar nos cestos aramados.
- Cobrir com campo de 80 x 80.
- Colocar na autoclave a 121 °C por 20 minutos.
- Após a autoclavagem, colocar etiqueta de validade (24 horas).
- Deixar embalado até a hora do uso.
- Caso não se possua autoclave, os frascos, as arruelas e o capuz, após a higienização, devem ser imersos na diluição de hipoclorito a 1% por 15 minutos. Enxaguar em água filtrada.
- Os bicos devem ser fervidos em água por 15 minutos.

POP

Título: Higienização de utensílios do lactário

Procedimento

- Lavar com detergente neutro utilizando esponja.
- Enxaguar.
- Colocar nos cestos aramados.
- Cobrir com campo de 80 x 80 cm.
- Colocar na autoclave a 121 °C por 20 minutos.
- Após a autoclavagem, colocar etiqueta de validade (24 horas).
- Deixar embalado até a hora do uso.
- Caso não se possua autoclave, os utensílios devem ser fervidos em água por 15 minutos ou colocados em hipoclorito a 1% por 15 minutos. Enxaguar em água corrente e filtrada.

Capítulo 32

Qualidade de vida e impacto psicossocial

Raquel Bicudo Mendonça

Introdução

O termo qualidade de vida refere-se à percepção subjetiva que um indivíduo tem de seu modo de viver, sendo influenciada por uma complexa interação entre suas condições de vida, suas experiências pessoais, expectativas, valores e cultura. De modo amplo, ela pode ser conceituada como a satisfação geral do indivíduo com sua vida.[1]

Qualidade de vida relacionada à saúde (QVRS) é definida pela maneira como o indivíduo percebe os efeitos de uma doença e as consequências de sua terapia, considerando aspectos físicos, sociais e psicológicos (emocionais e cognitivos).[2,3]

A QVRS é muito mais influenciada pelas experiências que o indivíduo tem com a doença do que por sua gravidade.[4] Para indivíduos com alergia alimentar (AA), receber um diagnóstico positivo não é por si só um preditor independente para uma QVRS prejudicada. A QVRS pode ser boa ou ruim, dependendo da forma como o indivíduo encara a doença e lida com ela.[5]

Uma das particularidades da AA é que ela causa poucos sintomas físicos quando o indivíduo se mantém livre da exposição ao alérgeno, e a mortalidade é excepcionalmente rara. O que mais afeta a QVRS no caso da AA é o medo da ingestão acidental e de uma reação fatal.[4,6]

Os indivíduos com AA precisam estar continuamente alertas no que diz respeito à alimentação em várias situações e ambientes. Tal preocupação, juntamente com o medo de reações por exposição acidental, podem trazer ansiedade e isolamento social, causando impacto emocional, sofrimento psicológico e efeito negativo sobre a QVRS das crianças e seus familiares.[7-10]

É necessário investigar a percepção que o indivíduo tem da AA e seu tratamento, identificando quais aspectos têm potencial para piorar sua qualidade de vida. A identificação desses aspectos pode ajudar na implementação de abordagens adequadas e específicas para melhorar a QVRS de tais pacientes.[5]

Como avaliar a qualidade de vida relacionada à saúde de pessoas com alergia alimentar

As primeiras publicações visando a avaliar a QVRS de indivíduos com AA surgiram no início dos anos 2000. Nessas pesquisas foram empregados instrumentos genéricos que servem para avaliar a QVRS em qualquer doença. Assim, a QVRS das crianças com AA foi comparada com a de crianças com outras doenças crônicas, tais como doenças reumatológicas, asma, epilepsia e diabetes.[11]

Os estudos iniciais já mostravam que o estresse e a ansiedade consequentes da contínua necessidade de evitar os alérgenos, bem como o iminente tratamento de anafilaxia, associavam-se ao comprometimento da qualidade de vida. No entanto, cabe ressaltar que os instrumentos genéricos não são sensíveis o suficiente e não têm domínios específicos para capturar os prejuízos associados à AA. Logo, os pesquisadores sentiram a necessidade de criar questionários específicos, curtos e fáceis de serem preenchidos, para avaliar a QVRS de indivíduos com AA.[12]

Além disso, considerando que a AA muitas vezes ocorre em bebês e crianças pequenas, perceberam que seria necessário avaliar também a impressão e a experiência dos cuidadores dessas crianças.[11]

No Brasil, Yonamine et al. (2013) realizaram um estudo qualitativo com o objetivo de compreender as percepções de familiares de crianças e adolescentes com alergia à proteína do leite de vaca (APLV) em relação à doença e seu tratamento. Para isso foram entrevistadas nove familiares, aos quais foram feitas duas perguntas: "Fale sobre a sua experiência com o tratamento da APLV" e "O que o Sr.(a) espera do tratamento da doença do seu(sua) filho(a)?" As respostas foram dadas oralmente, de forma livre. Na análise, os discursos foram divididos em três categorias, sendo uma delas a qualidade de vida (subcategorias: inclusão social, cotidiano familiar e custo dos alimentos). Os autores concluíram que, apesar das limitações impostas pela doença, há expectativa de melhora e de cura, além de esforços para proporcionar uma boa qualidade de vida; e que a melhor

Capítulo 32 - Qualidade de vida e impacto psicossocial **401**

forma de entender as perspectivas dos familiares e pacientes com APLV é ouvi--los.[13]

Nesse sentido, o emprego de instrumentos que avaliam a QVRS dos pacientes com AA e seus familiares é importante para que se possa entender os fatores que influenciam a QVRS desses indivíduos e para que se consiga verificar diferenças nos escores de qualidade de vida após intervenções.

Diversos questionários específicos para avaliar a qualidade de vida de indivíduos com AA foram desenvolvidos em diferentes países. Para uso no Brasil dois questionários foram traduzidos para o português e validados, podendo ser empregados para avaliar a QVRS de crianças com AA e de seus pais.[14,15]

As perguntas que compõem cada um desses questionários estão listadas ao final deste capítulo, nos Quadros 1 e 2 (Anexos), respectivamente.

Fatores que afetam a qualidade de vida relacionada à saúde de pessoas com alergia alimentar

Entre os principais fatores que afetam negativamente a QVRS na AA destacam-se:[4,11,12,16]

- o constante cuidado em evitar os alérgenos alimentares;
- experiência com anafilaxia e uso prévio de adrenalina (pela maior percepção da gravidade da doença);
- o número de alimentos envolvidos (sendo pior a qualidade de vida quando dois ou mais alimentos estão envolvidos);
- o tipo de alimento a ser evitado;
- a idade da criança (quanto mais velha a criança, pior é a QVRS dela);
- superproteção materna.

Por outro lado, os principais fatores que demonstraram melhorar a QVRS na AA são:[4,12]

- realização de teste de provocação oral (independentemente de seu resultado);
- terapia de indução à tolerância oral (estudos com leite e com amendoim).

Sobre o constante cuidado em evitar os alérgenos

É claro que a alimentação de quem tem AA exige atenção e cuidado constantes, porém é importante auxiliar o indivíduo alérgico e seus familiares a encontrarem equilíbrio nos cuidados em relação à dieta. A Figura 1 ilustra o quanto a qualidade de vida pode piorar quando há descuidos na alimentação ou quando os cuidados são exagerados.

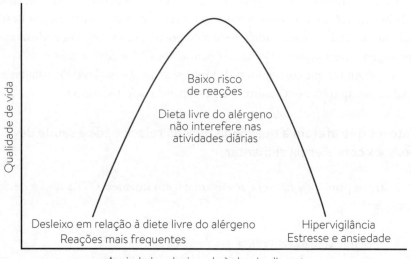

Figura 1 Gráfico representativo das relações hipotéticas entre qualidade de vida relacionada à alergia alimentar e ansiedade.
Fonte: Adaptado de Warren et al., 2016.[4]

A superproteção materna está associada a pior qualidade de vida nas crianças, bem como maiores restrições sociais e dietéticas independentemente dos problemas com a AA.[4]

Mesmo que a superproteção materna possa ser justificada nos casos em que há história de reações graves, em que a exposição acidental ao alérgeno pode ser fatal, é importante encontrar o "ponto certo" em relação aos cuidados com a dieta.

É interessante observar que, quando os questionários sobre qualidade de vida são respondidos por mães, geralmente são obtidos escores piores do que quando os pais participam das pesquisas.[17]

Sobre os alimentos a serem evitados

Alergia a alimentos frequentemente presentes nas dietas, como leite e ovo, traz mais prejuízos para a QVRS quando comparada a alérgenos menos comuns, portanto, mais fáceis de serem evitados, tais como amendoim e castanhas, mesmo considerando que estes últimos alimentos por vezes estão associados a casos de anafilaxia fatal.[4]

Um estudo realizado no Reino Unido, que avaliou a QVRS de 41 crianças de 6-16 anos com alergia a amendoim e castanhas, e de suas mães, mostrou que as crianças que evitavam consumir produtos cujos rótulos traziam a informação "pode conter castanhas" (n=11) tinham QVRS pior do que aquelas que consumiam esses produtos. O mesmo foi observado em relação às mães dessas crianças.[18]

Na clínica onde o estudo foi realizado, médicos e nutricionistas orientavam todos os pacientes a evitarem os produtos com os dizeres "pode conter", porém eles reforçavam a absoluta necessidade desse cuidado apenas para os pacientes com histórico de reações com pequenas quantidades de castanhas ou amendoim.

Sobre a prescrição de adrenalina

Em virtude do fato de a administração emergencial de adrenalina ser o único tratamento efetivo de reações imediatas graves, o estudo mencionado anteriormente investigou também os efeitos da prescrição de adrenalina autoinjetável sobre a QVRS. Os resultados mostraram que a prescrição de adrenalina reduziu significativamente a ansiedade das mães, mas não das crianças.[18]

Muitos defendem a ideia de que escolas e espaços públicos deveriam ter adrenalina autoinjetável disponível, e que tal medida poderia impactar positivamente a QVRS dos alérgicos. De qualquer forma, o real efeito dessa política sobre a QVRS ainda é desconhecido.[4]

Sobre as estratégias para melhorar a qualidade de vida

Quanto aos fatores que podem melhorar a qualidade de vida dos indivíduos com AA e suas famílias, destacam-se a realização de teste de provocação oral, que pode trazer benefícios independentemente de seu resultado, assim como a imunoterapia oral ou indução da tolerância oral, especialmente em pacientes com alergia a leite de vaca ou amendoim.[4,11,12]

São observadas diferenças significativas nos escores de indivíduos, acompanhados ou não, em centros de referência. De acordo com os estudos, em centros de referência os indivíduos recebem mais educação específica sobre os cuidados com AA e isso pode impactar positivamente a qualidade de vida.[12]

Considerando esse aspecto, três propostas de intervenção foram testadas e mostraram melhorar a qualidade de vida de cuidadores de crianças com AA. São elas: reuniões sobre educação em AA e treinamento de habilidades para crianças de 5-7 anos;[19] sessões de aconselhamento, facilitadas por enfermeiros;[20] e acesso a uma linha telefônica disponível por 24 horas com especialistas experientes em AA, pelo período de 6 meses.[21]

Impacto social

Bollinger et al. (2006) realizaram estudo com a participação de 87 pais de crianças e adolescentes com AA, e os resultados mostraram que mais de 50% dos entrevistados disseram que a AA afetava as atividades sociais da família; 58% disseram que a alergia era um problema para os filhos brincarem na casa dos amigos; 53-70% relataram que as atividades como festas de aniversário, festa do pijama e outras atividades sociais que os filhos poderiam fazer sem a presença dos pais eram afetadas pela AA. As atividades escolares também foram mencionadas nas entrevistas, assim, 59% dos pais disseram que as viagens escolares eram afetadas pela AA de seus filhos e as festas escolares foram mencionadas por 68% dos pais. Nesse mesmo estudo, 10% dos pais disseram que não mandavam seus filhos para a escola e preferiam educá-los em casa, por conta da AA.[22]

Além dos 10% dos pais que relataram ter uma atitude mais radical, impedindo que seus filhos frequentassem a escola, 16% dos cuidadores disseram que não frequentavam restaurantes, 11% não deixavam os filhos brincarem na casa de amigos, 14% não levavam seus filhos a creches (estilo *day care*), 10-11% evitavam festas e atividades esportivas, e 26% não deixavam que seus filhos participassem de viagens escolares e festas do pijama.[22]

Em outro estudo, realizado no Canadá por Abdurrahman et al. (2013), 17 pais foram entrevistados com o objetivo de entender a experiência dos pais após a primeira reação alérgica de seus filhos. Nessa pesquisa, 88% dos pais disseram que a AA de seus filhos trouxe mudanças no estilo de vida social deles. Entre as mudanças, os pais mencionaram que passaram a não frequentar festas de aniversário e restaurantes. Uma mãe relatou que as reuniões de família passaram a ocorrer apenas na casa dela, pois considerava ser o único ambiente que ela poderia controlar e ter certeza de que seria seguro. Oito pais disseram ter dificuldades significativas para comer fora de casa. Apenas três pais disseram que se sentiam seguros com as políticas de "não compartilhamento de alimentos" nas creches, mas a maioria demonstrou preocupação em relação aos lanches das turmas do Jardim de Infância, onde a supervisão das refeições pode ser menor.[23]

Esses são apenas alguns exemplos de estudos que tiveram o objetivo de documentar o quanto a AA pode trazer impactos negativos para a vida das crianças e de seus pais. Sabemos que toda família de alérgico tem ao menos uma história para contar sobre situações de risco que já passaram por conta da AA e sobre as adaptações que tiveram que fazer em suas vidas para que as restrições alimentares não resultassem em exclusões sociais. Nesse contexto é importante que as estratégias de sucesso sejam compartilhadas para que outras famílias também se beneficiem.

O nutricionista deve estar atento para identificar comportamentos que justifiquem o encaminhamento para um serviço (ou profissional) especializado em psicologia. Alguns desses comportamentos foram destacados no artigo publicado por Knibb et al. (2019):[24]

- ansiedade em relação aos alimentos;
- evitação de comer na escola ou fora de casa;
- superproteção dos pais;
- interpretação errada de sintomas, influenciada pela ansiedade;
- angústia ou trauma após anafilaxia;
- fobia, ou medo, de usar a adrenalina autoinjetável;
- dificuldade em se adaptar ao diagnóstico de AA;
- problemas de adesão ao tratamento;
- fobia à agulha usada no *prick test*;
- ansiedade em relação ao teste de provocação oral;
- mau comportamento social;
- dificuldades alimentares;
- dificuldade de sono;
- depressão/baixa autoestima;
- comportamentos desafiadores (tais como raiva, frustação e sentimento de diferença).

Considerações finais

O nutricionista pode ajudar a melhorar a QVRS de pacientes com AA e de seus familiares, bem como reduzir o impacto social, por meio da orientação adequada da dieta, sem exageros, nem displicências. É necessário avaliar os casos individualmente, buscando conhecer o contexto em que a pessoa vive e quais são os principais ambientes e situações de risco aos quais ela é exposta. Para cada caso o nutricionista deve ajudar o paciente e sua família a encontrarem as melhores soluções.

Educação continuada quanto à dieta, orientação para a escola e para o trabalho, receitas alternativas, planos de ação em casos de reações acidentais (fornecidos pelo médico) devem fazer parte do pacote no atendimento ao indivíduo alérgico a alimentos. Tais cuidados minimizam os prejuízos à qualidade de vida e atividades sociais.

Além do nutricionista, o psicólogo tem papel fundamental no acompanhamento dessas famílias pelo auxílio no processo de aprender a lidar com a alergia alimentar.

Anexos

Quadro 1 Questões que compõem a versão brasileira do *Food Allergy Quality of Life Questionnaire – Parent Form* (FAQLQ-PF)

Por causa da alergia alimentar, seu filho se sente...
1. ansioso em relação aos alimentos?
2. diferente das outras crianças?
3. frustrado por não poder comer de tudo?
4. com medo de experimentar alimentos que não conhece?
5. preocupado pelo seu medo de que ele tenha alguma reação a alimentos?
Por causa da alergia alimentar, seu filho...
6. passa por desconforto físico?
7. passa por estresse emocional?
8. tem pouca variedade na dieta?
Por causa da alergia alimentar, seu filho tem sido prejudicado por...
9. receber mais atenção do que outras crianças da mesma idade?
10. ter que amadurecer mais rapidamente do que outras crianças da mesma idade?
11. seu ambiente ser mais restrito do que o de outras crianças da mesma idade?
Por causa da alergia alimentar, o ambiente social de seu filho é restrito em virtude das limitações em relação aos...

(continua)

Capítulo 32 - Qualidade de vida e impacto psicossocial   **407**

Quadro 1   Questões que compõem a versão brasileira do *Food Allergy Quality of Life Questionnaire - Parent Form* (FAQLQ-PF) *(continuação)*

12.   restaurantes que vocês podem ir em segurança com a família?
13.   locais das férias que vocês podem ir em segurança com a família?
Por causa da alergia alimentar, seu filho tem limitações em fazer parte de...
14.   atividades sociais na casa de outras pessoas (brincadeiras, festas, dormir fora de casa)?
Por causa da alergia alimentar, seu filho tem limitações em fazer parte de...
15.   eventos na escola/pré-escola que envolvem alimentos (festas/almoço/guloseimas)?
Por causa da alergia alimentar, seu filho se sente...
16.   ansioso quando vai a lugares novos?
17.   preocupado pelo constante cuidado com os alimentos?
18.   excluído de atividades que envolvem alimentos?
19.   chateado, pois os eventos sociais com a família são limitados (*refeições fora de casa, comemorações, passeios*)?
20.   ansioso quanto a comer acidentalmente algum ingrediente que lhe cause alergia?
21.   ansioso quando vai comer com algum adulto ou criança não familiar?
22.   frustrado por suas restrições sociais?
Por causa da alergia alimentar, seu filho...
23.   em geral é mais ansioso do que outras crianças da sua idade?
24.   em geral é mais cuidadoso do que outras crianças da sua idade?
25.   não é tão seguro quanto outras crianças da sua idade, em situações sociais?
26.   deseja que a sua alergia alimentar vá embora?
Por causa da alergia alimentar, seu filho sente...
27.   preocupação com o futuro dele (oportunidades, relacionamentos)?
28.   que muitas pessoas não entendem o quanto a alergia alimentar é grave?
29.   preocupação pela pouca informação nos rótulos dos alimentos?
30.   que a alergia alimentar limita sua vida de maneira geral?

Pais de crianças de 0-3 anos devem responder até a questão 14.
Pais de crianças de 4-6 anos devem responder até a questão 26.
Pais de crianças de 7-12 anos devem responder todas as questões.
Fonte: Mendonça et al., 2018.[14]

Quadro 2 Questões que compõem a versão brasileira do *Food Allergy Quality of Life - Parental Burden* (FAQL-PB) *Questionnaire*

1. Se você e sua família estivessem planejando um feriado ou férias, quanto a alergia alimentar de seu filho limitaria sua escolha?

2. Se você e sua família estivessem planejando ir a um restaurante/lanchonete, quanto a alergia alimentar de seu filho limitaria sua escolha?

3. Se você e sua família estivessem planejando ir a uma atividade social envolvendo alimentos (p. ex.: festa, reunião, etc.), quanto a alergia alimentar de seu filho limitaria sua participação?

Na última semana, por causa da alergia alimentar de seu filho, ...

4. quanto você ficou incomodado por gastar tempo extra lendo rótulos, fazendo compras mais demoradas ou preparando mais refeições?

5. quanto você ficou incomodado por ter que tomar cuidados especiais antes de sair de casa com seu filho?

6. quanto você ficou incomodado pela preocupação em relação à alergia alimentar do seu filho?

7. quanto você ficou incomodado pela possibilidade de a alergia alimentar de seu filho não ter cura?

8. quanto você ficou preocupado por ter que deixar seu filho aos cuidados de terceiros? (P. ex.: tios, avós, vizinhos, etc.)

Na última semana, ...

9. quanto você ficou frustrado pelo fato de os outros não entenderem a gravidade da alergia alimentar?

10. quanto você ficou incomodado pela tristeza em relação ao "fardo que seu filho carrega" por ter alergia alimentar?

11. quanto você ficou preocupado por seu filho frequentar escola, creche ou outras atividades em grupo com crianças?

12. quanto você ficou preocupado com a saúde do seu filho em relação à alergia alimentar?

13. quanto você ficou preocupado achando que pode não conseguir ajudar seu filho se ele tiver uma reação alérgica a alimentos?

14. quanto você ficou preocupado pensando que seu filho pode ter uma criação diferente por causa da alergia alimentar?

15. quanto você ficou preocupado sobre a nutrição do seu filho, em virtude da alergia alimentar?

16. quanto você ficou preocupado por seu filho comer perto de outras pessoas?

17. quanto você ficou incomodado pelo medo de seu filho ter uma reação alérgica a alimentos?

Fonte: Mendonça et al., 2018.[14]

Referências

1. Metelko Z, Szabo S, Diseases M, Kumar S, Delhi N, Heck V, et al. Pergamon The World Health Organization quality of life assessment (WHOQOL): Position paper from the World Health Organization. Social Science & Medicine: 1995;41(10):1403-9.
2. Post M. Definitions of quality of life: what has happened and how to move on. Top Spinal Cord Inj Rehabil. 2014;20(3):167-80.
3. DunnGalvin A, Koman E, Raver E, Frome H, Adams M, Keena A, et al. An examination of the Food Allergy Quality of Life Questionnaire Performance in a country-wide american sample of children: cross-cultural differences in age and impact in the United States and Europe. J Allergy Clin Immunol Pract. 2017;5(2):363-8.e2.
4. Warren CM, Otto AK, Walkner MM, Gupta RS. Quality of life among food allergic patients and their caregivers. Curr Allergy Asthma Rep. 2016;16(5).
5. Venter C, Sommer I, Moonesinghe H, Grundy J, Glasbey G, Patil V, et al. Health-related quality of life in children with perceived and diagnosed food hypersensitivity. Pediatr Allergy Immunol. 2015;26(2):126-32.
6. Sampson HA, Aceves S, Bock SA, James J, Jones S, Lang D, et al. Food allergy: A practice parameter update - 2014. J Allergy Clin Immunol. 2014;134(5):1016-25.e43.
7. Sicherer SH, Noone SA, Muñoz-Furlong A. The impact of childhood food allergy on quality of life. Ann Allergy, Asthma Immunol. 2001;87(6):461-4.
8. Cummings AJ, Knibb RC, King RM, Lucas JS. The psychosocial impact of food allergy and food hypersensitivity in children, adolescents and their families: A review. Allergy Eur J Allergy Clin Immunol. 2010;65(8):933-45.
9. Lieberman JA, Sicherer SH. Quality of life in food allergy. Curr Opin Allergy Clin Immunol. 2011;11(3):236-42.
10. LeBovidge JS, Strauch H, Kalish LA, Schneider LC. Assessment of psychological distress among children and adolescents with food allergy. J Allergy Clin Immunol. 2009;124(6):1282-8.
11. Greenhawt M. Food allergy quality of life and living with food allergy. Curr Opin Allergy Clin Immunol. 2016;16(3):284-90.
12. Antolín-Amérigo D, Manso L, Caminati M, de la Hoz Caballer B, Cerecedo I, Muriel A, et al. Quality of life in patients with food allergy. Clin Mol Allergy. 2016;14(1):1-10.
13. Yonamine GH, Contim D, Castro APBM, Jacob CMA, Pastorino AC. Perceptions of caregivers of patients with cow's milk allergy regarding the treatment. J Hum Growth Dev. 2013;23(1):58-64.
14. Mendonça RB, Sarni ROS, Len C, Solé D. Tradução para o português (cultura brasileira) e adaptação cultural de questionários para avaliação da qualidade de vida de crianças com alergia alimentar e de seus pais. Brazilian J Allergy Immunol. 2018;2(3):364-72.

15. Mendonça RB, Solé D, DunnGalvin A, Len CA, Sarni ROS. Evaluation of the measurement properties of the Brazilian version of two quality-of-life questionnaires in food allergy – for children and their parents. J Pediatr (Rio J). 2019 (in press).
16. Dunn Galvin A, Hourihane JO. Health-related quality of life in food allergy. Bundesgesundheitsblatt - Gesundheitsforsch - Gesundheitsschutz [Internet]. 2016;59(7):841-8. Disponível em: http://link.springer.com/10.1007/s00103-016-2368-x.
17. Warren CM, Gupta RS, Sohn MW, Oh EH, Lal N, Garfield CF, et al. Differences in empowerment and quality of life among parents of children with food allergy. Ann Allergy, Asthma Immunol. 2015;114(2):117-25.e3.
18. Cummings AJ, Knibb RC, Erlewyn-Lajeunesse M, King RM, Roberts G, Lucas JSA. Management of nut allergy influences quality of life and anxiety in children and their mothers. Pediatr Allergy Immunol. 2010;21(4 PART 1):586-94.
19. LeBovidge JS, Timmons K, Rich C, Rosenstock A, Fowler K, Strauch H, et al. Evaluation of a group intervention for children with food allergy and their parents. Ann Allergy, Asthma Immunol. 2008;101(2):160-5.
20. Baptist AP, Dever SI, Greenhawt MJ, Polmear-Swendris N, McMorris MS, Clark NM. A self-regulation intervention can improve quality of life for families with food allergy. J Allergy Clin Immunol. 2012;130(1):263-5.e6.
21. Kelleher MM, Dunngalvin A, Sheikh A, Cullinane C, Fitzsimons J, Hourihane JOB. Twenty four-hour helpline access to expert management advice for food-allergy--triggered anaphylaxis in infants, children and young people: A pragmatic, randomized controlled trial. Allergy Eur J Allergy Clin Immunol. 2013;68(12):1598-604.
22. Bollinger ME, Dahlquist LM, Mudd K, Sonntag C, Dillinger L, McKenna K. The impact of food allergy on the daily activities of children and their families. Ann Allergy, Asthma Immunol. 2006;96(3):415-21.
23. Abdurrahman ZB, Kastner M, Wurman C, Harada L, Bantock L, Cruickshank H, et al. Experiencing a first food allergic reaction: A survey of parent and caregiver perspectives. Allergy, Asthma Clin Immunol. 2013;9(1):1-7.
24. Knibb R, Halsey M, James P, du Toit G, Young J. Psychological services for food allergy: The unmet need for patients and families in the United Kingdom. Clin Exp Allergy. 2019 Nov;49(11):1390-4.

Capítulo 33

Tolerância

Raquel Bicudo Mendonça
Elaine Cristina de Almeida Kotchetkoff
Renata Magalhães Boaventura

Introdução

A resposta padrão aos antígenos alimentares é a tolerância imunológica. Sabemos que indivíduos com alergia alimentar (AA) apresentam uma falha nesse mecanismo de resposta. Toit et al. (2018)[1] definiram a tolerância como um estado de falta de resposta clínica a um alérgeno conhecido. Em outras palavras, tolerância alimentar é a possibilidade de consumir um alimento sem manifestação clínica.

De acordo com o alimento envolvido e o tipo de AA, os pacientes apresentam diferentes prognósticos em relação à aquisição de tolerância. Até pouco tempo atrás, a taxa de aquisição de tolerância para indivíduos com alergia a leite e ovo, baseada em estudos populacionais, era bastante alta. Porém, estudos mais recentes têm mostrado maior persistência nas alergias a esses alimentos.[2,3]

A literatura tradicionalmente reconhece que AA a ovo, leite, trigo e soja apresenta prognóstico mais favorável para aquisição de tolerância. Igualmente, é de comum acordo que pacientes com alergia a amendoim, nozes e castanhas levam um período maior para adquirir tolerância, podendo persistir com a alergia para o resto da vida.[2,4-8] Com menos estudos publicados, temos peixe e camarão, que também apresentam um prognóstico mais desfavorável.[9]

A idade de aquisição de tolerância varia muito de um estudo para outro, talvez pela metodologia utilizada e pela população estudada (Quadro 1). Mas sabe-se que as alergias não IgE mediadas geralmente se resolvem por volta dos 2-3 anos, enquanto as alergias IgE mediadas costumam persistir por mais tempo.[9-12]

Os estudos apresentados no Quadro 1 envolveram pacientes com AA mediadas por IgE, com exceção dos estudos desenvolvidos na Europa e em Portugal

412   Parte 4 - Tratamento da alergia alimentar

que avaliaram a aquisição de tolerância para leite de vaca, nos quais foram observados também pacientes com AA não IgE mediadas (dados não incluídos no quadro).[9,13,14] No estudo desenvolvido na Europa, em todos os pacientes acompanhados com alergia ao leite de vaca não mediada por IgE, a aquisição de tolerância foi observada após um ano da realização do teste de provocação oral para diagnóstico.[13]

Quadro 1   Alimentos mais envolvidos em reações alérgicas e aquisição de tolerância em pacientes com alergia alimentar mediada por IgE

Alimento	Local/desenho do estudo	N	Aquisição de tolerância
Leite de vaca	EUA/prospectivo	293	50% até 5 anos de idade
	Europa/prospectivo populacional	42	57% até 2 anos de idade
	Israel/prospectivo populacional	54	57% até 5 anos de idade
	Portugal/retrospectivo	139	43% até 10 anos de idade*
	EUA/retrospectivo	807	50% até 10 anos de idade
Ovo	EUA/prospectivo	213	50% até 6 anos de idade
	Austrália/prospectivo populacional	140	47% até 2 anos de idade
	EUA/retrospectivo	881	50% até 9 anos de idade
Soja	EUA/retrospectivo	133	45% até 6 anos de idade
Trigo	EUA/retrospectivo	103	50% até 7 anos de idade

* Incluindo paciente com alergia ao leite de vaca não mediada por IgE, a aquisição de tolerância foi observada em 68% dos pacientes, até 10 anos de idade.[14]
Fonte: adaptado de Savage et al. (2016).[9]

O prognóstico da AA ajuda na abordagem e no acompanhamento clínico do paciente.

Nos casos de alergia IgE mediada, o estudo dos componentes proteicos envolvidos no processo alérgico também pode ajudar a prever se a aquisição de tolerância ao alimento será mais tardia ou precoce. Na alergia ao leite, por exemplo, a sensibilização apenas à caseína associa-se a uma AA mais persistente, enquanto a sensibilização apenas para as proteínas do soro (alfa-lactoalbumina e beta-lactoglobulina) está associada à AA mais passageira.[15] Já no caso da alergia ao ovo, a sensibilização a ovomucoide associa-se a maior persistência, quando comparada aos demais componentes proteicos encontrados no ovo.[16]

Quando e como verificar a aquisição de tolerância

A aquisição de tolerância clínica a um alimento que antes desencadeava manifestações alérgicas é comprovada quando, ao consumir uma porção do alimento alergênico, o indivíduo não mais apresenta reações adversas. Isso pode ser observado pela realização de um teste de provocação oral (TPO) sob supervisão médica, nos casos de alergias IgE mediadas, ou pela reintrodução do alimento na dieta em casa, mediante orientação médica, nos casos em que a possibilidade de reações imediatas ou graves seja totalmente descartada.[17,18]

No acompanhamento da AA, o médico, com base na história natural dos diferentes fenótipos, utiliza o TPO ou a reintrodução do alimento para avaliação da aquisição de tolerância, especialmente nos casos de AA consideradas mais transitórias, como o leite de vaca, ovo, trigo e soja.[19]

A história de ingestão acidental sem ocorrência de reação é o principal fato que motiva a realização do TPO para verificar a aquisição de tolerância. Nessas situações um resultado negativo é geralmente esperado e, por esse motivo, recomenda-se que o TPO seja realizado de forma aberta, considerando as vantagens já mencionadas em relação a esse tipo de teste no capítulo "Teste de provocação oral".[20,21] A dose ofertada nessa situação deve ser equivalente a uma porção habitualmente consumida do alimento por pessoas não alérgicas, de acordo com a idade.[22]

Para todos os casos, tanto IgE mediados como não IgE mediados, é importante ressaltar que a decisão de fazer ou não o TPO (ou a reintrodução), deve ser tomada em conjunto entre médico, nutricionista e paciente (e/ou seu responsável), assim como qual alimento deve ser testado, e de que forma, nos casos de alergia a múltiplos alimentos.

Particularidades das alergias alimentares não IgE mediadas

Para crianças com AA não mediada por IgE recomenda-se verificar se o paciente alcançou tolerância cerca de 6 meses após o diagnóstico ou por volta dos 9-12 meses de idade.[18,23]

Para os bebês que recebem leite materno, a verificação da aquisição de tolerância pode ser feita tanto por meio da reintrodução do alimento na dieta da mãe como pelo TPO feito diretamente pela criança, quando esta já recebe alimentos sólidos ou fórmulas infantis.[23]

Para verificar a aquisição de tolerância em bebês que recebem exclusivamente leite materno, recomenda-se que a mãe volte a ingerir o alimento, nas quantidades habitualmente consumidas antes, pelo período de uma semana.[23]

Na prática, é possível iniciar a verificação da aquisição de tolerância liberando primeiro a dieta da mãe, pois pode ser que a criança já tolere dessa forma, mesmo que apresente reação ao consumir diretamente o alimento. Essa conduta pode ajudar a manter o aleitamento materno por mais tempo.

Alergia ao leite de vaca não IgE mediada

Especificamente para as crianças com alergia ao leite de vaca não IgE mediada, com sintomas leves a moderados, que já ingerem alimentos sólidos, há uma proposta de "escada" para reintrodução gradual dos alimentos, considerando que o aquecimento e a fermentação reduzem a alergenicidade do leite (Figura 1).[23]

Essa abordagem de reintrodução ganhou popularidade, embora não haja evidências de sua eficácia. É importante lembrar que essa proposta somente pode ser feita de forma segura nos casos em que a hipótese de AA IgE mediada tenha sido descartada.[18]

Quando a avaliação da tolerância é feita seguindo o esquema da "escada", conforme os alimentos testados vão sendo tolerados devem ser mantidos na dieta. Quando o paciente apresentar reação em alguma das etapas, deve-se retornar à etapa anterior e aguardar até que se planeje tentar "subir mais um degrau".[18]

6 – Leite pasteurizado ou fórmula infantil à base de leite de vaca (comece com 100 mL e vá aumentando a quantidade gradativamente)

5 – Iogurte (125 mL)

4 – Queijo (15 g de queijo duro. Ex.: parmesão ou queijo minas curado. Se bem tolerado, pode oferecer 15 g de queijo assado em uma pizza ou assado em outros alimentos.)

3 – Panqueca (1/2 a 1 porção – *vide* receita)

2 – Muffin (1/2 a 1 porção – *vide* receita)

1 – Cookie/Biscoito (1 a 3 unidades – *vide* receita)

Figura 1 "Escada" de reintrodução de leite e derivados para pacientes com alergia ao leite de vaca, não mediada por IgE, com sintomas leves a moderados.
Fonte: Adaptado de Venter et al., 2017.[18]

Capítulo 33 - Tolerância   415

O Quadro 2 mostra as receitas recomendadas para a reintrodução gradual de leite na dieta, de acordo com a proposta da "escada de reintrodução".[18]

Quadro 2   Receitas para reintrodução gradual de leite na dieta

Preparação	Ingredientes	Tempo e temperatura de cozimento	Rendimento
Cookie/ Biscoito*	125g de farinha de trigo; 50g de creme vegetal sem leite; 1 colher (chá) de leite em pó desnatado; 1/4 a 1/3 de copo de purê de frutas (banana, maçã ou pera); gotas de essência de baunilha	180 °C 10-15 minutos	20 unidades
Muffin**	250g de farinha de trigo; 10 g de fermento em pó; 1 pitada de sal; 50 mL de óleo de girassol ou canola; 2,5 colheres (sopa) de leite desnatado em pó; 25 g de açúcar e 110 g de fruta amassada (maçã, pera ou banana); gotas de essência de baunilha	180-200 °C 15-20 minutos	10 unidades
Panqueca	125 g de farinha de trigo; 10 g de fermento em pó; 1-2 g de sal; 30 mL de óleo de girassol ou canola; 250 mL de leite desnatado; 50 mL de água	Preparar em frigideira aquecida, untada com óleo, até que fiquem douradas	6 unidades

* Para a versão salgada do biscoito, substitua o purê de frutas e a essência de baunilha por purê de mandioquinha.
A farinha de trigo poderá ser substituída por mix de farinha sem glúten + 1 g de goma xantana.
** Para a versão salgada do muffin, substitua o açúcar, frutas amassadas e essência de baunilha por purê de mandioquinha.
A farinha de trigo poderá ser substituída por mix de farinha sem glúten + 3 g de goma xantana.
Fonte: adaptado de Venter et al., 2017.[18]

Observação importante a ser considerada é que o ideal seria iniciar essa proposta de introdução gradativa do leite em crianças a partir de um ano de idade, pelo menos, sempre levando em conta as recomendações do Guia Alimentar para a População Brasileira, que enfatiza a ideia de que devemos evitar alimen-

Parte 4 - Tratamento da alergia alimentar

tos industrializados na alimentação, dando preferência a preparações caseiras e produtos *in natura* ou minimamente processados. Além disso, vale lembrar que o consumo de açúcar e doces não é recomendado para crianças menores de dois anos.

Particularidades da alergia ao ovo

A resolução da alergia ao ovo ocorre em estágios que começam com tolerância ao ovo bem cozido (p. ex., bolo), depois ao ovo levemente cozido (p. ex., mexido) seguido finalmente pelo ovo cru.[24]

No acompanhamento do paciente é importante verificar se ele já é capaz de tolerar o ovo em algum grau de cocção, lembrando que crianças que toleram ovos bem cozidos ainda podem reagir a ovos crus ou malcozidos.[24]

A velocidade com que a alergia ao ovo se resolve pode variar muito entre indivíduos e, portanto, o momento e a adequação da reintrodução devem ser **avaliados individualmente pelo médico**. Um comitê de especialistas da Sociedade Britânica de Alergia e Imunologia Clínica propõe as seguintes regras para reintrodução gradual de ovo na dieta.[24]

1. A reintrodução deve ser tentada somente após 6 meses ou mais de uma última reação significativa ao ovo.
2. Se o paciente não tem asma crônica e apresentou apenas sintomas cutâneos leves após o consumo de quantidade significativa de ovo (p. ex., uma porção de ovos mexidos), pode-se iniciar a oferta de ovos bem cozidos a partir dos 2-3 anos de idade, em casa.
3. Se isso for tolerado, a reintrodução de ovos levemente cozidos (p. ex., mexidos) pode ser tentada por volta dos 3-4 anos de idade.
4. Se houver uma reação em qualquer estágio, a dieta tolerada anteriormente deve ser mantida e, após 6 meses, é possível tentar "subir mais um degrau da escada do ovo".
5. A reintrodução em casa não deve ser feita se houver história de sintomas gastrintestinais, respiratórios ou cardiovasculares graves, se as reações anteriores ocorreram a partir da ingestão de pequenas quantidades de ovo ou se o paciente tiver asma.

A Figura 2 mostra quais seriam as preparações de cada um dos "degraus" da "escada de reintrodução" de ovos na dieta, proposta pela Sociedade Britânica de Alergia e Imunologia Clínica.[24]

1 – Ovo bem cozido	2 – Ovo levemente cozido	3 – Ovo cru
Bolos Biscoitos Massa à base de ovos (Ex: macarrão)	Ovo mexido Ovo cozido Ovo frito Omelete Quiche Ovo em alimentos empanados Tempurá Molho holandês *Crème brûlée* Flãs	Maionese com ovo fresco Mousse com ovo fresco Marzipã caseiro Glacê real Cobertura caseira de marshmallow para bolos Molho tártaro Queijos contendo clara de ovo na composição (Ex.: Edam *cheese*)

Figura 2 Escada de reintrodução do ovo na dieta.
Fonte: Adaptada de Clark et al., 2010.[24]

Vale lembrar que o consumo de ovo cru não é recomendado, considerando o risco de salmonelose. Observa-se também que os princípios do Guia Alimentar da População Brasileira devem ser aplicados ao orientar o paciente na escolha dos alimentos de cada um dos degraus da "escada do ovo", dando-se sempre preferência ao consumo de alimentos *in natura* ou minimamente processados.

Particularidades das alergias alimentares IgE mediadas

No caso das AA mediadas por IgE, a periodicidade de reavaliação por meio do TPO pode ser respaldada por testes *in vitro* (IgE sérica específica para alimentos) e *in vivo* (teste de puntura). Geralmente, a redução dos níveis de anticorpos específicos para o alimento é um fator que encoraja a realização do TPO, pois os pacientes com níveis mais elevados tendem a maior risco de persistência da AA.[10,25] Mas, algumas vezes os pais ou o próprio paciente questionam o fato de os exames ainda apontarem sensibilização ao alimento e acreditam que seria necessário obter exames negativos antes de testar a tolerância oral, porém isso não é verdade. Conforme foi mencionado no capítulo "Teste de Provocação Oral", os níveis séricos de IgE específica não determinam *per se* a reatividade clínica. Ou seja, é necessário testar para saber se o paciente já adquiriu tolerância ou não.

Nas situações em que o paciente estiver sugestionado a achar que o TPO será positivo, recomenda-se a realização do TPO duplo-cego controlado por placebo (DCCP). Após um TPO DCCP negativo, deve-se realizar um TPO aberto.[22,26]

O intervalo ideal dos testes de acompanhamento para avaliar a aquisição de tolerância não é conhecido.[27] De modo geral, nos casos de alergia IgE mediada a leite, ovo, soja e trigo, o intervalo entre um TPO e outro costuma ser de 12-18 meses nos primeiros 5 anos de vida. Acima dessa idade, o intervalo entre os testes pode ser maior (a cada 2-3 anos), se os níveis de IgE sérica específica permanecerem altos. O mesmo esquema pode ser seguido para alergia a amendoim, pois, embora não seja comum, algumas crianças adquirem tolerância por volta dos 5 anos de idade. Para alergias a castanhas, peixes e crustáceos, os testes podem ser realizados com menos frequência (a cada 2-4 anos). Esse intervalo pode ser estendido em adultos com pouca alteração nos níveis de IgE sérica específica ao longo do tempo.[27,28] Se um paciente teve uma reação alérgica recente (há menos de 6 meses) induzida por alimentos, há poucas razões para testar novamente tão cedo, sendo recomendado esperar um pouco mais, dependendo do alérgeno e da gravidade da reação.[20]

Consumo de alimentos processados em altas temperaturas e a aquisição de tolerância

Como já foi apresentado neste capítulo, alimentos como leite de vaca e ovo podem apresentar diferentes graus de alergenicidade quando sofrem tratamento térmico.[29-31] Isso ocorre porque alguns componentes do leite (alfa-lactoalbumina e beta-lactoglobulina) e do ovo (ovoalbumina) são termossensíveis.[32] Além disso, quando combinados a outras matrizes de alimentos como o trigo, esses componentes podem diminuir a sua disponibilidade e alergenicidade.[32,33]

Diversas pesquisas têm demonstrado que o consumo de leite de vaca e de ovo processados em altas temperaturas, também conhecidos como *baked*, pode ser tolerado por até 70% das crianças com AA do tipo IgE mediada.[31,34-37]

Para verificar essa condição é fundamental que seja realizado um TPO sob supervisão médica. Geralmente, esse tipo de teste é indicado para crianças mais velhas que apresentam persistência do quadro de AA IgE medida.

TPO para verificar tolerância a alimentos processados em alta temperatura

Assim como acontece com o TPO para alimentos *in natura*, não há um protocolo padronizado para TPO com *baked*. A literatura apresenta diferenças significativas em relação à forma de realizar o teste, que divergem sobre a quantidade, nível de processamento do alérgeno, alimento escolhido e local para realização do teste.[31,38]

No Ambulatório de Alergia e Imunologia Clínica da Universidade Federal de São Paulo, o teste é feito com um bolinho preparado de acordo com as recomendações descritas no Quadro 3.[31,37]

A porção do bolinho é dividida em quatro doses iguais, sendo ofertada uma a cada 15 minutos. O médico faz a avaliação clínica antes de cada dose e o paciente permanece sob observação após ter consumido a última dose (ver capítulo "Teste de Provocação Oral").[31,37]

Quadro 3 TPO com *baked* de leite ou ovo – quantidade, tempo, temperatura e matriz

Alimento	Quantidade de proteína por porção*	Tempo	Temperatura	Matriz
Leite de vaca	1,3 g	30 minutos	180°C	Farinha de trigo
Ovo	2 g	30 minutos	180°C	Farinha de trigo

* Considerando apenas a proteína do leite ou do ovo, de acordo com o TPO.
Fonte: adaptado de Nowak-Wegryn, 2008 e Leonard, 2015.[31,37]

É altamente recomendável que o TPO para *baked* seja realizado sob assistência médica e em ambiente adequado, contando com todos os medicamentos e equipamentos necessários para o tratamento de possíveis reações,[39] uma vez que estas podem ser graves.[37] Para ilustrar essa importância, podemos citar um caso registrado de óbito durante um TPO para *baked*, que ocorreu em agosto de 2017 no Alabama.[40]

Como proceder após o TPO negativo para alimentos termicamente processados

Nos últimos anos alguns pesquisadores têm buscado verificar se o consumo regular de ovo ou leite *baked* poderia influenciar a aquisição de tolerância oral a esses alimentos. Para investigar essa hipótese realizaram-se estudos nos quais os pacientes que não apresentaram reações durante o TPO com alimentos termicamente processados foram orientados a consumi-los diariamente, por 3-6 meses, como forma de imunoterapia.[31,37]

Para dar seguimento ao protocolo, os pacientes deveriam seguir os seguintes critérios na escolha dos alimentos *baked*.[31]

1. Dar preferência para produtos caseiros.

2. As preparações devem manter a proporção 1:1 de leite e farinha ou ovo e farinha. Ou seja, deve-se utilizar 1 xícara (chá) de leite para 1 xícara (chá) de farinha de trigo ou 1 ovo para 1 xícara (chá) de farinha de trigo, de acordo com o alimento que está sendo utilizado no tratamento.
3. Os produtos caseiros devem ser assados a 180ºC por pelo menos 30 minutos.
4. Os produtos precisam ser assados por completo, sem apresentar partes moles, malcozidas ou umedecidas.
5. Deve-se utilizar farinha de trigo, se não for alérgico a trigo. Não usar farinhas sem glúten.
6. Se for utilizar produtos industrializados, tais como bolos, pães e biscoitos, o leite ou o ovo não podem estar entre os três primeiros ingredientes. É importante que estejam listados como quarto ingrediente ou mais para o final da lista.

Muitos estudos que utilizaram esse tipo de tratamento ativo concluíram que o consumo dos alimentos *baked* reduziu os resultados do teste cutâneo por puntura,[29,37] e aumentou o índice de crianças que apresentaram tolerância ao alimento *in natura*.[30] Até o momento, os estudos sobre a utilização de *baked* de leite e ovo como forma de imunoterapia são limitados, mas parece ser uma possível forma de induzir à tolerância oral.[41]

Entretanto, vale ressaltar que a AA associada ao consumo de leite de vaca e ovo geralmente é transitória, e mais de 50% das crianças entre 5-10 anos podem passar a tolerar o alimento naturalmente, o que não deixa claro se os pacientes poderiam tolerar o alimento mesmo sem fazer o uso da sua forma processada.[42] De acordo com uma metanálise sobre o uso de *baked* de leite e ovo na aquisição de tolerância, foi concluído que existem poucas evidências para esclarecer se o TPO de *baked*, seguido de seu consumo regular, pode acelerar a aquisição de tolerância de AA. Eles lembram da necessidade de estudos randomizados que avaliem essa hipótese.[43]

Além disso, é bastante preocupante a ideia de que a pessoa passa a ter a obrigação de consumir determinado tipo de alimento diariamente. Ao longo do tempo essa prática pode deixar de ser prazerosa e ainda influenciar negativamente os hábitos alimentares.

Talvez, incluir os alimentos *baked* na dieta sem exigências em relação à frequência de consumo, seja uma forma mais "gentil" de conduzir o tratamento após o TPO negativo para alimentos termicamente processados. Dessa forma, o paciente tem a possibilidade de fazer refeições mais variadas, com melhor aporte nutricional e que possam impactar positivamente sua qualidade de vida.

De qualquer forma, é importante lembrar que o resultado negativo em um TPO para *baked* não significa que o indivíduo vai tolerar o alimento *in natura* ou em uma forma menos processada, portanto, independentemente da frequência com que os alimentos serão consumidos, os cuidados em relação ao modo de preparo, tempo e temperatura de cocção devem ser seguidos de forma rigorosa.

Para ampliar a variedade dos alimentos que podem ser consumidos com segurança e para evitar o consumo de produtos industrializados, o nutricionista pode fornecer receitas que, além de seguirem os critérios para preparo de alimentos *baked*, sejam ricas em fibras, não apresentem excesso de açúcar, sódio e gordura saturada e que contenham ingredientes de alto valor nutricional. Os bolinhos podem variar quanto ao sabor (chocolate, limão, laranja, maçã, banana, canela, baunilha, etc.) ou serem transformados em minitortas salgadas (recheadas de carne, frango, atum, legumes, cogumelos, etc.), por exemplo.

Reintrodução do alimento na dieta após resolução da alergia

A resolução da alergia é confirmada pelo TPO negativo a todas as formas de processamento do alimento, incluindo as menos processadas/cruas, que podem ser introduzidas na dieta habitual do indivíduo.

Essa introdução do alimento em suas formas menos processadas pode ser feita gradualmente para melhor adaptação.

Para lactentes que irão mudar o tipo de fórmula infantil utilizada (p. ex., aqueles que estavam em uso de fórmulas à base de aminoácidos livres e passarão a utilizar fórmula extensamente hidrolisada), sugere-se que a mudança seja feita aos poucos, iniciando com substituição de apenas 30 mL da fórmula antiga pela nova, a cada porção preparada, aumentando de forma gradativa a proporção da fórmula nova em relação à fórmula antiga, até completa substituição.

No caso do leite de vaca, geralmente orientamos que nas primeiras semanas de introdução sejam utilizados produtos com baixo teor de lactose, como iogurtes e queijos, evitando-se, assim, que possíveis desconfortos gástricos sejam confundidos com reações alérgicas. Além disso, pedimos para que se inicie com pequenas quantidades de produtos lácteos e que pouco a pouco essa quantidade seja aumentada. Uma estratégia é começar misturando um pouco de leite de vaca ou fórmula láctea à bebida ou fórmula que a criança está acostumada a ingerir e ir gradativamente aumentando a proporção de leite.

Parte 4 - Tratamento da alergia alimentar

Caso a criança não goste do sabor do leite puro, este poderá ser batido com frutas ou ser utilizado no preparo de mingaus, por exemplo. Também se estimula a oferta de derivados do leite, como queijos e iogurtes.

Além disso, o leite poderá ser utilizado em preparações como purês, panquecas e bolos, de acordo com a idade da criança.

As mesmas dicas de introdução gradual servem para as bebidas e alimentos à base de soja. Esses cuidados podem ajudar a criança a se acostumar ao sabor do novo alimento, facilitando sua aceitação.

Considerações finais

A maior parte das crianças com AA a ovo, leite, trigo e soja desenvolvem tolerância espontânea com o tempo. A alergia a amendoim, nozes e castanhas geralmente é mais persistente e alguns indivíduos podem permanecer alérgicos por toda a vida.

Reintroduzir o alimento liberado no TPO negativo, que até então era proibido, é uma missão nem sempre fácil, e deve ser feita com acompanhamento da equipe multiprofissional.

Muitas crianças, inclusive mais velhas, se lembram de reações quando consumiam o alimento ao qual eram alérgicas e têm medo de comer esse alimento mesmo após terem sido liberadas pelo médico. Diversos estudos têm elucidado que muitos pacientes, mesmo após um TPO negativo, evitam o alimento que foi liberado ou os seus derivados.[44,45]

Por isso é de extrema importância que haja um acompanhamento do paciente após a liberação do alimento envolvido, para orientação de como pode ser feita a reintrodução e para oferecer opções caso a criança não aceite o alimento e suplementação quando for necessário.

Com esse acompanhamento é possível garantir que a criança receba os nutrientes de que precisa para garantir o seu crescimento e desenvolvimento.

Referências

1. Du Toit G, Sampson HA, Plaut M, Burks AW, Akdis CA, Lack G. Food allergy: Update on prevention and tolerance. J Allergy Clin Immunol. 2018;141(1):30-40.
2. Ford RPK, Taylor B. Natural history of egg hypersensitivity. Arch Dis Child. 1982;57(9):649-52.

3. Sicherer SH, Wood RA, Vickery BP, Jones SM, Liu AH, Fleischer DM, et al. The natural history off egg allergy in an observational cohort. J Allergy Clin Immunol. 2014;133(2):492-9.
4. Spergel JM, Beausoleil JL, Pawlowski NA. Resolution of chilhood peanut allergy. Ecol Environ Conserv. 2014;20(2):667-72.
5. Elizur A, Rajuan N, Goldberg MR, Leshno M, Cohen A, Katz Y. Natural course and risk factors for persistence of IgE-mediated cow's milk allergy. J Pediatr. 2012;161(3):482-7.e1.
6. Fleischer DM. The natural history of peanut and tree nut allergy. Curr Allergy Asthma Rep. 2007;7(3):175-81.
7. Savage JH, Kaeding AJ, Matsui EC, Wood RA. The natural history of soy allergy. J Allergy Clin Immunol. 2010;125(3):683-6.
8. Neuman-Sunshine DL, Eckman JA, Keet CA, Matsui EC, Peng RD, Lenehan PJ, et al. The natural history of persistent peanut allergy. Ann Allergy, Asthma Immunol. 2012;108(5):326-31.
9. Savage J, Sicherer S, Wood R. The natural history of food allergy. J Allergy Clin Immunol Pract. 2016;4(2):196-203.
10. Czaja-Bulsa G, Bulsa M. The natural history of IgE mediated wheat allergy in children with dominant gastrointestinal symptoms. Allergy, Asthma Clin Immunol. 2014;10(1):1-7.
11. Deschildre A, Elegbédé CF, Just J, Bruyère O, Van der Brempt X, Papadopoulos A, et al. Peanut-allergic patients in the MIRABEL survey: Characteristics, allergists' dietary advice and lessons from real life. Clin Exp Allergy. 2016;46(4):610-20.
12. Rabe JH, Matsui EC, Mudd KE, Skripak JM, Wood RA. The natural history of egg allergy 2436. J Allergy Clin Immunol. 2007;119(1):S115.
13. Schoemaker AA, Sprikkelman AB, Grimshaw KE, Roberts G, Grabenhenrich L, Rosenfeld L, et al. Incidence and natural history of challenge-proven cow's milk allergy in European children – EuroPrevall birth cohort. Allergy Eur J Allergy Clin Immunol. 2015;70(8):963-72.
14. Santos A, Dias A, Pinheiro JA. Predictive factors for the persistence of cow's milk allergy. Pediatr Allergy Immunol. 2010;21(8):1127-34.
15. Nowak-Wegrzyn A, Bloom KA, Sicherer SH, Shreffler WG, Noone S, Wanich N, et al. Tolerance to extensively heated milk in children with cow's milk allergy. J Allergy Clin Immunol. 2008;122(2):342-7, 347.e1-2.
16. Ando H, Movérage R, Kondo Y, Tsuge I, Tanaka A, Borres MP, et al. Utility of ovomucoid-specific IgE concentrations in predicting symptomatic egg allergy. J Allergy Clin Immunol. 2008;122(3):583-8.
17. Feeney M, Marrs T, Lack G, Du Toit G. Oral food challenges: the design must reflect the clinical question. Curr Allergy Asthma Rep. 2015;15(51):2-8.
18. Venter C, Brown T, Meyer R, Walsh J, Shah N, Węgrzyn AN, et al. Better recognition, diagnosis and management of non - IgE - mediated cow's milk allergy in infancy: iMAP — an international interpretation of the MAP (Milk Allergy in Primary Care) guideline. Clin Transl Allergy. 2017;1-9.

19. Solé D, Rodrigues Silva L, Cocco RR, Ferreira CT, Sarni RO, Oliveira LC, et al. Consenso Brasileiro sobre Alergia Alimentar: 2018 - Parte 2 - Diagnóstico, tratamento e prevenção. Documento conjunto elaborado pela Sociedade Brasileira de Pediatria e Associação Brasileira de Alergia e Imunologia. Arq Asma Alerg Imunol. 2018;2(1):39-82.

20. Nowak-Wegrzyn A, Assa'ad AH, Bahna SL, Bock SA, Sicherer SH, Teuber SS. Work Group report: oral food challenge testing. J Allergy Clin Immunol. 2009;123(6 Suppl.):S365-83.

21. Yum HY, Pyun BY. Oral food challenges in children. Korean J Pediatr. 2011;54(1):6-10.

22. Muraro A, Werfel T, Hoffmann-Sommergruber K, Roberts G, Beyer K, Bindslev-Jensen C, et al. EAACI Food Allergy and Anaphylaxis Guidelines: diagnosis and management of food allergy. Allergy Eur J Allergy Clin Immunol. 2014;69(8):1008-25.

23. Meyer R, Chebar Lozinsky A, Fleischer DM, Vieira MC, Du Toit G, Vandenplas Y, et al. Diagnosis and management of Non-IgE gastrointestinal allergies in breastfed infants—An EAACI Position Paper. Allergy. 2019;(March):1-19.

24. Clark AT, Skypala I, Leech SC, Ewan PW, Dugué P, Brathwaite N, et al. British Society for Allergy and Clinical Immunology guidelines for the management of egg allergy. Clin Exp Allergy. 2010;40(8):1116-29.

25. Sicherer SH, Wood RA, Vickery BP, Jones SM, Liu AH, Fleischer DM, et al. The natural history of egg allergy in an observational cohort. J Med Chem. 2015;57(12):4977-5010.

26. Ebisawa M, Ito K, Fujisawa T. Japanese guidelines for food allergy 2017. Allergol Int. 2017;66(2):248-64.

27. Sampson HA, Aceves S, Bock SA, James J, Jones S, Lang D, et al. Food allergy: a practice parameter update - 2014. J Allergy Clin Immunol. 2014;134(5):1016-25.e43.

28. Burks AW, Tang M, Sicherer S, Muraro A, Eigenmann PA, Ebisawa M, et al. ICON: Food allergy. J Allergy Clin Immunol. 2012;129(4):906-20.

29. Barbosa CPG, Castro APM, Yonamine GH, Gushken AKF, Beck CML, Macedo PRC, et al. Baked milk tolerant patient: Is there any special feature? Allergol Immunopathol (Madr). 2017;45(3):283-9. Disponível em: http://dx.doi.org/10.1016/j.aller.2016.10.008. Acesso em: 16 jan 2020.

30. Kim JS, Nowak-Wgrzyn A, Sicherer SH, Noone S, Moshier EL, Sampson HA. Dietary baked milk accelerates the resolution of cow's milk allergy in children. J Allergy Clin Immunol. 2011;128(1):125-31.

31. Leonard SA, Caubet JC, Kim JS, Groetch M, Nowak-Wegrzyn A. Baked milk- and egg-containing diet in the management of milk and egg allergy. J Allergy Clin Immunol Pract. 2015;3(1):13-23.

32. Nowak-Wegrzyn A, Fiocchi A. Rare, medium, or well done? The effect of heating and food matrix on food protein allergenicity. Curr Opin Allergy Clin Immunol. 2009;9(3):234-7.

33. Bloom KA, Huang FR, Bencharitiwong R, Bardina L, Ross A, Sampson HA, et al. Effect of heat treatment on milk and egg proteins allergenicity. Pediatr Allergy Immunol. 2014;25(8):740-6.

34. Turner PJ, Mehr S, Joshi P, Tan J, Wong M, Kakakios A, et al. Safety of food challenges to extensively heated egg in egg-allergic children: a prospective cohort study. Pediatr Allergy Immunol. 2013;24(5):450-5.
35. Mehr S, Turner PJ, Joshi P, Wong M, Campbell DE. Safety and clinical predictors of reacting to extensively heated cow's milk challenge in cow's milk-allergic children. Ann Allergy, Asthma Immunol. 2014;113(4):425-9.
36. Lemon-Mulé H, Sampson HA, Sicherer SH, Shreffler WG, Noone S, Nowak-Wegrzyn A. Immunologic changes in children with egg allergy ingesting extensively heated egg. J Allergy Clin Immunol. 2008;122(5):977-84.
37. Nowak-Wegrzyn A, Bloom KA, Sicherer SH, Shreffler WG, Noone S, Wanich N, et al. Tolerance to extensively heated milk in children with cow's milk allergy. J Allergy Clin Immunol. 2008;122(2):342-7.
38. Luyt D, Ball H, Makwana N, Green MR, Bravin K, Nasser SM, et al. BSACI guideline for the diagnosis and management of cow's milk allergy. Clin Exp Allergy. 2014;44(5):642-72.
39. Upton J, Nowak-Wegrzyn A. The impact of baked egg and baked milk diets on IgE- and non-IgE-mediated allergy. Clin Rev Allergy Immunol. 2018;55(2):118-38.
40. Smith G. Alabama Boy, 3 dies of severe reaction during baked milk challenge test. allergic living. 2017. Disponível em: https://www.allergicliving.com/2017/08/02/alabama-boy-3-dies-of-severe-reaction-during-baked-milk-challenge-test/. Acesso em: 08 out 2019.
41. Robinson ML, Lanser BJ. The role of baked egg and milk in the diets of allergic children. Immunol Allergy Clin North Am. 2018;38(1):65-76.
42. Wood RA, Sicherer SH, Vickery BP, Jones SM, Liu AH, Fleischer DM, et al. The natural history of milk allergy in an observational cohort. J Allergy Clin Immunol. 2013;131(3):805-12.
43. Lambert R, Grimshaw KEC, Ellis B, Jaitly J, Roberts G. Evidence that eating baked egg or milk influences egg or milk allergy resolution: a systematic review. Clin Exp Allergy. 2017;47(6):829-37.
44. Van der Valk JPM, van Wijk RG, Vergouwe Y, de Jong NW. Failure of introduction of food allergens after negative oral food challenge tests in children. Eur J Pediatr. 2015;174(8):1093-9.
45. Polloni L, Ferruzza E, Ronconi L, Toniolo A, Lazzarotto F, Bonaguro R, et al. Assessment of children's nutritional attitudes before oral food challenges to identify patients at risk of food reintroduction failure: a prospective study. Allergy Eur J Allergy Clin Immunol. 2016;72(5):731-6.

Capítulo 34

Dessensibilização

Ariana Campos Yang
Juliana Guimarães de Mendonça

Introdução

A alergia alimentar (AA) é definida como um evento adverso resultante de uma resposta imune-específica a um alimento e que é reproduzível sob as mesmas condições de exposição.[1] Apresenta um amplo espectro de fenótipos clínicos que variam desde sintomas leves a reações com risco de vida.[2] Afeta cerca de 8% das crianças e 5% dos adultos nos países ocidentais,[3] podendo ser causada por diversos tipos de alimento, sendo a alergia à proteína do leite de vaca (APLV) a causa mais comum[4]. A prevalência da AA parece ter aumentado significativamente nos últimos 15 a 20 anos.[5]

O manejo convencional da AA é a restrição dietética, com exclusão total do alimento envolvido, avaliação e acompanhamento nutricional, leitura atenta de rótulos e orientação quanto ao uso de medicações de resgate para os casos mediados por IgE ou ingesta acidental (plano de ação).[6,7] É um tratamento que pode ser difícil de realizar, levando ao comprometimento da qualidade de vida dos pacientes e de seus familiares e a deficiências nutricionais.[8]

Mesmo que o paciente e seus familiares sejam bem orientados em relação à dieta de restrição, escapes podem acontecer.[9] Embora seja difícil estimar com precisão a taxa real de reações alérgicas acidentais, um estudo multicêntrico conduzido nos Estados Unidos revelou que 62% das crianças apresentaram reações acidentais e metade delas teve mais de uma reação no período de um ano.[10] Muitas vezes, a leitura de rótulos é pobre e confusa, o que leva ao aumento do potencial de consumo inadvertido.[11] Outra dificuldade encontrada é em relação ao plano de ação, que pode não ser bem compreendido pelos pacientes e familiares, tornando necessário sempre portar as medicações, pelo risco de ingesta acidental.[12]

Alguns tipos de AA tendem a se resolver de maneira espontânea, como a ALV e a alergia ao ovo, e, durante seu acompanhamento, é esperado o desenvolvimento de tolerância sem nenhum tratamento ativo.[6,7] A tolerância é estabelecida quando o paciente é capaz de ingerir o alimento sem ter reação alérgica, mesmo após períodos de abstinência.[13] Já no caso de outros alimentos, como amendoim, castanhas e frutos do mar, a tolerância espontânea é mais difícil de ocorrer.[6] Há evidências de que a taxa de resolução da AA vem diminuindo. Estudos recentes sugerem mudança na sua história natural, com resolução mais tardia ou tendência à persistência, com a não aquisição de tolerância.[14,15]

Atualmente, com a AA sendo cada vez mais prevalente e com a tendência à persistência, o manejo convencional com dieta restritiva não é mais considerado a única opção de tratamento. Novas opções vêm surgindo com o objetivo de melhorar a qualidade de vida dos pacientes.[6,7]

Imunoterapia

Novas abordagens terapêuticas para o tratamento da AA mediada por IgE estão sendo estudadas e visam alterar seu curso natural. Os principais objetivos dessas abordagens são eliminar ou diminuir as reações alérgicas e aumentar o limiar na qual as reações ocorrem. A imunoterapia é a opção terapêutica cada vez mais utilizada nos casos de pacientes com alergia persistente e nos quais a evolução clínica e a evolução imunológica apontam para a não aquisição de tolerância espontânea. Os principais estudos envolvem a imunoterapia para leite, ovo e amendoim.[16]

Para alcançar tais efeitos, a imunoterapia é capaz de modificar a resposta imune mediada por IgE. Essa alteração imunológica pode ser transitória, necessitando de exposição continuada ao alérgeno para manter o efeito (dessensibilização), ou mantida independentemente do contato regular ou esporádico do paciente com o alérgeno (tolerância).[17] Já foi demonstrado ser um tratamento eficaz para alergias respiratórias e para veneno de himenóptera e, por essa razão, foi proposta para AA.[18] Porém, ao contrário da imunoterapia para aeroalérgenos e himenópteras, em que ocorre tolerância imunológica e, portanto, o alívio dos sintomas persiste após a conclusão do tratamento, na imunoterapia para alimentos, muitas vezes, é necessária exposição regular e contínua para manter a modulação imune, senão ocorre o retorno dos sintomas alérgicos, ou dessensibilização.[19]

Um termo bastante utilizado na imunoterapia para alimentos é *ausência de resposta sustentada*, que significa ficar um período sem ingerir o alimento e sem ter reação. Esse período não é preestabelecido, podendo variar de 4 a 8 semanas.[20] Portanto, na imunoterapia para alimentos não é esperada a tolerância, mas um estado de dessensibilização.[21]

A dessensibilização é um estado reversível que torna as células efetoras menos reativas, mas, uma vez que a administração do alérgeno é descontinuada, o nível anterior de reatividade clínica retorna. Ainda não está claro se a dessensibilização representa o primeiro passo para a tolerância permanente.[13] Ela pode ser alcançada de maneira total ou parcial, sendo considerada total se o paciente for capaz de ingerir a dose final proposta pelo protocolo e parcial quando o limiar de tolerância do paciente é aumentado, mas ele não consegue ingerir todo o volume e/ou algumas formas do alimento.[22]

Mais pesquisas são necessárias para esclarecer se um curso mais longo aumentaria as taxas de tolerância ou se apenas faria acelerar a resolução da alergia nos pacientes que desenvolveram tolerância natural, sem qualquer intervenção. É difícil determinar por quanto tempo a manutenção deve ser interrompida para provar uma tolerância de caráter permanente.[23]

Existem diferentes modalidades de imunoterapia para o tratamento de AA: imunoterapia oral (ITO), imunoterapia sublingual (ITSL), ITO combinada com ITSL, imunoterapia subcutânea (SCIT) e imunoterapia epicutânea (EPI), porém a maioria dos estudos avalia a resposta à ITO.[13] Das demais vias, foram avaliados SLIT para amendoim e leite, SCIT para peixe e amendoim, e EPI para leite e amendoim, porém foi evidenciado que a ITSL e a EPI são menos eficazes que o protocolo oral.[20] A ITO consiste na exposição oral a doses administradas, em quantidades gradualmente crescentes, da proteína alimentar até chegar a uma dose de manutenção. A ITO é dividida em duas fases: (A) indução, fase de aumento da dose; (B) manutenção, quando a dose final é atingida e mantida.[21,24]

O primeiro relato de sucesso da imunoterapia envolvia uma criança com AA grave ao ovo e foi publicado em 1908,[25] porém apenas nos últimos anos a terapêutica vem sendo estudada e avaliada.[26] As publicações têm-se multiplicado, e já existem estudos controlados que confirmam as elevadas taxas de sucesso, bem como a persistência do efeito após vários anos de tratamento, geralmente dependente da exposição mantida ao alimento.[27-32]

A Cochrane Database of Systematic Reviews[33] relatou a eficácia e a segurança da ITO em cinco estudos randomizados.[16,27-30] No total, foram estudadas 196 crianças: 106 pacientes submetidos a ITO e 90 pacientes controle. A taxa de sucesso, para alcançar a dessensibilização, variou de 36 a 90%, com a menor taxa relatada em um estudo que selecionou exclusivamente pacientes com história de anafilaxia e nível elevado de IgE para leite (IgE > 85 kUA/L).[30] Se esse estudo for excluído, a taxa de dessensibilização bem-sucedida irá variar de 67 a 90%.[33]

Nessa meta-análise, 66 pacientes (62%) no grupo da ITO conseguiram tolerar uma porção completa de LV, aproximadamente 200 mL em comparação com 7 (8%) no grupo controle. Além disso, no grupo da ITO, 27 pacientes (25%) conseguiram tolerar a ingestão de uma porção parcial de LV (10 a 184 mL), enquanto nenhum paciente do grupo controle conseguiu tolerar tal ingestão. Nenhum dos estudos avaliou os pacientes após um período sem ITO.[33]

A meta-análise da Cochrane revela, portanto, que a ITO é um método efetivo para induzir a dessensibilização em pacientes com AA mediada por IgE. Além disso, também é eficaz para atingir a dessensibilização parcial.[33] Outras duas meta-análises publicadas reforçam o sucesso em alcançar a dessensibilização após a realização da imunoterapia.[26,34]

Diante desses estudos, após comparar a ITO com a abordagem convencional com dieta de exclusão, nota-se que essa nova estratégia é uma alternativa eficaz.[35] A Academia Europeia de Alergia e Imunologia (EAACI) publicou, recentemente, uma diretriz com o objetivo de fornecer recomendações baseadas em evidências para o uso da imunoterapia em pacientes com AA mediada por IgE para leite, ovo e amendoim. A imunoterapia é recomendada com forte grau de evidência (evidência 1, grau de recomendação A) em casos de alergia mediada por IgE persistente, comprovada por história clínica e testes *in vivo* e/ou testes *in vitro* positivos, em que as medidas de prevenção são ineficazes, indesejáveis ou causam severas limitações à qualidade de vida do paciente. A alergia deve ser, então, comprovada. É importante avaliar se o paciente já está tolerante. Se for necessário, deve-se realizar teste de provocação oral (TPO) para confirmar a persistência da AA. A ITO não é indicada para outros alimentos, exceto leite, ovo e amendoim, devido à ausência de dados.[20] Existe outro *guideline*, publicado pela Sociedade Espanhola de Imunologia Clínica, Alergologia e Asma Pediátrica, que expõe as indicações da ITO e como ela deve ser realizada.[22]

O *guideline* da EAACI[20] indica a realização da imunoterapia a partir dos 4 anos de idade, após avaliação individual. O melhor momento para tentar a imunoterapia parece ser entre 4 e 5 anos, pois os benefícios parecem ser mais facilmente alcançados em pacientes jovens, sugerindo que a imunomodulação é mais provável se iniciada precocemente. As crianças tendem a apresentar melhor resposta que os adultos.[22] Trata-se de um tratamento que demanda tempo, por isso o paciente e toda a família devem estar cientes das etapas e dos riscos envolvidos, além de se comprometer a seguir o protocolo. A pobre aderência ao tratamento é considerada contraindicação absoluta.[20]

O *guideline* da EAACI relata serem contraindicação absoluta gestantes, pacientes com asma não controlada, devido ao risco de ocorrerem reações graves, e pacientes com neoplasia. No entanto, se a asma estiver controlada, a imunoterapia poderá ser realizada. A esofagite eosinofílica (EoE) e outras desordens eosinofílicas também são contraindicações. Urticária crônica ou dermatite atópica graves ou não controladas são consideradas contraindicações relativas. Existem poucos estudos sobre doenças autoimunes, doenças cardiovasculares, mastocitose, uso de betabloqueadores e inibidores da enzima de conversão da angiotensina, que também são contraindicações relativas. A anafilaxia não é uma contraindicação.[20] A ITO não é indicada nos casos de alergia não mediada por IgE.[22]

Atualmente, a ITO não é padronizada, e os ensaios publicados diferem entre si. Eles são heterogêneos em termos de dosagem na fase de indução, duração dos regimes, dose alvo de manutenção, perfil dos pacientes, caracterização das reações adversas e delineamento do estudo (estudo aberto *versus* duplo-cego, controlado por placebo ou ensaio clínico randomizado).[13,36] A maioria inclui uma fase inicial de indução, com aumento progressivo da quantidade de leite ingerida até certo volume, e uma fase de manutenção, na qual o volume final deve ser mantido por tempo indeterminado. A forma como se dá a fase de indução e a dose final a ser atingida na fase de manutenção são variáveis, a depender do estudo.[37] A fase de indução pode durar dias ou até semanas, conforme o protocolo utilizado.[22]

Na fase de indução, o aumento da dose deve ser realizado em local apropriado e requer a presença de pessoal treinado para controlar possíveis reações. A dose tolerada no ambiente clínico é posteriormente liberada para ser tomada em casa, diariamente, até o novo aumento da dose, feito em ambiente controlado. Os pacientes precisam de instruções claras sobre como detectar uma reação alérgica e seu tratamento adequado, bem como ter à mão medicamentos adequados, incluindo autoinjetores de adrenalina.[20]

A dose inicial, em geral, é muito pequena, por isso é extremamente improvável que cause qualquer reação adversa. A fase de indução pode ter um intervalo de 1 a 2 semanas entre o aumento das doses e é realizada até que a dose alvo de manutenção seja alcançada ou o indivíduo atinja sintomas limitantes.

Existe considerável variação entre os estudos quanto à dose alvo de manutenção, variando, no caso do leite, de 300 a 4.000 mg (100 a 250 mL).[37-39] A terapia de manutenção continua com a administração diária da dose atingida, além da ingestão de outros alimentos que contenham a proteína,[38,40] e não se sabe o tempo ideal para manter a fase de manutenção.[40]

Existem poucos estudos de acompanhamento a longo prazo, principalmente com mais de 2 anos de duração.[39] Um estudo de acompanhamento com duração de 3 anos evidenciou que, dos pacientes que completaram a ITO (71,5%), somente um não estava consumindo leite, devido à piora da dermatite atópica e da asma.[28] Um estudo realizado na Itália demonstrou que a taxa de dessensibilização para o leite foi de 86% após 1 ano do tratamento e diminuiu para 70% após 4 anos.[41]

Alterações imunológicas na imunoterapia

Os mecanismos pelos quais a imunoterapia induz alterações imunológicas e seus possíveis efeitos a longo prazo permanecem sob investigação. Estudos têm demonstrado aumento importante na IgG4 específica para o alimento e diminuição da responsividade a basófilos e mastócitos e do perfil linfócitos T helper 2 (Th2).[23,42-44] Cerca de 6 a 12 meses após a dessensibilização, parece haver um deslocamento da produção de citocinas Th2 para um perfil pró-inflamatório, caracterizado pelo aumento da produção de IL-1β e de TNF α.[43] As células T reguladoras (Treg) também têm papel fundamental na supressão da via Th2 e consequente inibição da resposta alérgica, e a IL-10 é sua principal citocina de ação.[45] Alguns estudos mostraram alterações no padrão de ligação do antígeno à IgE específica, seja pela redução na diversidade de reconhecimento do epítopo, seja pela afinidade alterada da IgE.[46]

Até o momento, os diferentes estudos realizados destacaram aumento nos níveis de IgG4 alérgeno-específica após a ITO[27,47-49] e aumento de IL-10 e da razão entre IgG4 e IgE.[50] A redução da reatividade no teste *in vivo* e da ativação dos basófilos também foi observada.[23,42] No entanto, em relação ao comportamento da IgE específica, os resultados são controversos. Quatro estudos randomizados[27,29,30,51] avaliaram a mudança na IgE específica antes e depois do protocolo. Em dois dos estudos,[27,29] os autores não identificaram diferenças na IgE específica. Já nos outros dois, houve um decréscimo significativo da IgE específica.[30,51]

Tem-se relatado que a imunoterapia pode ter outros efeitos, diminuindo a ativação de células efetoras alérgicas a outros alérgenos. Foi relatado, por exemplo, que a ITO para amendoim reduz a capacidade de ativação de basófilos ao ovo.[52] De modo semelhante, foi encontrada uma redução transitória na reatividade do teste *in vivo* para outros alimentos e alérgenos ambientais durante a ITO e a ITSL de amendoim.[53]

Segurança e dificuldades na imunoterapia oral

Duas grandes dificuldades para a realização da imunoterapia são as reações adversas que podem ocorrer e seu perfil de segurança.[39] Há possibilidade de reações agudas em qualquer fase do protocolo, incerteza quanto a sua eficácia a longo prazo e o desenvolvimento de AA de mecanismo misto, como a EoE. Uma vez que o alimento é reintroduzido na dieta, o comprometimento do paciente é essencial para o sucesso, já que a falta de adesão pode levar a reações graves e a falha na dessensibilização.[54] Vale lembrar que há risco de reação mesmo em doses aceitas previamente.[37]

As reações adversas imediatas são comuns, com taxas semelhantes para cada um dos alimentos estudados até o momento.[55] No entanto, as reações costumam ser leves e com sintomas locais. A maioria dos pacientes relata prurido ou dor abdominal, que melhoram mesmo sem terapêutica específica.[16,27,29,30,54] Devido a esse risco, é recomendada a monitorização cuidadosa dos pacientes (grau de recomendação A), principalmente durante a fase de indução, na qual o risco de reações é maior, bem como o risco de ocorrerem reações graves.[20] A maioria dos estudos refere que as reações tendem a diminuir com o passar do tempo.[16,56]

No geral, cerca de 10 a 20% dos indivíduos abandonam o tratamento. As principais causas de desistência são a ocorrência de anafilaxia ou outras reações agudas e dor abdominal crônica.[57] Foi avaliada, por meta-análise, a ocorrência de reações em pacientes que fizeram ITO comparados a pacientes que receberam placebo. Observou-se, então, que os pacientes submetidos a ITO tiveram maior risco de reações sistêmicas e locais do que os do grupo placebo.[34]

Na avaliação das reações, é sempre importante verificar a existência de cofatores, pois eles facilitam sua ocorrência. Infecção, exercício, ansiedade, jejum, exposição acidental aos alérgenos, ciclo menstrual, rinite e asma não controladas são os cofatores mais conhecidos.[27] A presença deste último é um fator de risco importante para a ocorrência de reações e o insucesso da imunoterapia, mas esse fator de risco pode ser minimizado com medicações de controle.[54] Não

Capítulo 34 - Dessensibilização **433**

é recomendado fazer exercício duas a três horas após a administração da dose, e o paciente deve se alimentar a cada três horas. Ele pode ser orientado a reduzir a dose da imunoterapia diante de um quadro infeccioso, exacerbação da asma e menstruação. Na fase de indução, o aumento da dose deve ser suspenso em vigência de infecção ou asma não controlada.[20] No entanto, podem ocorrer reações sem que seja encontrado nenhum cofator.[40]

Novos estudos estão sendo realizados para tentar minimizar o risco de reações durante a imunoterapia.[58] Algumas abordagens já foram propostas para melhorar a segurança e incluem a pesquisa sobre o uso de rotas alternativas de exposição do alérgeno (sublingual), o uso de produtos naturais ou sintéticos hipoalergênicos e a descoberta de biomarcadores que indiquem se a imunoterapia será bem-sucedida e facilitará a seleção de pacientes.[59]

É estudada e proposta, por alguns autores, a utilização de medicações para minimizar os riscos.[59] Alguns estudos propõem a administração de antialérgicos como pré-medicação para diminuir a ocorrência de reações, principalmente sintomas leves com envolvimento cutâneo, nasal e ocular.[27,30,56] O Omalizumab® já foi utilizado com sucesso em protocolos de indução em casos de pacientes anafiláticos.[60] Também foi relatado o uso de prebióticos, probióticos e antagonistas de leucotrienos.[59]

Embora a história clínica e a avaliação laboratorial possam ajudar a identificar pacientes com maior risco de reações alérgicas, ainda não existe um método verdadeiramente eficaz para prever quais pacientes podem ser dessensibilizados com sucesso, manter a dessensibilização ou atingir a tolerância.[36] Métodos para prever as reações adversas e o resultado da ITO melhorariam a segurança e a eficácia do tratamento.[47]

A adaptação das doses deve ser feita de acordo com a gravidade das reações alérgicas. Em reações leves, a dose pode permanecer a mesma, conforme o protocolo. Se ocorrerem repetidas reações leves, gerando desconforto para o paciente, os incrementos de dose podem ser interrompidos ou as doses podem ser reduzidas. Com relação às reações sistêmicas, as doses geralmente são reduzidas, embora não seja estabelecido se uma redução é necessária em todos os pacientes, particularmente quando as reações se desenvolvem apenas na presença de cofatores. Os casos devem ser avaliados individualmente. O controle de qualquer doença alérgica concomitante, especialmente a asma, deve ser alcançado.[20]

A SLIT tem menos reações do que a ITO, e a maioria delas é leve e local, isto é, na orofaringe (7 a 40% dos pacientes). A experiência com SCIT, usando extratos alergênicos totais de amendoim, é limitada, principalmente devido ao alto número de eventos adversos graves. Existem estudos em andamento nos quais se realiza SCIT com extratos recombinantes hipoalergênicos de peixe e amendoim, com o objetivo de reduzir a alergenicidade, mas seus perfis de segurança ainda não foram relatados.[15] A EPI para amendoim parece ter um perfil de segurança favorável. Embora as reações, no local do adesivo, tenham sido observadas em mais de 90% das pacientes, a maioria delas é leve. Foram observadas reações sistêmicas em <20% dos pacientes, mas também foram leves e responderam a anti-histamínicos orais ou corticosteroides.[61]

A decisão de interromper a imunoterapia deve ser conversada com a família. É importante avaliar a adesão ao tratamento e o controle dos cofatores. A avaliação deve ser baseada na ocorrência frequente de reações leves ou na ocorrência de reações graves.[20]

Relação entre esofagite eosinofílica e imunoterapia oral

A EoE é uma doença crônica imunomediada caracterizada por um distúrbio do esôfago cujos sintomas são disfunção esofágica e infiltração eosinofílica restrita ao epitélio esofágico, com mais de 15 eosinófilos em campo de grande aumento (CGA).[62] Os sintomas de disfunção esofágica dependem da idade do paciente acometido. Nas crianças menores, ocorrem recusa ou dificuldade para se alimentar, dor abdominal, vômitos e dificuldade em ganhar peso. Já nas crianças maiores, adolescentes e adultos a disfagia e a impactação são os principais sintomas. É comum a associação de EoE e outras doenças atópicas.[63] Sua etiologia é desconhecida, mas antígenos alimentares e/ou ambientais são supostos desencadeantes.[64] Para seu diagnóstico, é necessária a associação de sintomas clínicos e alterações endoscópicas típicas. Não existem alterações patognomônicas.[65]

Conforme relatado, a imunoterapia não é um procedimento isento de riscos. Evidências crescentes sugerem que a realização da imunoterapia pode levar à ocorrência de EoE. A taxa de ocorrência varia de 2,7 a 10,3%.[66] Uma revisão sistemática recente evidenciou uma taxa de 2,7% de ocorrência de EoE relacionada à ITO para leite, ovo, amendoim e trigo. Uma das hipóteses levantadas é que a IgG4 esteja implicada na fisiopatologia da EoE.[67] A EAACI considera nível de evidência B a monitorização de sintomas de EoE durante a realização da ITO e contraindica sua realização em pacientes com EoE prévia ao tratamento.[20]

Capítulo 34 - Dessensibilização   **435**

A realização de endoscopia digestiva alta (EDA) é importante para detectar pacientes que já possuíam EoE antes da imunoterapia. Um estudo realizado no HCFMUSP observou que 38,2% dos pacientes com anafilaxia mediada por LV que realizaram EDA antes da imunoterapia apresentaram número de eosinófilos < 15 por CGA na biópsia. Esse trabalho mostra que um número significativo de pacientes com anafilaxia possui infiltrado eosinofílico prévio a ITO.[68]

A EoE pode ocorrer em qualquer fase da imunoterapia e mesmo alguns anos após seu término. Seu surgimento é mais frequente nos alérgicos a leite. Diante da ocorrência de sintomas sugestivos de EoE, a realização da EDA é necessária. Quando o diagnóstico é realizado, a suspensão da imunoterapia costuma levar a resolução clínica e endoscópica da EoE.[57,69-71]

Considerações finais

AA mediada por IgE representa um campo promissor para a realização da imunoterapia, especialmente na forma oral. Os estudos publicados confirmam o benefício geral da imunoterapia, com taxas de sucesso elevadas. Entretanto, o procedimento é demorado e não é desprovido de efeitos colaterais. A ocorrência de reações e a preocupação com a segurança são os principais limitadores na realização da imunoterapia na prática clínica.

Sabemos que muitas crianças com ALV ou alergia ao ovo desenvolvem tolerância espontânea. Para essas crianças, esperar pela história natural de suas alergias antes de iniciar a imunoterapia representa uma opção convincente. Em contrapartida, a dieta de exclusão pode ser insuficiente em crianças com reações sistêmicas graves, devido ao risco de ingestão inadvertida do alimento, e naquelas com tendência à persistência do quadro alérgico. Nesses pacientes, uma indução de tolerância efetiva representaria um divisor de águas e melhoria na qualidade de vida.

Assim, mais informações sobre as indicações para realizar a imunoterapia, sobre quais seriam os pacientes mais apropriados e os fatores preditivos para identificar respondedores e pacientes com risco de efeitos colaterais graves são de suma importância, assim como medidas para minimizar esses riscos.

Referências

1. Boyce JA, Assa'ad A, Burks AW, Jones SM, Sampson HA, Wood RA, et al.Guidelines for the diagnosis and management of food allergy in the United States: report of the NIAID-sponsored expert panel. J Allergy Clin Immunol 2010;126(6 suppl):S1-58.

Parte 4 - Tratamento da alergia alimentar

2. Du Toit G, Meyer R, Shah N, Heine RG, Thomson MA , Lack G, et al. Identifying and managing cow's milk protein allergy. Arch Dis Child Educ Pract Ed, 2010;95(5):134-44.
3. Nwaru BI, Hickstein L, Panesar SS, Roberts G, Muraro A, Sheikh A. EAACI Food Allergy and Anaphylaxis Guidelines Group. Prevalence of common food allergies in Europe: A systematic review and meta-analysis. Allergy 2014;69(8):992-1007.
4. De Greef E, Hauser B, Devreker T, Veereman-Wauters G, Vandenplas Y. Diagnosis and management of cow's milk protein allergy in infants. World J Pediatr 2012;8(1):19-24.
5. Sampson HA, Aceves S, Bock SA, James J, Jones S, Lang D, et al. Food allergy: A practice parameter update-2014. J Allergy Clin Immunol 2014;134(5):1016-25.e43.
6. Nowak-Wegrzyn A, Sampson HA. Future therapies for food allergy. J Allergy Clin Immunol 2011;127(3):558-73.
7. Santos A, Dias A, Pinheiro JA. Predictive factors for the persistence of cow's milk allergy. Pediatr Allergy Immunol 2010;21(8):1127-34.
8. Sicherer SH, Noone SA, Munoz-Furlong A. The impact of childhood food allergy on quality of life. Ann Allergy Asthma Immunol 2001;87(6):461-4.
9. Wood RA. Food-specific immunotherapy: Past, present, and future. J Allergy Clin Immunol 2008;121(2):336-7.
10. Fleischer DM, Perry TT, Atkins D, Wood RA, Burks AW, Jones SM, et al. Allergic reactions to foods in preschool-aged children in a prospective observational food allergy study. Pediatrics 2012;130(1):e2532.
11. Turner PJ, Kemp AS, Campbell DE. Advisory food labels: Consumers with allergies need more than "traces" of information. BMJ 2011;343:d6180.
12. Sampson MA, Muñoz-Furlong A, Sicherer SH. Risk-taking and coping strategies of adolescents and young adults with food allergy. J Allergy Clin Immunol 2006;117(6):1440-5.
13. Pajno GB, Cox L, Caminiti L, Ramistella V, Crisafulli G. Oral immunotherapy for treatment of immunoglobulin e-mediated food allergy: The transition to clinical practice. Pediat Aller Imm Pul 2014;27(2): 42-50.
14. Yavuz ST, Buyuktiryaki B, Sahiner UM, Birben E, Tuncer A, Yakarisik S, et al. Factors that predict the clinical reactivity and tolerance in children with cow's milk allergy. Ann Allergy Asthma Immunol 2013;110(4):284-9.
15. Wood RA, Sicherer S.H, Vickery BP, Jones SM, Liu AH, Fleischer DM, et al. The natural history of milk allergy in an observational cohort. J Allergy Clin Immunol 2013;131(3):805-12.
16. Martorell A, De la Hoz B, Ibáñez MD, Bone J, Terrados MS, Michavila A, et al. Oral desensitization as a useful treatment in 2-year-old children with cow's milk allergy. Clin Exp Allergy 2011;41(9):1297-304.
17. Mizumachi K, Kurisaki J. Induction of oral tolerance in mice by continuous feeding with beta-lactoglobulin and milk. Biosci Biotechnol Biochem 2002;66(6):1287-94.
18. Shamji MH, Durham SR. Mechanisms of immunotherapy to aeroallergens. Clin Exp Allergy 2011;41(9):1235-46.

19. Baena-Cagnani CE, Passalacqua G, Baena-Cagnani RC, Croce VH, Canonica WG. Sublingual immunotherapy in pediatric patients: Beyond clinical efficacy. Curr Opin Allergy Clin Immunol 2005;5(2):173-7.
20. Pajno GB, Fernandez-Rivas M, Arasi S, et al. EAACI Guidelines on allergen immunotherapy: IgE-mediated food allergy. Allergy. 2018;73(4):799-815.
21. Niggemann B, Staden U, Rolinck-Werninghaus C, Beyer K. Specific oral tolerance induction in food allergy. Allergy 2006;61(7):808-11.
22. Martorell M, Alonso E, Echeverría L, Escudero C, García-Rodriguez R, Blasco C et al. Oral immunotherapy for food allergy: A Spanish guideline. Immunotherapy Egg and Milk Spanish Guide (ITEMS Guide). Part I: Cow Milk and Egg Oral Immunotherapy: Introduction, Methodology, Rationale, Current State, Indications, Contraindications, and Oral Immunotherapy Build-up Phase. J Investig Allergol Clin Immunol 2017;27(4):225-37.
23. Burks AW, Jones SM, Wood RA, Fleischer DM, Sicherer SH, Lindblad RW, et al. Consortium of Food Allergy R. Oral immunotherapy for treatment of egg allergy in children. The New England Journal of Medicine 2012;367(3):233-43.
24. Muraro A, Werfel T, Hoffmann-Sommergruber K, Roberts G, Beyer K, Bindslev-Jensen C, et al. EAACI food allergy and anaphylaxis guidelines: diagnosis and management of food allergy. Allergy 2014;69(8):1008-25.
25. Schofield AT. A case of egg poisoning. Lancet 1908;171(4410):716.
26. Nurmatov U, Devereux G, Worth A, Healy L, Sheikh A. Effectiveness and safety of orally administered immunotherapy for food allergies: A systematic review and meta-analysis. Br J Nutr 2014;111:12-22.
27. Skripak JM, Nash SD, Brereton NH, Rowley H, Oh S, Hamilton RG, et al. A randomized, double-blind, placebo controlled (DBPC) study of milk oral immunotherapy (MOIT) for cow's milk allergy (CMA). J Allergy Clin Immunol 2008;122(6): 1154-60.
28. Salmivesi S, Korppi M, Mäkelä MJ, Paassilta M. Milk oral immunotherapy is effective in school-aged children. Acta Paediatr 2012:102(2): 172-6.
29. Pajno G, Caminiti L, Ruggeri P, De Luca R, Vita D, La Rosa M, et al. Oral immunotherapy for cow's milk allergy with a weekly updosing regimen: A randomised double blind controlled study. Allergy 2010;65(Suppl. 92):370.
30. Longo G, Barbi E, Berti I, Meneghetti R, Pittalis A, Ronfani L, et al. Specific oral tolerance induction in children with very severe cow's milk-induced reactions. J Allergy Clin Immunol2008;121(2):343-7.
31. García-Ara C, Pedrosa M, Belver MT, Martín-Muñoz MF, Quirce S, Boyano-Martínez T. Efficacy and safety of oral desensitization in children with cow's milk allergy according to their serum specific IgE level. Ann Allergy Asthma Immunol 2013;110(4):290-4.
32. Luyt D, Bravin K, Luyt J. Implementing specific oral tolerance induction to milk into routine clinical practice: Experience from first 50 patients. J Asthma Allergy 2014;7:1-9.
33. Yeung JP, Kloda LA, McDevitt J, Ben-Shoshan M, Alizadehfar R. Oral immunotherapy for milk allergy (Review). Reprint of a Cochrane review, prepared and maintained by The Cochrane Collaboration and published in The Cochrane Library 2012, Issue 11.

34. Nurmatov U, Dhami S, Arasi S, Pajno GB, Fernandez-Rivas M, Muraro A, et al. Allergen immunotherapy for IgE-mediated food allergy: A systematic review and meta-analysis. Allergy 2017;72(8):1133-47.
35. Calatayud CM, García AM, Aragonés AM, Caballer BDLH. Safety and efficacy profile and immunological changes associated with oral immunotherapy for IgE-mediated cow's milk allergy in children: Systematic review and meta-analysis. J Investig Allergol Clin Immunol 2014;24(5):298-307.
36. Yee CSK, Rachid R. The heterogeneity of oral immunotherapy clinical trials: Implications and future directions. Curr Allergy Asthma Rep 2016;16(4):25.
37. Wood RA. Food allergen immunotherapy: Current status and prospects for the future. J Allergy Clin Immunol 2016;137(4):973-82.
38. Kulis M, Wright BL, Jones SM, Burks AW. Diagnosis, management, and investigational therapies for food allergies. Gastroenterology 2015; 148(6): 1132-42.
39. Taniuchi S, Takahashib M, Soejimab K, Hatanob Y, Minamia H. Immunotherapy for cow's milk allergy. Hum Vaccin Immunother 2017;13(10):2443-51.
40. Martorell M, Alonso E, Echeverría L, Escudero C, García-Rodriguez R, Blasco C, et al. Oral immunotherapy for food allergy: A Spanish guideline. Immunotherapy egg and milk Spanish guide (Items Guide). Part II: Maintenance phase of cow milk (CM) and egg oral immunotherapy (OIT), special treatment dosing schedules. Models of dosing schedules of OIT with CM and EGG. J Investig Allergol Clin Immunol 2017;27(4):225-37.
41. Meglio P, Giampietro PG, Gianni S, Galli E. Oral desensitization in children with immunologlobulin-E mediated cow's milk allergy – follow-up at 4 yr and 8 months. Pediatr Allergy Immunol 2008;19(5):412-19.
42. Vickery BP, Scurlock AM, Kulis M, Steele PH, Kamilaris J, Berglund JP, et al. Sustained unresponsiveness to peanut in subjects who have completed peanut oral immunotherapy. J Allergy Clin Immunol 2014;133(2):468-75.
43. Jones SM, Pons L, Roberts JL, Scurlock AM, Perry TT, Kulis M, et al. Clinical efficacy and immune regulation with peanut oral immunotherapy. J Allergy Clin Immunol 2009;124(2):292-300. e1-97.
44. Gorelik M, Narisety SD, Guerrerio AL, Chichester KL, Keet CA, Bieneman AP, et al. Suppression of the immunologic response to peanut during immunotherapy is often transient. J Allergy Clin Immunol 2015; 135(5):111283-92.
45. Shi HZ, Qin XJ. CD4+ CD25+ regulatory T lymphocytes in allergy and asthma. Allergy 2005;60(8):986-9.
46. Vickery BP, Lin J, Kulis M, Fu Z, Steele PH, Jones SM, et al. Peanut oral immunotherapy modifies IgE and IgG4 responses to major peanut allergens. J Allergy Clin Immunol 2013;131(1):128-34. e1-3.
47. Savilahti EM, Kuitunen M, Savilahti E, Mäkelä MJ. Specific antibodies in oral immunotherapy for cow's milk allergy: kinetics and prediction of clinical outcome. Int Arch Allergy Immunol 2014;164(1):329.
48. Lee JH, Kim WS, Kim H, Hahn YS. Increased cow's milk proteinspecific IgG4 levels after oral desensitization in 7- to 12-month-old infants. Ann Allergy Asthma Immunol 2013;111(6):523-8.

49. Pajno GB, Caminiti L, Salzano G, Crisafulli G, Aversa T, Messina MF, et al. Comparison between two maintenance feeding regimens after successful cow's milk oral desensitization. Pediatr Allergy Immunol 2013;24(4):376-81.
50. Sommanus S, Kerddonfak S, Kamchaisatian W, Vilaiyuk S, Sasisakulporn C, Teawsomboonkit W, Benjaponpitak S. Cow's milk protein allergy: immunological response in children with cow's milk protein tolerance. Asian Pac J Allergy 2014;32(2): 171-7.
51. Martorell A, Toledo RF, Cerdá Mir JC, Martorell Calatayud A. Oral rush desensitization to cow milk. Following of desensitized patients during three years. Allergol et Immunopathol 2007;35(5):174-6.
52. Thyagarajan A, Jones SM, Calatroni A, Pons L, Kulis M, Woo CS, et al. Evidence of pathway-specific basophil anergy induced by peanut oral immunotherapy in peanut-allergic children. Clin Exp Allergy J Br Soc Allergy Clin Immunol 2012;42(8):1197-205.
53. Narisety SD, Frischmeyer-Guerrerio PA, Keet CA, Gorelik M, Schroeder J, Hamilton RG, et al. A randomized, double-blind, placebo-controlled pilot study of sublingual versus oral immunotherapy for the treatment of peanut allergy. J Allergy Clin Immunol 2015;135(5):1275–82.e826
54. Mori F, Cianferoni A, Brambilla A, Barni S, Sarti L, Pucci N, et al. Side effects and their impact on the success of milk oral immunotherapy (OIT) in children. Int J Immunopath Ph 2017;30(2):182-7.
55. Mikkelsen A, Mehlig K, Borres MP, Oxelmark L, Björkelund C, Lissner L. Monitoring the impact of cow's milk allergy on children and their families with the FLIP questionnaire – a six-month follow-up study. Pediatr Allergy Immunol 2015;26(5):409-15.
56. Meglio P, Bartone E, Plantamura M, Arabito E, Giampietro PG. A protocol for oral desensitization in children with IgE-mediated cow's milk allergy. Allergy 2004;59(9):980-7.
57. Sánchez-García S, Rodríguez Del Río P, Escudero C, Martínez Gómez MJ, Ibáñez MD. Possible eosinophilic esophagitis induced by milk oral immunotherapy. J Allergy Clin Immunol 2012;129(4):1155-7.
58. Wood RA. Oral Immunotherapy for Food Allergy. J Investig Allergol Clin Immunol 2017;27(3):151-9
59. Vazquez-Ortiz M, Turner PJ. Improving the safety of oral immunotherapy for food allergy. Pediatr Allergy Immunol 2016:27(2):117-25.
60. Nadeau KC, Schneider LC, Hoyte L, Borras I, Umetsu DT. Rapid oral desensitization in combination with Omalizumab therapy in patients with cow's milk allergy. J Allergy Clin Immunol 2011;127(6):1622-4.
61. Jones SM, Sicherer SH, Burks W, Leung DYM, Lindblad RW, Dwason P, et al. Epicutaneous immunotherapy for the treatment of peanut allergy in children and young adults.J Allergy Clin Immunol 2017;139(4):1242-52.
62. Dellon ES, Gonsalves N, Hirano I, Furuta GT, Liacouras CA, Katzka DA, et al. ACG clinical guideline: Evidenced based approach to the diagnosis and management of esophageal eosinophilia and eosinophilic esophagitis (EoE). Am J Gastroenterol 2013;108(5):679-92.

440   Parte 4 - Tratamento da alergia alimentar

63. Spergel JM, Dellon ES, Liacouras CA, Hirano I, Molina-Infante J, Bredenoord AJ, et al. Summary of the updated international consensus diagnostic criteria for eosinophilic esophagitis: AGREE conference. Ann Allerg Asthma Im 2018 ;121(3):281–284.

64. Aceves SS. Food and aeroallergens in eosinophilic esophagitis: Role of the allergist in patient management. Curr Opin Gastroenterol 2014; 30(4):391-5.

65. Kim HP, Vance RB, Shaheen NJ, Dellon ESe prevalence and diagnostic utility of endoscopic features of eosinophilic esophagitis: A meta-analysis. Clin Gastroenterol Hepatol 2012; 10(9): 988-96.

66. Stein ML, Golberg ML, Levy MB, Herman G, Broide E, Elizur A, et al. Non IgE mediated reactions to milk oral immunotherapy (MOI). J. Allergy Clin. Immunol 2011;127(2):AB30.

67. Lucendo AJ, Arias A, Tenias JM. Relation between eosinophilic esophagitis and oral immunotherapy for food allergy: A systematic review with meta-analysis. Ann Allergy Asthma Immunol 2014;113(6):624-9.

68. Barbosa AC, Castro FM, Meireles PR, Arruda LK, Cardoso SR, Kalil J, et al. Eosinophilic esophagitis: latente disease in patients with anaphylactic reaction to cow's milk. J Allergy Clin Immunol Pract 2018;6(2):451–456.e1.

69. Morais Silva P, Antunes J, Chambel M, Prates S, Leiria Pinto P. Diagnosis of eosinophilic esophagitis in an infant undergoing milk oral immunotherapy – A case report. Eur Ann Allergy Clin Immunol 2014;46(4):154-64.

70. Ridolo E, De Angelis GL, Dall'aglio P. Eosinophilic esophagitis after specific oral tolerance induction for egg protein. Ann Allergy Asthma Immunol 2011;106(1):73-4.

71. García Rodríguez C, Torrijos EG, Pinzón FDR, Segade JB, García Rodríguez R, Brito FF, et al. Dysphagia in a boy treated with oral immunotherapy for cow's milk allergy. J Investig Allergol Clin Immunol 2014;24(5):352-70.

Capítulo 35

Dificuldades alimentares

Renata Pinotti
Dyandra Loureiro Caron dos Santos

Introdução

Alimentar uma criança, ou observá-la se alimentar, pode ser algo extremamente satisfatório para os pais. Por outro lado, muitos pais se sentem frustrados sobre a alimentação de seus filhos. De acordo com as estatísticas atuais, cerca de 25% das crianças com o desenvolvimento típico podem apresentar algum tipo de dificuldade alimentar segundo relato dos pais. Os graus variam desde uma interpretação equivocada dos cuidadores até transtornos alimentares pediátricos graves com consequências orgânicas, nutricionais e/ou emocionais (Figura 1).[1] Em crianças com alguma dificuldade de desenvolvimento ou enfermidade que comprometa a alimentação, nisso incluem-se as alergias alimentares, as dificuldades alimentares podem afetar de 30 a 80% dos casos.[2,3]

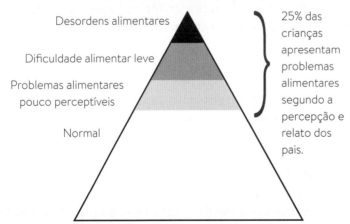

Figura 1 Representação piramidal do comportamento alimentar de crianças.
Fonte: Kerzner et al., 2015.[1]

Até o início de 2019 o diagnóstico de dificuldade alimentar era realizado de maneira dicotômica: ou se tratava de um problema orgânico ou de uma questão comportamental. Como vários fatores implicam sua ocorrência, esse olhar unilateral era claramente inadequado. Foi então que, nesse mesmo ano, surgiu a proposta de um termo diagnóstico global: distúrbio alimentar pediátrico (DAP), o qual enfatiza uma compreensão holística do impacto fisiológico e funcional da dificuldade alimentar, incluindo questões ambientais (barreiras e facilitadores), bem como o impacto no cotidiano familiar e social. A nova classificação é definida como: ingestão oral prejudicada não apropriada à idade e que está associada a questões orgânicas, nutricionais, motoras-orais e/ou psicossociais.[4]

A alimentação é um processo complexo, o qual requer adequada interação entre diversos sistemas: nervoso central e periférico, mecanismo orofaríngeo, cardiopulmonar e trato gastrintestinal, além das estruturas craniofaciais e do sistema musculoesquelético.[2,4,5] Além disso, essa interação coordenada exige aquisição e domínio de habilidades de alimentação apropriadas para o estágio fisiológico e de desenvolvimento infantil, bem como componentes psicossociais e de comunicação favoráveis. Quando há qualquer tipo de interrupção nesse processo o risco de a criança desenvolver dificuldade alimentar é maior.[3,4,6]

Em determinados casos, uma alimentação "caótica" pode ser um dos primeiros sintomas da doença orgânica, a qual impulsiona comportamentos inadequados nas refeições e pode impactar a aquisição de habilidades para se alimentar, bem como o crescimento e desenvolvimento global infantil.[6] Por essa razão, esse quadro tem sido cada vez mais reconhecido na população de crianças com alergia alimentar.

Sinais manifestados pela criança e critérios sugeridos para o diagnóstico do distúrbio alimentar pediátrico

É natural e esperado que crianças com dificuldades alimentares despertem preocupação e angústia tanto em seus pais/cuidadores como nos demais agentes envolvidos no seu cuidado (profissionais da área da saúde, escola, familiares, etc.).[1] Na prática clínica observamos que eles vivenciam diariamente situações complexas como:

- A criança seleciona ou ingere determinados alimentos ou determinados grupos alimentares. É o caso, por exemplo, de crianças que mesmo após 1 ano de idade têm sua nutrição garantida única e exclusivamente pela ingestão de leite artificial; ou então crianças que não ingerem nenhum tipo de verdura, legume ou fruta.

- A criança seleciona alimentos com base nas suas propriedades sensoriais ou requer apresentação de refeições de uma forma muito peculiar, por exemplo: crianças que consomem apenas alimentos secos e crocantes ou somente alimentos líquidos ou pastosos; ou então que consomem apenas a receita específica de sopa batida preparada pela avó materna e não aceitam quando a mesma receita é preparada de maneira exatamente igual por outra pessoa.

- A criança se sacia com pequenas quantidades de alimento, apresenta um ritmo inadequado durante as refeições, desinteresse pelos alimentos/momentos de refeição ou demonstra baixo apetite.

Segundo o Consenso proposto para definição, diagnóstico e manejo do DAP em 2019,[4] o padrão de referência de ingestão alimentar é a alimentação esperada para a idade: aquisição progressiva das habilidades alimentares, progressão da amamentação ou mamadeira para a autoalimentação com variedade de alimentos adequados à idade. Por exemplo, crianças com algum tipo de atraso no desenvolvimento podem ter a ingestão alimentar e a habilidade de comer adequadas ao seu desenvolvimento, porém não à idade; nesse caso elas são diagnosticadas com DAP. Uma ingestão oral prejudicada está associada à incapacidade de a criança consumir alimentos e líquidos em quantidade satisfatória para atender suas necessidades nutricionais e garantir sua hidratação. Não é considerado DAP se a dificuldade de ingestão da criança se refere a medicamentos ou alimentos impalatáveis. Sinais transitórios, com duração inferior a duas semanas, podem ser decorrentes de doenças agudas e não devem ser considerados. Os critérios sugeridos para o diagnóstico estão descritos no Quadro 1. O DAP pode ser classificado em agudo (menor que 3 meses de duração) e crônico (acima de 3 meses de duração).[4]

Os DAP diferem dos distúrbios alimentares (anorexia nervosa, bulimia), pois não estão associados aos distúrbios de imagem corporal. Mesmo que as crianças com dificuldade alimentar apresentem pica ou ruminação, sua presença isolada não conclui o diagnóstico de DAP segundo esses autores. Para ser considerada DAP a incapacidade de se alimentar deve estar associada a alguma disfunção médica, nutricional, da habilidade alimentar e/ou psicossocial, por exemplo, dificuldades na vinculação e cuidado dos pais com a criança, na interação escolar, nos hábitos e estilo de vida social da família.[1,4]

444 Parte 4 - Tratamento da alergia alimentar

Quadro 1 Critérios propostos para o diagnóstico de desordens alimentares na infância

A. Uma perturbação na ingestão oral de nutrientes, inadequada para a idade, com duração mínima de 2 semanas e associada a 1 ou mais das seguintes disfunções:

1. Disfunção clínica*, evidenciada por qualquer um dos seguintes fatores:
   a. Comprometimento cardiorrespiratório durante a alimentação oral
   b. Aspiração ou pneumonia aspirativa recorrente

2. Disfunção nutricional**, evidenciada por qualquer um dos seguintes fatores:
   a. Desnutrição
   b. Deficiência de nutrientes específica ou ingestão significativamente restrita de um ou mais nutrientes resultantes da diminuição da diversidade alimentar
   c. Dependência de fórmulas enterais ou suplementos orais para sustentar a nutrição e/ou hidratação

3. Disfunção de habilidade alimentar***, evidenciada por qualquer um dos seguintes fatores:
   a. Necessidade de modificação de textura de líquidos ou alimentos
   b. Necessidade de modificação na via de alimentação ou uso de sondas
   c. Necessidade de estratégias que modificam a alimentação

4. Disfunção psicossocial****, evidenciada por qualquer um dos seguintes fatores:
   a. Comportamentos ativos ou passivos de evasão pela criança ao se alimentar ou ser alimentada
   b. Manejo inadequado do cuidador com relação à alimentação da criança e/ou de suas necessidades nutricionais
   c. Alteração do comportamento social da família no contexto alimentar
   d. Prejuízo na relação cuidador-filho associada à alimentação

B. Uma ausência dos processos cognitivos relacionados com os distúrbios alimentares e com o padrão de ingestão oral não são decorrentes da falta de alimentos e nem congruentes às normas culturais.

A seguinte Classificação Internacional de Funcionamento, Deficiência e as categorias de Saúde (ICF) aplicam-se a cada um dos critérios citados e podem ser utilizadas para descrever o perfil funcional dos pacientes afetados.
*Disfunção clínica: funções prejudicadas dos sistemas cardiovascular e respiratório.
**Disfunção nutricional: quaisquer funções e estruturas corporais prejudicadas, fatores ambientais (produtos e substâncias para consumo pessoal).
***Disfunção de habilidade alimentar: limitações nas atividades/participação relacionadas a comer.
****Disfunção psicossocial: limitações nas atividades/participação relacionadas às interações interpessoais e relacionamentos.
Fonte: Adaptado de Goday et al. (2019).[4]

Com relação à AA este é um assunto relativamente novo, porém o cenário não é muito diferente do descrito. A ocorrência de eventos gastrintestinais parece estar relacionada ao desenvolvimento de problemas alimentares, assim como

Capítulo 35 - Dificuldades alimentares   445

seus desdobramentos. As dinâmicas familiares e os sinais comumente apresentados pelas crianças com AA são: medo de comer e medo de alimentar por parte do cuidador; alimentação seletiva com relação às texturas dos alimentos/preparações, alimentação seletiva com variedade limitada de alimentos/preparações em decorrência do medo de novas reações, baixo apetite/apetite limitado e recusa alimentar; saciedade precoce.[7,8]

Algumas crianças podem apresentar dificuldades transitórias na alimentação em virtude dos sintomas da AA ou das condições típicas de crescimento, como o nascimento dos dentes. Os sinais e sintomas que podem caracterizar que não é uma dificuldade transitória ou típica são[3]:

- Lista de alimentos preferidos vai ficando cada vez menor.
- A criança começa a demonstrar medo ou ansiedade em torno de novos alimentos.
- A criança que já foi bem comportada no momento das refeições passa a chorar ou até mesmo se recusar a vir para a mesa.
- A criança torna-se muito rígida com a forma como os alimentos precisam ser preparados ou insiste em só comer uma mesma marca ou tipo de alimento.
- A criança pode apresentar queda na curva de crescimento.

Possíveis fatores associados ao desenvolvimento do distúrbio alimentar pediátrico em crianças com alergia alimentar

As manifestações clínicas da alergia alimentar, o comportamento dos pais ao alimentar a criança e o prejuízo no desenvolvimento das habilidades sensório--motoras são fatores que podem predispor dificuldades alimentares nessa população.[3,7,8]

Manifestações clínicas da alergia alimentar

As manifestações clínicas da alergia alimentar podem afetar o trato gastrintestinal de várias maneiras. Crianças com reações mediadas por IgE podem apresentar náuseas e vômitos imediatamente ou até duas horas após a ingestão do alimento.[9] A FPIES é uma reação não mediada por IgE que também acarreta vômito agudo e em grande quantidade.[9,10] Crianças com reações gastrintestinais possuem um maior risco de desenvolver dificuldades alimentares em razão das experiências negativas com os alimentos.[3,8,10]

Reações mistas, como as desordens eosinofílicas, são caracterizadas por inflamação crônica do trato digestório com consequente inapetência, desconforto, dor e mal-estar ao comer. Segundo Mukkada et al. 2010,[11] cerca de 94% das crianças com desordens eosinofílicas gastrintestinais apresentam dificuldade alimentar.[11]

As principais queixas apresentadas pelas crianças com esofagite eosinofílica (EoE) são: recusa alimentar, dificuldade em ingerir sólidos e necessidade de beber líquidos durantes as refeições. Casos mais graves podem evoluir com estenose da luz esofágica e, consequentemente, disfagia e impactação de alimentos. Tanto os sintomas do DAP podem ser confundidos com EoE, retardando seu diagnóstico, como a EoE pode acarretar o DAP.[3,12]

Famílias de crianças com reações graves que podem acarretar risco de morte, como a anafilaxia e FPIES, podem sentir muito medo de alimentar seus filhos.[10,13,14]

As manifestações clínicas da alergia alimentar podem acarretar inapetência, escolha seletiva dos alimentos, medo de comer e de alimentar a criança, com consequente favorecimento ao desenvolvimento do DAP (Quadro 2).[3]

Quadro 2 Manifestações clínicas da alergia alimentar associadas à dificuldade alimentar em crianças

Manifestação clínica da alergia alimentar	Sintomas associados ao desenvolvimento de dificuldades alimentares	Dificuldades alimentares comumente encontradas
Esofagite eosinofílica (mista)	Vômitos Dores abdominais	Medo de comer, medo de engolir em decorrência da
	Disfagia Saciedade precoce Déficit de crescimento	sensação de impactação de alimentos no esôfago (alimento preso/parado), possível dor ao comer Alimentação seletiva com relação às texturas Baixo apetite e recusa alimentar

(continua)

Quadro 2 Manifestações clínicas da alergia alimentar associadas à dificuldade alimentar em crianças *(continuação)*

Manifestação clínica da alergia alimentar	Sintomas associados ao desenvolvimento de dificuldades alimentares	Dificuldades alimentares comumente encontradas
Outros distúrbios gastrintestinais eosinofílicos (mistos)	Vômitos Dores abdominais Diarreia	Medo de comer, dor abdominal ou desconforto Alimentação seletiva com relação às texturas Baixo apetite decorrente da dismotilidade intestinal, a qual afeta o apetite e a saciedade
FPIES (síndrome de enterocolite induzida por proteína alimentar) (não mediada por IgE)	Vômitos agudos Choque hipovolêmico	Medo de comer (preocupação com novas reações) Alimentação seletiva com variedade limitada de alimentos em virtude do medo de novas reações Medo (dos pais) em alimentar a criança e retardo na oferta de alimentos na introdução alimentar por medo de reação
Proctocolite induzida por proteína alimentar	Sangue nas fezes	Medo (dos pais) em alimentar a criança. Retardo na oferta de alimentos na introdução alimentar por medo de reação
Distúrbios da motilidade intestinal induzidos por alergia a proteína alimentar*	Vômitos Diarreia Constipação** Déficit de crescimento	Medo (dos pais) em alimentar Ingestão seletiva Apetite limitado

* Inclui condições de alteração na motilidade que podem ser induzidas por proteínas alimentares, inclusive doença do refluxo gastroesofágico e constipação.
** Só deve ser considerado alergia alimentar quando o quadro estiver associado a outros sintomas atópicos e quando o tratamento padrão (médico e dietético) não for eficaz.
Fonte: Adaptado de Chehade et al., 2019.[3]

Comportamento dos pais e cuidadores ao alimentar a criança

O comportamento dos pais e cuidadores é tão importante quanto o comportamento da criança na construção da forma como ela irá se relacionar com os alimentos, assim como no desenvolvimento das habilidades que ela necessita para comer.[5,15,16] A responsabilidade na formação do hábito alimentar é mútua, cabe aos pais perceber e responder aos sinais dos filhos, cabe à criança ser receptiva a esses cuidados.[17]

448 Parte 4 - Tratamento da alergia alimentar

Segundo o modelo proposto por Kerzner et al. (2015),[1] as crianças com dificuldades alimentares são categorizadas em três comportamentos alimentares referentes ao comportamento dos pais e cuidadores: apetite limitado, ingestão seletiva e medo de se alimentar. Os autores definem o estilo de alimentar dos cuidadores em 4 categorias: responsivos, controladores, indulgentes e negligentes.

O cuidador responsivo tem como preceito a divisão da responsabilidade, ele decide o que, onde e quando a comida é oferecida e permite que a criança determine quanto e se ela vai comer. O cuidador negligente pode deixar de oferecer a comida em horários regulares e de definir limites com relação a quais, quanto e quando os alimentos serão oferecidos, podendo até oferecer alimentos inadequados para a idade. Eles geralmente não se sentam com o filho durante as refeições e, quando isso acontece, não fazem contato visual nem conversam. Pais controladores ou autoritários muitas vezes decidem a quantidade de comida que a criança deve comer, ignoram seus sinais de fome e saciedade, e usam recompensas ou punições para fazer a criança comer. O alimentador indulgente atende completamente ao que a criança pede e fornece pouca estrutura nas refeições e lanches, oferecem o que a criança exige comer e podem preparar alimentos diferentes para cada criança na mesa.[1,3]

Algumas manifestações clínicas da alergia alimentar podem desencadear dor e desconforto após a ingestão de alimentos (Quadro 2).[3] Se os pais estão presentes e são responsivos aos sinais apresentados pela criança, conseguem perceber que essa pode ser a causa da recusa alimentar. Cuidadores autoritários, indulgentes ou negligentes geralmente não olham para o que a criança demonstra ou precisa. Pais não atentos aos sinais da criança podem negligenciar o que ela está sentindo e forçar o consumo do alimento. Se essa dinâmica se instaura o momento da refeição se torna tenso, frustrante e pode acarretar repercussões difíceis de reverter no comportamento alimentar. Os pais se frustram por não conseguirem alimentar o bebê. O bebê se frustra por não se sentir compreendido e pode se retrair diante do cuidado dos pais, perdendo o interesse em se comunicar com eles. A criança também poderá perder o interesse pela comida e deixar de experimentar novos alimentos.[16,17,18]

A alergia alimentar pode comprometer o crescimento e/ou o ganho de peso.[8] Quando isso ocorre, a ansiedade parental com relação à alimentação pode aumentar, fazendo com que muitos pais adotem uma oferta alimentar não responsiva, em que os sinais de fome e saciedade são ignorados a fim de atingirem uma maior ingestão calórica/alimentar por parte da criança. Esse mesmo comportamento parental pode ocorrer nos casos em que há uma alteração da motilidade intestinal como consequência da AA, pois as crianças podem apresentar diminuição do apetite, saciedade precoce e, consequentemente, menor ingestão oral.[3]

A grande maioria dos pais chega ao consultório preocupada com qual cardápio ofertar ou qual alimento devem evitar oferecer ao filho diagnosticado com AA, mas muitas vezes não são orientados sobre o mais importante: COMO ofertar. As dinâmicas familiares que acontecem no momento da refeição precisam ser pauta dos atendimentos. Devemos reforçar aos pais que qualquer aprendizado, inclusive o alimentar, só ocorre em um contexto de confiança, alegria, segurança, prazer e afeto. Quando a refeição vira um momento de estresse, angústia, batalha, medo e os pais/cuidadores forçam, coagem, pressionam ou distraem a criança para comer, o processo de aprendizagem realmente não acontece de maneira favorável, contribuindo para a perpetuação de um comportamento alimentar caótico.[5,16,19]

Outro ponto que pode acarretar repercussões no desenvolvimento da parentalidade e no estilo de vida da família é a necessidade da restrição do alérgeno na dieta. Crianças com AA podem ter oportunidades reduzidas de compartilhamento de refeições quando os pais e cuidadores preocupam-se demasiadamente com a exposição acidental a alérgenos, privando-os de eventos e encontros sociais (refeições em família, reuniões familiares, festas infantis, lanche escolar, confraternizações diversas).[14]

É compreensível que na vigência de reações agudas e graves as famílias se sintam inseguras, estressadas, angustiadas e com medo de alimentar a criança. O medo de comer e alimentar a criança é atualmente um dos maiores desafios da alergia alimentar. Além do prejuízo na vida social e na vinculação da criança com os pais e familiares, o medo pode levar os cuidadores a retardar a introdução de alimentos sólidos, a oferecer uma quantidade reduzida de alimentos à criança por tempo prolongado, a manter a criança em uso quase exclusivo de fórmula especial por muito tempo e privar a criança de oportunidades preciosas ao desenvolvimento de habilidades associadas ao comer e à construção de uma boa relação com os alimentos.[3,14] Se os pais têm medo que a criança coma ela irá ter medo de comer, consequentemente, poderá desenvolver DAP.

Nem todas as preocupações dos pais com relação à alimentação dos filhos caracterizam um distúrbio alimentar. Mesmo assim, os profissionais de saúde devem considerar todas as queixas trazidas e oferecer orientações adequadas, pois a ansiedade dos pais pode acarretar práticas alimentares inadequadas cujas consequências em longo prazo podem desencadear o DAP.[1]

Habilidade motora oral e sensorial

O desenvolvimento adequado da habilidade motora oral também pode sofrer impacto nas crianças com alergias alimentares. Geralmente esse aprendizado ocorre no período que compreende o nascimento até os 24 meses de idade. Quando a experiência de uma criança é alterada, seja pela recusa alimentar, por uma dieta limitada em razão da retirada de alérgenos, por redução do compartilhamento de refeições e dinâmicas/práticas alimentares inadequadas por parte do cuidador, o resultado pode ser um atraso ou uma progressão inadequada da habilidade motora oral, impactando diretamente a aceitação alimentar.[6]

O atraso ou alterações na motricidade orofacial faz com que as crianças tenham dificuldades ou sejam impossibilitadas de sugar, mastigar e/ou deglutir, uma vez que não reúnem condições para desenvolver sua alimentação de maneira efetiva e confortável, culminando no quadro de recusa alimentar.[2]

Imaginemos um bebê, no início de sua introdução alimentar, que vivencia uma reação alérgica a um alimento ofertado na colher. Esse bebê pode passar a recusar a alimentação ofertada na colher, mesmo após a identificação e a retirada dos alérgenos da rotina, simplesmente pelo fato de ter experimentado uma reação ruim após o uso do utensílio. Com o passar do tempo, em virtude da falta de experiência secundária à recusa, essa criança pode não desenvolver um padrão motor oral adequado para alimentação com colher, o que seria coerente com a sua idade cronológica, afetando o avanço das texturas e o aprendizado da mastigação.[6]

Quando uma criança possui habilidades motoras orais imaturas para a idade cronológica, é importante que os cuidadores sejam orientados a alguns ajustes com relação à oferta alimentar. Para que o processo de aprendizado seja contínuo, a criança precisa se sentir confortável e segura, além de sentir prazer. Portanto, os alimentos/preparações precisarão ser adaptados à habilidade motora oral apresentada pela criança, conforme descrito no Quadro 3.[20]

Quadro 3 Habilidade oral desenvolvida pela criança segundo texturas apresentadas

IDADE	TEXTURA	HABILIDADE ORAL
6 meses	Consistência espessa e bem amassada, bem raspada ou bem ralada	Movimento posteroanterior da língua, dando a "impressão" de que o alimento é "cuspido"

(continua)

Quadro 3 Habilidade oral desenvolvida pela criança segundo texturas apresentadas *(continuação)*

IDADE	TEXTURA	HABILIDADE ORAL
7-8 meses	Consistência menos amassada e mais espessa do que antes Aumentar aos poucos os grumos e texturas mais pronunciadas	Movimento posteroanterior da língua, com maior movimentação da língua e das bochechas
9-12 meses	Pedacinhos macios de alimentos sólidos bem cortados, picados ou desfiados e passíveis de serem amolecidos com a língua e a gengiva. Alimentos podem ser ofertados como *finger food*, que o bebê pode colocar na boca com os dedos	Grande mudança na movimentação da língua, começando a realizar movimentos simples de lateralização (para ambos os lados da boca)
12-18 meses	Pedacinhos maiores e na mesma consistência da comida da família	Maior controle e variedade de movimentos da língua. Movimentos de lateralização da língua mais definidos
18-24 meses	Alimentos mais fibrosos (carnes e vegetais crus) em pedacinhos	Mais habilidade para mastigar alimentos que requerem maior trituração. Movimentos de lateralização da língua mais definidos

Fonte: Adaptado de Abanto et al. (2019).[20]

Se esse ajuste não for efetuado, os cuidadores podem manter a apresentação de alimentos típicos ao que seria esperado para a idade cronológica e, quando a criança tentar consumi-los, elas podem apresentar engasgos e vômitos (secundários à ingestão), reforçando ainda mais a recusa alimentar e interrompendo a progressão da habilidade.[2]

As habilidades sensoriais orais também podem ser afetadas pela interrupção normal do processo de aprendizagem. As crianças usam a boca para aprender sobre seu mundo, passando das próprias mãos na boca para brinquedos e objetos como uma preparação e prática para funções motoras orais diferenciadas e experiências sensoriais orais. Essa percepção sensorial apoia a alimentação oral bem-sucedida e a aceitação de textura para muitas crianças, o que pode não ocorrer normalmente em crianças que vivenciam sensações orais desconfortáveis ou dor/desconforto crônico (p. ex.: refluxo gastroesofágico, vômitos e engasgos).[6]

Manejo de crianças com distúrbio alimentar pediátrico

O ponto inicial do tratamento é estabelecer que o distúrbio alimentar pediátrico não é um problema da criança que manifesta o sintoma, e sim de toda sua família. O sucesso do atendimento está diretamente associado ao envolvimento responsável dos cuidadores.[3]

Chehade et al. (2019)[3] propuseram um modelo de estratégias terapêuticas e métodos de manejo para crianças com manifestações gastrintestinais não mediadas por IgE e que desenvolveram dificuldade alimentar (Quadro 4). Os autores dividiram as estratégias de manejo terapêutico em três pilares:

Quadro 4 Sugestão de estratégia terapêutica correspondente aos diferentes tipos de dificuldade alimentar

Tipo de dificuldade alimentar	Estratégia terapêutica	Pontos práticos
Apetite limitado	Divisão de responsabilidade	- Quando as refeições deverão ser servidas - Porções que são servidas - Quais alimentos serão servidos - Confiança mútua no cumprimento do que é oferecido e o que é consumido
Ingestão seletiva	Encadeamento de alimentos Abordagem SOS	- Estabelecer as características sensoriais dos alimentos e introduzir novos alimentos nessa sequência - Garantir que a criança tenha um ambiente adequado no momento das refeições - Oferecer sugestões para o desenvolvimento de habilidades motoras - Dissipar mitos sobre o que é "comer normal"

(continua)

Capítulo 35 - Dificuldades alimentares 453

Quadro 4 Sugestão de estratégia terapêutica correspondente aos diferentes tipos de dificuldade alimentar *(continuação)*

Tipo de dificuldade alimentar	Estratégia terapêutica	Pontos práticos
Medo de comer	Divisão de responsabilidade Abordagem SOS	- Definir quando as refeições serão servidas, quais alimentos e porções serão servidos - Confiança mútua com relação ao que é oferecido e o que é consumido - Interpretação da dor e do desconforto

Fonte: Adaptado de Chehade et al., 2019.[3]

Divisão de responsabilidade

A divisão de responsabilidade de Satter (DRS)[21] é uma estratégia que auxilia os pais/cuidadores e as crianças com relação ao estilo de alimentar e comer. Segundo essa abordagem, o trabalho do pai/cuidador é determinar quando a comida é servida, que alimentos são servidos e onde ele é servido. O papel da criança é decidir se vai comer a comida que está sendo servida e quanto irá comer. Ao fazer a sua parte, os pais/cuidadores permitem que a criança faça a parte dela, consequentemente, ela comerá a quantidade de alimentos adequada para ela. A forma dos pais se comunicarem com seus filhos é sem pressão, sem subornos ou qualquer punição ameaçadora, sem regras ou comportamentos rígidos à mesa para fazer a criança comer. O adulto oferece uma experiência agradável de refeição ou lanche com sabores e texturas adequadas à idade da criança. Esse estilo de cuidador é atencioso, responsivo, oferece os alimentos que a criança gosta, mas não atende a todas as suas exigências; compreende que a criança pode comer mais em uma refeição e menos na outra. Também se sente confortável se a criança não comer os alimentos servidos em uma refeição, pois sabe que ela terá a oportunidade de comer na próxima hora do lanche. O princípio dessa forma de alimentar a criança é a confiança. O ato de alimentar a criança e ela comer o que é oferecido é bem-sucedido quando há confiança mútua e respeito em torno da mesa.[3,21]

Abordagem de encadeamento alimentar

O método de encadeamento alimentar é uma abordagem sistemática para o tratamento de crianças com seletiva ingestão de alimentos. Essa abordagem baseia-se em um programa de alimentação individualizado de acordo com a alimentação de casa, não ameaçador, que permite aumentar a oferta de novos alimentos com características sensoriais semelhantes aos que a criança aceita, incluindo textura, cor e temperatura.[3]

Para ilustrar a utilização dessa técnica, descrevemos alguns exemplos a seguir:

1º) A criança só consome papas industrializadas de determinada marca, rejeitando qualquer outro tipo de alimento/preparação, inclusive papas caseiras de textura similar.

Possível conduta de encadeamento → adição gradativa da papa caseira de mesma textura na papa aceita atualmente, iniciando com quantidades realmente pequenas (meia colher de chá, por exemplo).

2º) A criança só consome *nuggets* de frango de determinada rede de *fast food*.

Possível conduta de encadeamento → oferecer *nuggets* de outras redes de *fast food*; comprar *nuggets* industrializados, fritar e ofertar em casa; fazer *nuggets* caseiros, fritar e ofertar em casa; fazer *nuggets* caseiros, assar e ofertar em casa.

3º) A criança só consome macarrão de determinado formato.

Possível conduta de encadeamento → cortar o macarrão de formato aceito em pedaços menores para que a criança veja que, apesar de diferente, o macarrão oferecido é o mesmo que ela já conhece; ofertar formatos diferentes de macarrão; cozinhar o macarrão em caldos caseiros de legumes, frango ou carne.

4º) A criança só aceita linguiça.

Possível conduta de encadeamento → variar marcas; variar composições; oferecer alimentos de sabor parecido (embutidos/defumados): salsicha, *bacon*, presunto, *pepperoni* etc.

Abordagem sensório-oral sequencial (SOS)

A abordagem SOS é um programa original desenvolvido por Toomey et al.[22] que sugere um tratamento de 12 semanas baseado em quatro princípios: mitos sobre alimentação, dessensibilização sistemática, desenvolvimento normal da alimentação e como as escolhas alimentares estão associadas. Esse método de terapia biopsicossocial utiliza uma abordagem multidisciplinar que integra fatores posturais, sensoriais, motores e comportamentais, fatores médicos e nutricionais observados nas consultas, não em casa (o contrário do encadeamento alimentar).[3,22]

Estudo realizado por Sharp et al. (2017)[23] avaliou modelos de atenção e realizou uma metanálise dos desfechos de programas para crianças com transtornos de alimentação pediátrica que recebem intervenção intensiva e multidisciplinar. Os autores encontraram 11 estudos envolvendo 593 pacientes (2000-2015). Em todas as amostras as crianças tinham históricos médicos e/ou de desenvolvimento complexos, com preocupações alimentares persistentes e precisaram de suplementação com fórmulas enterais. A intervenção comportamental e o desmame da nutrição enteral foram as abordagens de tratamento mais adotadas. As áreas centrais de assistência foram: psicologia, nutrição, medicina, fonoaudiologia e terapia ocupacional. O desmame da nutrição enteral com transição para a alimentação oral foi bem-sucedido em 71% dos casos (IC95% 54%-83%). O tratamento também favoreceu o aumento da ingestão oral, a melhora dos comportamentos na hora da refeição e a redução do estresse parental. Os resultados mostraram que o tratamento intensivo e multidisciplinar beneficia crianças com dificuldades alimentares graves.

A etiologia do DAP em crianças com alergia alimentar é multifatorial, as dificuldades alimentares são complexas e, por essa razão, o tratamento requer a atuação de diversos profissionais de saúde (Quadro 5).[3,23] É imprescindível que haja interação transdisciplinar entre os profissionais a fim de otimizar os custos do tratamento e favorecer que todos os membros da equipe construam uma linha de raciocínio integrada em que a criança e sua família sejam os reais protagonistas da história.

Considerando a abordagem SOS, um dos conceitos facilmente compreensíveis e aplicáveis na prática clínica é o dos "passos para comer". Ele consiste em explicar que, para comermos um alimento, passamos por uma série de etapas previamente. E apenas prosseguimos de etapa quando nos sentimos confortáveis e seguros na etapa em que estamos. São elas:

- tolerar: conseguir olhar/ficar próximo de um alimento/preparação;
- interagir: levar à mesa, guardar na geladeira, jogar fora, servir o papai ou a mamãe;
- cheirar;
- tocar;
- provar: não é necessariamente comer, mas sim colocar na boca (e poder jogar fora caso não se sinta confortável), passar nos lábios, dar um beijo, lamber etc.

Imaginemos uma situação na qual recebemos no consultório uma família com a queixa de que a criança não come nenhum tipo de fruta. E que, só de olhar esse tipo de alimento, ela tapa os olhos, nauseia ou sai correndo. Como esperar que essa criança consuma um alimento que ela mal tolera?

Outra maneira de sensibilizar as famílias por meio desse conceito é estimular dinâmicas alimentares positivas em torno do alimento, sem o foco no ato de COMER. Entendendo que para consumir determinado alimento/preparação a criança precisará passar por etapas prévias, o foco das famílias deve ser favorecer a exploração, estimular a curiosidade da criança a fim de que ela vivencie esses passos sem nenhum tipo de pressão e, no momento em que estiver pronta e segura, esteja motivada para a etapa final. Assim, os pais podem trocar o famoso (e temido) termo "experimenta" por outras formas, como: "me ajude a levar esta travessa à mesa?"; "vamos servir a mamãe?"; "quer cheirar?"; "olha que forma diferente tem esse alimento!"; "quer lamber?"; "quer dar um beijinho?"; "fica amigo", entre outras.

Quadro 5 Profissionais que podem compor a equipe multidisciplinar e auxiliar no manejo de crianças com alergia alimentar não mediada por IgE que apresentam dificuldades alimentares

Especialista	Benefícios
Médicos (alergista, gastroenterologista)	Otimizar o trabalho médico Facilitar a decisão sobre a necessidade de nutrição enteral Facilitar as decisões sobre futuras investigações médicas
Nutricionista	Fornecer nutrição especializada, adaptada às habilidades, preferências e limitações de cada criança Oferecer orientação sobre os alimentos a serem evitados na dieta em virtude da AA Otimizar a ingestão de nutrientes em uma variedade limitada de alimentos
Fonoaudiólogo	Avaliar habilidades motoras orais, fornecer exercícios e técnicas para melhorá-las Orientar sobre a utilização de mamadeiras e utensílios mais adequados
Psicólogo	Orientar sobre o comportamento alimentar da criança e aconselhar estratégias de enfrentamento para as famílias

(continua)

Quadro 5 Profissionais que podem compor a equipe multidisciplinar e auxiliar no manejo de crianças com alergia alimentar não mediada por IgE que apresentam dificuldades alimentares *(continuação)*

Especialista	Benefícios
Terapeuta ocupacional	Avaliar o desenvolvimento e promover a dessensibilização sensorial por meio de brincadeiras e atividades lúdicas a fim de estimular a aceitação dos alimentos com base em suas características sensoriais

Fonte: Adaptado de Chehade et al., 2019.[3]

Abordagem nutricional no atendimento de crianças com DAP

A abordagem nutricional vai além da intervenção dietética. É preciso olhar para todo o contexto familiar a fim de auxiliar os pais, cuidadores e as crianças na mudança de comportamento com relação à alimentação. Os principais objetivos são: a) promover a reabilitação nutricional; b) promover mudanças no comportamento alimentar e nutricional; c) oferecer recursos às famílias para auxiliá-las na mudança de comportamento e cuidados com relação à alimentação; d) monitorar o crescimento, ganho de peso e estado nutricional da criança, e) auxiliar com relação à assistência econômica/social quando necessário.[24]

Um inquérito alimentar bem elaborado e a observação de dinâmicas alimentares são de suma importância para uma avaliação nutricional completa e condutas mais assertivas. Na anamnese alimentar algumas perguntas são imprescindíveis, como:[25-28]

- Rotina familiar (horário das atividades, bem como das refeições).
- Dinâmicas alimentares (ambiente e local das refeições, duração das refeições, ausência ou execução de refeições em família, uso de distrativos durante a refeição, autonomia da criança).
- Sentimento materno/paterno ao preparar e oferecer as refeições.
- Volume ingerido de líquidos durante as refeições e no total do dia.
- Presença de rituais por parte da criança (p. ex.: uso de utensílios específicos, escolha do assento à mesa, etc.).
- Mapeamento das preferências sensoriais (cheiro, sabor, textura, aparência e consistência).

Na prática clínica observa-se que o quadro de dificuldade alimentar nem sempre vem acompanhado de parâmetros inadequados de peso e estatura ou exames físico/bioquímico alterados. Portanto, esses não podem ser critérios únicos para diagnosticar que algo não está correto com a alimentação da criança em questão. A avaliação do estado nutricional se faz necessária a fim de acompanhar o ganho de peso, crescimento e estado nutricional da criança para auxiliar os pais de forma adequada, prescrever algum tipo de suplemento se necessário e, principalmente, desestimular dinâmicas não responsivas dos pais para alimentar a criança por medo de ela não ganhar peso.[24]

Apesar da escassez e limitações dos estudos publicados até então, recente revisão demonstrou que a ingestão de micronutrientes (ferro, zinco, vitaminas do complexo B, vitaminas C, A e E) normalmente apresenta-se menor em crianças seletivas do que nas crianças não seletivas, embora a maioria deles não esteja abaixo da quantidade diária recomendada. Com relação à ingestão calórica e de macronutrientes, as diferenças não são significativas.[28-30]

Nos casos em que a criança apresenta desaceleração na curva pode ser necessário oferecer um suporte nutricional adequado à idade e à restrição necessária em razão da AA, a fim de garantir suas necessidades nutricionais enquanto trabalhamos os aspectos comportamentais e sensório-motores com calma e sem riscos. A oferta de fórmulas infantis ou fórmulas enterais nutricionalmente completas via oral deverão ser sempre priorizadas. Em caso de crianças desnutridas, que recusam a fórmula ou estão incapacitadas de receber alimento via oral, pode ser necessária uma terapia nutricional enteral. Apesar de angustiante para muitos pais – e profissionais também – esta é muitas vezes a única maneira de estabilizar e/ou manter o estado nutricional da criança em situações mais extremas.[31]

A análise das informações coletadas pode sugerir/requerer o encaminhamento para outros profissionais, como um fonoaudiólogo para avaliar habilidades sensório-motoras orais e um psicólogo para a compreensão dos fatores psicossociais envolvidos.[3]

Uma abordagem integral permitirá a elaboração de um plano alimentar apropriado a partir do que é possível para a criança com alergia alimentar e dificuldade alimentar, uma vez que leva em consideração não só as características nutricionais e a retirada de alérgenos, mas também a habilidade motora oral da criança e o seu conforto sensorial.[32]

O foco inicial não deve ser a ampliação do cardápio ou a variedade alimentar. Muitas vezes isso será consequência de um processo de ajuste nas dinâmicas alimentares, resgate da confiança mútua entre pais e filhos, execução de refeições prazerosas em família e adequada divisão de responsabilidades na alimentação.[21]

Abordagem sistêmica

Respaldado pelas diretrizes da OMS, o Ministério da Saúde aprovou em 3 de maio de 2006 a portaria GM/MS, número 971, correspondente à Política Nacional de Práticas Integrativas e Complementares em Saúde (PNPIC) (Ministério da Saúde, 2019). Atualmente, o SUS oferece 29 procedimentos de Práticas Integrativas e Complementares em Saúde à população de forma integral e gratuita. As PICS não substituem o tratamento tradicional, elas são complementares e devem ser indicadas por profissionais específicos conforme as necessidades de cada caso.[33]

A Constelação Familiar é uma das PICS oferecidas pelo SUS. Ela se restringe aos movimentos que compreende, não se envolve em algo reservado aos médicos/outros profissionais de saúde, nem na responsabilidade pelo que fazem de acordo com sua formação e experiência.[34] Em sintonia com essas forças, a atuação conjunta pode se apoiar mutuamente, como aliadas, a serviço da dissolução de um destino difícil trazido pelo cliente.[35]

Essa abordagem, da forma como foi desenvolvida e difundida mundialmente pelo filósofo, pedagogo, teólogo e psicanalista alemão Bert Hellinger, é considerada uma *scientia universalis* – uma ciência universal das ordens da convivência humana, começando pelas relações familiares (relacionamento entre homem e mulher, entre pais e filhos), até as ordens no âmbito da educação, na profissão, nas organizações, entre grupos extensos (povos, culturas). Essas ordens também atuam sobre o corpo, com papel importante na saúde física, anímica e espiritual. Os pilares dessa ciência são as ordens do amor, leis naturais que atuam sobre as nossas relações mesmo que não tenhamos consciência delas: **1) pertencimento**: todo indivíduo tem o direito de pertencer ao seu sistema de origem; **2) hierarquia/ordem, o nosso lugar na vida**: quem vem primeiro no sistema familiar tem precedência a quem chega depois, "apenas em nosso lugar temos a força"; **3) equilíbrio**: para que o amor possa fluir é preciso que haja equilíbrio entre dar e tomar nas relações. A partir dessa consciência é possível olhar para as desordens nas relações que geram conflitos e separam as pessoas em vez de uni-las.[35]

As observações e compreensões feitas a partir das Constelações Familiares ajudam a desvelar intenções que desencadeiam doenças, auxiliando a superação de forma curativa.[35] Associar a Constelação Familiar à ciência da nutrição nos permite olhar para o que está vinculando o indivíduo ao comportamento ali-

460 Parte 4 - Tratamento da alergia alimentar

mentar indesejado, qual é a ordem do amor que está em desequilíbrio e onde é preciso atuar para que a vida possa fluir.[36]

Um dos principais desafios no manejo da alergia alimentar e das causas de DAP é o medo de comer.[3] O medo tem a sua razão de existir, ele nos garante nossa sobrevivência. Diante do medo de uma reação os pais podem ser estimulados a buscar bons profissionais e cuidar da criança com atenção devida. Porém, o medo exacerbado gera pânico, paralisa, congela, rouba os sentidos e nos impede de agir com discernimento.[37]

É muito comum ouvirmos relatos de famílias que trocam todos os utensílios da cozinha, param de sair de casa, não comem mais na casa dos pais e amigos, excluem-se do convívio social e não conseguem mais confiar em ninguém para preparar alimentos à criança.[14] Diante desse nível de medo as famílias passam a enxergar e associar qualquer sinal apresentado pela criança como um sintoma de AA e ignoram os sinais inerentes ao desenvolvimento e condições habituais que toda criança vivencia, por exemplo:[37] um dia difícil para dormir, dentes nascendo, intestino mais solto porque comeu um alimento mais laxativo, pápula por picada de inseto, vômito por virose, entre outros.

A alergia alimentar requer uma atenção especial no que se refere à seleção, manipulação e preparo dos alimentos[10]. Porém, atenção não é o mesmo que tensão, e a necessidade de restringir o alérgeno não significa que comer seja algo perigoso. Reforçar a tensão dos pais e a necessidade de restrições de contato sem que sejam realmente necessárias pode desencadear ansiedade parental e medo em alimentar a criança, consequentemente, dificuldades alimentares futuras.[3]

Segundo Bert Hellinger,[38] o medo segue uma imagem; é o medo de que algo aconteça no futuro. Por exemplo, os pais temem que seu filho morra se comer algum alimento que contém o alérgeno. Como esse medo acontecerá no futuro não é possível enfrentá-lo, pois até o momento ele só existe na imaginação da pessoa que o sente. E ela começa a se preparar para o dia em que isso acontecerá. Todos os preparativos e comportamentos visando esse medo só o alimentam em vez de afastá-lo. Às vezes, o medo até antecipa o fato e, por mais estranho que possa parecer, quando o medo finalmente se torna realidade a pessoa respira aliviada, pois o medo pode acabar ao perder o seu futuro. O antídoto para o medo é a confiança. A confiança de que a vida significa algo bom, a confiança nas pessoas que estão ao redor. Assim como o medo, a confiança também é uma imagem interna e tem um efeito, é apenas diferente. A decisão está em qual imagem escolher: uma imagem de desconfiança ou esperançosa? A imagem da dúvida pode ser superada com amor e confiança.[38]

Sistemicamente, um ponto importante a se observar é a relação dos pais entre si e com a criança. A mãe é quem traz o filho para a vida, o pai é quem leva o filho para a vida. Pais que se amam e se respeitam mutuamente, mesmo que não sejam um casal, também desenvolverão uma boa relação com seu filho, pois o amor fluirá a partir deles para a criança e ela se sentirá bem, amada, respeitada, considerada e aceita. Pais que estão em conflito, que não se respeitam e se relacionam mal também se darão mal em sua relação com a criança. A criança, de forma inocente e inconsciente, sacrifica-se por amor aos pais na tentativa de assumir seu sofrimento ou culpa; esse é um tipo de amor que adoece. O sintoma do filho geralmente mostra o que os pais não estão conseguindo enxergar em si e onde o fluxo de amor está interrompido; por essa razão, o problema manifestado pela criança geralmente representa a todos e está a serviço da cura do sistema familiar.[35]

A mãe é o nosso primeiro amor, nosso primeiro vínculo ao chegar na vida e ele se faz via nutrição. Isso confere às mães um grande amor e, também, poder sobre os filhos. Se a mãe tem mágoa, não respeita ou culpa o pai, ela não permite que o filho o ame. A criança fica leal à sua dor e sente que não pode ir para a vida, que o mundo é perigoso.[35] Um sinal precoce dessa dinâmica familiar observado ao longo dos anos pela autora deste capítulo foi a recusa dos bebês em consumir alimentos sólidos, uma vez que eles representam outras fontes de nutrição que não são oferecidas exclusivamente pela mãe. Os alimentos vêm do mundo e o mundo é representado pelo pai. De forma inconsciente a criança sente "não posso papar (papai), apenas mamar (mamãe)".

Desenvolver um olhar sistêmico para as famílias e para as enfermidades pode auxiliar os profissionais a encontrarem novos caminhos para ajudar. Casos com dinâmicas muito difíceis podem ser beneficiados com a Constelação Familiar, desde que os pais tenham abertura e disponibilidade.

Considerações finais

A prática clínica corrobora as recentes pesquisas no que diz respeito ao aprendizado alimentar de crianças acometidas por alergias alimentares. Os distúrbios consequentes possuem um impacto negativo no crescimento, desenvolvimento e dinâmica das refeições. Além de um olhar ampliado e integrado sobre essa criança e sua família, é bem possível que uma parcela desses indivíduos necessi-

462 Parte 4 - Tratamento da alergia alimentar

te de uma cadeia de profissionais envolvidos nesse processo de reabilitação, se assim podemos nomear. O manejo precoce pode contornar grande parte do impacto negativo, o qual funciona como gatilho para o desenvolvimento das dificuldades alimentares.

Referências

1. Kerzner B, Milano K, MacLean WC, Berall G, Stuart S, Chatoor I. A practical approach to classifying and managing feeding difficulties. Pediatrics. 2015;135(2)344-53.
2. Junqueira, P. Por que meu filho não quer comer?: uma visão além da boca e do estômago. Bauru: Idea Editora, 2017.
3. Chehade M, Meyer R, Beauregard A. Feeding difficulties in children with non-IgE mediated food allergic gastrointestinal disorders. Ann Allergy, Asthma Immunol. 2019 Jun;122(6):603-9.
4. Goday PS, Huh SY, Silverman A, Lukens CT, Dodrill P, Cohen SS et al. Pediatric Feeding Disorder—Consensus Definition and Conceptual Framework Praveen. JPGN. 2019;68:124-9.
5. Were FN, Lifschitz C. Complementary feeding: beyond nutrition. Ann Nutr Metab. 2018;73(suppl 1):20-5.
6. Haas AM. Feeding disorders in food allergic children. Current Allergy and Asthma Reports. 2010;10(4):258-64. doi: 10.1007 / s11882-010-0111-5.
7. Meyer R. Nutritional disorders resulting from food allergy in children. Pediatric Allergy and Immunology. 2018;29(7):689. doi: 10.1111/pai.12960.
8. Meyer R, Rommel N, Van Oudenhove L, Fleming C, Dziubak R, Shah N. Feeding difficulties in children with food protein-induced gastrointestinal allergies. Journal of Gastroenterology and Hepatology. 2014;29(10):1764-9. doi: 10.1111 / jgh.12593.
9. Solé D, Silva LR, Cocco RR, Ferreira CT, Sarni RO, Oliveira LC et al. Consenso Brasileiro sobre Alergia Alimentar: 2018 – Parte 1 – Etiopatogenia, clínica e diagnóstico. Documento conjunto elaborado pela Sociedade Brasileira de Pediatria e Associação Brasileira de Alergia e Imunologia. Arq Asma, Alerg e Imunol. 2018;2(1):7-38. doi:10.5935/2526-5393.20180004.
10. Sicherer SH, Sampson HA. Food allergy: a review and update on epidemiology, pathogenesis, diagnosis, prevention, and management. J Allergy Clin Immunol. 2018;141:41-58.
11. Mukkada VA, Haas A, Maune NC, Capocelli KE, Henry M, Gilman N. Feeding dysfunction in children with eosinophilic gastrointestinal diseases. Pediatrics. 2010;126:e672-7.
12. Gomez Torrijos E, Gonzalez-Mendiola R, Alvarado M, Avila R, Prieto-Garcia A, Valbuena T et al. Eosinophilic esophagitis: review and update. Front Med (Lausanne). 2018 Oct 9;5:247. doi: 10.3389/fmed.2018.00247. PMID: 30364207; PMCID: PMC6192373.

Capítulo 35 - Dificuldades alimentares **463**

13. Boyce JA, Assa'ad A, Burks AW, Jones SM, Sampson HA, Wood RA et al. Guidelines for the diagnosis and management of food allergy in the United States: report of the NIAID-sponsored expert panel. J Allergy Clin Immunol. 2010;126(6 Suppl.):S1e58.3.
14. Kajornrattana T, Sangsupawanich P, Yuenyongviwat A. Quality of life among caregivers and growth in children with parent-reported food allergy. Asian Pac J Allergy Immunol. 2018;36:22-6. doi 10.12932/AP-160217-0024.
15. González C. Meu filho não Come!. São Paulo: Timo, 2012.
16. Silva GA, Costa KA, Giugliani ER. Infant feeding: beyond the nutritional aspects. J Pediatr (Rio J). 2016;92(3 Suppl 1):S2-7.
17. Morison BJ, Heath ALM, Haszard JJ, Hein K, Fleming EA, Daniels L et al. Impact of a modified version of baby-led weaning on dietary variety and food preferences in infants. Nutrients. 2018;10:1092.
18. Brown A, Lee MD. Early influences on child satiety-responsiveness: the role of weaning style. Pediatric Obesity. 2013;10(1):57-66.
19. Brasil. Ministério da Saúde. Secretaria de Atenção Primária à Saúde. Departamento de Atenção à Saúde. Guia alimentar para crianças brasileiras menores de dois anos. Brasília: Ministério da Saúde, 2019. 265p.
20. Abanto J, Duarte D, Feres M. Primeiros mil dias do bebê e saúde bucal. Napoleão Editora, 2019.
21. Satter E. Child of mine. Feeding with Love and good sense. Bulder-Colorado, Estados Unidos: Bull Publishing Company, 2000.
22. Toomey KA, Ross ES. SOS Approach to feeding. Perspectives on swallowing and swallowing disorders (Dysphagia). 2011;20:82-7.
23. Sharp WG, Volkert VM, Scahill L, McCracken CE, McElhanon B. A systematic review and meta-analysis of intensive multidisciplinary intervention for pediatric feeding disorders: how standard is the standard of care? J Pediatr. 2017. 181:116-124.
24. Romano C, Hartman C, Privitera C, Cardile S, Shamir R. Current topics in the diagnosis and management of the pediatric non organic feeding disorders (NOFEDs). Clin. Nutr. 2015;34:195-200.
25. Caubet J-C, Szajewska H, Shamir R, Nowak-Wegrzyn A. Alergias alimentares gastrointestinais não mediadas por IgE em crianças. Alergia Pediátrica e Imunologia 2016. 28(1):6-17. doi: 10.1111 / pai.12659.
26. Moore SN, Tapper K, Murphy S. Feeding strategies used by mothers of 3–5-year-old children. Appetite. 2007 Nov;49(3):704-7.
27. Lucarelli J, Pappas D, Welchons G, Augustyn M. Autism spectrum disorder and avoidant/restrictive food intake disorder. J Dev Behav Pediat. 2017;38(1):79-80.
28. Taylor CM, Northstone K, Wernimont SM, Emmett PM. Macro- and micronutrient intakes in picky eaters. A cause for concern. Am J Clin Nutr. 2016;104:1647-56.
29. Kwon KM, Shim JE, Kang M, Paik HY. Association between picky eating behaviors and nutritional status in early childhood. Performance of a Picky Eating Behavior Questionnaire. Nutrients. 2017;9(5):1-15.

30. Samuel TM, Musa-Veloso K, Ho M, Venditti C, Shahkhalili-Dulloo Y. a narrative review of childhood picky eating and its relationship to food intakes, nutritional status, and growth. Nutrients. 2018;10(12):1-30.
31. Braegger C, Decsi T, Dias JA, Hartman C, Kolaček S, Koletzko B et al. Practical approach to paediatric enteral nutrition: a comment by the ESPGHAN Committee on nutrition. J Pediatr Gastroenterol Nutr. 2010;51:110-22.
32. Morris SE, Junqueira P. A criança que não quer comer. Compreenda as interconexões do seu universo para melhor ajudá-la. Bauru-SP, Brasil: Idea Editora, 2019.
33. Brasil. Ministério da Saúde. Práticas Integrativas e Complementares (PICS): quais são e para que servem. Disponível em: http://saude.gov.br/saude-de-a-z/praticas-integrativas-e-complementares; acessado em: 08 de agosto de 2020.
34. Hellinger B. A cura: tornar-se saudável, permanecer saudável. Belo Horizonte: Atman, 2014.
35. Hellinger B. O amor do espírito. 3.ed. Belo Horizonte: Atman, 2015.
36. Pinotti R. A constelação familiar Hellinger® aplicada à nutrição. Disponível em: https://www.movimentosistemico.com/artigos; acessado em: 08 de agosto de 2020.
37. Pinotti R. Guia do bebê e da criança com alergia ao leite de vaca. Rio de Janeiro: Gen. Ac Farmacêutica, 2013. 164p.
38. Hellinger B. Together in the shadow of God – Thoughts that succeed. Berchtesgaden: Hellinger Publications, 2008.

Parte 5
Prevenção

Capítulo 36

Prevenção da alergia alimentar

Ana Carolina Terrazzan
Camila da Silva Pereira

Introdução

Nas últimas décadas, houve um aumento drástico na prevalência de alergia alimentar (AA) na população mundial.[1] Como resultado, o foco das pesquisas em alergia alimentar também passou a incluir o tópico de prevenção.[2]

Diversas teorias são utilizadas a fim de justificar o aumento das AA. A hipótese da teoria da higiene já é bem documentada, assim como fatores de mudanças epigenéticas, hábitos alimentares, via de nascimento, sexo e etnia. Ademais, a genética tem forte influência na prevalência das alergias alimentares, sendo os principais fatores relacionados: histórico familiar de dermatite atópica, asma e alergia alimentar principalmente.[3]

Neste capítulo, o intuito é abordar e descrever fatores relacionados à prevenção da alergia alimentar.

Epigenética, teoria da higiene e via de parto

Alterações epigenéticas aliadas ao fator genético têm fortes relações de causa e efeito na AA. Os fatores ambientais de momento de exposição, via de nascimento, formação de microbiota (hipótese da higiene) e estilo de vida estão relacionados diretamente às mudanças epigenéticas. Entretanto, pesquisas fundamentam que, por si só, alterações ou fatores genéticos não explicam a prevalência crescente de AA, sendo necessários fatores associados. O tipo de microbiota do recém-nascido e a preservação da permeabilidade intestinal são cruciais para prevenir o desenvolvimento de alergias alimentares.[4,5]

Desde 1989, pesquisadores vêm testando a hipótese da higiene como um dos fatores do aumento das atopias. Apesar de ainda não haver relação de causa e efeito comprovada, evidências atuais reforçam que a diminuição do contato com microrganismos e de infecções na primeira infância estão diretamente ligadas ao aumento da prevalência de alergia alimentar.[6,7]

Entre os principais fatores de risco documentados nos últimos anos, sabe-se que a alteração da microbiota pode ser um dos mais importantes relacionados ao aumento das reações alérgicas. A colonização de bactérias do trato gastrintestinal sofre influência pelas mudanças na alimentação e estilo de vida maternos, desde o período preconcepção. Contudo, ainda são necessários mais estudos para elucidar os mecanismos que levam à formação da microbiota via placenta e líquido amniótico, visto que até há algum tempo acreditava-se que a gestação proporcionava ao feto um ambiente estéril.[7]

Outro fator importante para a colonização bacteriana é a via de nascimento. Dados epidemiológicos dos últimos anos mostram um crescente aumento do número de cesáreas, e estudos relacionados à formação do microbioma sugerem que esse aumento é uma das mudanças que determinam a diferença na colonização microbiana, corroborando a teoria da higiene.[8]

Um estudo recente de coorte apresentou maior prevalência de alergia alimentar em recém-nascidos por cesárea agendada ou de emergência, quando comparados a recém-nascidos por parto vaginal.[9] Essa relação se dá em função da forte influência do microbioma para a formação do sistema imunológico. Existe uma diferença entre o microbioma de um recém-nascido via parto vaginal e o daqueles nascidos por cesariana. O organismo daqueles nascidos por parto vaginal é predominantemente colonizado por *Lactobacillus*, *Prevotella* e *Sneathia*, além de ter níveis significativamente menores de *Bifidobacterium*. Por outro lado, os nascidos por cesariana apresentam maior número de *Staphylococcus* e *Clostridium difficile*,[10,11,12,13] logo, podemos assumir que o parto vaginal é um fator de prevenção da alergia alimentar.

Aleitamento materno

A amamentação é um fator de prevenção. Ressaltamos, além dos inúmeros benefícios já citados, a fundamental relação entre aleitamento materno e formação do vínculo mãe-bebê. O ato de amamentar pressupõe contato mais frequente entre mãe e filho, bem como proporciona diminuição de estresse e irritabilidade, fatores estes diretamente associados à estabilidade emocional materna e

468 Parte 5 - Prevenção

infantil. Além disso, o contato pele a pele proporcionado pela amamentação facilita a colonização bacteriana do organismo do bebê, incentivando a formação do sistema imunológico.[14]

O leite materno não é apenas fonte nutricional, contém IgA secretora, o que o torna também um medicamento, atuando como bloqueador de antígenos alimentares, possibilitando amadurecimento intestinal e sendo um imunorregulador importante na microbiota em formação do bebê que recebe aleitamento materno exclusivo.[15,16]

Liao et al. (2014) realizaram um estudo que comparou crianças amamentadas de forma exclusiva por menos de 4 meses de vida àquelas amamentadas exclusivamente além dos 4 meses de vida. Os resultados mostraram que aqueles amamentados de forma exclusiva por período mais longo tiveram uma tendência a apresentar menor contagem de eosinófilos e menor IgE total aos 3 anos de idade, sugerindo que o aleitamento materno exclusivo está associado a menor risco de sensibilização à proteína do leite de vaca durante a primeira infância.[17] Em consonância, as revisões de estudos que avaliam o efeito protetor do leite materno em lactentes com risco de AA relatam redução da prevalência de alergia ao leite de vaca até os 18 meses, e também de dermatite atópica quando amamentados exclusivamente até os 4 meses.[18,19]

Os mecanismos que se relacionam a essa proteção ainda estão sendo estudados, mas sabe-se que, além das imunoglobulinas, muito se deve à presença dos oligossacarídeos (HMO) do leite materno, que são glicanas complexas não digeríveis pelo organismo humano, mas que constituem o principal substrato para o microbioma, principalmente as bifidobactérias.[20] Os HMO têm assim um papel fundamental para a proliferação da população de bactérias benéficas no trato gastrintestinal da criança, tanto pelos efeitos probióticos como prebióticos, conferindo, assim, mais um benefício único e exclusivo ao leite materno.[15]

Em estudo clínico, Järvinen [16] encontrou níveis diminuídos de HMO em leite de mães cujo filhos desenvolveram APLV, quando comparados ao leite de mães com filhos não alérgicos. A maior diferença de concentração foi em relação à lacto-N-fucopentaose III, sugerindo que níveis aumentados desse oligossacarídeo podem ser protetores contra APLV.[16]

Embora os diversos benefícios do aleitamento materno estejam elucidados e cientificamente comprovados, a utilização de complementos ao leite materno, ainda na maternidade, é uma prática arraigada. Não cabe aqui discutirmos assuntos diversos, porém, vale lembrar que, para evitar o uso rotineiro e errôneo de fórmulas substitutas do leite materno, a principal prática deve ser a promoção da amamentação e o encorajamento materno e familiar, ficando os substitutos para aquelas situações de real necessidade.

Fato é que a prática do uso do complemento na maternidade já está comprovadamente relacionada ao aparecimento de atopia, uma vez que desencadeia alterações metabólicas ligadas ao sistema imune, tais como: inflamação do trato gastrintestinal, sensibilização de anticorpos e disbiose.[1,5] Segundo Forbes et al (2018), uma breve exposição à fórmula no hospital já produz diferenças na microbiota intestinal, e embora estas sejam sutis, podem desencadear a disbiose e, consequentemente, promover alterações imunológicas.[21]

Na impossibilidade do aleitamento materno, ou na necessidade de uso de complementos, não há evidência para uso das fórmulas parcialmente hidrolisadas ou extensamente hidrolisadas para a prevenção de alergias, de acordo com os posicionamentos da Academia Americana de Pediatria[22] e da Sociedade Australiana de Alergia.[23] Fórmulas de arroz hidrolisadas e de soja não devem ser a primeira escolha. As fórmulas extensamente hidrolisadas têm alto custo e não devem ser utilizadas como padrão para prevenção, mas há evidência comprovada de ser a fórmula de escolha na suspeita real de alergia.[1,19,26]

Probióticos e prebióticos

Probióticos são microrganismos vivos, presentes no trato gastrintestinal e que têm mostrado papel importante na resposta imune, sendo utilizados como tratamento e prevenção de alergias por meio das células T regulatórias.[25] Efeitos da ação de probióticos, unidos aos prebióticos presentes apenas no leite humano, propiciam uma microbiota bifidogênica, melhorando assim as respostas imunes e as tolerâncias alimentares. Apesar de estudos confirmarem os benefícios dos probióticos, metanálises não tiveram resultados significativos.[27] Ainda não há consenso sobre quais probióticos são importantes, cepas e quantidades para prevenção de AA. Apesar de incluir o uso de probióticos, as sociedades americanas e europeias de alergia reforçam que as evidências ainda são fracas e estão mais relacionadas à melhora de sintomas − especialmente com o uso de *Lactobacillus rhamnosus GG* − do que com a prevenção de atopias.[27,25]

As diretrizes da World Allergy Organization (WAO) sugerem o uso de probióticos para gestantes com alto risco para terem filhos alérgicos, mulheres que amamentam crianças com alto risco para alergia e crianças com alto risco para alergia.[5] A orientação deve ser feita de forma individualizada e poderia ter benefícios, principalmente, para prevenção de eczema.[28]

Vitamina D

A vitamina D tem seu papel na imunidade, sendo estudada nos últimos 10 anos. A forma ativa tem efeitos conhecidos em células T e B, macrófagos que estão relacionados à imunidade inata, a ação está relacionada à resposta imune adaptativa que expressam receptores de vitamina D, afetando mecanismos importantes na tolerância. Porém, ainda faltam estudos randomizados e revisões sistemáticas para mostrar os efeitos na prevenção de AA.[7, 30]

Ômega 3

O ácido graxo poli-insaturado ômega tem sido associado à melhora na resposta imunológica em diversas situações. Em estudo laboratorial, van den Elsen et al. (2013) verificaram que a suplementação com ômega 3 preveniu a sensibilização para a proteína do leite de vaca, e associaram à supressão da resposta humoral e melhora da resposta T reguladora local e sistêmica.[31]

Recentemente, Clausen et al. (2018) relataram que em seu estudo com 1.304 crianças, aquelas que receberam suplementação com óleo de peixe, fonte de ômega 3, no primeiro semestre de vida estavam significativamente mais protegidas do que aquelas que começaram mais tarde (p = 0,045 para sensibilização, p = 0,018 para alergia). Apesar de já termos boas evidências para uso de ômega 3 na gestação, lactação e infância para prevenção de alergia, ainda são necessários achados de estudos controlados randomizados.[32]

Segundo Miles e Calder (2017), a suplementação com óleo de peixe para gestantes está associada à redução da sensibilização a alérgenos alimentares comuns, além de diminuir a prevalência e a gravidade dos eczemas atópicos no primeiro ano de vida.[33]

Alimentação na gestação e lactação

A dieta da gestante e da nutriz tem papel fundamental na formação do microbioma e sistema imunológico do bebê. Já está elucidado que dietas restritivas no período de gestação e lactação não têm efeito protetor preventivo para alergias alimentares, ao contrário, podem prejudicar a resposta imune do recém--nascido. Portanto, alimentos como leite de vaca, ovo e trigo devem fazer parte da dieta da gestante e da nutriz.[19,34,54]

Período de introdução alimentar

Alguns estudos sugeriram que a introdução precoce de alérgenos, antes dos 6 meses de idade, poderia ter efeito protetor, principalmente para alergia a ovos e amendoim. Contudo, os riscos da introdução alimentar precoce contradizem diretamente as recomendações da Organização Mundial da Saúde (OMS), que tem como preconização o aleitamento materno exclusivo até os 6 meses de vida, e, na impossibilidade da amamentação, alimentação com fórmula infantil substituta do leite materno. Vale ressaltar que há outros riscos potenciais no que se refere à introdução alimentar precoce; assim sendo, não é recomendada a oferta de alimentos que não o leite materno ou fórmula infantil para bebês menores de 6 meses de vida, independentemente da alergia alimentar.[35]

O desenvolvimento da tolerância imunológica depende também da exposição precoce a potenciais alérgenos alimentares, um processo conhecido como programação nutricional.[36] Evitar alimentos potencialmente alergênicos no primeiro ano de vida não tem efeito protetor e, em vez disso, pode aumentar significativamente as chances de sensibilização para os alimentos correspondentes.[37]

Assim sendo, após o sexto mês de vida, a alimentação complementar deverá seguir as recomendações vigentes, com oferta de todos os grupos alimentares, respeitando ideologia, cultura, condições socioeconômicas e hábito familiar. Ressalta-se que não há evidência que justifique antecipar a introdução de alimentos alergênicos para antes dos 6 meses.

Considerações finais

Prevenir alergia alimentar é ainda um desafio, tendo em vista a complexidade e multifatoriedade da alergia alimentar. Até o momento, as medidas preventivas que se demonstram mais eficazes são aquelas que potencializam as funções imunológicas durante a primeira infância, sendo elas: cuidado com a microbiota, parto vaginal, aleitamento materno exclusivo até o sexto mês de vida, oferta de alimentos potencialmente alergênicos desde o início da introdução alimentar, sendo o período indicado a partir do sexto mês de vida.

472 Parte 5 - Prevenção

Referências

1. Solé D, Silva LR, Cocco R, Ferreira CT, et al. Consenso Brasileiro sobre Alergia Alimentar: 2018 – Parte 1 – Etiopatogenia, clínica e diagnóstico. Documento conjunto elaborado pela Sociedade Brasileira de Pediatria e Associação Brasileira de Alergia e Imunologia. Arq Asma Alerg Imunol. 2018;2:7-38.
2. Abrams EM, Greenhawt M, Fleischer DM, Chan ES. Early solid food introduction: role in food allergy prevention and implications for breastfeeding. The Journal of Pediatrics. 2017;184:13-18.
3. Du Toit G, Roberts G, Sayre PH, Plaut M, Bahnson HT, Mitchell H, et al. Identifying infants at high risk of peanut allergy: the Learning Early About Peanut Allergy (LEAP) screening study. J Allergy Clin Immunol. 2013;131:135-43.
4. Sicherer SH, Sampson HA. Food allergy: epidemiology, pathogenesis, diagnosis, and treatment. J. Allergy Clin Immunol. 2014;133:291-307.
5. Fiocchi A, Dahda L, Dupont C, Campoy C, Fierro V, Nieto A. Cow's milk allergy: towards an update of DRACMA guidelines. World Allergy Organ J. 2016;9:35.
6. Liu AH, Murphy JR. Hygiene hypothesis: Fact or fiction? J Allergy Clin Immunol. 2003;111:471-8.
7. Harald R, Katrina A, Scott S, Hugh S, Gideon L, Kirsten B, et al. Food allergy. Nature Reviews. 2018;4:17098.
8. Neu J, Rushing J. Cesarean versus vaginal delivery: long-term infant outcomes and the hygiene hypothesis. Clin Perinatol. 2011;38:321-31.
9. Mitselou N, Hallberg J, Stephansoon O, Almqvist C, Melén E, Ludvigsson JF. Cesarean delivery, preterm birth, and risk of food allergy: Nationwide Swedish cohort study of more than 1 million children. J Allergy Clin Immunol. 2018 Nov;142:1510-4.
10. Prince AL, Antony KM, Ma J, Aagaard KM. The microbiome and development: a mother's perspective. Seminars in reproductive medicine. 2014;32:14-22.
11. Rosenberg KR, Trevathan WR. Evolutionary perspectives on cesarean section, Evolution, Medicine, and Public Health. 2018;1:67-81.
12. Arrieta MC, Stiemsma LT, Amenyogbe N, et al. The intestinal microbiome in early life: health and disease. Front Immunol. 2014;5:427.
13. Dominguez-Bello MG, Costello EK, Contreras M, et al. Delivery mode shapes the acquisition and structure of the initial microbiota across multiple body habitats in newborns. Proc Natl Acad Sci USA. 2010;107:11971-5.
14. Fonseca ALM, et al. Impacto do aleitamento materno no coeficiente de inteligência de crianças de oito anos de idade. J. Pediatr. (Rio J.). 2013;89(4):346-53.
15. Victora CG, Barros AJD, Franca GVA, Franca GV, Horton S, Krasevec J, et al. Breastfeeding in the 21st century: epidemiology, mechanisms, and lifelong effect. Lancet. 2016;387:475-90.
16. Järvinen KM. Variations in human milk composition: impact on immune development and allergic disease susceptibility. Breastfeed Med. 2018;13:S11-S13.
17. Liao SL, Lai SH, Yeh KW, Huang YL, Yao TC, Tsai MH, et al. The PATCH (The Prediction of Allergy in Taiwanese Children) Cohort Study. Exclusive breastfeeding is

Capítulo 36 - Prevenção da alergia alimentar   473

associated with reduced cow's milk sensitization in early childhood. Pediatr Allergy Immunol. 2014;25:456-61.

18. Rosario-Filho NA, Jacob CM, Solé D, Condino-Neto A, Arruda LK, Costa-Carvalho B, et al. Pediatric allergy and immunology in Brazil. Pediatr Allergy Immunol. 2013;24:402-9.

19. Solé D, Silva LR, Cocco R, Ferreira CT, et al. Consenso Brasileiro sobre Alergia Alimentar: 2018 – Parte 2 – Diagnóstico, tratamento e prevenção. Documento conjunto elaborado pela Sociedade Brasileira de Pediatria e Associação Brasileira de Alergia e Imunologia. Arq Asma Alerg Imunol. 2018;2:39-82.

20. Petherick A. Development: mother's milk: a rich opportunity. Nature. 2010;468:S5-S7.

21. Forbes J, Konya T, Guttman DS, Field CJ, Sears MR, Becker AB, et al. The CHILD Study Investigators. In: Kozyrskyj AL, Azad MB. Formula exposure in hospital and subsequent infant feeding practices: associations with gut microbiota and overweight risk in the first year of life. JAMA Pediatr. 2018;172:e181161.

22. Greer FR, Sicherer SH, Burks AW, AAP Committee on nutrition, AAP Section on allergy and immunology. The effects of early nutritional interventions on the development of atopic disease in infants and children: the role of maternal dietary restriction, breastfeeding, hydrolyzed formulas, and timing of introduction of allergenic complementary foods. Pediatrics. 2019;143:e20190281.

23. Joshi PA, Smith J, Vale S, Campbell DE. The Australasian Society of Clinical Immunology and Allergy infant feeding for allergy prevention guidelines. The Medical Journal of Australia. 2019;210:89-93.

24. Koletzko S, Niggemann B, Arato A, Dias JA, Heuschkel R, Husby S, et al. Diagnostic approach and management of cow's-milk protein allergy in infants and children: ESPGHAN GI Committee practical guidelines. J Pediatr Gastroenterol Nutr. 2012;55:221-9.

25. Kukkonen K, Savilahti E, Haahtela T, Juntunen-Backman K, Korpela R, Poussa T, et al. Probiotics and prebiotic galactooligosaccharides in the prevention of allergic diseases: a randomized, double-blind, placebo-controlled trial. J Allergy Clin Immunol. 2007;119:1928.

26. Osborn DA, Sinn J. Formulas containing hydrolysed protein for prevention of allergy and food intolerance in infants. Cochrane Database Syst Rev. 2003;CD003664.

27. Osborn DA, Sinn JK. Probiotics in infants for prevention of allergic disease and food hypersensitivity. Cochrane Database Syst Rev. 2007;CD006475.

28. American College of Allergy, Asthma & Immunology. Food allergy: a practice parameter. Ann Allergy Asthma Immunol. 2006;96:S1-68.

29. Fiocchi A, Pawankar R, Cuello-Garcia C, Ahn K, Al-Hammadi S, Agarwal A, et al. World Allergy Organization-McMaster University Guidelines for Allergic Disease Prevention (GLAD-P): Probiotics. World Allergy Organ J. 2015 Jan 27;8(1):4.

30. Wegienka G, Havstad S, Zoratti EM, Kim H, Ownby DR, Johnson CC. Association between vitamin D levels and allergy-related outcomes vary by race and other factors. J Allergy Clin Immunol. 2015;136:1309-14, e1-4.

474   Parte 5 - Prevenção

31. Van den Elsen LWJ, van Esch BCAM, Hofman GA, Kant J, van de Heijning BJM, Garssen J, et al. Dietary long chain n-3 polyunsaturated fatty acids prevent allergic sensitization to cow's milk protein in mice. Clinical & Experimental Allergy. 2013;43:798-810.

32. Clausen M, Jonasson K, Keil T, Beyer K, Sigurdardottir ST. Fish oil in infancy protects against food allergy in Iceland—Results from a birth cohort study. Allergy. 2018;73:1305-12.

33. Miles EA, Calder PC. Can early omega-3 fatty acid exposure reduce risk of childhood allergic disease? Nutrients. 2017;9(7):784.

34. du Toit G, Tsakok T, Lack S, Lack G. Prevention of food allergy. J Allergy Clin Immunol. 2016 Apr;137:998-1010.

35. Abrams EM, et al. Early solid food introduction: role in food allergy prevention and implications for breastfeeding. The Journal of Pediatrics. 2017;184:3-18.

36. Cukrowska B. Microbial and nutritional programming—the importance of the microbiome and early exposure to potential food allergens in the development of allergies. Nutrients. 2018;10:1541.

37. Fewtrell M, Bronsky J, Campoy C, Domellöf M, Embleton N, Fidler Mis N, et al. Complementary feeding: a position paper by the European Society for Paediatric Gastroenterology, Hepatology, and Nutrition (ESPGHAN) Committee on Nutrition. J Pediatr Gastroenterol Nutr. 2017;64:119-32.

Índice remissivo

A

Abordagem de encadeamento alimentar 454

Abordagem sensório-oral sequencial 454

Abordagem sistêmica 459

Ácido alfa-linolênico 108

Ácidos graxos 99

Acompanhamento nutricional 323, 426

Aditivos alimentares 3, 5, 6, 7, 8, 11, 45, 46, 281

Aleitamento materno 152, 153, 158, 185, 190, 195, 243, 244, 262, 275, 327, 468, 471

Alergenicidade 134

Alérgenos alimentares 17, 42, 44, 119, 255, 321

Alergia a amendoim 86, 87, 302

Alergia a frutos do mar 112

Alergia a leite de vaca 63

Alergia a milho 119

Alergia a múltiplos alimentos 76, 154, 187, 191, 315, 316, 319, 413

Alergia a oleaginosas 94

Alergia a peixe 104

Alergia a proteína do leite de vaca 42, 150, 244

Alergia a soja 63

Alergia a trigo 72

Alergia não IgE mediada 27, 310, 413
manifestações clínicas 28

Alergias mediadas por IgE 31
manifestações clínicas 32

Alimentação complementar 274, 318

Alimentação da criança hospitalizada 388

Alimento alergênico 50, 196, 303

Alimentos industrializados 48, 307

Alimentos *in natura* 229

Alimentos processados 281, 418

Alimentos ultraprocessados 229, 235, 249, 282

Alterações imunológicas 431

Alterações metabólicas 235

Amamentação 242, 467

Ambiente escolar 378

Ambiente hospitalar 388

Anafilaxia 131, 151, 171, 195, 245, 263, 377, 403, 429

Aquisição de tolerância 418, 427

Asma 26, 33, 71, 151, 159, 244, 263, 416, 400, 430-433, 466

Atopias 151, 467

Avaliação nutricional 154, 231, 346

B

Bebidas vegetais 332

Biodisponibilidade do cálcio 336

C

Carências nutricionais 344
Clara do ovo 55
Comportamento alimentar 360, 441
Comprometimento antropométrico 232
Contaminação cruzada 305
Controle higiênico sanitário dos
    alimentos 305
Corantes 209

D

Deficiências nutricionais 235, 330
Deglutição 234
Dermatite atópica 56, 184, 194, 257, 263,
    323, 344
Desmame 188, 290, 455
Desnutrição 231, 242
Desordens alimentares 444
Dessensibilização 426
Diabetes 245, 400
Diagnóstico nutricional 235
Dietas restritivas 351, 427
Dificuldades alimentares 277, 297, 316,
    441
Digestibilidade 134
Disbiose 469
Disfagia 446
Distúrbio alimentar pediátrico 442
Distúrbios nutricionais 231
Doença celíaca 71
Doença inflamatória intestinal 189
Doenças crônicas 220, 245
Doenças reumatológicas 400

E

Enterocolite induzida por proteína
    alimentar 263
Epilepsia 400
Erros alimentares 235
Esofagite eosinofílica 56, 430, 446

Estado nutricional 154, 248
Estimativa das necessidades nutricionais
    236
Exames laboratoriais 170
Exposição acidental 97, 176, 220
Exposição ambiental 302
Exposição ao ovo 58

F

Fermentação 142
Fitoesteróis 98
Fontes dietéticas alternativas 116
Fórmula de proteína de soja 63
Fórmulas infantis 190, 263, 302, 336
Frutas oleaginosas 88, 94
Frutos do mar 112

G

Ganho de peso 288
Gravidez 175
Guia Alimentar para a População Brasilei-
    ra 278

H

Hábitos alimentares 185, 363, 466
Higienização 308
Hipersensibilidade medida por IgE à
    proteína de soja 63
Hortaliças 127

I

Impacto psicossocial 399, 400
Imunoglobulina E 171
Imunoterapia 403, 427, 434
Inclusão alimentar 362, 363
Indução da tolerância oral 23, 403
Ingestão acidental 413
Intervenção nutricional 220, 346
Intolerância à lactose 4

Introdução alimentar 277, 450
Isolamento social 400

L

Lactário hospitalar 392
Lactose 336
Lei de rotulagem de alérgenos 352
Leite de vaca 321
Leite materno 190, 195, 242, 275
Leitura de rótulos 426
Lisozima 58

M

Manipulação de alimentos 301
Medidas antropométricas 233
Microbiota intestinal 244
Multissensibilização 315

N

Necessidades nutricionais 222, 262, 362
Nutrição enteral 455
Nutrição infantil 245

O

Obesidade 231, 245, 274
Oferta calórica 222
Óleo de amendoim 90

P

Papinhas industrializadas 290
Permeabilidade intestinal 336
Potencial alergênico 18
Prebióticos 469
Probióticos 469
Processamento de alimentos 134
Proctocolite 186, 255
Produtos industrializados com declaração
de alerta 319

Profilinas 128

Q

Qualidade de vida 28, 30, 55, 186, 360,
362, 399

R

Reação mediada por IgE 152, 276
Reações adversas
a aditivos alimentares 2, 5
acidentais 426
não imunológicas 3
Reações imediatas 213
Reações tóxicas 2
Reatividade cruzada 43, 56, 64
Refluxo gastroesofágico 451
Reintrodução do alimento alergênico 50,
416
Remoção dos alérgenos da dieta 220
Reprodutibilidade clínica 177
Resíduos alergênicos 304
Resposta imune-específica 426
Restrições alimentares 59, 248, 167, 311,
344, 389
Riscos cardiovasculares 99
Riscos nutricionais 315, 322
Rótulos de alimentos industrializados
122, 190, 303, 355

S

Sensibilidade ao glúten não celíaca 72
Sensibilização alérgica 243
Síndrome da enterocolite induzida por
proteína alimentar 186
Síndrome do intestino irritável 148
Síndrome látex-fruta 130
Síndrome pólen-fruta 130
Sintomas respiratórios 151
Sintomas sistêmicos/cardiovasculares 161

Substituições alimentares 49, 91, 100,
  115, 249, 360
Suplementação nutricional 344, 350
Suporte nutricional 195

T

Terapia biopsicossocial 454
Teste cutâneo de hipersensibilidade
  imediata 199
Teste de provocação oral 63, 131, 193,
  253, 325
Testes cutâneos de leitura imediata 172

Tolerância espontânea 427
Tolerância imunológica 411, 471

U

Urticária 9, 19, 25, 26, 32, 71, 151, 159,
  161, 173, 247, 263, 430

V

Vacinas 59
Velocidade de crescimento 233